中國近代中醫藥期刊彙編

第一輯

40

中西醫學報

（德華醫學雜誌）

上海辭書出版社

目録

Deu Hua Medizinische Monatsschrift

德華醫學雜誌

Verlag : E. Yoh Medical Press, Shanghai, Myburgh Road 121

德華醫藥學會出版 上海梅白格路一百廿一號醫學書局印行

I Jahrgang : 第一卷 | February 1929 | No. 10. 第十號

編輯者 Herausgegeben von: 醫學博士丁名全 Dr. med. M. T. Ding
醫學博士丁錫康 Dr. S. K. Ting M. D. 德醫學士丁惠康 Dr. W. K. Ting

撰述者 Unter Mitwirkung von:
醫學博士尤彭熙 Dr. med. B. C. Yuh; 醫學博士王畿道 Dr. med. C. D. Huang; 醫學博士江俊孫 Dr. med. T. S. Kiang; 醫學博士朱仰高 Dr. C. K. Tsue; 醫學博士李元善 Dr. med. Y. C. Li; 醫學博士李梅齡 Dr. med. M. L. Li; 醫學博士李中庸 Dr. med. C. J. Li 德醫學士杜克明 Dr. K. M. Doo; 醫學博士金問淇 Dr. med. W. K. King; 醫學博士胡定安 Dr. med. Ping H; 醫學博士周景文 Dr. med. K. W. Chow, 醫學博士周綸 Dr. med L. Chow 醫學博士周君常 Dr. med. C. T. Chow 德醫學士張森玉 Dr. S. N. Dschang; 醫學博士俞鳳賓 Dr. med Voonping yu 醫學博士曾立羣 Dr med. L. K. Tschen; 醫學博士曹芳濤 Dr. F. D. Zau M. D.; 醫學博士趙志芳 Dr. med. C. F. Chao; 醫師蔡禹門 Dr. Y. M. Tscha; 醫師陳邦賢 Dr. P. I. Chen; 醫師孫祖烈 Dr. T. L. Sun; 醫學博士孫克錦 Dr. med. K. C. Sun 醫學博士顧祖仁 Dr. med. T. C. Koh

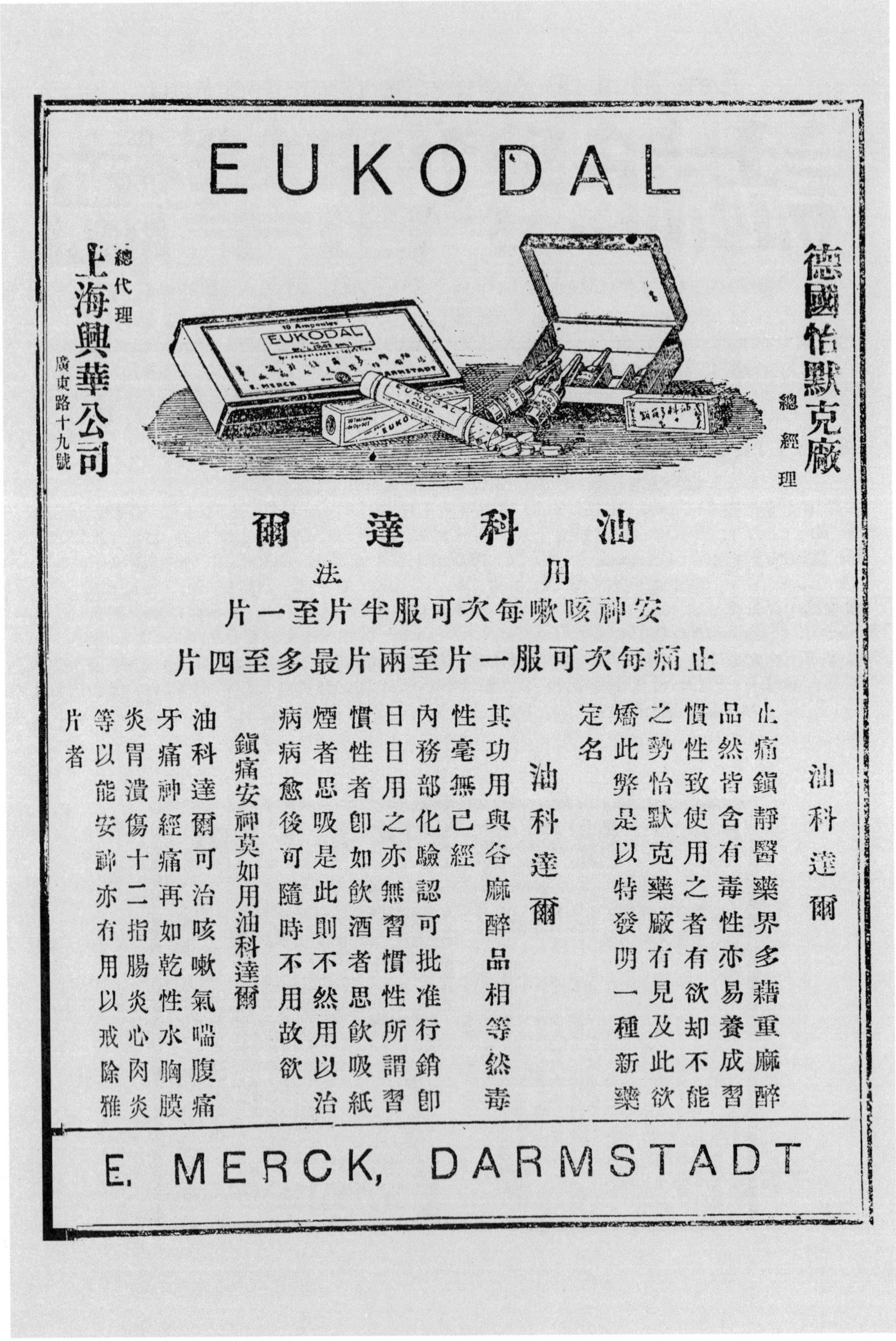
EUKODAL
德國怡默克廠
總經理
總代理
上海興華公司
廣東路十九號
油科達爾
用法
安神咳嗽每次可服半片至一片
止痛每次可服一片至兩片最多至四片
油科達爾
止痛鎮靜醫藥界多藉重痲醉品然皆含有毒性亦易養成習慣性致使用之者有欲却不能之勢怡默克藥廠有見及此欲矯此弊是以特發明一種新藥定名
油科達爾
其功用與谷痲醉品相等然毒性毫無已經內務部化驗認可批准行銷即日日用之亦無習慣性所謂習慣性者即如飲酒者思飲吸紙煙者思吸是此則不然用以治病病愈後可隨時不用故欲
鎮痛安神莫如用油科達爾
油科達爾可治咳嗽氣喘腹痛牙痛神經痛再如乾性水胸膜炎胃潰傷十二指腸炎心肉炎等以能安神亦有用以戒除雅片者
E. MERCK, DARMSTADT

HIPPOKRATES

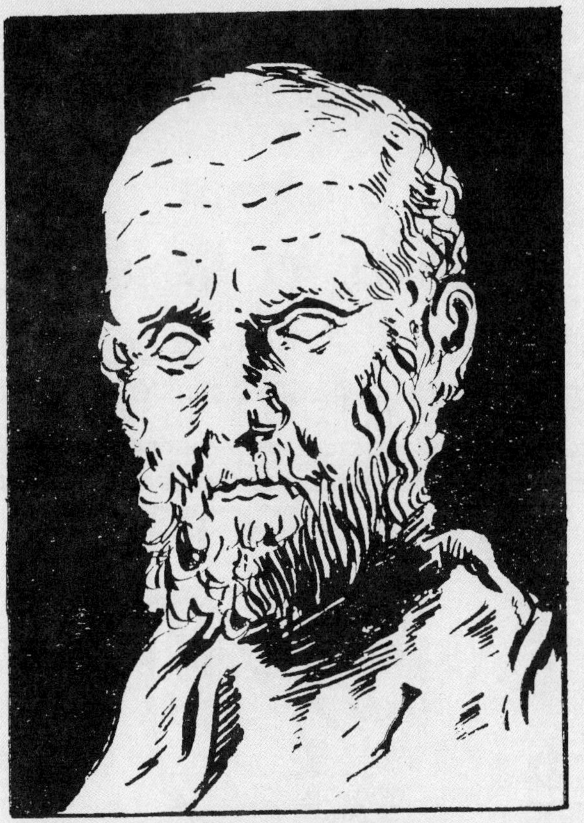

◀醫聖吸坡克拉脫氏及其垂訓▶

曾受醫術教育之君子人可為醫師故凡為醫師者必潔其行高其德勤其所學忠其所事其為人也更須眞摯謙和富於忍耐敏於行道而不躁急處事謹慎而不拘於迷信其於本業職務與平日行為又必須合乎禮義

（德華醫學雜誌）

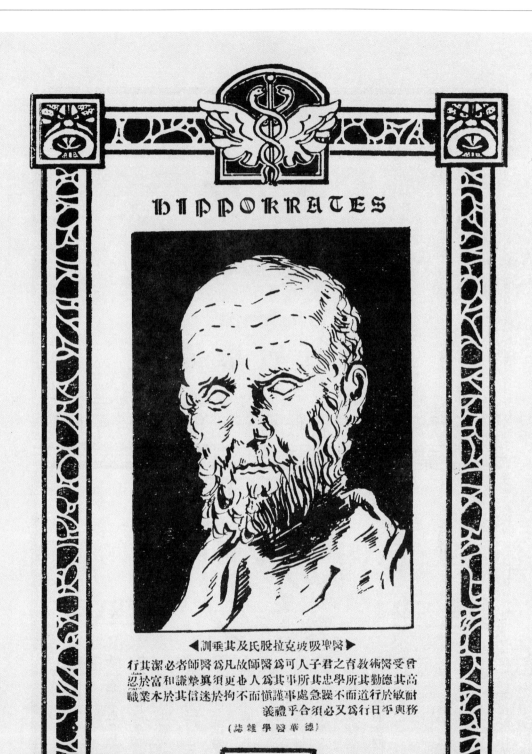

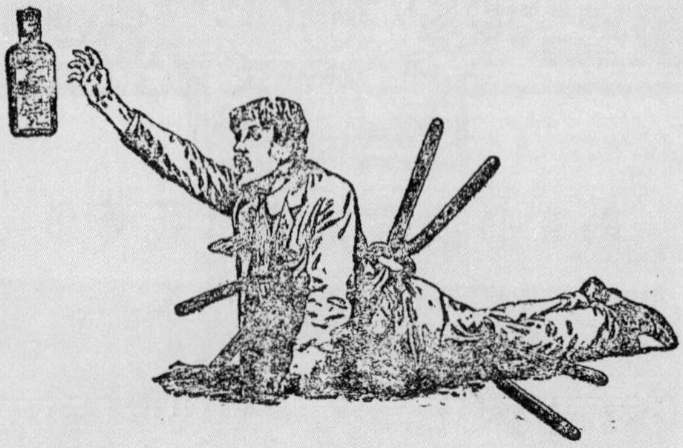

上海漢口路
金山洋行
A字九號

Urodonal

靈驗育杜納

比雲母LITIA强三十七倍專治關節炎僂痲質斯血管硬化腎臟腫痛風濕骨痛肢節酸痛浮腫結核諸症爲獨一無二神品係最有效力之靈藥

HAMATOPAN

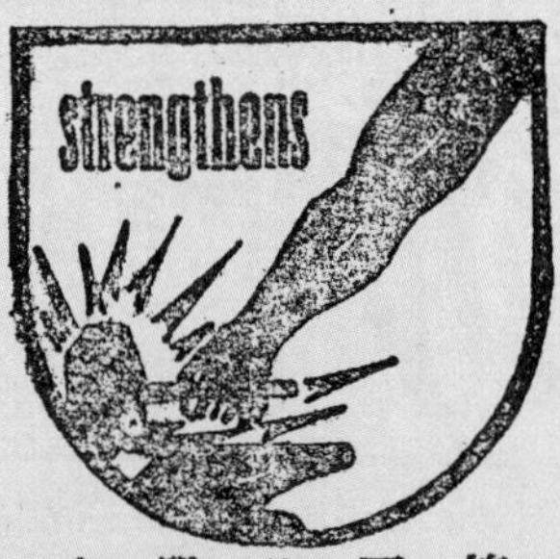

BLOOD & NERVES

海馬土朋

此藥爲紅血色素鐵質與麥精等份配合而成爲治療佝僂病身體衰弱神經衰弱貧血萎黃病肺病瘰癧胃口及身體衰弱等症聖品在歐西已盛行二十五載醫家無不贊賞者此外有海馬土朋內加砒質鐵質極亞哥爾碘溴砂等數種又有加鈣質一種產婦及乳兒用之特佳因其能健骨益神故也樣品及說明書請正式函索卽奉上

金山洋行
上海漢口路A字九號

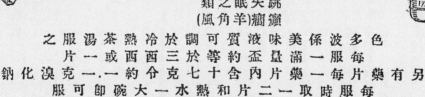

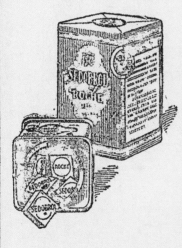

SIEMENS CHINA CO.

Simple Roentgen-apparatus

for

Radioscopy Radiotherapy and Radiography

for Direct Current

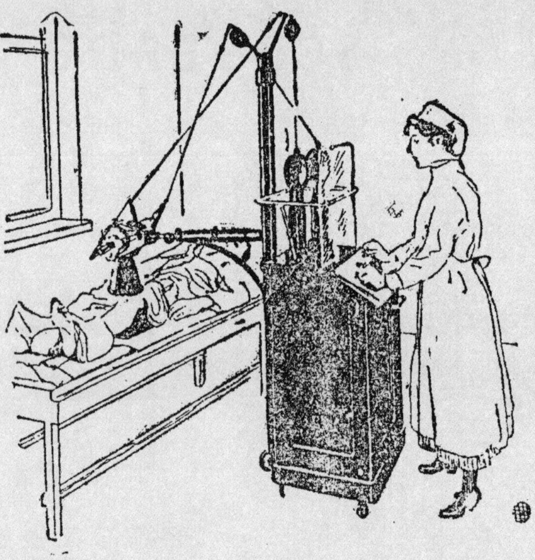

輕便愛克司光機

比機爲敝廠最新發明者運用靈便裝置極易既可診斷骨骼心肺腸胃各症及攝影又能用以表面治療各式皮膚症誠醫界不可不備之器械也敝廠備有暗室以便隨時試驗之用倘蒙惠臨參觀不勝歡迎之至

分行　天津，北京　濟南　重慶　南京　奉天　漢口　成都　香港　廣州

上海江西路二十四號　西門子電機廠啓

選購愛克斯X光器械須知

凡醫生。或病院。欲裝設愛克斯X光器械。應將以下諸端詳細指明之。

甲　所需電氣來源之情形。

乙　對於裝設此器之要求。

愛克斯X光裝設之價值。即全繫于此。

對於甲項。計有以下問題。

(一)或直流電。電壓力幾何。日間或夜間發電。

(二)或交流電。電壓力幾何。循環次數若干。日間或夜間發電。

以上一二兩條。係由公共電氣廠。供給電氣而言。

(三)或係自備發電機。與愛克斯X光器械。一同購之。

乙項計有以下問題。

(一)係欲透照。與時間治療。及時間照像。

(二)或係欲時間●兼速治療。與透照。及時間●兼速照像。

(三)抑或係欲時間●兼速●併兼片刻治療。與透照。及時間●兼速●併兼片刻照像。

此器之價值。按其要求而有增加。並按其所帶附屬品之多寡。而有不同。如附帶愛克斯X光筒。三脚架。安裝件。療病台。與療病附屬品。各若干是也。

茲請按照以上諸端。詳細註明。俾可具單開列價值

上海西門子電機廠啓

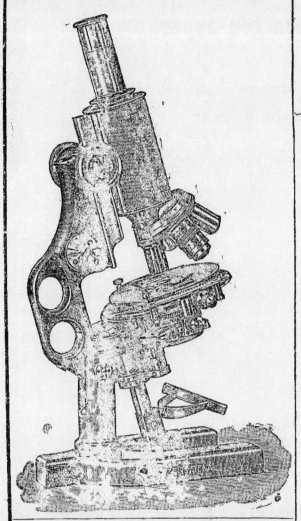

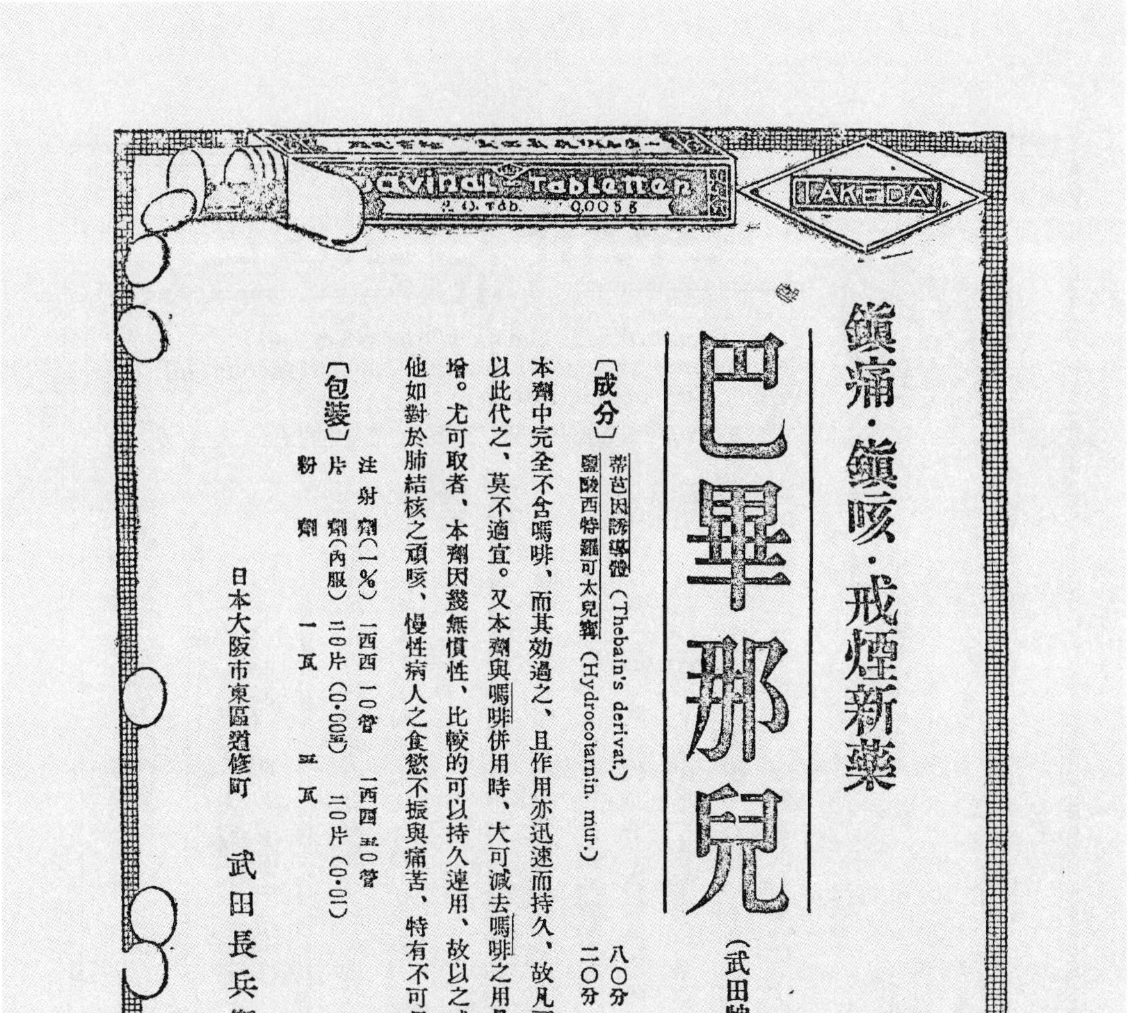

Pavinal-Tabletten
TAKEDA
鎮痛·鎮咳·戒煙新藥
巴畢那兒
（武田牌）
〔成分〕 蒂芭因誘導體 (Thebain's derivat.) 八〇分
鹽酸西特羅可太兒鹼 (Hydrocotarnin. mur.) 二〇分
本劑中完全不含嗎啡、而其効過之、且作用亦迅速而持久、故凡可以應用嗎啡諸症、以此代之、莫不適宜。又本劑與嗎啡併用時、大可減去嗎啡之用量、並防其用量之遞增。尤可取者、本劑因幾無慣性、比較的可以持久連用、故以之戒煙、最爲穩妥。其他如對於肺結核之頑咳、慢性病人之食慾不振與痛苦、特有不可思議之効力。
〔包裝〕
注射劑(1%) 一西西 一〇管 一西西 五〇管
片劑(內服) 二〇片 (0·005) 二〇片 (0·01)
粉劑 一瓦 五瓦
日本大阪市東區道修町
武田長兵衛商店股份有限公司
Pavinal
Pavinal Pulver
CH.TAKEDA & CO. A.G.
2.10.1928
28—1114

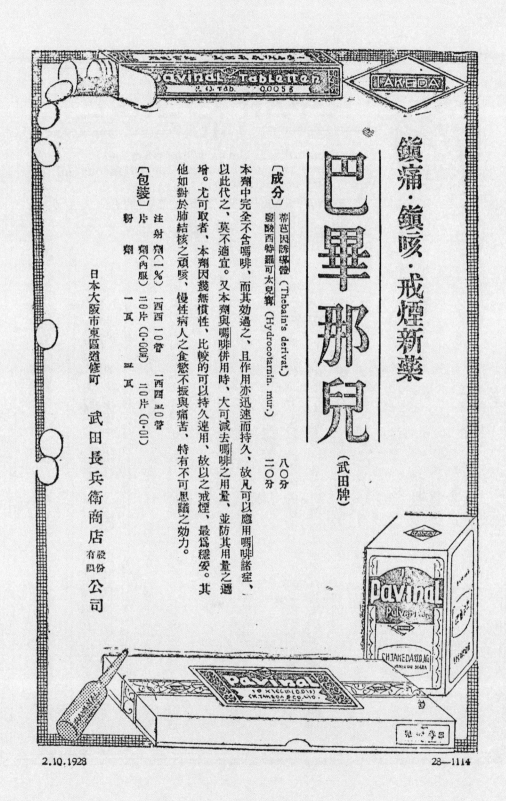

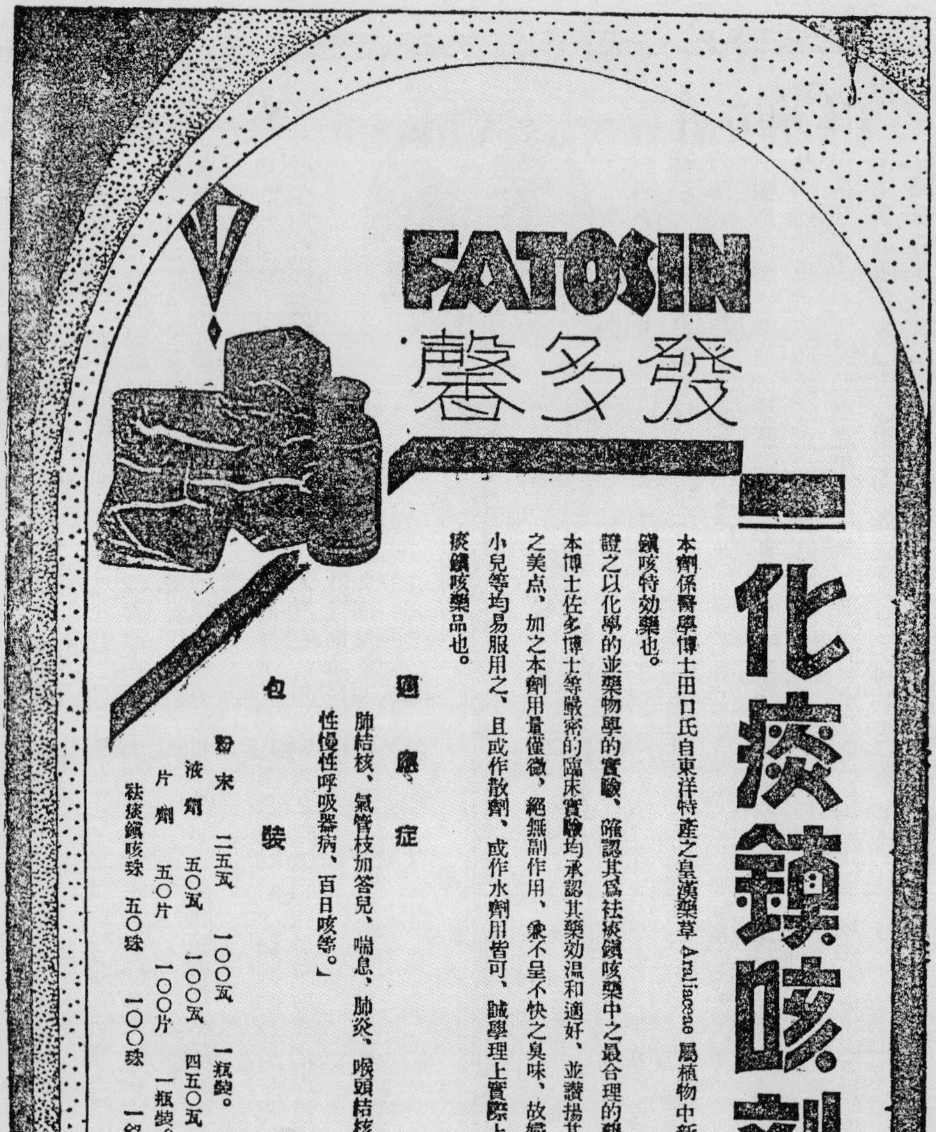

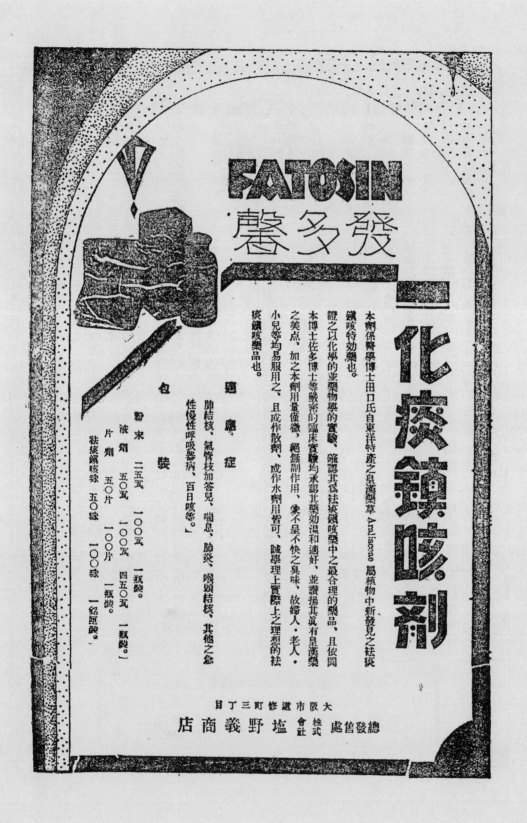

FATOSIN
發多馨
化痰鎮咳劑
本劑係醫學博士田口氏自東洋特產之皇漢藥草 Araliaceae 屬植物中新發見之祛痰鎮咳特効藥也。
證之以化學的並藥物學的實驗、確認其爲祛痰鎮咳藥中之最合理的藥品、且依岡本博士佐多博士等嚴密的臨床實驗均承認其藥効溫和適好、並讚揚其眞有皇漢藥之美点、加之本劑用量僅微、絕無副作用、兼不呈不快之臭味、故婦人・老人・小兒等均易服用之、且或作散劑、或作水劑用皆可、誠學理上實際上之理想的祛痰鎮咳藥品也。
適應症
肺結核、氣管枝加答兒、喘息、肺炎、喉頭結核、其他之急性慢性呼吸器病、百日咳等。」
包裝
粉末　二五瓦　一〇〇瓦　一瓶裝。
液劑　五〇瓦　一〇〇瓦　四五〇瓦　一瓶裝。」
片劑　五〇片　一〇〇片　一瓶裝。
祛痰鎮咳錠　五〇錠　一〇〇錠　一鋁匣裝。
大阪市道修町三丁目
總發售處　株式會社　塩野義商店

上海集成藥房公記有限公司

J. D. CHANG & COMPANY, LTD.

Chemists & Druggists

Cable Add: „Chamieu," Shanghai.

54 NANKING ROAD
SHANGHAI

Telephone C. 7533
7 34

本藥房創設多年備蒙社會信仰茲因擴充營業重行改組添加公記總發行所遷至南京路抛球場口五十四號新屋內容外部大加整頓專售泰西各國原料藥品醫院醫生應用器械上等香料化粧物品並設專廠製造補身家用良藥選貨精良定價低廉批發格外公道如蒙賜顧無任歡迎

集成藥房公記有限公司謹啓

總發行所　南京路抛球場口五十四號　電話中央第七五三四號

製藥廠　英租界泗涇路十二號　電話中央七五三四號

士貴寶以脫

爲外科治療適用之最佳以脫

以脫在外科治療上。爲最安全。最簡便。最經濟。之麻醉劑。凡病者之情形。除醫學上指明不宜施麻醉劑外。皆可用之。但所用以脫。則不可不純粹。而處置得法。

士貴寶以脫爲全球標準麻醉劑。乃士貴寶廠所特製。且製造係用連續法。故出品之精純。濃度。及功能。前後一致。毫無差異。最爲外科醫生及施手術者所信任。

士貴寶以脫係從最精粹之原料製出。指導製造工程之人。爲富有多年經驗之專家。且深知以脫之重要。而嫻熟一切之情態者。製造歷程。常在嚴密督察中。每段歷程之出品。必經精密之檢驗。已成之以脫。復須經過總化驗室化驗。必一一與原訂標準相合。然後方許發出。以推銷於市場。

士貴寶以脫未開聽前。從不腐化。既開聽後。如能將木，塞緊栓亦可歷若干時而不變質。

上海北京路十七號　**西門洋行總經理**

美國紐約　**士貴寶父子化學公司啓**　創立於一八五八年

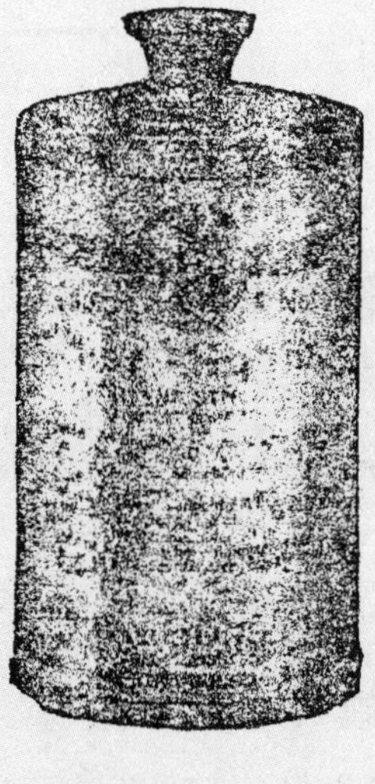

適合華人體質之大補品

人造自來血

人造自來血發行廿餘年歷蒙內務部化驗農商部註冊工部局化驗中西名醫證明各國政府化驗各地賽會褒獎各界謝函公認爲補血聖品

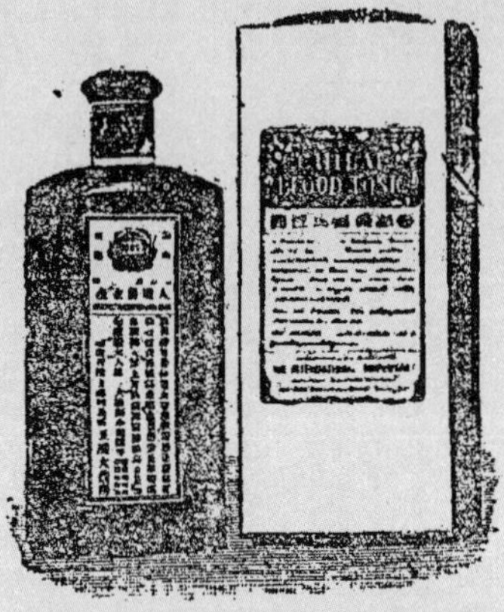

（大瓶二元小瓶一元二角）

【主　治】

面黃肌瘦　陰虧陽萎
脾虛胃弱　四肢痿軟
五勞七傷　月經不調
小兒黃瘦　心悸怔忡
血虛多病　破金吐紅

五洲固本肥皂

原料純淨
去垢快速
提倡國貨

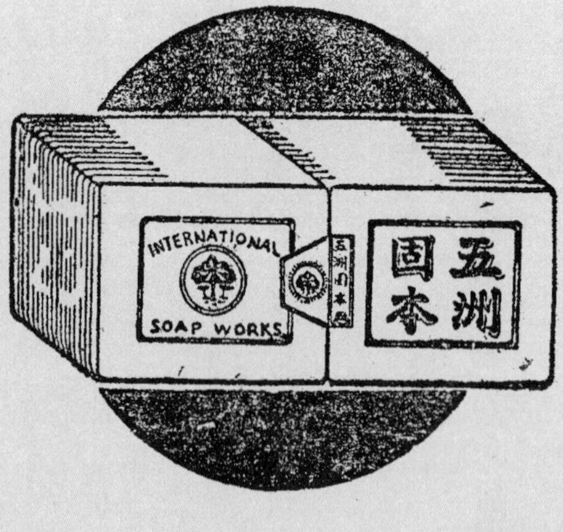

匹夫有責
杜塞漏卮
保存國脈

（上海徐家匯）　（上海四馬路）

五洲固本廠製造：五洲大藥房發行

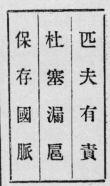

Deu Hua Medizinische Monatsschrift

Vol.1 February 1929 No.10

德華醫學雜誌

第一卷第十號目錄

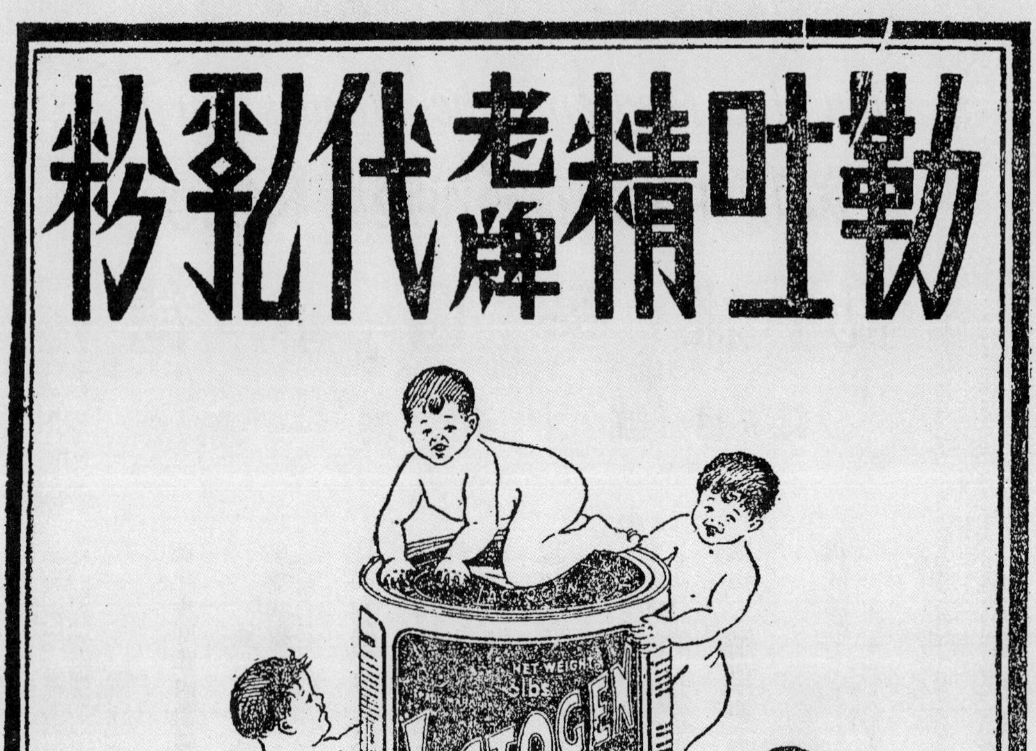
勒吐精老牌代乳粉
NET WEIGHT
LACTOGEN
PREPARED IN AUSTRALIA
滋養豐富
育嬰珍品

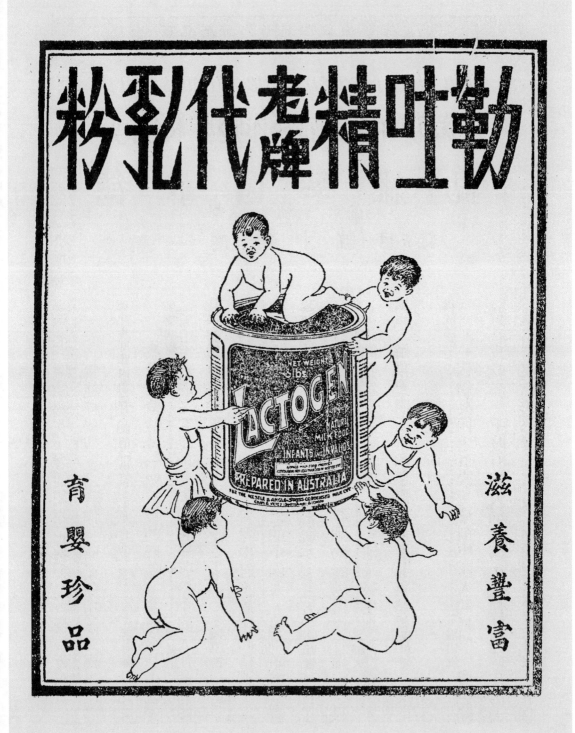

硬化性肝臟內腺腫生成的研究

李梅齡

這篇論文，曾經德京柏林大學教授學會認爲純粹學術上之著作。原文係用德文寫出，茲用口語體直譯成中語。

我最近檢驗。一個有趣的肝臟。這標本是由 Dr. Fischer 氏在1916年的冬天，在一所給中國人住的病院裏解剖得來的。

這病的歷史依經手的醫生何理中君不過作此口述：『這病人是一個中年上下年紀的中國人，病得頗重給醫院裏接收。那時曾確定了是腹水 Ascites 又還施行了一會刺穿法 Punktion 一個詳細的診斷還沒有確定；只是我們假想是肝臟疾病——。怕是寄生蟲的性質』。

解剖尸體所得的象徵，如所見再將摘出。

◎解剖上所見

一個約莫四十五歲，瘦削中國人的尸體：膚色穢黃，皮乾燥；下肢有廣大的潰瘍，在他的周圍皮膚大抵爲暗褐色的色素分布着；兩腿有水腫的跡象；下腹稍稍向上隆起；筋肉很薄弱；下皮組織枯槁；脂肪組織稀少，暗黃，胸膛適度的前挺。

腹腔剖開時，大約有五立特清黃色的黏液質流體貯在腹腔。腸黏膜處處光潤而平滑。脾臟，擴大。橫隔膜位置兩方都在第四脅骨的上緣。

左方的胸膜腔裏有些澄清的，黃色的質液；在右方的沒有。

肺臟於胸廓剖開時，好好的沉下去。

心臟在適當的位置。心外膜下的脂肪組織膽液似的。心臟比死尸的手拳小些，尖部爲左心室所佔。兩前心室和後心室裏藏着黃色的乳皮凝結 Speckhaut gerinnsel，又幾乎全無一點流動血液的跡象。右心室有心壁的相當底厚度，腔沒擴張；但左心室的腔便顯出有一跡象是擴張的。心臟的筋肉有著明的赭色。心內膜薄嫩。大動脈瓣稍稍掀開，僧帽瓣在閉鎖緣近稍之加厚，此外便沒有變化。卵圓孔閉着。

大動脈和大的血管幾沒有變化，不過內膜上有很微小的黃色斑點——并不加厚；在冠狀動脈裏所說的黃色斑點略顯著些。

肺臟：胸膜兩方面的管狀癒着，尤在尖部和肺葉腔裏；其餘胸膜都是光滑的。兩肺呈暗色，給潮濕多多的浸潤着，血液也多着，但割口尙沒有眞實的加厚病竈 Verdichtungsherdo 强度的肺臟炭化 Anthrakose. 肺動脈稍稍擴大。氣管裏有些柔軟性質的粘液，粘膜頗淡白。

舌微生苔白，其外如常。兩扁桃腺細小堅牢。

食道如常。甲狀腺兩面都很小，淡赭，實質柔韌。咽喉和大氣管沒有特殊的變化。

脾臟擴大二倍，外膜緊張，也微加厚。脾外口有副脾。多數的，擴大的靜脈引向脾外口。脾實質頗柔軟，暗紅；腺胞稍略顯明，纖維柱幷沒加厚。

副腎臟兩方如平常大。腎皮質的顏色和腎髓質微有不同，頗紅赭。

腎靜脈擴大，腎動脈稍稍强直 rigide. 兩腎大如常；纖維質的腎膜難以解脫，其中在腎皮質裏生有細微的實質剝落。此外腎的表面還是柔滑，靜脈也略顯出。腎的顏色灰紅，在灰色裏有多數極小的暗紅色血滴 Ekchymosen 明顯地可認，在腎實質裏的直剖面也是相同。皮質大抵有相當的闊度，實質有平常的硬度，腎盤有淡白柔滑的黏膜、幷沒有異常的象徵。輸尿管頗狹小。尿囊緊緊的收縮着和空虛，黏膜沒有變化。

精囊細小，空虛。攝獲腺如常。右方在腎囊的隔皮裏稍有水樣的液質貯蓄着，左方沒有。此外睪丸和副睪丸都不顯有什麼變化。

胃臟貯着約莫四分一立特青色酸性的內容，又在黏膜上有很多黏液。這黏膜是厚，暗紅，也有細小的血滴可認。幽門緊緊地收縮。十二指腸有胆汁似的內容。肝腸裏有二個蛔蟲 Ascariden，此外如常。在迴腸有些少很軟的，黏液樣淡白色的內容，腸黏膜淡白，有些微黑赤色的極細點兒。淋巴器很是顯著，直腸的也是一樣。大腸和盲腸沒有什麼特別的象徵。

腸間膜堅牢，稍富脂肪。腸間膜後方的全數淋巴腺都略擴大暗紅，周圍的組織好似水腫。

腸靜脈擴大，沒有特別的內容。門靜脈的幹枝擴大，藏着凝血。輸膽管狹小，但還通透，他的粘膜膽汁似的染着，管裏沒有化石。肝臟管很狹小。膽囊管沒有特別的象徵。膽囊緊張地充滿着，只稍稍擴大，但囊壁有幾處加厚和堅牢。膽汁淡黃，稍似黏液，在膽囊裏還有一個大豆大的，外面青黑色的，頗柔軟的化石——是由膽液色素 gallenfarbstoff 和脫里斯美 cholesterin 結合而成的。

肝臟只有平常的一半大。表面現頗微細的隆起，邊緣平鈍。全器官都比較的很重，硬度加增。在表面隆起的小結節多數柔輭，作橙黃色；其間的組織緊張着，色多微紅；又幾處有顯著的纖線 Faserung，這線路忽而粗大忽而纖小。肝臟要很吃力的用刀切開。在直剖面上大抵都不現正常的葡萄狀印形 acinose Zeichnung 。我們只找見多數作橙黃色的，間也有作淡青色的許多不規則形成的和不等大的病灶；又病灶的中間爲一很堅靱的，跡和跡很作帶狀瘢痕的，多半是淡紅色的組織。靜脈不太現出，只有幾個較大的門脈旁技還當作可以辨認。在右的肝葉裏，直至略見加厚的肝外膜，有一個銳界的，約莫柑檬大的病灶，這病灶全完柔軟地充滿着。他大抵有很黃的顏，只在中央部現出血似的 hamovrhagisch 他是由大的和小的，兩相緊貼的節核組成；在這兒强靱的結角組織的線路 Bindegewebszuege 完全沒有。大結節以外我們還在他的周圍找見幾個比豆大的結節——都通有同等的性質。

診斷：肝臟的萎縮性硬化 Atrophische Cirrhose der Leber; 大的腺腫 Adenom 在右肝葉，和許多小的。腹水 Ascites, 水腫 Odeme; 充血 Hyperaemie; 普遍的萎縮 Alg. Atrophie; 心臟赭色萎縮 Braune Atrophie d. Herzens; 心外膜脂肪黃疸性萎縮 gallenat-rophie d. epicardialen Fettgewebes; 胸膜連生 Pleuraadhesion; 肺水腫 Lungenodem, 氣管炎 Bronch-tis; 脾，副脾擴大 Hyperplasie c. Milz, Nebenmilz; 新發的出血性腎炎 Frische Hamorrh. Neperitis; 慢性胃腸的加答兒 Chron. Magen u. Darmkatarrh; 蛔蟲。右睪丸水腫 Hydrocele d. rechten Hoden. 兩腿慢性下肢腫瘍 chron Ulora crurisdeiderseits.

肝臟在褻色吳氏溶液貯藏着。這器官的詳細檢驗，除上所述的象徵以外，尚有下列各等：肝臟的黏液性表皮適度的稍稍加厚和[illegible]帶性的。肝臟的大小是：大直徑 17 cm, 闊度 10cm, 厚度 7,5cm. 重量 65[illegible] gr. 肝臟的每個"肉芽 Cranula", 大小不等：最大的約有豆大。這些肉芽都是緊相排列，就中小的部分給一稍厚的隔膜藉與紅色帶狀組織隔着離。肝臟底橫隔膜方面的象徵是和肝臟底下面相似。肝臟直的剖面上血管中幾僅較大約門脈旁枝才得辨認，這些都給強韌的組織包圍着。肝臟裏大的癌腫結節 Tumoaknoten 直徑有 5cm, 幾全作圓形，在表面稍稍凸越水平線。他也是給黏膜遮着，只是在腫瘍的範圍裏有幾個部分比各方面的都略見稀薄些。肝外膜有幾處也給癌腫的實質潰穿，在那兒侵蝕了他的周圍組織。癌腫的中央部我們也找見幾個結締組織的帶痕，在內裏位着小的黃色的，微紅色的邊所界的癌腫實體。但最緊要的是癌腫的中央全給星形光線射出的暗紅色的血質所成——大約佔有全部癌腫的三分一。在這些星形紅色光線的周圍，我們也再找見黃色的癌腫實質，緊接地和紅色的血質相連，又有幾處是相化了的。

顯微鏡下的檢驗只用大癌腫的小小一塊由他的近部取出，又小小的一塊在其他肝臟組織取出。這些有許造成爲水凍切片 gefrierschnitt,有許爲白蠟標本 Parafin Praeparat。切片是用各種的方法染成，最緊要的是用 Hamotoxylin-Eosin,依 van Gieson 氏用 Hämlaun-SudanIII;其外則 Reinblau-Fikrinsaure-Faerbung,和其他各等。

◎顯微鏡下的檢驗

(一)癌腫外的肝臟組織

每個肝小葉大小很是不等，又結構幾乎在每個都有些兩樣。奇大的肝小葉比較的頗多，這些常有位置很外圍的中央靜脈 Centralvene. 細胞的大小在小葉裏相差得强，肝細胞比一個正常的大兩倍的多數。那細胞核也相當的比平常很是大些；又常常有大核 Riesne k rne. 和多核的細胞。我們在大小正常的肝細葉裏，除很是萎縮的外，其間也還遇見很擴大的。擴大的肝細胞常表現一很光澤的原形質。在少許這類的細胞裏也頗多有一淺黃色的色素，這色素有輕微的書丹反應 Sudanreaktion. 脂肪在肝細胞和每個小葉爲不規則的分布。微滴的脂肪，分量輕微，隨處都是；大點的脂肪多數在小葉的外圍，在萎縮的和擴大的小葉，其他幾還沒有脂肪。

正的血鐵反應 Haemosiderinneaktioe 只在很少的部分，輕度的發生。

全個肝臟都頗不規則地給細小的和堅牢的，但絕不過度的堅牢的結締組織線路所織成。在肝小葉中間的結締組織裏我們找着幾乎隨處都有的，多數很廣大的細胞的浸潤，常由小的淋巴球又一部分由原形質細胞而成；多核的淋巴球和洋眞紅的白血球不存着。間質性的結締組織大抵有很多血管，有時在葡萄狀體的緣邊常比較的很擴大的微血管存着。色素在這組織只有跡痕可尋，和其外膽液管叢生幾處處沒有，只在少許部分我們找着這些的標識而已。肝臟的外位膜是由認眞加厚的纖維組織所成，在這兒細胞的浸潤很是減少，比在中央的部分。

(二)癌腫的一小塊

腫瘍細胞都排列成頗不規則的泡形，有許較大些，有許比正常底肝臟的葡萄狀體還大些。我們在癌腫細胞裏可以分出二個稍稍各異的模型，但絕不能嚴格的區別出來，又其間有種種可能的化生：即是較大的，在 Eosin-Hamatoxylinfaerdung 是暗色的細胞，在癌腫空泡以內常有頗如上述的微血管底排列的，和第二的是稍見光亮些現出的細胞，有很多脂肪的。後者絕沒有這樣明顯的微血管排列，和前所說的一樣。暗色的細胞在空泡裏也常眞實地結成捲曲的帶兒，又格外在這個空泡的緣邊的部分的，比在中央部循常較高些；他常含着黃赭色的，輕度正的書册反應的色素，這色素在脂肪化的細胞裏循常不太明顯或者竟是沒有。有許空胞光含着暗色的細胞，有許全是光亮的；但在許多空泡裏我們也看見這兩種。在多數暗色的細胞底部分，全部都多是脉形的和柔嫩地構成着，比在其他的部分裏。在微血管的排列明顯地含着的那兒，我們見着很爲完成的細嫩的微血管在表皮細胞帶兒 Epithelzellbandel 的中間。微血管在有脂肪化的細胞的，圓大的空胞裏很是稀少。這兒脂肪化大抵是大滴的，脂肪爲單折的 einfachbrechend 脂肪。但也在暗色的細胞裏脂肪絕不稀少的驗明，常成形爲完全細微的點滴，又在細胞常是圓推形的緣邊部分，也有略大些兒的脂肪點滴。有許地方，在很多的也許在一很多的脂肪部分；我們於少數的細胞裏也找着些膽液的分泌，但絕沒有任一個輸出管的標識，大約依着膽細管的類別的。在癌腫的構造裏有許還明白想得着一個肝臟的構造：就是表皮細胞的排列在或者多數的曲捲的帶兒——和肝臟細胞緣相像。那有時足以注意底膽液分泌的所見，又細胞裏淡赭底色素的所見，最後表皮細胞中間微血管的排列，又有時大約在癌腫中間的一個靜血脈管的存在，和中央靜脈相像。但這些的周圍常給一個形成的結締組織層全生着了。微血管的排別和一個正常底肝臟的相似，最重要的是在那兒現出，在幾乎全數腺泡都疽壞了的又他的表皮細胞不再着色了，而微血管還存在着或只一部分還存着的那兒現出。每個好大的癌腫腺泡都是完全疽壞了，但絕沒有較大的疽壞的部分共位着的，都是很不規則地散布在完善存在的中間。癌腫的中央其外還有幾個小的病灶，在那兒表皮細胞，和些微脂肪化的，很致密地堆積着，幷沒有微血管的格式的排列。纖細的和粗大的，一部分甚至透明的結織組織線路，分離每個„腺胞 Alveolen” 的，穿過癌腫。在這結締組織，像在癌腫的自身絕沒有任一個什麽細胞的堆積：只在疽壞的部分底緣邊有小的浸潤，這浸潤是出於淋巴細胞和原形包質細胞，但沒有多核的白血球。有許地方在結締組織裏也有少量的血顆粒 Haemosiderin 存着。腺泡自身以內結締組織不過成形爲極微小的線路，——於尋常 van Gieson 氏染色不出現的——又時常有些微粗大的結締組織在一個大的血管的周圍顯出。

在癌腫的中央部我們找見一個空洞的血液充滿着的組織系。這些血液充滿的空洞大小很是不等，又一部分是相連貫的。在中央部由結締組織所成的空洞底壁膜，我們找見緣邊的部分裏的這些壁膜或隔膜完全或一部分是由癌腫細胞而成，這些癌腫細胞多數成為雙行又許多紅的乳頭狀的增殖由表皮細胞所成的隔膜闖入空洞。這癌腫細胞是多數脂肪化了的，有時也藏着好多黃赭的色素。在空洞的本身我們找不見癌腫細胞，也不在血管裏的各處。癌腫細胞常只有一定的距離介於血液空間裏生入，又隔膜的滋生便生成結締組織了。

在癌腫的緣邊循常癌腫是由堅牢的結織組織分隔着的：但這不是隨處一樣，有許地方癌腫組織也是直接的傍萎縮地變化的肝臟組織位着，這肝臟組織有時也顯出壓積現象來。在肝臟組織裏的癌腫緣邊有一說過了的瀦液管增殖是確定的又這些增殖了的瀦液管大抵是由有豐富的淋巴球堆積底結締組織包圍着：又有時在這樣的組織尚有從前的肝臟中樞的殘部，這殘部有完全萎縮的細胞又有肝臟細胞是表明高度的瀦液管閉塞的。這增殖了的瀦液管和肝臟的關連或他方面和癌腫細胞絕不能給證明的。

在肝臟裏大腫瘤以外的較小的節結，像起始說的癌腫，有很相同的結構：他是由細胞腺泡的堆積而成，這細胞腺泡有許是堅牢地，有許是柔嫩地。腺狀乳頭樣的排列着——都多數是脂肪化的，有一部分證明瀦液的分泌的。我們也找見幾完全還有肝臟組織的構造底結節。只是細胞的一大部分是很擴大，而同一的小葉的其他部分尙能完全正常又中央血管的位置是時常很外圍的。我們可以找着由這類變化的小葉至管形的結節的過渡種種和末後完全堅牢的結節，幾沒有腺結構的每個標識的，又在太的癌腫以外這些結核裏找着。

如今我們便要問了，怎樣的依着檢驗去立診斷呢？肝臟裏的大癌腫最好的當說是,,腺腫 Adenom" 這腺腫是分必依着兩個方向隔離着的。一回是結節的肝臟擴大,, knotige Hyperplasie der Leber"；和一回是惡性的腺腫，或者也可以說多是變硬性惡瘤 cirrhosis carcinomatosa.

這個分別是很難的，但依着所研求的原因的立點究竟又眞是一個很可隨意的：因爲絕對的格式標誌，實在不爲所說過的情形的那一個眞的可以找出一個分別來。

我們可以說——我們在我們的研究裏也可以說是肝臟的結節性擴大——癌腫以外的肝臟部分裏最少都是這樣的情狀。但大的結節，我們當作癌腫的，不再完全符合這名稱：結節性擴大。爲什麽只一個這樣大的結節傍着這許多別的小的結節發生呢？這實在奇異。又依這象徵，在結節的緣邊確定了肝臟組織顯著的外排，我們還要證明。這符合着瘤腫比結節性的擴大也是爲些，其外也是所說過的包圍着大的結節底外膜化生。

朝着別的方面瘤腫對於硬化的肝臟裏的惡瘤，對於所說過的變硬性惡瘤是必劃分界限的。我們在瘤腫裏大抵也找見很不規則的，沒格式的地方，使這樣的診斷早確定着：又瘤腫的外膜在一處已顯著的潰穿了，這個情形也可以說着的。但別的事件，惡瘤性肝臟硬化種類有幾分特別的，都不存着：便是血管的羼生，和其外這兒絕沒有肝臟的增大。此外，像上已說過的，這幷非絕對確當的特徵，因爲也有惡瘤性肝臟硬化症有很縮小的肝臟的。

說這瘤腫是由肝臟細胞發出的，除表皮的組織底排列以外，最緊要的是膽汁分泌的證明，在各處地方顯出。至於其他的可能，說瘤腫大約是由膽細管表皮發出，這兒是不會有的，因爲這些膽細管腺腫的組織表現是分明是別的。

我們還想起一個象徵。就是肝臟裏特別的腺胞狀的空洞，更是在他的中央部裏。這個意思怕必只是這樣。在這兒本來位着肝臟的平常空洞的血管瘤腫的一個。在這樣的空洞裏腺腫便生着了，更是在結締組織的隔膜裏頭，不是血液空間的自身。頗近表面的瘤腫的位置是很符合這個假定。說怎麼這是難以作別的解說的，在腺腫裏大抵是爲腺泡狀的變化。但勿論如何我們以爲這定的假說，很像是本來在那兒有一個腺腫，以後腺腫便生進去的。

現在我們還要問，到底我們怎能夠設想癌腫生成呢？那我們便要表明了，這兒甚至在全個肝臟，又癌腫的外部，是有這個結構，我們——如我們願意——便可稱爲『癌腫』即一概至少舉眼還能看見的當作癌腫的黃色小結節，便是實在這兒是很明顯地當作肥大性增殖 Hyperplastische Wuecherung 的，這意義必是說肥大性增殖可以看作是再生的 rgenerativ，所以必然有一個原因早存在了，使肝臟組織大部分趨於死亡的。這些經過了一定的時間，但病機是還沒有完全免掉，因爲除肝臟裏瘢痕的作用以外，更還有發炎的作用（淋巴球堆種）。這肝臟裏的再生達有很大的範圍。我們精密些似乎不要說是再生的好，我們說是肥大性機能的死亡的代償。再生的象徵，我們在硬化的肝臟裏時常找見的那些膽細管增殖，我們在這個肝臟只不過在一處，在腺腫的緣邊找見了一個號幟了，而且我們也可有理由，在我們的考察裏一概肥大性的作用和增殖作用都是由肝臟細胞發出的。怎的這肥大在幾處地方便這樣特別的全强呢，使癌腫樣的生殖，更是純正的癌腫（但我們也可以看作大的結節）發生，那我們還是不能夠說出。假如我們——依最廣義的假說——要拿肝臟的腺胞當作組織的畸形看，那末似乎說這樣的一個大的腺胞的發生恰是在組織的畸形裏還容易明白些。肝臟裏的肥大性作用，在那兒有這樣好看的一個組織的畸形生成的地方，便化作一個個癌腫了。

我們的考察但也還告訴我們，我們知道這一概病機的生成何等稀少，和我們何等的不充分在這個地位嚴格的區別他們來。在我們的考察裏，假如我們也絕沒有懷疑，至少的當大的結節，舉眼能看見的和在顯微鏡下能看見的，說是『癌腫』，那我們便也可以卽在小的結節瞧見了，這有許全是隨着各人的興味，或者我們便說是肥大。或者是腺腫。這兩個病變都是相連的。

這腺腫的生物學上的性質，和在硬化性的肝臟裏全不規則地結構的腺腫，——便是我們叫他作惡性腺腫或甚作惡瘤的——總是個特別的：因爲我們雖然在肝臟裏的腺腫找見有許多靜脈的生入，而這癌腫并不是病毒的轉移 Metastase，又在硬化性肝臟裏全不規則地這樣的臟腺腫或惡瘤，我們循常也不見病毒的轉移。所以這個癌腫舉眼看起來和在顯微鏡下看起來很惡性的。

我們很可惜的在我們的考察裏絕不能供出，使肝臟組織有廣大的摧殘的是個什麼病機又由此終致於肝臟變硬。最大的疑似是任一個可猜想的慢性腸感染 Darmaffektion,因在胃裏和腸裏有解剖上的象徵。酒精中毒幾不成問題的，況且酒精中毒是不作這肝臟變化，或簡直能不能作，也是很疑問的。在中國多所見的肝臟硬化傷寒也可作原因，自成問題——爲他的證明我們在我們的範圍不舉出了。其他在中國硬化性肝臟變化的大多數原因是寄生在的感染，最緊要的是 Schistomum Japonicum, 又一同的 Clonarchis sinensis:這兩個在我們的考察裏是沒有的。

外科叢書

Allgemeine Chirurgie

簡明外科學

每部定價一元

首炎症論次創傷及創傷療法次創傷傳染病論次腫瘍論次痲醉法次組織離斷法及止血法次創傷排膿法及組織結合法次切斷法關節離斷法及切除法次皮膚皮下結締織之損傷及疾病次血管之損傷及疾病次淋巴管之損傷及疾病次骨之腫瘍及疾病次關節之損傷及疾病次筋腱腱鞘黏液囊之疾病次神經之損傷及疾病每一病症必詳述其原因症候豫後療法學說新穎治療確實爲外科學中最簡明而最有價值之書

創傷療法 三版

每部一元四角

人體之創傷處置不得其當則外界之落菌侵入其間化膿潰敗釀成種種危症甚至失其生命滋爲可畏吾國醫師第知創傷之危險而不知安全之療法甚非所以愼重人命之道也創傷療法爲外科第一奇著爲療治創傷之專書共分十六章凡消毒法繃帶法縫合法結紮法制腐的注射並穿刺法等無不美備而各種外科器械消毒器械等插圖及其用法尤爲精詳熟讀此書外科之能事已過半矣

外科診療要訣

每部定價六角

外科醫書最爲浩繁學者望洋興歎況吾國醫學幼稚外科尤乏精本倘無提要鉤元之作尤多迷失方針之苦故業外科者允宜研究外科診療要訣本書凡分三十四章消毒防腐痲醉手術後之處置及身體各部與臟器等診斷治療諸法靡不網羅賅備務求實用說理精確譯筆清暢有志者盍手一編

安氏皮氏外科學合編

每部定價六角

是書爲德國安倍爾及皮魯洛兩博士著安氏外科學論列全身病皮膚諸病骨關節及筋諸病神經系諸病呼吸器諸病消化器諸病泌尿器諸病生殖器諸病損傷等皮氏外科論列諸病亦略備兩書皆學說嶄新而簡備方藥皆實驗而有效我國今日尙未有良好之外科學此兩書均足爲病家醫家之寶典也

醫學書局發行

Behandlung der Tuberculuse

von Dr. W. K. Ting.

Sanatorium TBC Shanghai

肺癆病療法

丁惠康編

第一章　肺結核治療原則

肺結核病竈。有自然治愈之傾向。往往不加醫療、而因病竈組織萎縮及該部變硬、亦能漸見治愈。此世人所共知也。其治愈機轉。自病理組織學上觀之。爲結締織增殖。其治愈狀態。爲形成瘢痕。蓋若謂病變部肺組織再成，始爲全治。則在肺結核症、無論如何治療、終必難望。吾人稱爲治愈者。乃病變部以此結締織之盤狀組織堅固圍繞。且完全圍繞。經數年或十數年、或終身、完全在靜止狀態而已。不能謂該部無生活結核菌殘存也。如斯狀態。其眞意義、不過爲比較的治愈。然臨床上目爲全治可也。何也。其病竈雖存。而在於患者之終身、實無何等障礙也。

故治療肺結核之目的。在助長此自然治愈傾向、誘致此臨床上治愈狀態。蓋自發見結核菌後。學者已竭盡方法。欲一舉撲滅此病原菌。俾肺結核能治愈。然至今日。毫未能達其目的。所謂治療法之原則。仍不過維持罹患個體之生理的防禦力。並補助催進其自然治愈傾向。與治療他種傳染病無異。茲將以前學者所企圖之各種考案總括如左。以便與之對比。明治療上之指針焉。

一、企圖藉化學的製品，直接撲滅病竈之結核菌。此療法所希望者。如黴毒之水銀劑、瘧疾之規尼涅劑等、藉化學的製劑、以奏特殊治效。自昔稱爲肺結核症特殊藥物療法者皆屬此。此療法、非全無價値。然其作用之說明。頗不確實。輓近確證亞砒酸製劑，於黴毒有特效。自是有一派研究家、腐心研究結核之化學的療法。其成功徒勞夢想。彼黴毒之亞砒酸療法。淋菌疾患之銀療法。阿米巴痢疾之愛美丁療法等。奏效卓越。將來關於結核之化學的療法、或有成功之日。然在今日，殆尙與昔日所謂特殊藥物療法無異也。

二、企圖用特殊製劑、(如併具抗毒抗菌兩作用之治療血淸)一舉治愈結核症。此療法所希望者。如實扶垤里之治療血淸，能奏偉效。然結核病變、與他種傳染病相異者。在爲限局的病變。蓋結核症實與實扶的里及破傷風相異。個體內之防禦。祇能在病竈行之。對於病原體。能爲局所的防禦。不易爲全身的防禦。故今日有名治療血淸中。尙無能治療結核症者。

三、企圖將結締組織對於病原物之反應(卽過敏性反應)應用於治療上、使個體習慣毒素並增進病竈之生理的防禦機能、以治愈結核症。此療法、卽用爲此反應原因之結核菌體、使結核病竈類似自然克疫。土佩爾苦林療法是也。Tuberculin 此療法、遠創於古霍 Koch 氏。幾經改良。至於今日。由實驗上、確證其爲合理療法。

四、企圖對於結核病竈並對於結核個體、毫不用攻擊方法、而在可能限度內、助長其自然治愈傾向、俾能自然治愈。此療法、非由此理論產出。完全由臨床經驗及觀察、據病者輕快治愈之成績而成立者也。創自海爾門－勃雷美爾 Hermann-Brehmer 氏。由其門人臺脫惠雷爾 Dettweiler 氏改善實施。故有勃雷美爾－臺脫惠雷爾氏原則之名。其療法主旨。在改善患者全生活法。俾成良好衞生狀態。其根本原則。爲榮養及衞生的要約。卽患者須遵最適合之衞生的要約。履行一種有規律之生活法。一面休養身體。防禦新障礙之發生。一面應用自然治力(空氣・日光・水)增進强壯。由是能對抗病原物。先使個體能保平衡。不爲病原物所害。進而養成活力。能壓倒病原物。使病患屏息。病原物蟄伏而成所謂潛伏狀態。此實爲病症輕快治愈之第一步。故此療法，亦稱爲衞生榮養療法・全身療法・自然療法。既往二十餘年。學者對於肺結核療法、甲論乙駁。爭執不已。而獨能超然立於其圈外。以唯一自然療法、示世人以肺結核自然治愈之實證者。實歐洲諸國肺病療養院之多數醫家也。

治療界之將來。有非吾人所能豫斷者。如亞砒酸製劑之奏功。何人能緣言耶。肺結核療法之前途。亦未易窺知。然現時所有療法中。最良者。莫若衛生榮養療法與土佩爾苦林療法結合。以期催進病竈之自然治愈。統計近年歐美諸國肺病療養院之成績。此兩種療法。各單獨行之。不若自最初卽同時併用。其成績尤見良好。故德國昔日專用衛生榮養療法之多數肺病療養院。至近年必併土佩爾苦林療法。倘將來化學的療法。幸見成功。則衛生榮養療法•土佩爾苦林療法•化學的療法三者結合以外。殆不需他種療法矣。

第二章　初期肺結核治療法

初期肺結核症。謂自肺結核萌芽期、至肺尖加答兒時期。卽土爾盃 Turban 氏所謂第一期以內之疾患。最須注意者。雖同在肺尖發見病變。然或病勢停止、爲無進行性之疾患。或反是爲進行性活動性疾患。診斷法稍疎略。則兩者所見殆相同。然治療法則大異。前者無須用特稱治療法。後者則須如本章所述、嚴正周到、施行治療。此兩者之鑑別。最須熟練。非診斷法周到並有多數經驗、不能鑑別此兩者也。

第二期患者。病竈廣袤增大或已形成空洞者。其疾患進行徵候。在發熱瘦削。

缺此徵候者。未可遽斷言不治。其療法完全以初期患者療法爲準。可無待論。既見初期病症有活動性。呈進行性。（其徵候最主要者。爲旣往經過。體重減少。發熱等。）則須卽着手實施有力治療法。蓋因現時治療結核之目的，在增進患者身體及組織之抵抗力、補助病竈自然治愈傾向。故在初期、患者榮養及體力尙佳，病竈廣袤未增大時。尙易達治愈之目的也。若忽視之。則凡一慢性傳染性疾患，在初期尙易治愈者。愈成慢性。則愈難治愈。此理實基於病原有機么微體之生物學的自然原則。亦卽優者愈優，劣者愈劣，生存競爭上適者生存之大則也。罹患之初。個體自然抵抗機能。尙極旺盛。然漸次衰亡。終至爲病原物所占居矣。須知慢性傳染病初期，根本療養、最爲切要。此實治療上唯一原則也。

第一節 衞生榮養療法

一緖論 此療法。自勃雷美爾—臺脫惠雷爾氏後。幾經改良。至於今日。勃雷美爾氏之解釋。自今日學理上觀之。殆皆近謬誤。然其實施上之原理。在今日毫無所異。若願完全履行此療法之要約。在患者私宅。或用通院療法。往往不能。非有設備完全之療養所及由熟練醫師監視不可。所謂肺病療養院者。卽有完全施行此療法之設備者也。至因豫防肺結核而設之林間保養所及類此之施設。其原則亦準此。

通觀此療法之原則。可大別爲兩種。一爲積極的。增進患者個體之强壯。使能十分發展生理的防禦力。如此者，以行榮養療法。精神療法。空氣及氣候療法爲主。兼應用空氣。日光。光線。水。器械的作用等自然力助之。一爲消極的。防禦新障礙之發生。則須休養身體。專行嚴正之安靜療法。（卽橫臥療法。）故衛生榮養療法之三大原則。爲榮養療法。空氣療法。安靜療法三者。缺一則不可謂爲完全療法也。今總覽衛生榮養療法實施機關之設備如下。

類別	治療條項	設備
原則療法（各項皆不可缺）	營養療法	善良庖廚
	空氣療法	房屋之衛生的設備
	氣候療法	機關設立地之選擇
	精神療法	精神講話・娛樂機關
	運動及休息療法	散步道路・庭院之設備，橫臥療法館
補助療法（依事情可缺其一部）	空氣浴及日光浴	空氣浴之設備（林間）・日光浴室
	水治療法	合理浴室・水治療法館
	吸氣療法	治療室之設備（或各個・或共同）
	放線療法	
	吸入療法	
	器械療法	
	鬱血療法	
	手術療法	小手術室（例如行人工氣胸）
診斷補助	倫脫根診斷法	倫脫根放線室
	各種診斷法	診察室及研究室之設備

療法之實施。多有待乎經驗上之學習。欲從事治療者。須豫就設備完全之肺病療養所。學習一定時期。茲余僅概括記述其學理而已。

二榮養 消化器。爲肺臟之貴重補助機關。所謂肺癆者。自發病之始。卽見身體瘦削。故治療上能防止體重減少。卽可謂已能除此前驅症候。況榮養改善。肺組織卽生變化。恰如蒼白之皮膚及粘膜。面因榮養改善而血液性狀變化。心臟機能增進。遂呈紅色。肺臟組織。亦因是而血液之供給佳良。此佳良組織。較諸循環不良者。對於壞死的崩潰。其抵抗力自見旺盛。故增進全身營養。非僅爲對整的治療。實有一種根本的治療之意義。

體重增加。關於治療上之意義。余更於第三章詳論之。

阻害營養療法者。爲患者一面旱缺乏食慾。一面於攝取食餌後屢起胃腸障礙。

食慾之改善 先探究食慾缺乏之原因。爲適當之處置。各種症候中。最影響於食慾者。爲熱及强度之咳嗽刺戟。須於食前投解熱藥及鎭咳藥。然後使就食桌。熱型不規則者。選低熱時。進主食膳。其他症候中。妨害食慾者。以齒牙。口腔疾患。嚥下障礙。胃疾患。便祕。腸潰瘍。婦人生殖器疾患。强度之貧血等爲最。醫師須須先除去此障礙。

檢查此等原因。施行治療。然若對於前記諸症候、已注意並行適當療法、尙屬無效。或理論上食慾缺乏之原因、無由發見。而患者常訴缺乏食慾。則其原因必爲各種身體機能沈衰。故唯有注意於空氣療法。兼投苦味劑（例如苦味丁幾。健質亞那丁幾。昆鬪蘭古流動越幾斯）結麗阿曹篤劑。稀鹽酸。亞砒酸等。以催進食慾。若在家庭內。各種繫累。而食慾減退者。須移至肺病療養所。從事療養。要之、無可檢知之原因而自病之初期，卽常缺乏食慾者。苟能勵行空氣。食餌。强練。攝生。精神療法等。結局自能增進患者之榮養也。

消化不良症狀之驅除　初期患者。攝取食餌，最受障礙者。爲神經性消化不良症。檢查胃液。並不見何等變化。而食慾常缺乏。若妄限制其食餌。非惟無益。且於患者之營養有損。輕症者。於食餌上稍加注意。（例如長期牛乳療法，暫時中止。或一日三次之食餌分爲五－六次等。）卽可除去。或藉轉地（海濱或山上）。空氣療法。水治法。亦能奏功。若依此等方法。不能達其目的。則試行胃洗滌。其作用雖不過在一時。然其功效有可驚者。或胃粘膜有變化。檢查上不能認知。亦因洗滌而其吸收機能改善。若依上記方法。尚不能奏功。則可行減食療法。試投易消化之食餌少許。以促其發生食慾。此僅在短時日間行之可也。若原因於胃腸障礙者。則須從其原因治療之。唯茲須一言者。爲便祕。患者榮養增進時。往往因此蹩候奪其食慾。欲驅除此蹩候。首須調節食餌。與果物（糞軟者最佳）。礦泉水。清涼飲料等。行腹部按摩。按摩電氣。又使於晨起後空腹時在牀中頓服冷水一盃。暫時自按摩其腹部。或更行微溫灌腸。若結局尚不能達其目的。則試投各種緩下劑（加斯加拉塞哥拉大 Cascarae Sagradae 錠・流動越幾斯等）可也。

食餌之種類　有特別食物或養素能使肺臟組織抵抗結核菌之增殖否。現尚不明。然肉食人種。較諸菜食人種。肉食獸。較諸菜食獸。結核症者少。且對於結核菌之抵抗力常強。依經驗，肉食者結核症之治愈亦速。故患者能多進肉食（蛋白質食餌）最佳。又患者皮下肪脂組織消失。故務須多與脂肪食餌。更加以穀類・野菜類・含水炭素物。若患者食慾佳良。則所供食物。須在健康體常算加洛里量以上。行所謂過剩榮養療法。

維持人體榮養。以混食蛋白質・脂肪・含水炭素三種食物爲必要。不可偏於一種。又體重每瓩一日中耗費之加洛里量。在休靜之人。需三〇至三五。在輕易運動之人。需四〇。故設有體重四五瓩之人。則其人每日至少需一千三百五十至一千六百加洛里以上。（諾爾騰 U. Noorden 氏謂瘦人體重每瓩一日需二四至二七加洛里。始見體重增加。）茲將加梅雷爾 Kamerer 氏之計算表列左。

體重	蛋白質	脂肪	含水炭素	體重	蛋白質	脂肪	含水炭素
八·五(瓩)	四一(克)	四〇(克)	五四(克)	二六(瓩)	六七(克)	四〇(克)	二四〇(克)

一〇	四〇	三五	九七	二八	六八	四〇五	二四五
一二	四三	三八	一〇五	三〇	六九	四一	二四七
一四	四七	三七	一三五	三五	七三	四四	二六〇
一六	五〇	三一	一七〇	四〇	八〇	四七	二八〇
一八	六二	三七	二二〇	四五	八八	五〇	三〇〇
二〇	六三	三七・五	二二五	五〇	九六	五三	三一五
二二	六五	三八・五	二三〇	五五	一〇〇	五六	三三〇
二四	六六	三九	二三五	六〇	一〇〇	六〇	三五〇

食物之榮養價。以其榮養物之加洛里價計算之。研究上蛋白質一克。四發・一加洛里。脂肪一克・發九・三加洛里。含水炭素一克。四發・一加洛里。據此表・即體重四十五瓩之人・一日所需營養價。可計算如下。

蛋白質 4.1×88=360（加洛里）

脂肪 9.3×50=465（加洛里）

含水炭素 4.1×300=1230（加洛里）

2055（加洛里）

吾人日常所用各食品之成分。可視食物分析表而知。故醫家定患者食餌表時。

可按體重，概算加洛里量。常與攝取榮養價對照而增減之。

加洛里量。爲使物質燃燒而依加洛里米達計算者。在人體內。所發之溫。不能相同。若物質能完全消化吸收。則可如上計算。然食物消化難易各異。食品成分中纖維分(卽分析表中之灰分)最難消化。故加洛里價大者。不能卽謂效力亦大。例如豚脂，加洛里價最大。然不能長久攝取多量。卽難謂之佳良食物。故須將各種食物混食。俾能消化吸收。且食物因其適於個人嗜好與否而其消化難易大有差異。黑希脫 Richet 氏於食道閉塞之患者。作胃瘻管。使攝取種種食物於口中。實驗得患者對於所嗜食物。分泌胃液。較爲旺盛。潑洛烏 Powlaw 氏就犬實驗亦如是故食物務擇患者所嗜之物。又雖同種食物。亦必時時變換其烹調法。使成患者最好之形。從來醫家及患者家族。僅眩惑於分析表上之滋養價。雖患者厭忌之物。亦以爲一定食餌。强使攝取。或妄投人工榮養品。可謂大謬。若患者已甚衰弱。完全缺乏食慾。則有時不得已行此法。然患者苟尚有適當食慾。則因是反使其食慾減少。至害消化。又食事時刻及度數。因各人之境遇及習慣而異。非自始卽須嚴正一定。若患者完全缺乏食慾。則按定時强制使食。不若暫時放置。待其覺饑而使食。較爲有益。蓋因是能使漸以發生食慾也。度數亦各人不同。食慾佳良者。一日五至六次按定時使食亦可。如此者。於三餐時進正食。於其中間時刻。進輕食餌可也。若妄增度數。

强使多食。則因是必愈失食慾甚明。吾國人習慣一日三餐。肺結核患者。又常爲胃障碍所苦。著手治療之始。須卽注意此點。

故結核患者之食餌。以混食爲佳。肉食最佳。苟患者食慾尚存。務須儘量供給。食物用富滋養價之物。其選擇之標準。以患者所嗜爲主。烹調法。亦須應患者所好。屢屢變換。蓋非僅以將多量食餌輸入患者胃內爲目的。而常以勿使患者失去食慾爲主旨也。

牛乳及肝油　肺結患者之食餌中。有最貴重價値者。爲牛乳。牛乳含有各種養素（蛋白質，脂肪，糖，鹽，水）消化較易。且爲液狀。故缺乏食慾之人。易於攝取。一日與三合至五合。若患者漸漸嫌厭。或不喜飲。則加少量珈琲・紅茶・可可阿・石灰水（一盃中一茶匙）・食鹽・硼砂（一刀尖）等。又或加數滴拉姆・白蘭地。杏仁水等亦可。無論如何。凡不欲飲牛乳者。最初只與極少量。徐徐增量。每能達其目的。又有飮牛乳後甚飽滿，不能攝取他食餌者。大都患胃亞托尼症，不適於牛乳療法者也。

肝油。爲由大口魚族肝臟製出之脂肪油。約含有七五％油脂・二五％軟脂。固形分中。含有些少之燐。其一〇〇瓩，約能發九三〇加洛里。肝油所以有效者。固其爲乳狀。易吸收。肚油非僅在榮養上奏功。對於加答兒症狀。直接稍有作用。

肺結核患者久服之。甚適宜。且有效。夏季以不用爲佳。其所適應。爲無熱。不下痢。食慾較良之患者。小兒有腺腫兼肺浸潤者。用之最宜。用量。小兒一日兩次一至三茶匙。大人一日兩次自一食匙至六食匙。分早晚兩次與之。

用倔利設林（甘油）以代肝油者。自古路可氏爲始。用純粹中性倔利設林一日二至三食匙。於食後卽與之。與病症之時期無關係。凡食慾佳良。無熱者。皆與之。極能增加體重。强健胃腸。處方爲純倔利設林一八〇瓩。複方規那丁幾二〇。瓩。一日三次一食匙食後服。

酒精 自勃雷美爾氏後。應用酒精。以治療肺結核患者。多數學者。謂有治療上之意義。然近年之傾向則反是。寧在肺結核患者食事箋中。抹去酒精飲料。唯患者衰弱及起輕度虛脫症狀時。往往逾一定度，與多量酒精飲料。又爲豫防盜汗。於就眠前。在牛乳或茶中。混少量白蘭地與之。此爲勃雷美爾氏法。今日尙襲用之。又爲催進食慾。於食事中。與少量酒類。或於患者沈鬱時。與少量酒類。皆有利無害。若用以代食餌。冀以酒精補給榮養。則務須禁止。又有咯血。咳嗽。疼痛（咽頭結核最甚）。胃障礙者。尤須嚴禁。

三空氣及氣候 佳良空氣與榮養。於治療肺結核。共爲最重要之治療要素。空氣療法之實施甚簡單。殆無須說明。僅使患者常在室外空氣中而已。今若擇天候晴朗之時。使無熱而較强壯之肺結核患者出至室外。則患者甚覺爽快。然欲長久淹留室外。則卽遇種種障礙。其中患者所最恐者。爲寒冒。因世俗以爲寒冷對於疾病最危險也。然依經驗寒冷之影響於肺結核。並非若世俗所恐之甚。肺癆一症。無論寒暑。或在氣候溫暖之南方海濱。或在氣候酷寒之北方山間。無不流行。在北方其經過常緩慢。在南方往往反急劇。此統計上明瞭之事實也。現德國高山療養地大薄斯雷森等。在距海面一五〇〇米以上之高山上。氣溫極低。德國該爾倍爾斯獨爾夫之勃雷美爾肺病療養所。距海面五六一米。冬季室外溫度。平均爲攝氏十二度。尙使患者在室外勵行空氣療法。成績甚佳。較諸南方暖地之療養所。毫無遜色。然欲使患者漸漸習慣室外空氣。不感不快。能繼續行此療法。除須豫行冷水摩擦•空氣浴•日光浴等强練法外。在寒冷季節。並須施特別設備。

患者在外氣中。不可僅以天候晴朗溫暖之日爲限。在陰雨之日，或夜間，或冬季。能繼續在外氣中最佳。住居周圍氣候。無論如何。毫無關係。常使患者履行。最爲必要。

病勢進行而發熱者。行此療法。特須注意。欲使有熱患者繼續行此療法。非有一定設備不可。肺病療養院。因此目的。特設空氣療法館。

空氣療法館。在小醫院。僅由本館兩側築館屋成翼狀足矣。若有庭園。則可在病室外，擇林間日光多照之地。建設數處。或卽應用林間亦可。館之位置。非開放東西南三面。側方繞障壁以遮風。屋頂張玻璃以防雨。並須有一定裝置。以避日光直射。在普通醫院。則可在南方開放地設病館。於病室南面作迴廊。以不遮日光爲度。上設屋頂。由病室入口。可卽將病牀搬至廊下。卽在此處行橫臥療法。最便。若患者不得已須在私宅療養。幸有庭園。則可擇日光多照之處。向南築小館屋。或在向東南之屋傍亦可。

橫臥療法。須與空氣療法。安靜療法同時併行。用爲臥牀之籐椅。有種種形狀。最便者。於牀脚裝滑車。易於轉換位置。且可將靠背昇降。或卽用一日常所用藤製寢椅亦可。

此寢椅須裝置於適當位置。患者於日出後。俟外氣漸溫暖。卽橫臥於其上。繼續至日沒時止。此時須用毛布。溫包全身。患者若不能離牀褥。則除强風之日外。須依可能限度。廣開窗牖。若病症尙不重。則無論寒暑。夜間亦須開窗。蓋夜間外氣。較晝間尤新鮮。而屋內空氣之不潔。較晝間尤甚也。若無論晝夜。患者厭外氣過强。則於病牀側裝置易動圍屏。亦可。然若遇險惡天候。或患者不慣夜間開窗。屢屢誘發喉頭及上氣道加答兒。(强劇之咳嗽發作)則須注意。對於此患者。祇可先擇天氣晴朗溫暖之日。行空氣療法。俟其漸次習慣。對於稍寒冷之外氣。上氣道有抵抗力。始可繼續行之。凡空氣急劇變動。對於氣道疾患。最有危害。而風尤甚。故不可不避。

行此療法之始。時間不妨過短。蓋自最初即使長久呼吸新鮮空氣。則多數患者。尚未習慣。每致體力弛緩。發不眠・眩暈。全身違和之感。並增加咳嗽發作也。經日既多。則此等症候。漸漸減少。終至消失矣。

若橫臥中有食事步行之必要。暫時離去臥牀。則再橫臥時。須延長相當時間。橫臥中、須注意外氣溫度之變換。隨時適當保護。遇外氣過寒冷時。須以毛皮暖之。或與湯婆。注意勿使感惡寒。關於外氣療法之時間。醫師須日夜監視，按患者狀態規定之。

如斯在新鮮清淨空氣中。依可能限度。長久滯留。於肺結核之治愈。爲不可缺之要件。於是當然起一疑問。卽外界關係如何，最適於空氣療法是也。欲易全完達此目的。須擇適當氣候。依可能限度。使患者長久在外氣中。氣候療法之目的及必要。全在此點。

是故氣候非對於結肺核有特殊作用。治療上能適當應用。則無論何種氣候。能治愈肺結核。然若治療上其他要約不完全。則無論氣候如何。僅藉此氣候療法。不能治愈肺結核也。

平地氣候。治療上尙少特徵。然南方去大洋不遠。氣溫之差少。濕度亦適宜。凡足以防風之地。適於早春至梅雨期之療養。高山氣候。在歐洲最重視之。蓋空氣常乾燥。日光常充足。且氣壓減少。空氣稀薄。皆爲其特徵。然日本高山。冬季反多雲霧。不適於夏季以外之療養。所最研究應用者。爲海濱及島嶼氣候。南方沿海各地。氣候殆到處佳良。然梅雨期後。夏季炎熱。濕潤過甚。誘起咯血病神經興奮等。故爲重病者所忌。概言之。肺結核患者療養上。冬季以南方海濱爲佳。夏季以山間爲佳。

應用海上氣候。以治療肺結核。在今日尙無經驗。所謂航海療養。於神經系及消化器健全無咯血傾向。榮養佳良之初期患者可試之。

斯雷特爾 G. Schroder 氏就歐洲各種氣候療養所。研究各種氣候及於肺結核患者之影響。精細統計。總括其治效之比率。如下表。

患者種類及效果 / 氣候種類	患者總數	第一期患者	第二三期患者	成績陽性	成績陰性
海上及海濱氣候	三四五五	八三五 (二四・七%)	二六二〇 (七五・三%)	二五一五 (七二・八%)	九四〇 (七二・二%)
平地氣候	三三二三	一二二一 (三六・七%)	二一〇一 (六三・三%)	二八一五 (八八%)	五〇七 (一二%)

高地氣候（距海面一千米以下）	三二五七	一二二二（三七•五%）	二〇三五（六二•五%）	二八五六（八七•七%）	四〇一（一二•三%）
高山氣候（距海面一千米以上）	二三七一	九五八（四一•五%）	一三一八（五八•五%）	一八九（八三•八%）	三七三（一六•二%）

要之。各種氣候。無對於肺結核症各時期能奏特異之偉效者。然吾人治療上皆操以爲補助。應用時。須對於各患者。嚴查其體質病勢。觀察各人性癖及境遇。以選擇最適應之氣候。

氣候療法。實不過藉以完全履行空氣療法。勃雷美爾氏。對於此療法下種種神祕解釋。迨其本態漸闡明。其門人臺脫惠雷爾氏。卽喝破其眞理曰。肺結核在初期。以其鄉里氣候。能治愈之。觀此足以窺知其本態矣。

總括以上所述。治療肺結核。能奏效果者。其地方須具備左記各條件。

一、土地乾燥。土質爲多孔性。

二、泉水多，且其質良。

三、地形稍傾斜。

四、無工場及能使空氣不淨之各種作業場。

五、人口稀少。房屋疏散。

六、有廣大森林（松林最佳）與療養所相接。

七、天候之急劇變化少。氣溫無甚動搖。夜間氣溫。

德華醫學雜誌　第一卷第十號

日本人研究中醫藥之趨勢

陸淵雷

日本之醫學。往昔盛行丹溪派。自吉益東洞出。提倡復古。一以仲景爲宗。前乎仲景者。如素問靈樞難經等。東洞不取。後乎仲景者。如金元諸名家。東洞亦不取。卽仲景書中『傷寒』『中風』『六經』諸名目。東洞亦以爲非『疾醫』家之言。卽非仲景之言也。東洞之師法仲景者。惟在憑證候以用藥方。就藥方以測證候。此種主張。在今日之中醫視之。必大生訾議。以爲執古方不可以治今病也。然東洞之治病也。眞能起死回生。出乎意料之外。名聲大噪。自是日本醫學。悉祖仲景而宗東洞。而丹溪之學遂微。明治維新以後。一切效法歐美。盛行德國醫學。五十年來。所謂漢醫者。幾乎絕迹矣。然東洞之支流餘裔。民間爲人治病者。至於今往往而有。治病成績。實出德醫之上。於是和田啓著醫界之鐵椎。頗爲漢醫張目。謂之鐵椎者。謂德醫威燄。有如祖龍。不可無博浪之擊也。其徒湯本右門衛又著皇漢醫學。以科學原理解釋仲景方。此二人者。皆德醫出身。得有醫學士學位者也。其左袒中醫學。當然非客氣作用。和田之書。丁君仲祜已有譯本印行。今節譯湯本書一章。使邦人君子。知日本醫學之趨勢。已有德醫中醫並進之勢。則國人之從事於醫學者。亦可知所去取矣。惟日本之所謂皇漢醫學者。祖仲景而宗東洞。至於葉天士吳鞠通一派。未嘗一掛齒頰。彼非不見葉吳之書。但葉吳之不足言醫也。國人有執葉吳之書。以為中醫學在是者。亦終必亡而已矣。(以下節譯湯本右門衛之皇漢醫學)

中醫治傳染病之法。主驅逐細菌性毒素。

傳染病種類甚多。自古流行不絕。至今猶極猖獗。試就腸窒扶斯(即傷寒)以為說明。本病因窒扶斯菌寄生繁殖於小腸粘膜而發。此菌係愛倍治氏及閣克氏所發現。據西洋學說。此菌菌體直接害人者甚大。其產生毒素而害人者猶小。然發病初期。細菌之箇數尚少。而產出之毒素已多。呈各種輕微不定症狀。若增加至一定限度以上。則發頭痛•項痛•四肢惰痛•惡寒發熱等症。脈象浮大浮緊。若問此等症狀以何理由而發生。答之曰。延髓中之生溫中樞。(謂生出體溫之腦中樞)感覺最敏。生溫中樞受細菌毒素之刺激而亢奮。結果遂致體溫昇騰。調溫中樞不能坐視。起而調節之。調節之法。無非將過量之體溫放散於體外。放散之法。惟有求之皮膚。因皮膚之面積極大。且有無數汗腺故也。調溫中樞行使職權。使血液滿載毒素。源源輸送於皮膚面。以努力放散體溫之故。乃有出汗之傾向。其時毒素迫於筋骨。則頭項强痛四肢惰痛。體溫欲洩而不能洩。則爲惡寒發熱。淺在動脈之血液增量。則呈浮脈。是乃中醫所謂表證。用葛根湯・麻黃湯・大青龍湯等發汗解熱之劑。以補助自然療治之不及。則蝟集於皮膚面之毒素。被驅逐而出於體外矣。

然用此發表法而全愈者甚少。表證緩解。覺一時爽快。不久而體溫漸次昇騰。發口苦・噁心・嘔吐・食機不振・口渴・舌苔等消化器症狀。及欬咳胸痛等呼吸器徵候。脈則減其浮性而變弦細。於是中醫謂之表證不解。轉入少陽。上述症狀卽少陽證也。病狀所以如此變化者。因調溫中樞疲勞困憊之故。前此欲輸送多量血液於體表。而未得必至。遂至血液充盈於體內部。是爲自表證轉入半表裏證。若舌上白苔未變者。與小柴胡湯。或小柴胡加石膏湯。白苔稍變黃者。與小柴胡加大黃湯。或小柴胡加石膏大黃湯。白苔全變黃。上腹部緊滿而壓痛者。與大柴胡湯。或大柴胡加石膏湯。今當研究此等諸劑有如何作用。此六劑之主藥。皆爲柴胡。柴胡能使毒素從呼吸器排出。與桂枝・麻黃・葛根等發表藥排泄於皮膚者不同。六劑之配藥。半夏。係一種利尿劑。能驅逐毒素。使從泌尿器排出。又後四劑中之大黃。係瀉下藥。使細菌毒素從腸管排泄。又大小柴胡湯加用之石膏。本爲止渴解熱藥。從其配合藥之如何。而或爲發汗藥。或爲利尿藥。或爲緩下藥。依化學的觀察。含水硫酸

『加爾西吳謨』有『阿爾加里』性。能中和酸性。而臨牀實驗上。多見患細菌性熱病者。血液受毒素之猛襲。高熱持久。血中固有之弱『阿爾加里』性爲所奪取。由不能中和酸性之結果。屢發酸毒症。此時於對證方中加用石膏。則可畏之酸毒症立除。據多數之經驗。石膏之中和酸毒。不獨學理空言。亦能臨牀實驗也。由是言之。以上六劑。或使毒素從皮膚・呼吸器・泌尿器・消化器排泄。或於此等作用之外。更有中和酸毒之能力也。

若病勢猛劇者。用以上方劑猶不能抵禦。脈變沈實而遲。現意識朦朧・囈語・潮熱・腹滿・便秘或下痢・(惡臭衝鼻如毒便)食思欠損・舌黑苔等症。於是中醫稱爲少陽證不解。轉屬陽明。因毒素不間斷之刺激。高熱持久。調溫機能受極度之所擾亂。其機能全失。體溫不放散之結果。毒素無從排除。深積於體內之消化管。以至下痢。故中醫於此時用下劑。實爲至當之見解。因毒素積集之程度。隨病人體質而異。故所用下劑。當於調胃承氣湯・桃核承氣湯・小承氣湯・大承氣湯中。擇其適應者而用之。消化管內團集之毒素與細菌。全行掃蕩。而大病霍然愈矣。

要之中醫用汗劑於表病。用下劑於裏病。無非視病毒集中之部位。病人體質之如何。擇適應之方而用之。作澈底的驅逐。譬如戰爭。始則乘敵人之虛。衝突之以挫其鋒。繼則次第包圍之。俟其密集。然後一舉而殲之。此中醫之戰略也。西醫待期的療法。常用鹽里毋赤酒劑。

但本論述腸窒扶斯陽證之定型。其終始如右。然現今所目擊者。多不至現大小承氣湯證。大抵至大柴胡證大柴胡加石膏證而病愈偶有呈陽明證者。不過調胃承氣證桃核承氣證而已。

內科要典

內科學綱要

每部二元五角（再版）

丁福保編共二十八類曰傳染病篇曰血行器疾患曰鼻腔疾患曰喉頭疾患曰氣管枝疾患曰肺臟疾患曰腹疾患曰腎臟疾患曰副腎疾患曰膀胱疾患曰生殖器疾患曰血液疾患曰脾臟疾患曰運動器疾患曰新陳代謝疾患曰末梢神經疾患曰脊髓疾患曰延髓疾患曰腦髓疾患曰官能的神經疾患曰中毒篇所載之病都四百四十種其病名爲吾國所固有者則以吾國之舊病名條注而列於下（如以中消病注糖尿病以中風注腦出血等）爲古人所未知而於教會醫院中已譯有定名者則以舊譯名條注於下（如以胃生毒瘤注胃癌以傷風時症注流行性感冒等）設既有譯名復有古名則古名與譯名摭拾薈萃而咸列之（如實扶的里之下注舊譯作假白皮或白皮瘀或時疫白喉卽爛喉痧古名脾風喉風馬痺風鎖喉風等）是書於各種疾病每詳列子目八項曰原因言疾病之眞源也曰潛伏期言病原隱伏於體內之日數也曰前驅期言發病以前之先兆也曰症候言患者之病狀也曰合併症言患者於本病之外兼患他種疾病也曰轉歸言疾病之輾轉進行歸於治愈或死亡或廢疾或畸形之預料也曰療法言治病所用之藥品及手術之方法也曰類症言各種類似之病症直抉其異同之點下精確之斷語以斷定其病名也

漢譯臨床醫典

每部二元二角（五版）

丁福保編本編分爲三十三門一傳染病二血行器疾患三鼻腔疾患四喉頭疾患五氣管枝疾患六肺臟疾患七肋膜疾患八口腔疾患九食道疾患十胃疾患十一腸疾患十二肝臟疾患十三膵臟疾患十四腹膜疾患十五腎臟及副腎疾患十六膀胱疾患十七生殖器疾患十八血液疾患十九脾臟疾患二十運動器疾患二十一新陳代謝疾患二十二末梢神經疾患二十三脊髓疾患二十四腦髓疾患二十五官能的神經疾患二十六中毒篇二十七眼科二十八耳科二十九外科三十皮膚病三十一婦人科三十二產科三十三小兒科凡各藥之原因症候診斷豫後療法及處方皆提要鈎玄言簡而意賅診病時檢閱之最爲便利

醫學書局出版

村政衛生感言

陳邦賢

記者曾擬了一篇理想中村政衛生綱要，最近數星期，又把各村的衛生狀況，仔細觀察，調查一次，覺得各鄉村關於衛生上的缺點太多，所以患病的人也很多，死亡率也很大，每天到我們棲霞醫院來看病的，有三四十人之多，瘧疾，痢疾，腸窒扶斯，沙眼，疥瘡……等病，滿目皆是，考究那些患病的原因，完全由於村政衛生不良的緣故。

江甯江乘鄉，共有十三村，我們所在的村子，叫做石乘村，各村村民的生活，異常簡陋，眞算是地瘠民貧，現在我們把他們的狀況，寫在下面：

村民所住的房屋，除掉幾家瓦屋以外，大都是草房，蘆蓬，甚至一家草房裏，住了許多的人口，跑到裏面，有很多的異味，談不到什麼叫做空氣？什麼叫做日光？只求晚上有一榻之地，可以睡覺罷了。鍋攏在大門外邊，擱上幾塊磚頭，好像行軍的一般，那屋子裏蚊子，蒼蠅，臭蟲，虱子，老鼠，是不必說了。

德華醫學雜誌 第一卷第十號

屋子的外面，又養了許多的鷄子鴨子，鵝，猪，羊，眞是和馬牛羊鷄犬豕做朋友，所以一到了有傳染病發生，束手待斃，死亡枕籍，墳墓葬在那山上，山下的水，就吃他用他，我們想想危險不危險呢？

鄉村最多的傳染病，是瘧疾，鄉人尙以爲這種病，是五神菩薩作祟，婦女，兒童的身上，患這種病的，都帶着桃樹枝子，以爲是辟邪的，我曾經對那些村民，詳切的指導，告訴他們瘧疾的來源，是由於瘧蚊，大家以爲奇談，我叫他們不要用桃樹枝子，服金鷄納霜自然可愈。鄉人有多年的老瘧疾，都治愈了，但是我們醫院奎甯餅，已送去了幾大瓶，因爲鄉村瘧疾的爲害，幾乎沒有一家沒有幾個人不受害的。

次多的就是沙眼，鄉村的男婦，失明的很多，因爲一家幾個人，合用了一條破而且髒的手巾，你拿了開眼睛，他拿了開鼻子，焉得不做傳染病的媒介？記者對於患眼睛的人，曾經一再勸告，預防的方法，他們答道：『我們村上有一座山，於風水不利，所以我們常常瞎眼。』唉，那些可憐無常識的民衆，令人浩歎不已。

最奇的，每年種牛痘的兒童，係極少數，不種的居多，也沒有人代他去種，還有許多的人，在那裏相信鼻苗，最近有一人，年已四十八歲，感染天花，記者卽藉此宣傳種痘和天花的常識，似乎有點兒効果。

村民早晨起得不十分過早，普通的人家，早上起來，還燒點兒水，洗一把臉，一般的人，大都不知道漱口這一樁事，因此患口內炎，齒齦炎，牙根膿腫，口臭，齲齒，牙痛……等，不知道有多少人。

村民的飲食，異常簡陋，今年荒歉，各村產米很少，村民的食料，大都山芋，黃蘿蔔，豌豆，缸豆，紅豆，綠豆，玉黍之類，葱蒜辣椒，那是一頓不可以離的，村民大多嗜酒，一種米燒，呈綠黑色。對於一切的飲食，極不考較，所以患胃炎，腸炎，腹脹，消化不良……等病的很多，幾乎成爲風土病。

飲料水的來源，是一個最大的問題，水大的時候，河裏，塘裏，尙可以取得飲料，水小的時候，河塘乾涸，江干又遠，很不容易取得飲料，因爲飲料水不潔的緣故，所以在霍亂，痢疾，或是腸窒扶斯，流行的時候，異常厲害，平時阿米巴的痢疾，寄生蟲病，也終年的不斷。

村民的職業，除種田外，大半依賴做石工生活，荒山鑿石，異常費力，石頭的碎灰，飛散空中，妨礙吸呼，所以做石工的人，到了四十歲以上，咳嗽，氣喘，咯血，就相繼發見，所以村民患肺炎，肋膜炎，肺癆病的人很多，患癆以後，吃食阿片，甚至因此墮落。

附近鄉村，只有石埠橋有一浴場，異常汚穢，村民除夏季在河裏面洗澡外，簡直沒有洗澡的機會，衣服也輕易不換，所以村民的身體，汚穢已極，患疥瘡，癬癩，爛腿，臁瘡，癰瘤的人，比比皆是。還有山中多毒蛇，村民上山斵柴，往往被蛇蟲咬傷的很多。

以上所說的，不過舉其大概，我們的志願，很希望把這鄉村不衞生的地方，逐漸設法改良，——但是因爲經濟的關係，不容易就辦，很想在最近期間，各村設法創造自流井一只，並改善村民的衣，食，住，行，現在我們已先在江乘村設公共小便池一所，提倡鄉村民衆，不隨地小便，並設公共垃圾所一處，提倡鄉村民衆注意清潔，還希望研究鄉村衞生的同志，不時指教。

德華醫學雜誌　第一卷第十號

理想中之鄉村衛生計畫綱要

陳　邦　賢

一，關於鄉村衛生行政的

1 設立村政衛生處

2 創立村民衛生指導所

3 組織村民衛生委員會

二，關於鄉村清潔的

1 勵行村民清潔運動

2 街道溝渠和河流池沼的清除

3 垃圾和其他穢物的處置

4 公厠的改良和設計

5 設立公共浴場

6 上水道和下水道的審查規劃

7 開設自流井

8 設立公共菜場

三，關於鄉村統計的

1 生死登記和分類的統計

2 疾病登記和分類的統計

3 婚嫁登記
4 各種營業登記

四，關於鄉村防疫的
1 傳染病的撲滅和預防
2 風土病的預防
3 種痘和預防漿苗的接種

五，關於取締的
1 房屋建築的設計和審查
2 各項食物飲料的檢查和取締
3 家畜的檢查和取締
4 屠宰的檢查和取締

六，關於醫務的
1 設立村民醫院
2 創設產科醫院
3 設立傳染病隔離所
4 設立鄉村消毒所
5 實行巡迴治療車

七，關於衛生教育的
1 調查鄉村學校衛生的狀況
2 調查村民生活衛生的狀況
3 編輯通俗衛生書報
4 陳列衛生的模型和圖表
5 講演衛生常識
6 開映衛生幻燈和影片
7 設立衛生通俗圖書館

八，關於其他的
1 組織衛生警察
2 設立鄉村食品衛生研究所
3 設立育嬰院
4 設立獸醫院
5 設立公共葬所
6 設立焚化垃圾廠
7 開設肥料公司

德華醫學雜誌 第一卷第十號

診斷小兒疾病之方法

韓郁文

診斷小兒疾病。較年長人爲難。因其不能完全講出病的情形。醫生欲施診治。全賴推策。故患者一切動作，臥位，面色，及言語。須留神觀察。因其於診斷上有大關係也。診視小兒病。可分數端：小兒易於啼哭。欲施診察手緒。須先由該小兒不注意處起。否則啼哭不安。各部難以診查矣。欲看其口內情狀。小兒啼哭。則診其脉。欲試其溫度高低。先看其面色有無淡紅色。再以寒暑表試之。可得詳情矣。試熱度之處有三。一舌下。二腋窩。三肛門內。肛門內試熱度法。較口內及腋窩爲準。肛門內試熱度法。待小兒睡覺時令其側臥。一手壓身下自不能動。再將其上面之手拿住。然後將寒暑表存水銀之端敷油類少許。徐入肛門。過二分之久。看其升至何度。再少待一分鐘。如水銀不多升。卽取出。此法比在腋下試驗較準。如由肛門內試覺難時。可在腋下試之。法令小兒坐定。將表置其腋下。切勿令其搖動。否則下腹部與大腿根部相摩。其熱必高。雖量畢。其度數亦不準。小兒自步行至醫院。因行走的關係。其熱度亦高。如課休則熱少低。因在外受風襲故也。小兒至醫院時。令其少息片刻。然後再以表試之。所得結果。晨三六度八。晚三七度二。乃無熱症之現象也。

試驗顋門法。令小兒坐定。醫生在小兒背後。以左右手一二三四指按住小兒顳顬骨上部。再以左右手兩大指輕探顋門是否軟弱。試前頭亦然。欲試頭脹力。須待哭時。以手試其頭前後部。是否有脹力。

試頭之大小。量一歲至一歲半小兒頭周圍。須從極凸處起。量其胸之周圍。前在乳頭。後在板骨下尖際。小兒過一歲半。其胸比頭漸粗突。診視喉頭。令兒母背日坐椅上。令小兒坐其母懷中映日光。其母以右手執住兒手。以左手扶兒肩。醫生立乳母背後。免小兒吐出物汚沾衣。以左手按住兒頭後面或側面。以右手持壓舌板。探入兒口。若兒口緊閉不開。可待其哭時。則口自開。此時將壓舌板探入。至喉際。壓舌根。以免其嘔吐。壓舌板最好用金類製的。爲詳細的診視。則用驗喉鏡。

用驗喉鏡觀察頗難。因小兒不安靜。驗查時須將鏡把頸彎至百度。然後診視。如不得詳查。而病又甚重。可以用麻醉劑。爲 Kokain 點之。使喉內失知覺。然後診視。診視耳鼻。與診大人同。但須於診查前。先將耳內耳垢除淨。若察其中耳有無炎症。以指按耳前之迎珠筋 Tragus 如覺微痛則是。

診視眼內後部。可將小兒仰臥。或坐母懷中。先點一滴 Atropin. 待數鐘後。其瞳兒放大。而後以視眼凹鏡視之。

心之診察法。小兒心的跳動。在第三四肋骨之間。但小孩時代。心尖聲音 Spitzenton 不很清楚。及長則在第四五肋骨之間。微向中央。至乳頭以內。

診查小兒心的邊界很難。惟心肥大者。可能察出。敲診之法。令兒坐母懷中。醫生以左手中指置心際，以右手中指尖擊左手中指背。可察出心的位置。左邊一至二生的米突乳頭際外。上邊至第二肋骨。右至少過胸心骨之。下至第四肋骨間。只一小部分居胸骨左側。由此向外。卽比較的心臟濁音。由比較的心臟濁音。向左微下。漸現微濁音。乃橫膈膜。小兒漸長。其心臟之純粹音，與比較音漸大。而橫隔膜濁音亦漸向下矣。Thymus 濁音在胸心骨上端。比較的心臟濁音上部。有一處現極亮之濁音者。乃 Thymus 及肺之濁音也。若在 Thymus 與肺之分界處現很深之胸骨濁音。Sternaldaempfung 卽是患病之表示。

聽診亦很要緊。所用聽筒。最好以粗輕木質者。以金類象牙類製成者不過美觀而已。其他英式之聽筒有二。橡皮管通耳者可用。然須素日留神。勿使外來之音及與衣服相屬之音混雜。小兒心動作之音。較年長者爲強。所以將耳伏兒背上。可聽出其心之第一動作聲音。比年長者之第一動作音强。如在其心尖處聽之。更清楚。其動作音在心根處聽之微强。較爲長大之小兒。聽其心動作音時。往往與肺音相混。因小兒呼吸較成年人强速故也。如聽小兒第一心動作聲音不很清楚。並無可驚。因小兒大半無心內膜病。(Endocardische Erkrankung) 其有此種不清楚之音者。多由先天生成。小兒長大後。其一切不清楚之音。則皆失矣。當小兒生下一二月間生病。聽其心力手緒乃最要緊之事。因以聽診可代診脈。倘其心力不足。其聲音必弱也。如用量血器試其血之壓力。不見有甚大用處。

肺之試驗。診視小兒肺臟。用敲診手緒。並無難處。欲診肺之前面。可令小兒仰臥。欲診其肺後部。令小兒伏臥床上。令其兩腕曲一。治者兩手將胸部微提高。擊時宜輕微。因小兒胸部弱軟。一動重擊。卽生抵抗力。所擊之音。則不準矣。如輕微擊之。則何處音變。可聽準矣。

當小兒泣時。肺內有二種音。如敲錢的聲音。此音平時亦有之。如肺之抵抗力强。當呼吸時。則無矣。如胸內左部有病。其音必與其他右部相異。聽診小兒肺臟。須常練習。否則不易分清究係何種聲音。

診察腹部。小兒腹部如過弱軟。多屬有病。如或患過病者。其腸大似有體內脹。皮色蒼黃。時以指搔鼻孔。多腸內生虫等症。如其鼻孔色紅。午後微熱。夜間盜汗。肝脾脹大。欲試其脾大小。令其向右側臥前曲。以左手按兒背左側。以右手第二三四指向肋下探摸。或先行敲診手緒。然後探摸亦可。小兒肝脾比較爲大。其肝之下邊。多在肋骨弓下。腎居腰脊兩骨旁上。由第十二節背脊骨至第三腰脊骨。腹皮極鬆者。在臍之兩旁。探之可知。

小兒膀胱之診察較易。女兒比男孩又易。若以導尿管探試。須用極細者。但探後多數易起括約筋痲痺(Sphinkterirehmung)。欲免起此種痲痹。以玻璃試驗管代之最妥。如患者爲男孩。將試管套在陰莖上。周圍以橡皮膏粘住。不令其透氣。如是女孩。則用手指將其大陰脣張開。然後將試管口放入。亦用橡皮膏密封周圍。小兒之足根筋反射力增高。或每日午發微熱。必是有病。如欲試膝蓋反射力。須當其吃乳之際。否則因其不安。不易看出。試小兒知覺力有無疾病。須當其不注意時試之。否則微覺痛卽啼矣。凡試右面知覺力。須亦試左面以比較之。

醫學書局經售

七大叢書

百川學海　十四元

宋古鄮山人左禹錫輯此書世傳絕稀歷來藏書家亦罕完帙惟嘉興沈乙庵尚書所藏本末槩具今柳君蓉邨即從尚書處借得亟爲影印以餉學者全書共四十册凡百種離爲十集於漢唐兩宋名賢著述搜羅閎富名曰學海洵洋洋乎偉觀也世之久慕此書而不可得者可無憾矣

拜經樓叢書

海寧吳槎客先生輯先生之生値乾嘉盛時家富緗素多宋元槧本又好山澤之遊先世有別業在陽羨常往來於蜀山靈溪之間遺閣軼事甄採尤多如國山碑攷桃溪客語陽羨名陶錄皆存叢書中全書共三十種積四十八册多希見之本今由柳君蓉邨積年裒輯得以復存並爲之影印用廣流布世之博雅好古者幸勿失之交臂也每部實價七元

岱南閣叢書

陽湖孫星衍先生校刊先生自少以辭章擅名中年後覃精漢學好聚書精校勘遂爲考據專家其所傳岱南叢書搜羅宏富校勘精覈全書共六十册今柳君蓉村取以重印不徒傳先生之學亦可爲藝林之津筏也故亟爲之介紹於好讀古書者每部實價念四元

宋六十名家詞

此書共分六集搜輯宋代名家詞凡六十家幾千載以來聲家之淵海也顧元刻既不多遘毛東本又未盡善覽者唏焉今柳蓉邨廼以汲古閣初印本影印全書共三十二册縮爲袖珍本便帶頻稱便利世之愛讀古書者諒必以先覩爲快也每部實價七元

守山閣叢書　七十四元

金山錢錫之先生性好表章往籍其行於世者指海珠叢別錄而外即此守山閣叢書是也共六百五十二卷一百八十册所收之書都百有十種其書多從浙江文瀾閣錄出當時亟邀顧賓王張嘯山諸同好相與校理異同以正譌誤宜其書多希見之籍魯魚亥豕一從刊落爲世所寶貴也今柳君蓉邨以其影印行世想爲愛讀古書者所歡迎也

借月山房彙鈔　三十六元

昭文張海鵬編刊是書搜采前明并近儒未刊之籍若惠定宇易例陶正靖詩說等百三十五種離爲十六集共一百廿册凡經學小學雜史野乘奏議傳記地理政書史評儒家術數藝術譜錄以及雜家小說詩文評類本末之學略具焉惟此書傳本絕稀世不經見今柳蓉邨君特將其影印廣爲流布凡欲研究經史泛濫百家者當必以先覩爲快也

蘇齋叢書　三十八元

大興翁覃溪學士精心汲古宏覽多聞於金石譜錄書畫碑版之學尤能剖析毫芒如肉貫串今所傳蘇齋叢書凡十九種博而能精皆其生平所致力者海內學人得此書讀之必測海尋涯望斗知歸矣惟此書傳本稀少今由柳蓉邨君爲之摹寫付印以廣其傳全書共四十册世之好讀翁氏書者皆宜購置一編爲

痲疹

楊尚恆

原因：痲疹乃一傳染病。散布甚廣。吾人對之。感受力最大。小孩初生之兩月內。因其母以前之病。故自己亦得有免疫性。及後能免此病者。爲數甚少。當傳染極盛時。如無其他旁病。則康健小孩。不必全與病人隔離。蓋由此而後可得免疫性也。痲疹可於第一個半點鐘內。由第三康健者而傳染。其引病物爲何。尚無人知。而欲以之接種於人及猴。則已辦到多時矣。

現象及經過：經十日潛伏期後。病起。寒冒流鼻涕，結膜炎 (Conjunctivitis 畏光，燒熱，滴淚) 嗄聲，咳嗽困難。亦有晚間具 Pseudocroup 之現象者。頭及關節痛。熱三十九度至四十度。在此始期內。頰粘膜每有柯布里克氏點 (Koplik'sche Flecken)。其色淡藍白。略高。約有 0'2-0,6mm 之直徑。粘膜發紅。大如扁豆。此點卽在其中心。每邊多爲六點至二十點。而與下方臼齒 (Backzaehne) 相對者尤甚。三四日後。熱增高。有時輕微痙攣。而後發疹。所謂發疹期 (Eruptionsstadium) 是也。初起在面。或自始卽在口蓋。由此而及全身。此疹微高。扁豆大至豆大。交界處成鋸齒狀。中有大如粟粒成顆之多血點。有時集成一堆。一二日後疹全發。是時熱多消去。以後二至三日。上皮如糠粃之剝脫。發疹及咳嗽均去。第二星期之末。病人復元。旁病厥維加劇之粘膜病。但亦有毛細氣枝管及肺之繼發傳染，氣枝管肺炎。强項之腹瀉。比較爲少。痲疹之小結節。如成似水透明之小泡 (Morbilli vesiculoni) 。則有時另具外觀。或帶輕微之出血。死亡率介於 1 及 9 %之間。對於傳染之抵抗力。自發疹以來。業已大減。而感受肺癆，白喉及流行感冒者。尤居多數。患痲疹後。多有百日咳傳染 (Keuchhuste epidemie) 。最初痲疹易與紅疹 (Roetein, Rubeolae) ，傳染性潮紅斑 (Erythema infektiosum)，發斑熱 (Fleckfieber)，或始期痘症及楊梅薔薇疹相混錯。審查柯布里克點及病之經過情形。則易於分別。

療治：至完全剝脫時。須在攝氏溫十八度之室內。眠臥休消。空氣須流通清潔。初起發汗淋漓。以後留心洗俗。用 3 %鹽水。攝氏三十二度。更衣宜勤。適宜食物。厥維液體。牛乳最善。如咳嗽强劇。則將牛乳煑熱。或與炭酸水 (Selterwasser) 混合。當高熱，發現毛細氣枝管炎及氣枝管肺炎時。宜施行攝氏 32—29° 洗浴。並用冷水淦注，或潤濕包貼。對於咳嗽。則以 Priessnitz'sche Umsehlaege 裹頸項。且用 Ipekakuanha 有結膜炎時。則用2%之硼酸溶液以洗眼。對於各種傳染。均應特別防護。

猩紅熱

楊尚恆

原因：猩紅熱之起。由於與已患此病之人。直接接觸。空氣，衣服，用具，食物等。以及病時，脫殼時，或在此以外。均可傳染。接觸可在身外經數月之久。尚有效力。此病究由一種特別連鎖球菌。或咽腔間及成膿之淋巴腺。得有連鎖球菌。因而引起混雜傳染。此種問題。現尚無人能解決之也。兒童患者最多。但第二次復患者。却不多見。

現象及經過：經四至八日潛伏期後。發現迅速增高之熱。攝氏四十度乃至四十一度。寒冷或嘔吐。脈搏加速。一分鐘內。一百二十次至一百四十次。頭，頸，項痛。口峽炎(Angina)最劇。一二日後。完全發育。數鐘後即發者較少。普通健康。大受損害。有時至不省人事。有痙攣及普通紅色之發疹。疹小。密接。細點稍高。或竟不高。此種細點。由於皮膚之血增加。壓之則不復見。紅成一起。有時例外。細點成小水泡。鼻之周圍。多未侵及。肘背及其伸筋方面。常於初起即發紅。舌苔甚重。不久即脫去。遺留一似覆盆子之紅舌面。所謂覆盆子舌(Himbeerzunge)是也。脾多脹大。第五日或第六日。則發疹，頸痛及沉重之普通不美情形。已不復存在。皮膚剝爲較大疱瘡。(Blaettern) 此之謂剝脫時期。(Stadium desquationis) 至此熱解。但普通尙在攝氏三十八度至三十九度之間也。無發疹或口峽炎者甚少。無疹猩紅熱。(Scarpationasine angina) 無峽炎猩紅熱 (Scarlatina sine exanthemate) 一二星期後。病之經過如善。則患者可以復原。但普通一般。當極盛時期。(Bluetestidium) 多因心之痲痺而致死矣。較多者爲各種加劇或旁病。如最早之壞疽的口峽炎。(nekrotische Angina) 卽所謂猩紅熱白喉 (Scharlachdiphtherie) 是也。此病由連鎖狀球菌混合傳染而起。同時亦可發出眞正之白喉。頸部淋巴腺。幾於常常腫脹甚大。而至於膿敗。(Verjauchung) 化膿中耳炎。由喇叭管(Tube)引起。其現象化頗似腦膜炎。以外則聲門浮腫 (Glottisoebem) 耳下腺炎，化膿性鼻炎等。第二期之末。或再緩幾時後。多發急性腎炎而兼蓄水症 (Hydrops)。及病達極點。則發蛋白尿。間時亦可不有腎炎。而皮膚浮腫。蛋白尿之發現。則爲尋常與熱相連之之眞正腎炎。此病之表現。爲尿大減。或暫時無尿。尿混濁。多蛋白質，圓柱體，及紅白血球。圓柱體透明並似蠟。有沉重之尿毒病 (Uraemie) 者不少。但實際上仍爲凶少吉多也。同時或脫殼之初。關節腫脹者不少。猩紅熱風寒溼痺。(Scharlachrheumatismus) 其經過多善。因腫脹而化膿者少。較少之旁病。爲胸膜炎，心筋肉炎，急性心擴張，心外膜炎，肺炎，腦膜炎，水癌 (Noma) 等。

猩紅熱之豫後：多嚴重。頗有似輕之病人。忽由腎炎及其他沉重之旁病而致危殆者。

診斷：查其全部經過情形。則診斷自不難矣。患痲疹，肺炎，流行感冒，流行潮紅斑，(Erythema infektiosum) 及傷寒時。亦可有似猩紅熱之發疹。此外則皮膚創傷及施手術後。均可有之。外科之猩紅熱及產褥猩紅熱。屬於膿毒症 (Pyaemie)

療治：因猩紅熱非常危險。故發現此病後。病人須立卽與其家屬隔絕。隔絕時間。至少須經三星期之久。在此期內。家中康健之小孩。亦不應就學。衣服等件。必須去毒。病絡房屋亦應準此辦理。自病之初起。至脫殼之末。均可傳染。對於病人自身。則病雖輕微。亦應嚴重眠臥休息。室溫適宜爲攝氏十八度。空氣須流通清潔。注意循序洗濯身體。以脂擦身。液體食品。如牛乳之類宜多。剝脫已完。始可離床。溫水沐浴可使早期剝脫。病初起時。給以下瀉藥。如蓖麻油等。熱飲熱浴。浴溫攝氏三十五度至四十度。浴後將身包裹。因此可以出汗。病人高熱至不省人事或痙攣時。最好沐浴三十三度至二十九度。此際須用冷水傾注以激刺意識及呼吸。並用 10—50 ccm 8—10%之鹽水以滌腸。猩紅熱血清及連鎖狀球菌血清療治法。現方在發育時期。解熱藥則Chinin居先。病人衰弱。則用葡萄酒及咖啡或藥物上之咖啡質及樟腦。口峽炎結果沉重。起初卽用1%之過酸化水素(w sserstofisu eroxyd)以漱咽腔。以Priessnitzeh:s Um s:hlaege貼身。香冰塊亦可。如與眞正之白喉有關。則早用療治血清。鼻炎則宜洗滌中耳。炎照常規治之。腺膿敗(D uesenveriauceung)則施手術療治。其他旁病。則視各病之病情而定也。對於急性心擴張。則Extr.secalis corn. 每日三四次。每次一二滴。

本誌投稿簡章

本誌刊行宗旨。在普及新醫學及衛生常識。彼此發揮思想。研究學術。而促進醫藥界之進步。公共衛生建設之實現。

一 投寄之稿或自撰或翻譯，或介紹外國學說而附加意見，其文體不拘文言白話或歐美文字均所歡迎。

二 投寄之稿望繕寫清楚並加標點符號。

三 凡稿中有圖表等，務期明瞭清潔書於白素紙，以便直接付印。譯外國名詞須註明原字。

四 投寄譯稿請將原文題目，原著者姓名出版日期及地點詳細敘明。

五 稿末請注明姓字住址，以便通信，至揭載時如何署名聽投稿者自定。

六 投寄之稿揭載與否，本社可以豫覆，原稿若預先聲明並附寄郵資者可還原稿。

七 投寄之稿俟揭載後，本社酌致薄酬如下：(甲)單行本二百份 (乙)本雜誌 (丙)書劵 (丁)現金

八 原稿請寄上海梅百格路一百廿一號德華醫學雜誌社收為荷

民國十七年十月十五日出版
△德華醫學雜誌第十號

主幹者 醫學士 丁惠康
藥學主任 藥學博士 丁名全
醫學主任 醫學博士 丁錫康 上海梅白格路一百廿一號
出版者 德華醫學雜誌社 上海梅白格路一百廿一號
總發行所 醫學書局 即愛文義路巡捕房南首

（廣告刊例函索即寄）

定價表

每月一冊 全年十二冊

零售每冊大洋三角 郵費國內二分 國外八分

預定全年特價大洋二元四角（原價三元六角）

郵費國內不加 國外九角六分

新疆蒙古日本照國內 香港澳門照國外 郵費代價作九五折以一分四分及一角為限

郵章如有改動隨時增減

定閱諸君如有詢問事件或更改住址通信時務將（一）定單號數（二）定戶姓名（三）原寄何處三項詳細開明方可遴辦實緣定戶太多籌冊繁重非此三項無從檢查難免仍有誤寄特先聲明

Deut Hua Medizinische Monatsschrift

德華醫學雜誌

Verlag : E. Yoh Medical Press, Shanghai, "Myburgh Road" 121

德華醫藥學會出版　上海梅白格路一百廿一號醫學書局印行

I Jahrgang : 第一卷 | March 1929 | No. 11. 第十一號

編輯者 Herausgegeben von: 醫學博士丁名全 Dr. med. M. T. Ding 醫學博士丁錫康 Dr. S. K. Ting M. D. 德醫學士丁惠康 Dr. W. K. Ting

撰述者 Unter Mitwirkung von:

醫學博士尤彭熙 Dr. med. B. C. Yuh; 醫學博士王畿道 Dr. med. C. D. Huang; 醫學博士江俊孫 Dr. med. T. S. Kiang; 醫學博士朱仰高 Dr. C. K. Tsue; 醫學博士李元善 Dr. med. Y. C. Li; 醫學博士李梅齡 Dr. med. M. L. Li; 醫學博士李中庸 Dr. med. C. J. Li 德醫學士杜克明 Dr. K. M. Doo; 醫學博士金問祺 Dr. med. W. K. King; 醫學博士胡定安 Dr. med. Ping. Hu 醫學博士周景文 Dr. med. K. W. Chow. 醫學博士周綸 Dr. med. L. Chow 醫學博士周君常 Dr. med. C. T. Chow 德醫學士張森玉 Dr. S. N. Dschang; 醫學博士俞鳳賓 Dr. med Voonping yu 醫學博士曾立羣 Dr med. L. K. Tschen; 醫學博士曹芳濤 Dr. F. D. Zau M. D.; 醫學博士趙志芳 Dr. med. C. F. Chao; 醫師蔡禹門 Dr. Y. M. Tscha; 醫師陳邦賢 Dr. P. I. Chen; 醫師孫祖烈 Dr. T. L. Sun; 醫學博士孫克錦 Dr. med. K. C. Sun 醫學博士顧祖仁 Dr. med. T. C. Koh

EUKODAL

德國怡默克廠
總經理

上海興華公司
南京路沙遜房子

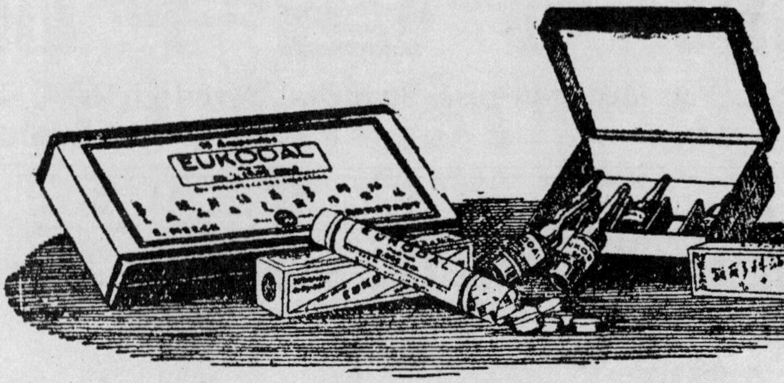

油科達爾

用法

安神咳嗽每次可服半片至一片

止痛每次可服一片至兩片最多至四片

油科達爾

止痛鎮靜醫藥界多藉重麻醉品然皆含有毒性亦易養成習慣性致使用之者有欲却不能之勢怡默克藥廠有見及此欲矯此弊是以特發明一種新藥定名

油科達爾

其功用與各麻醉品相等然毒性毫無已經內務部化驗認可批准行銷即日日用之亦無習慣性所謂習慣性者即如飲酒者思飲吸紙煙者思吸是此則不然用以治病病愈後可隨時不用故欲

鎮痛安神莫如用油科達爾

油科達爾可治咳嗽氣喘腹痛牙痛神經痛再如乾性水胸膜炎胃潰傷十二指腸炎心肉炎等以能安眠亦有用以戒除雅片者

E. MERCK, DARMSTADT

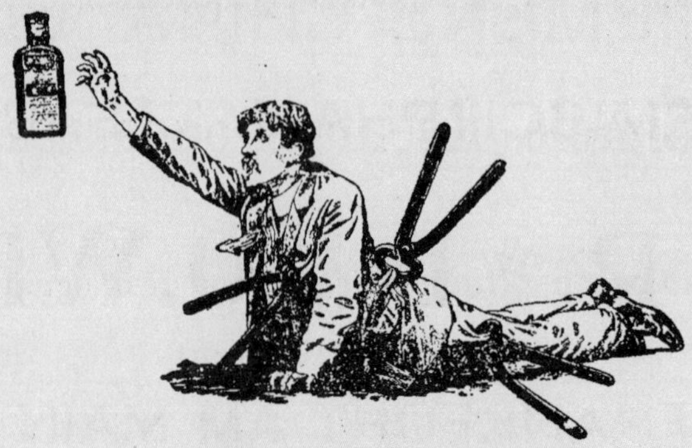

金山洋行

上海漢口路A字九號

Urodonal

靈驗育杜納

比雲母LITIA强三十七倍專治關節炎僂痲質斯血管硬化腎臟腫痛風濕骨痛肢節酸痛浮腫結核諸症爲獨一無二神品係最有効力之靈藥

HAMATOPAN

BLOOD &

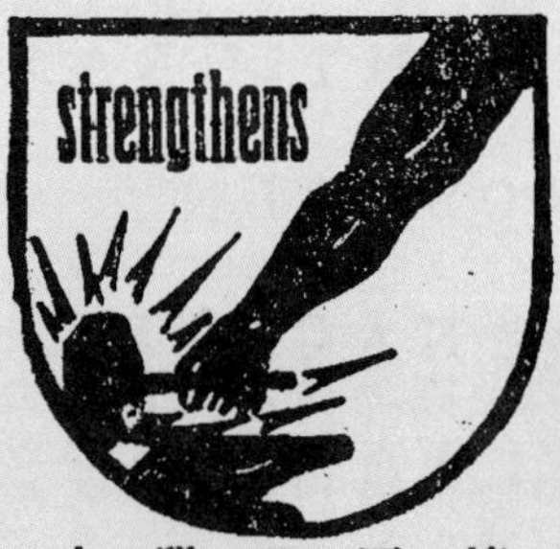

NERVES

海馬士朋

此藥爲紅血色素鐵質與麥精等份配合而成爲治療佝僂病身體衰弱神經衰弱貧血委黃病肺病瘰癧胃口及身體衰弱等症聖品在歐西已盛行二十五載醫家無不贊賞者

此外有海馬士朋內加砒質鐵質極亞哥爾碘溴砂等數種又有加鈣質一種產婦及乳兒用之特佳因其能健骨益神故也

樣品及說明書請正式函索即奉上

金山洋行

上海漢口路A字九號

SIEMENS CHINA CO.

Simple Roentgen-apparatus

for

Radioscopy Radiotherapy and Radiography

for Direct Current.

輕便愛克司光機

比機爲敝廠最新發明者運用靈便裝置極易既可診斷骨骼心肺腸胃各症及攝影又能用以表面治療各式皮膚症誠醫界不可不備之器械也敝廠備有暗室以便隨時試驗之用倘蒙惠臨參觀不勝歡迎之至

分行 天津 北京 濟南 重慶 南京 奉天 漢口 成都 香港 廣州

上海江西路二十四號 西門子電機廠啓

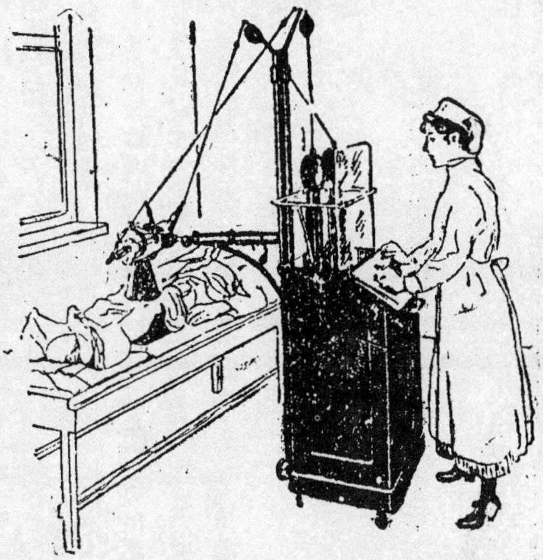

選購愛克斯X光器械須知

凡醫生．或病院。欲裝設愛克斯X光器械。應將以下諸端詳細指明之。

甲 所需電氣來源之情形。

乙 對於裝設此器之要求。

愛克斯X光裝設之價値。即全繫于此。對於甲項。計有以下問題。

（一）或直流電。電壓力幾何。日間或夜間發電。

（二）或交流電。電壓力幾何。循環次數若干。日間或夜間發電。

以上一二兩條。係由公共電氣廠。供給電氣而言。

（三）或係自備發電機。與愛克斯X光器械。一同購之。

乙項計有以下問題。

（一）係欲透照。與時間治療。及時間照像。

（二）或係欲時間．兼速治療。與透照。及時間．兼速照像。

（三）抑或係欲時間．兼速．併兼片刻治療。與透照。及時間．兼速．併兼片刻照像。

此器之價値。按其要求而有增加。並按其所帶附屬品之多寡。而有不同。如附帶愛克斯X光筒。三脚架。安裝件。療病台。與療病附屬品。各若干是也。

玆請按照以上諸端。詳細註明。俾可具單開列價値

上海西門子電機廠啓

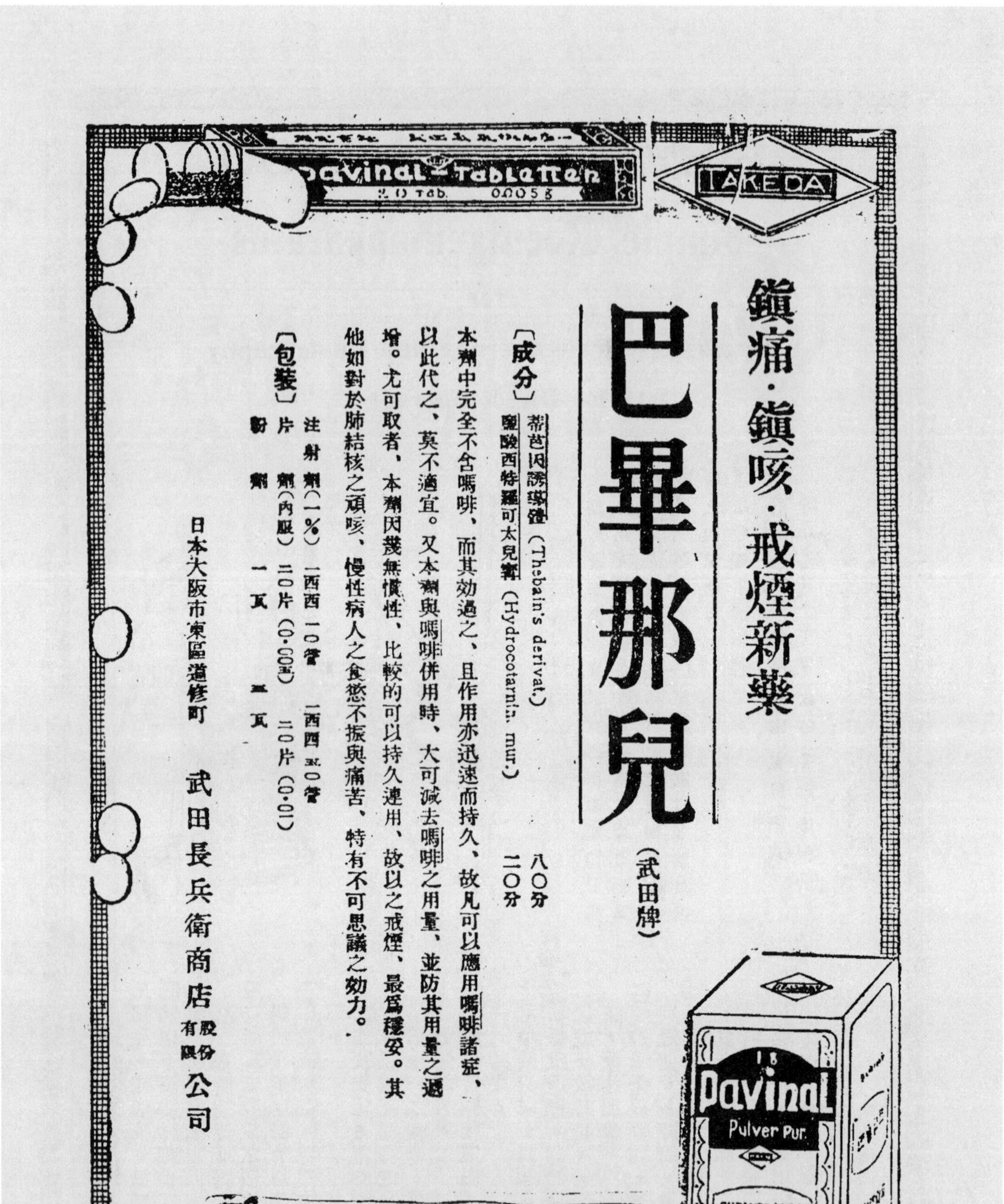

Pavinal-Tabletten
TAKEDA
鎮痛·鎮咳·戒煙新藥
巴畢那兒
（武田牌）
〔成分〕蒂苞因誘導體（Thebain's derivat.）八〇分
鹽酸西特羅可太兒寧（Hydrocotarnin. mur.）二〇分
本劑中完全不含嗎啡、而其効過之、且作用亦迅速而持久、故凡可以應用嗎啡諸症、以此代之、莫不適宜。又本劑與嗎啡併用時、大可減去嗎啡之用量、並防其用量之遞增。尤可取者、本劑因幾無慣性、比較的可以持久連用、故以之戒煙、最爲穩妥。其他如對於肺結核之頑咳、慢性病人之食慾不振與痛苦、特有不可思議之効力。
〔包裝〕
注射劑（一％）　一西西 一〇管　一西西 五〇管
片劑（內服）　二〇片（〇·〇〇五）　二〇片（〇·〇一）
粉劑　一瓦　五瓦
日本大阪市東區道修町
武田長兵衛商店股份有限公司
Pavinal
Pulver Pur.
Pavinal
2.10.1928
23—1114

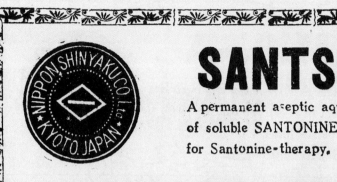

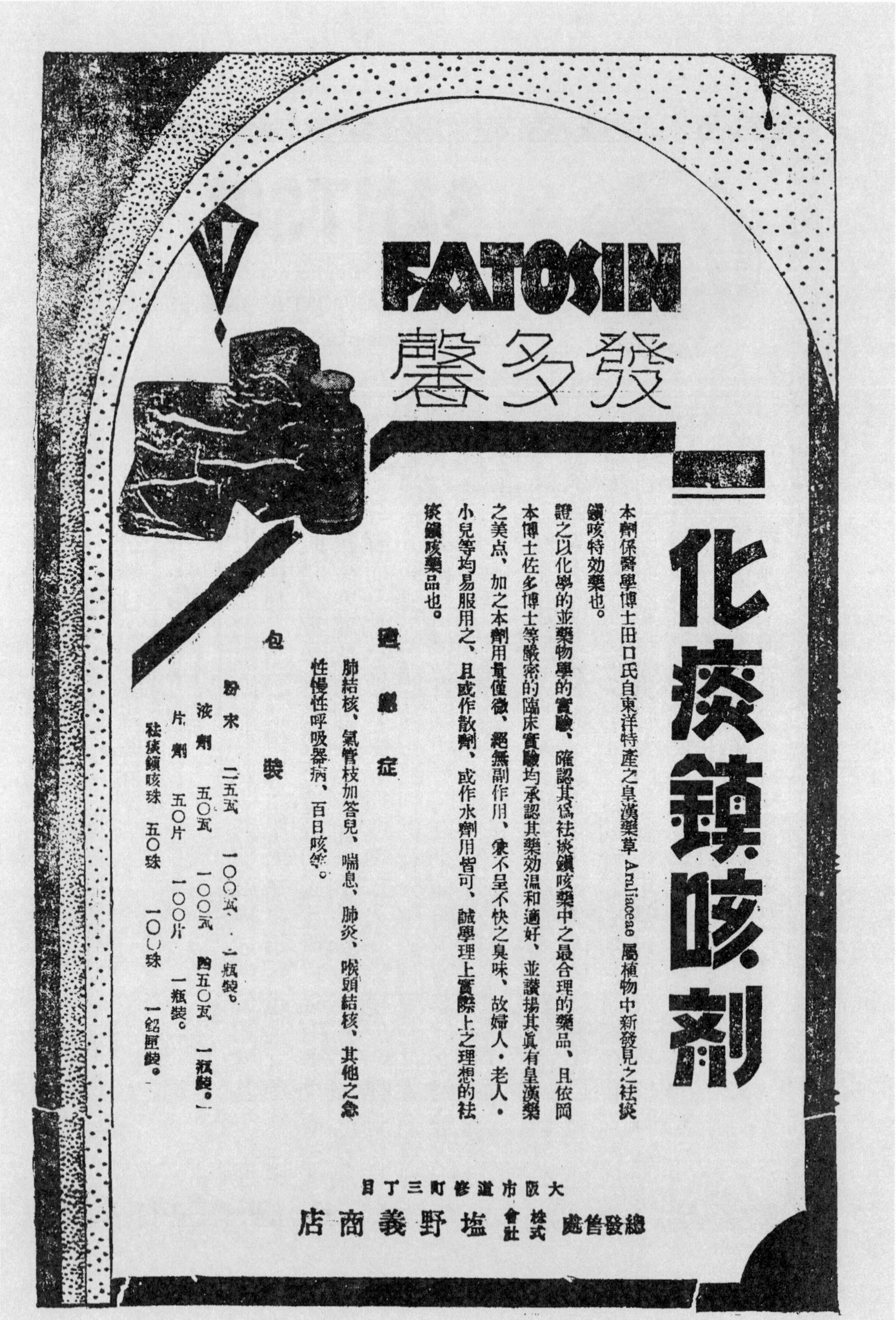
FATOSIN
發多馨
化痰鎮咳劑
本劑係醫學博士田口氏自東洋特產之皇漢藥草 Araliaceae 屬植物中新發見之祛痰鎮咳特効藥也。
證之以化學的並藥物學的實驗、確認其爲祛痰鎮咳藥中之最合理的藥品、且依岡本博士佐多博士等嚴密的臨床實驗均承認其藥效溫和適好、並讚揚其眞有皇漢藥之美点、加之本劑用量僅微、絕無副作用、氣不呈不快之臭味、故婦人・老人・小兒等均易服用之、且或作散劑、或作水劑用皆可、誠學理上實際上之理想的祛痰鎮咳藥品也。
適應症
肺結核、氣管枝加答兒、喘息、肺炎、喉頭結核、其他之急性慢性呼吸器病、百日咳等。
包裝
粉末 二五瓦 一〇〇瓦 一瓶裝。
液劑 五〇瓦 一〇〇瓦 四五〇瓦 一瓶裝。
片劑 五〇片 一〇〇片 一瓶裝。
祛痰鎮咳珠 五〇珠 一〇〇珠 一鋁匣裝。
大阪市道修町三丁目
總發售處 株式會社 塩野義商店

上海集成藥房公記有限公司

J. D. CHANG & COMPANY, LTD.

Chemists & Druggists

Cable Add: "Chamieu," Shanghai

54 NANKING ROAD
SHANGHAI

Telephone C. 7533
7 34

本藥房創設多年備蒙社會信仰茲因擴充營業重行改組添加公記總發行所遷至南京路抛球場口五十四號新屋內容外部大加整頓專售泰西各國原料藥品醫院醫生應用器械上等香料化粧物品並設專廠製造補身家用良藥選貨精良定價低廉批發格外公道如蒙賜顧無任歡迎

集成藥房公記有限公司謹啓

總發行所 南京路抛球場口五十四號 電話中央第七五三四號

製藥廠 英租界泗涇路十二號 電話中央七五三四號

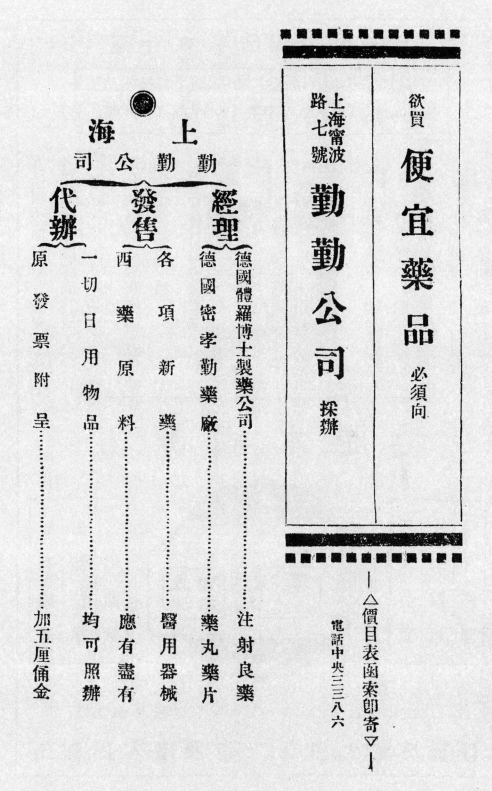

Deu Hua Medizinische Monatsschrift

Vol.1 March 1929 No.11

德華醫學雜誌

第一卷第十一號目錄

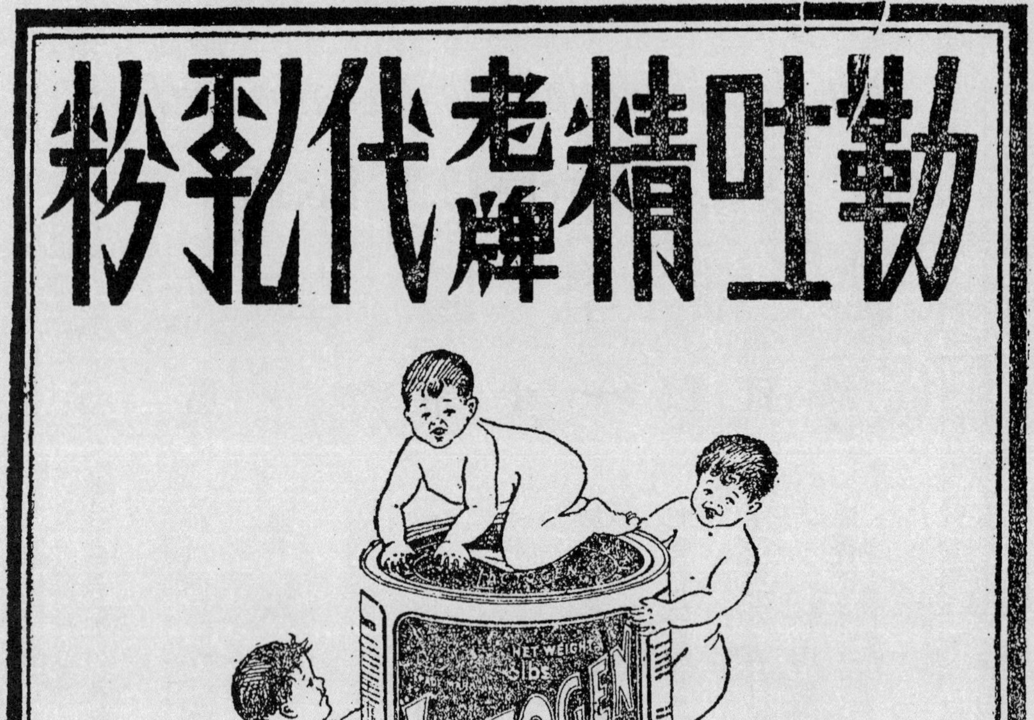
勒吐精老牌代乳粉
育嬰珍品
滋養豐富
LACTOGEN
NATURAL MILK FOOD
INFANTS AND INVALIDS
PREPARED IN AUSTRALIA

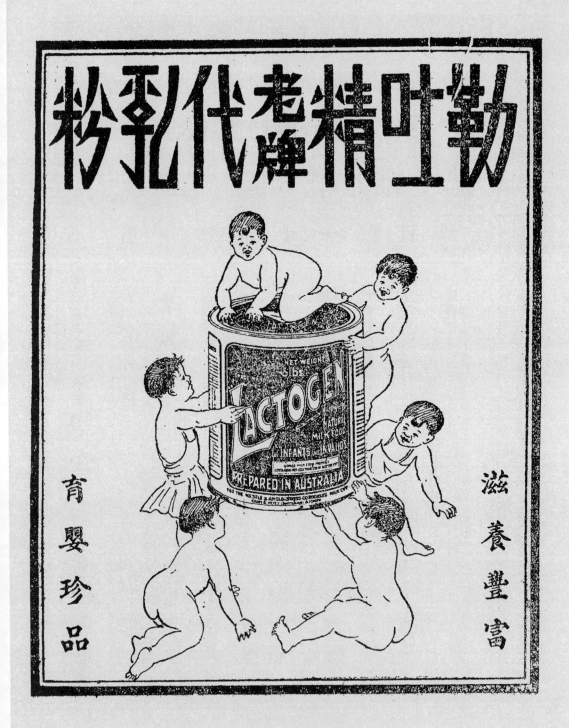

收回海口檢疫權提議

伍連德

（一）理由。竊宇宙萬物。足以戕賊民族。輕則令其柔弱。重則使之滅亡。爲世人所認者。以傳染症爲最劇。昔日交通梗塞。傳染症之流行。趨而避之。臨災應變。猶未晚也。近則假海陸空之便利。萬里之遙。視若咫尺。由東南而西北。朝發而夕至。傳染症之蔓延。亦隨而敏捷。實有防之不勝防止之難以止之慨。在外則如十九世紀中德意志鼠疫蔓延。全國人民幾亡淨盡。在內則清季之末。東省肺疫流行。傳染疫死。如縷如麻。霍亂及其他惡性傳染症。流行之患。無歲不有。追其禍根。無非假交通之便利。作傳染之導線。世界人民。遂僉知夫傳染症之爲害劇烈。思有以事前嚴密籌防。隔離其傳染。斷絕其交通。疫無從生。禍難以起。此海口檢疫所由來也。試觀美日兩國。對於鼠疫霍亂鈎蟲及砂眼諸傳染症。外人入口健康之檢查。無微不至。根本取締。異常嚴密。病毒無從侵入。民族賴以安寧。蓋海口檢疫云者。爲國家行政之主要國際防病之一種。客觀之。則一國與他國防其互相傳染。以保護世界人類。實際則爲國人設保障。拒外疫之來侵。謀國民之幸福。吾國積弱經年。種種不平等待遇權利。被外人掠奪者。不一而足。外人久視吾國爲天府。得步更進一步。尤以海口檢疫權操縱於無專門學識之外人爲最恥。全國民命。置彼掌中。任由擺弄。查吾國海口檢疫權。素歸海關包辦。以外人利益關係。祇聘任在市懸壺之洋醫。主持此重責。任其自由處斷。使吾國海口檢疫。不由自主。一切裁判辦法。統由領事稅務司及洋醫全權辦理。吾國內地。發見傳染症行時。彼則諸方取締。除防範外延。或藉口辦理不善。故意阻攔。以致疫氛常因此而大展。尙呼吾國爲東方病夫。祇求於外人無礙。吾民生命財產。無所計較。弊端百出。言之傷心。例如吾國人民每年由廈門汕頭赴南洋各埠者。輒動數萬。迫納種痘掛號領照等費。祇僱一無知識輩。從事種痘。醫者僅劃一押之勞。作有形無實之檢疫。每人繳納手續費三四元。始準上船。所收各費。爲數甚巨。均歸所謂同盟醫團之分潤。殆私囊已滿。回國時卽以此項權利。以重價移交於新接任者。醫士皆無專門學識。納費乃從豐多收。若以此巨款撥作檢疫公用。何患經費無着之虞。夫海口檢疫權。爲國家內政主要之一。吾國專門人材日衆。何得任彼紊亂政務。以吾民生命。營私人之利。大權傍落。尙屬常事。四百兆民命在彼掌中。實爲可恨。痛定思痛。忍無可忍。幸營口一埠。已於數前創設新式海口檢查隔離所及醫院。聘有專門人材。駐院辦事。祇因現時實權尙未收回。雖有此完善之設備。而海口檢疫權。仍歸無專門學識之外人掌握。徒歎奈何而已。又自青島收回檢疫權後。歷年辦理成績。尙爲中外所欽佩。由此觀之。此種重要國權。亟應提前籌辦。實爲今日急不容緩之要圖也。

(二) 辦法。　茲藉關稅自主之際。正宜指日將廈門汕頭上海廣州等處往來廣衆之港。設立相當隔離醫院。派以專門人材。主管一切。凡由外來入口者。施以健康檢查。然後始與自由上陸執照。一切檢查事宜均由吾國主持。兩年後續漸推行於福州大沽烟台及其他各港口。如此。既可保全國權於永遠。亦可保護同胞於健康。力事改良。期臻完善。不使外人染指干涉。拒絕領事無理要求。此種辦法。已與南洋政府一度協商。取求同意。祇求吾國根本收回。認眞辦理人任專門人才。主管一切。即可成功。毋勞費事也。吾國海沿廣闊最少應備專門人才六十餘名。始克呼應於一時。前自國聯盟會長羅馬維氏來華。考察海口檢疫事宜時。亦深表贊成。促吾國收回此權。爲世界防疫之保障。是外人亦知從前辦理之暗昧。如收回此權時。應與友邦檢疫機關。直接互相聯絡。或間接假遠東會介紹。謀共同防疫。期達世界保健之主義。故久欲雪八十餘年來之國恥。保全四百兆同胞於健康者。敢斷言曰。速自收回海口檢疫權始。

(三) 結論 (一) 海口檢疫爲國家要政。若歸外人包辦。徒予外人利益。有害民生。大失國體。應卽收回。蓋此權爲外人主辦者。爲現世所未見。土耳其國非稱世界爭回此權最給之一國。查今日尙受此奇辱者。祇有吾國而已。(二) 營口雖有適當設備。可作全國之模範。而利權仍歸外人主持。似應卽日收回。更在上海廣州廈門汕頭等處。設相當隔離醫院。駐以專門人才。主管一切。得步進步。無使外人藉口。(三) 一俟辦有頭緒。約經二年後在天津大沽烟台福州。及其他港口。分設隔離醫院。(四) 預算年費。每處有大小之分。約由萬五千至二萬兩。便足用矣。(四) 一切經常費。應由海關稅入支撥。(五) 教練多數專門人才。以期辦理得法。人才既多。且可推行國內。防疫衞生。無感困難。從容就範。以此地大民衆之中華海口。檢疫不能自主。豈不貽羞於列邦。况此權乃國家天然自衞之事。固不待於外求。無令外人干涉之必要。但使吾人深識此意。辦理得法。一轉移間。數年之後。未始不可收民强國富之效也。

眼科大綱

丁名全

一、眼瞼緣炎

原因　爲腺病及不潔等，多起于春機發動時期後。

診候　睫毛根部。有細如粉末之鱗屑，上皮仍存在眼瞼緣覆以痂皮。上皮缺如，顏面發濕疹。

治法　注重原因；(如結核病梅毒等) 將眼皮上之用溫水拭除鱗屑，再用下方軟膏塗之。

Rp. Acid, salicyl. 1.0 Zinc, oxyd. 2.0 Vaselin. 20.0

二、淚囊炎

原因　急性症繼慢性症而起，慢性症是內鼻，淚管塞住而起。

診候　淚囊部發痛，並紅腫，淚下不停，眼皮及眼結膜均發炎。

治療　當注重鼻內各病。使淚囊不塞須時時榨壓該處。使膿液流出，然後再用下藥水洗滌之 Hydrarg. (1: 10.000) 洗後用布壓之。

三、結膜充血

原因 塵埃，風烟，結膜囊內異物，强光線之刺戟，屈折異，不適當之眼鏡，眼之過勞等，

診候 結膜血管充血，羞明異物有乾燥之感及頭痛。不能營過久之職業。時時流淚。侵入眼球結膜，則分泌更多。

治療 除去原因最爲要緊。

四、結膜炎（赤眼）

原因 急性症不傳染性。因細菌而起，細菌係流行性結膜炎桿菌，連鎖狀菌，流行性感冒菌等，春秋二季流行最盛。此外原因甚多茲不多述。

診候 在急性症者。眼瞼赤腫熱痛。瞼緣糜爛。眼瞼結膜充血腫脹。若係重症，眼球結膜充血，浮腫，結膜下溢血。眼脂溢出。晨起時上下之睫毛。爲之膠着。其自覺症爲灼熱疼痛。眼瞼有重感。羞明。角膜往往發表層性之炎症及潰瘍等慢性症不著急性之諸症。結膜弛緩。呈暗赤色。分泌物亦少。

治法 根本療治，宜去烟，塵禁在光線過明下，看書等。每日晨用溫水洗眼，禁用布包。用拉皮史桿將結膜摩擦（Lapisstift）後再用食鹽水洗滌，眼藥可用下方（禁在晚上點）

Rp. Protargol 0,5；Aq. dest. 5,0　每日二三次注入眼內。

五、角膜炎 Keratitis

原因　結膜炎，腺病，急性傳染病。外傷等。

診候　角膜溷濁，血管發生羞明，流淚，水疱潰瘍蓄膿等。爲本症之主要症狀。

治法　主治根病。（梅毒，結膜炎，結核病）熱水圍胞眼皮，（每日三四次每次一點鐘。）止痛用提握寧（Dionin）粉，或作軟膏（五%）塗之，內服用阿史匹靈每日至三克。發炎時則注入阿托賓。在劇痛時可用下軟膏。

Rp. Merc. praec. ald. Extr. Belladonn, aa 1,0 Ung. simpl 10,0　摩成豆大小覆在額角。

六、角膜潰瘍 Ulcus corneae（星崩）

原因　因傷，結膜炎，水疱性角膜炎角膜營養不給，疱疹，痘瘡，而細菌侵入組織內而起，農工兩階級及老人罹之最多。

診候　角膜周圍充血，羞明，流淚，分泌膿汁，起疼痛，患部之實質缺損，潰瘍之面透明，帶黃而溷濁，蓄膿。若係化膿性者。終起瘢痕或葡萄腫而穿孔。其症重者。起全眼球炎。

治法　注意原因（異物外傷等）結膜消毒，將病眼包圍，使之靜養，注入二十%

Zinc .sulfur.或過輕一養 (H2O2 2%) 若肺炎菌傳染先用 Nouocain 使之醉痲及瞳孔放大再用 Opto chinlosung 2% 液體洗滌後可用下種軟膏塗之

Rp. Hydrarg bichlor. corros. 0,025; Optochins rulfnr. 0,10; Vaselui 10,0 軟膏

或

Rp. Airol. 1.0 ; thop. sulfar. 0,05 Acid. boric. 0,40; Uacel, americ.10,0 軟膏

七。紅彩炎 Oritis

原因 外傷黴毒，淋疾，痛風結核病，癩病，月經不調，感冒等。

診候 羞明，流淚，延眼作痛，前房水濁涸（因內白血球過多，）視力障礙，角膜周圍充血，紅彩變色，瞳孔收小，眼球濁涸。

治法 注意原病梅毒則汞，六零六之類。痛風，或淋病則用蛋白注射 (Protein therapie)（熱牛奶 Caseosan, Om nadin, Gono yatren 等）

眼藥可用下方

Rp. Tracopolamin. hydrochlor. 0,01 Aq. dest. 70,0　注入眼用，

痛時可用 Dionin 或 Dionin 液 (3%) 或內服 Pyrami don 注射 Neu tuberculin, 1: 500 mg 九成水一成 Glycerin 每兩日皮下注射一西西

八，網膜炎 (Ritinitis)

原因　爲感冒，便秘，蛋白尿（慢性急性腎炎）糖尿症，悪性貧血等。

診候　他覺的症狀，眼底網膜之溷濁。視神經之境界不明。斑點，出血，時或有色素沈着，眼花同發，有羞明雲霧之感。

療法　相其原因而治之。患者宜安靜。發汗。藥劑以治各症之藥爲主。眼藥可不用。

九。白障眼 Cataracta

原因　由天性，外傷，高年（四十五歲以上）全身病（糖尿症腎炎等症）

診候　他覺的症候，瞳孔內呈白色或灰白色。多視症夜盲症弱視等。

治法　應請眼科專家施手術。平藥無用。

十，青障眼 Glaukom

原因　爲高年遠視，血行障害，營養不良，衰弱，等。

診候　眼球內壓力增高，眼底多血，視線神經受壓瞳孔放大，角膜濁溷，視力減少，疼痛。

治法　飲食少肉類，禁用酒類，烟，咖啡茶，等治法以施手術爲最有效：否則可用下藥塗之。

（照克來夫方 Grecff）

Rp Pilocarpin, mus. 0,2; Natr. chlor. 0,01 Sublimat. 0,002, Aq. dest. 10,0

眼藥

結膜下注射副腎線液另二至另四西西，惟前當將結膜用可客英 (Co caiu 2%)痲醉。

不甚下降。有遮風（北風東風尤忌。）之障壁。降雨適度。少霧。日光照射時間長且强。

具備此等條件者。大都爲有丘淩之山麓地方。若該地方風光明媚。則於患者精神上。能與貴重之慰安。以助治療之效。

四安靜及運動　在外氣中休養。（卽橫臥療法）能催進肺結核之治愈者。由於與空氣療法安靜療法同時併行。前已述之。安靜何以爲必要。不可不一下解釋。蓋依規律調節患者之安靜及運動。實爲衛生榮養療法之一大要項也。

有一部醫師。尙謂運動或深呼吸操練。對於肺結核。不唯無害。且爲必要。此根本錯誤之見解也。試觀身體之一部。有滲出性炎症（白血球浸潤）或凝固性壞疽時。可使此部伸展運動以行治療耶。又一部之炎症將近治愈時。可不待其新生組織强固而卽命其運動耶。他臟器結核症之療法。一以固定爲原則。今對於膝關節結核症。若有外科醫。命其運動。人將評彼爲何。肺結核症。何以異是。

身體之運動及所謂呼吸操法。能牽引罹患部位。並使其周緣部伸展擴張。亢進此部血流。促炎症性滲出及組織崩潰。破壞軟弱新生結締組織。此不難想像之事也。因肋膜滲出液或氣胸。壓迫病肺。能使治愈。此亦吾人所知事實也。（人工氣胸療法）又命無熱肺結核患者些少運動時。往往見體溫上昇。無論如何。體溫上昇。

爲病勢進行之徵。吾人治療結核。以除去增高體溫之原因爲必要。故發熱未久之患者。雖熱甚輕微。不過日暮有三十八度以下之熱。亦必命其絕對安靜。（臥牀）又發熱雖極輕微。（每夕三七・一至三七・三度）若其病非陳舊者。（如高熱後或咯血者等。）極須命其安靜。使行空氣療法。禁止各種急劇運動。保身神之安靜。此時能使身體各部之筋肉弛緩最佳。因此目的。用懸牀亦佳。讀書等時。所取體位。以勿勞身體爲度。

運動。須俟患者顯見輕快。結核竈無局所再燃之慮時。方可徐徐容許。此時若再發熱。則尙爲運動過度之證。須按度加減其運動。又往往須使中止。若結局不見發熱。則可認定患者體力既恢復。能運動矣。

課呼吸操法時。最須注意。須俟疾患部位毫無新鮮病徵。（因病症之輕重。經數月或數年後。）不見發熱痕跡。痰中無結核菌。水泡音已絕跡。體力隨之增加後。始可課之。此時尙須注意勿怠。先使在淸淨大氣中。行有規律之深呼吸。見其無變狀。漸次使在傾斜路散步。運動後。就脈搏・體溫・食慾・睡眠及其他患者之自覺。一一注意。以加減其運動之度。

若患者體力孱弱。則最於晝食前。試在平地步行十分鐘。俟其漸次强壯。注意使在坂路徐徐步行。此療法頗合理。即所謂阿爾台爾氏坂路療法也。若愼重注意。

行此療法。則可操練肺臟呼吸。增加心臟筋力。迨患者旣恢復一程度之抵抗力。則行此療法。不至訴呼吸困難及心悸亢進。亦不至眩暈發汗。然若有此等徵候。則卽須中止。患者若能徐徐走上坂路。營有規則之深呼吸。極爲有益。依阿爾台爾氏法式。每進一步。營一呼吸可也。唯此時須專用鼻呼吸。行此療法之患者。雖體力已强壯。並已屢次練習。然一日中。行此不得逾三點鐘。須分兩次行之。一次在午前。一次在午後。

患者雖似已治愈。然若行體操、騎乘、游泳等過劇運動。尙頗危險。臨床上認爲全治後。一年或數年間。尙須禁之。

五强練法　行此法。以期能實行空氣療法。並能得完全之效果。此法所企圖者。使患者一面藉攝生。以防禦寒冷之有害影響。一面更積極强練皮膚。俾漸次慣習外界溫度之刺戟。

第一須注意患者衣服。用毛製物。値寒冷季節。須常穿毛製襯衣襯袴及毛製襪靴。非唯藉此禦冷。並不使皮膚覺冷。雖在夏季。無須脫去襯衣。唯以其質稍薄者或半毛製者代之可也。又欲常淸淨。務用近白色者。黑色或灰色者。汚垢不易看出。衣須寬闊。勿緊縛胸腹部。

欲强練皮膚及粘膜。須注意使患者徐徐增其在外氣中之時間。並徐徐至寒冷氣中。然多數患者。因疾患之作用。分布於其皮膚之末梢神經。不能應外溫而營調節。加以患者皮膚。異常蒸發。（發汗・盜汗）故醫師對於患者。於皮膚之攝生。常須注意勿怠。若其皮膚薄弱蒼白。常有發汗傾向。則須使臥於粗糙牀布之上。纏絡之。醫者自其上以平掌摩擦之。至全身呈赤色。此乾性摩擦法。反覆行數日後。徐徐用濕布摩擦之。其法先自浸於酒精者始。次用酒精中混水者。漸次增加水分。使其量與酒精相等。次用微溫湯。次用冷水。其一般操作。另章述之。若患者體力强健。無合併症。則可行灌水浴。

與摩擦法併用。極有强練之效者。爲空氣浴。其操作亦另章述之。

六衞生　生活法之教示及精神的訓練。欲使患者完全履行上述各種衞生條項。能完全其效果。其必要條件。爲醫師與患者相互之關係。

欲使患者長久嚴正履行衞生榮養療法。並使既治愈之患者。終身實踐合理生活法。則醫師必使患者自己。涵養其對於疾患本態之智識。故爲醫師者。着手於此療法之始。須卽對於患者。將肺結核症之性質。治療目的及不服從治療法所生危害。一一懇切教誨之。又必使患者十分了解自己罹何種病症。其經過當如何。且既確定診斷。則醫師無須祕其所見。須一一告諸患者。並將依適當治療法所以能治愈之理。詳細說明。患者有質疑時。須傾耳而聽。訂正其誤謬之點。醫師對於患者。祕不使知其爲肺病。非唯無益。且往往使患者不利。至敎示之程度。須顧患者之智識如何。務使患者徐徐悟其事實。又須視患者之財力如何。若財力充裕。能受長期療養。且其病症頗有治愈之望。則醫師須告以根本治療之必要。若患者財力不勝。則告以病之本體。妄說療養之效。徒使患者苦悶而已。有何益耶。卽醫師須視患者之財力。應其境遇。用最適當治療法。以收治療之效果也。

既開始衛生榮養療法。欲使患者服從。一一履行。非唯須說明肺結核症所以能治愈之理。且必將治愈之根本在何點。詳細告示。凡肺結核患者。其性癖類多輕躁或頑固。醫師用命令式。課以複雜衛生法。每使患者不平。不反問其理由不止。故醫師僅用嚴正命令。強其履行。多致失敗。患者往往反抗。故意爲違反行動而不顧。故爲醫師者。對於敎育不足智識缺乏之患者。須竭盡方法。詳爲敎示。何故不可不多食。何故飲牛乳。又何故行橫臥療法。何故須守安靜等。一一使患者明其理由。最爲必要。此醫師所以需熟練及忍耐也。蓋變患者之性癖。使傾注於唯一治療法。其困難爲何如。醫家多記述之。諺云。人各因其性癖而死。誠眞理也。

然則欲易實行。非醫師能得患者十分信賴不可。醫師不可專尙峻嚴。須以至誠及熱情。說其必要。引實例以敎之。則能動患者之聽。故醫師若缺熱情及忍耐。不能使患者求治愈此病。則終不能使治愈也。醫師與患者。彼此相信。至於異體同心。於治療慢性疾患。實爲第一要義。醫師與患者之關係密接如斯。實衛生榮養療法之至大利點也。

抑患者精神狀態。最能支配慢性肺結核之豫後。凡肺結核早期所現各種肉體的標徵及自覺的障礙。殆皆隨伴神經衰弱而生。卽其早期症候。多因迷走神經及交感神經之刺戟。心悸亢進，脈搏增加。瞳孔症狀·血壓低降·皮膚蒼白等。皆屬此也。患者甚呈興奮狀態。性癖旣有變化。病症進行。則能力漸見消耗。意志薄弱。無忍耐力。如斯興奮狀態及薄弱意志。旣達高度。則於治療上大有妨害。勃雷美爾氏判肺癆患者之豫後。專注重該患者判斷能力。若判斷力尙明晰。則有治愈之望。反是旣失判斷力。縱肺臟所見尙佳。然其豫後不良。故導患者精神狀態。使日見佳良。實爲醫家任務。爲醫師者。須時時鼓舞患者勇氣。勿使須臾拋棄治愈之望。其中最必要者。敎養患者對於治療之忍耐觀念是也。

肺病療養院。因此目的。對於患者。每星期行精神講話數次。又爲各種娛樂設備。時時轉換患者沈鬱意志。俾勿感無聊而耽沈思。

或視病症之度。課以各種作業。使患者能自得勇氣及自信力。例如讀書·繪畫·練習語學。照相術。蒐集植物標本·園藝·養雞·手工等是也。

七理學的療法　衛生榮養療法。上所記述。僅爲一般療法之精神而已。欲完全行此。須有設備完全之治療機關。可無待論。

在此機關。尚有補助療法。卽應用自然界各種能力之理學的療法是也。此療法。亦爲衞生榮養療法之一大項目。然稱爲衞生榮養療法。旣不適當。吾人總括此方法。總稱爲理學的榮養療法。較爲適當。

今據此療法中可爲補助療法而有效者。則空氣浴•日光浴•吸入療法•各種水治法等。最爲簡易。擇其適應者課之可也。

欲實施各種器械療法。吸氣療法等。須豫就有此設備之治療機關。習熟其使用法。

關於孔氏肺臟吸引假面之作用。另章述之。應用此假面。以治療肺結核時。其始一日一至二次。每次裝十分至十五分鐘。旣慣。則一日兩次。每次裝兩點鐘。最初須開假面上方窗蓋。流通多量空氣。繼徐徐使吸氣困難。旣慣。則患者並不自覺有大障礙。

鬱血假面療法。在當時極有聲價。至今日用者已少。苦雷爾 Kohlen 氏。據佩爾林 Berlin 氏報告。十個半月中。行此治療之患者五十二人。精密研究之。判其效果如下。

患者全身狀態。甚見輕快。然其輕快之度。較諸行衞生榮養療法者。並不見優。一部患者。因此能助催眠。催進食慾。又或呈解熱作用。然非各患者皆能如是。呼吸數減少。呼吸不復困難。有一半患者。毫無咯痰。咳嗽。呼吸音及打診上所見無影響。水泡音。在肺結核第二期•第三期減少。然在第一期罕見減少。要之。假面療法。在肺結核第一期。並非全呈良效。有一部患者。反見增惡。概言之。卽在此時期。不若僅行外氣療法•横臥療法。在較短日月內。能呈良效也。若病竈已軟化。則假面療法。所當禁忌。

第二節　土佩爾苦林療法 Tubercu lin behandlung

一緒論　欲就土佩爾苦林療法之學理論述。非本書所能盡。玆唯就其治療上之應用記述之。

先問土佩爾苦林治療肺結核能有效無害否。余依多數經驗及研究•可答曰然。然若問僅用此療法。能使肺結核治愈否。則余毫無躊躇。答曰不能。何也。土佩爾苦林療法。對於肺結核症。其治療上之位置。決非如瘧疾之規尼涅療法。能奏特殊治效。僅能間接催進治愈。並能補助之而已。後者所問。實屬至迂。不啻問僅用空氣療法或食餌療法能否使肺結核治愈也。

有一非醫家。今日倘唱土佩爾苦林無效說。此說亦誤。若謂土佩爾苦林。能直接撲滅結核菌。則當然有非難之者。然吾人既謂土佩爾苦林。對於結核菌。僅間接呈治療作用。然則倘有既受土佩爾苦林療法之患者。偶然疾患再發。卽完全否認土佩爾苦林療法之效果。實屬大誤。蓋此療法須與衛生榮養療法結合行之。始能發現偉效。歐洲諸國。無數肺病療養院。輓近十年間。皆併行此療法。而治愈率甚見增加也。

然此療法，非在肺結核各時期用之。皆能收效也。亦有某種病症。因是反見病機增惡。故使用時。適應症之選擇宜嚴。並須測定注射後之反應。

二適應及禁忌之判斷　適應之標準。爲無併發症及混合傳染。且肺組織之破壞未廣。換言之。卽病度限局於一肺葉之一小部。僅爲肺尖浸潤。打診及聽診上之變化。在前面未達鎖骨下。在背面。未及肩胛骨棘以下者。爲第一位。兩側肺尖浸潤者。或一側上肺葉全部及他側肺尖罹患者。爲第二位。

僅依病竈廣袤。尙不能定其適否。欲期奏功。須患者全身狀態及體質尙見佳良。若體力既衰。貧血瘦削惡液質已甚。並訴倦怠・疲勞・盜汗・食慾缺乏等。個體殆無自然治愈力者。縱病竈限局於肺尖。發熱極輕微。然欲藉此療法。挽回體力。振興生理的防禦機能。終不可能。且將菌體毒素注入體內。反使體力弛緩。間接助長病機。反是縱病竈已甚廣大。且已形成空洞。然若個體之營養尙佳。食慾佳良。且無熱者。藉此療法。亦能奏效。

由是觀之。適應症之選擇。病竈大小。尙爲第二問題。患者之營養體力。食慾•體溫等。實爲主要判斷點。然則若患者體力旣衰。榮養不良。則不問其病竈如何。發熱如何。其始須專使嚴正履行衛生榮養療法。待其體力恢復。始可行土佩爾苦林療法。

學理上及實驗上。最適合於土佩爾苦林療法。且依此療法能奏偉效者爲潛伏性結核。此種結核。其病竈之變化輕微。限局部。且無熱。其自覺的障碍。以因結核毒素而生之全身刺戟症候爲主。例如神經過敏•消化不良•瘦削•貧血•月經不調等。起於男女青春期。依對症療法不甚見效者。是也。與所謂少年期腺病。其關係略同。蓋組織(淋巴組織尤甚)對於體內土佩爾苦林呈過敏現象耳。卽其症候爲因潛伏性結核性之過敏反應。故依土佩爾苦林療法。常能奏效。

其常禁忌者。爲有熱。此因在血液中循環之毒素。其量旣多。而呈全身症候。(卽發熱。)吾人注射所用微量土佩爾苦林。非唯不能使全身習慣毒素。且愈受過重之毒素刺戟。以妨害治愈機轉故也。惟輕熱在三七•五度以下者。尙可用此療法。此外常禁忌者。以榮養不良•高度貧血•心臟之器質的疾患•咯血或大咯血後各種神經系重疾患等爲主。姙娠無須禁忌。若在姙娠中能早期確定診斷。則可卽着手於此療法。藉以救母子之危。

三土佩爾苦林療法之一般操作　時刻。以晨間爲最便。治療通院患者。尤以晨間爲適當。注射後之反應。經四至六點鐘現出。故通晝間至就眠時止。使患者每兩點鐘檢溫一次。以便確知反應結果。

注射普通間三日行之。卽每星期兩次。

注射。須在身體兩側相對部位。交互行之。在同例。每次注射。亦須稍換其穿刺部位。

注射局部。常在背部。於兩肩胛骨板及腰椎間皮膚面行之。此部疼痛較少。皮膚不緊張。便於穿刺時撮皮膚作皺。又有人於兩側前胸部•上膊•前膊等交互行之。

注射目的。在將土佩爾苦林稀釋液注入皮下。（皮膚及筋鞘間層。卽皮下脂肪組織中。）此時須注意勿因穿刺而毀傷小血管壁。至使出血。因若將土佩爾苦林液注入脈管內。則有一時被吸收多量。故反應之現出不正規。判斷或因之而誤也。

普通既將穿刺針十分刺入皮下組織中後。將針稍退而將土佩爾苦林液注入爲宜。

注射器形式不一定。唯注射筒管空不可過大。而以長爲佳。因每竓之刻度遠離。用量不至有誤也。全部用玻璃製者最佳。穿刺針以用鉑銥爲佳。注射器及穿刺針。須與用於他目的者區別。使用之始。煑沸消毒一次。其後常浸於三%石炭酸液或無水酒精中。使用前。以殺菌蒸餾水洗滌一次。（浸於石炭酸液中者。不必洗。）使用後。亦吸引殺菌水。將筒內洗滌數次。排除殘餘土佩爾苦林液。

注射前。用酒精及以脫。摩擦局所皮膚面以消毒。（用以脫。則併有局所痳醉之效。）注射後。再以酒精輕輕摩擦穿刺口面。則無須更貼絆創膏。

四土佩爾苦林注射法之一般指針　注射量。須依可能限度。在不呈竈反應（咳嗽・咯痰增加・痰中現出血線・咯血・肋膜痛・理學的症候增惡等。）全身反應（呼吸困難・盜汗・嘔氣・食慾缺乏・倦怠・不眠・頭痛・體重減少等。）熱反應（一三・七度一分或二分以上之熱。可無待論。縱在三七度以下。然與注射前之體溫比較。甚見動搖者。）穿刺反應（注射局所皮膚面之炎症發赤疼痛。）之範圍內定之。因此微量注射。能促治愈之證。無須語繁雜學理。可據結核症自然治愈現象說明之。蓋因剖檢時偶然發見高齡屍體。有治愈結核竈。作用於其竈者。卽為體內土佩爾苦林。與吾人注射器中土佩爾苦林。其能力無異。然生前未呈强度之炎症・發熱・全身障礙等而治愈。此非可證肺結核早期、往往不呈炎症、發熱、而能自然治愈乎。由是觀之。能促治愈機轉之反應度。在臨牀上可認限度以下。結核竈殆常在此限度以下。自然治愈。土佩爾苦林療法。唯欲取此自然治愈經路。卽欲行絕對無反應注射法耳。然當注意者。若注射量過微。則個體之免疫。不足以抗病變進行之勢。患者取自然經過。病症卽見增惡。故其注射不見奏功也。

絕對無反應注射法。若用舊土佩爾苦林。則對於披爾開氏皮膚反應頗多過敏之患者。或輕熱(一日中最高三七・二或三七・三度)患者。初量千分一瓱。對於其餘患者。初量百分一瓱。用無蛋白土佩爾苦林。殆亦同量。繼用千分二・千分三・千分四瓱或百分二・百分三・百分四瓱等。極徐徐增量。熱反應無論已。於全身反應(盜汗・食慾減退・倦怠・疲勞・頭痛等。)局所反應穿刺反應之發現。均須注意。視其發現之度。用量或與前次相等。或減少。開始注射五次至六次。尤須慎重注意。期使患者極徐徐習慣毒素。至十次以上。則將每次增量之比例稍增。其始每星期注射兩次。(每三日一次)既增量而用濃厚土佩爾苦林溶液。則每星期或每旬注射一次足矣。注射量增時。以上諸反應外。實地上最須注意者。爲注射局所皮膚面穿刺反應。雖無熱反應全身反應或竈反應可認。然穿刺反應之發現。倘甚著明。於局所呈發赤浸潤者(其局所反應，大逾半圓銀幣者。視爲著明反應。)注射量卽不增。仍與前次相等。待其發赤・浸潤之度，漸漸逐次減少。始行增量。此因能呈著明反應之注射量。對於個體。最爲有效。故欲勿驟失此有效過敏度也。

注射之終。並不以極量爲目的。而以患者全身狀態及局所治愈過程爲標準。既達一定目的。患者厭注射之煩。卽中止注射可也。有所謂急進增量法者。將注射量急進增加。在短期內。務將大量土佩爾苦林。輸入患者體內。此法依吾人經驗。雖已完全告終。其效果頗不確實。雖將所謂極量。(一•〇至二一•〇五)反復注射。比較的不見反應。然不數月或不一年。舊病竈忽再燃。發現局所症狀者不少。蓋急進增量法。非能使個體對於結核免疫。僅能使對於注射土佩爾苦林免疫而已。其免疫能繼續數個月。故病竈雖未治愈。注射必已中絕。然則急進增量。有何益耶。是吾人對於一個體。欲使土佩爾苦林注射。能奏良效。則勿徒以急進增量爲目的。須在未達極量以前。能收十分效果。換言之。卽勿使個體速失其對於注射土爾苦林之感受性。務使長久保持。此實土佩爾苦林療法上之秘訣也。

五注射用土佩爾苦林稀釋液調製上之注意　用器及用液　一、〇•五%石炭酸水或殺菌生理的食鹽水。(理想上以後者爲佳。然爲便於貯藏計。普通用〇•五%石炭酸水。)　二、土佩爾苦林稀釋液貯藏用暗色廣口罎(容量一〇竓)或小試驗管。使用之始。須行煑沸消毒或蒸氣消毒。溶液盡後。仍滿貯〇•五%石炭酸水。緊塞瓶口。則下次使用時。無須煑沸。　三、兩種殺菌吸液管。甲一〇竓。用有二分一竓之刻度。乙一竓。用有百分一竓之刻度。

稀釋法　舊土佩爾苦林、無蛋白土佩爾苦林、洛生巴黑氏土佩爾苦林等。原液一瓩中。含有土佩爾苦林一〇〇〇瓩。其稀釋法如下。

一　土佩爾苦林原液

一瓩中含土佩爾苦林一〇〇〇瓩故

注射器一筒(一瓩)中

一筒　一〇〇〇瓱

十分一筒　一〇〇瓱

二　五倍稀釋液

將原液一・〇石炭酸水四・〇相混

一筒　二〇〇瓱

十分一筒　二〇瓱

三　十倍稀釋液

將原液〇・五石炭酸水四・五相混

一筒　一〇〇瓱

十分一筒　一〇瓱

四　五十倍稀釋液

將十倍稀釋液〇・五石炭酸水四・五相混

一筒　二〇瓱

十分一筒　二瓱

五　百倍稀釋液

將十倍稀釋液〇・五石炭酸水四・五相混

一筒　一〇瓱

十分一筒　一瓱

六　五百倍稀釋液

將五十倍稀釋液〇・五石炭酸水四[・五相混

一筒　二瓱

十分一筒　十分二瓱

七 千倍稀釋液

將百倍稀釋液〇・五石炭酸水四・五相混

一筒 一瓩

十分一筒 十分一瓩

八 五千倍稀釋液

將五百倍稀釋液〇・五石炭酸水四・五相混

一筒 十分二瓩

十分一筒 百分二瓩

九 一萬倍稀釋液

將千倍稀釋液〇・五石炭酸水四五相混

一筒 十分一瓩

十分一筒 百分一瓩

一〇 五萬倍稀釋液

將五千倍稀釋液〇・五石炭酸水四・五相混

一筒 百分二瓩

十分一筒 千分二瓩

一一 十萬倍稀釋液

將一萬倍稀釋液〇・五石炭酸水四・五相混

一筒 百分一瓩

十分一筒 千分一瓩

一二 五十萬倍稀釋液

將五萬倍稀釋液〇・五石炭酸水四・五相混

一筒 千分二瓩

十分一筒 萬分二瓩

若準備上記十二種稀釋液。則可隨時使用萬分一兓至一〇〇〇兓之隨意量。

稀釋液貯藏上之注意　稀釋務用新鮮溶液。理想上用殺菌食鹽水（〇•八至一•〇%。）以石炭酸水。每次須另行調製。用石炭酸水者。可使用一星期。但須貯於暗冷之處（冰室最佳）無論如何。溷濁者不可用。

六土佩爾苦林之種類及用法　現時發表或販售之土佩爾苦林。有一百餘種。其根本性狀相同。最堪代表其性狀且屢經臨牀家實驗者。爲古霍氏舊土佩爾苦林暁近啥炙人口之無蛋白土佩爾苦林或洛生巴哈氏土佩爾苦林。言其意義。可稱爲稀瀳舊土佩爾苦林。余今日尙愛用舊土佩爾苦林。因其反應度少。故雖有人謂無蛋白土佩爾苦林。使用尤便。然舊土佩爾苦林。苟用稀釋度較大者。其便亦同。吾人寧用反應性甚微弱之舊土佩爾苦林也。唯須警告者。愼勿徒以急進增量爲目的。而沒土佩爾苦林之微妙作用也。

茲就代表的二三製劑及其用法。概述之如左。

甲古霍氏舊土佩爾苦林 Alttuberkulin Koch　將結核菌。培養於甘油百布頓肉汁上。經六至八星期後。將全液一併用流通蒸氣殺滅。經一點鐘後。置於重湯煎上。濃縮成十分一。集其濾過液而加〇•五%石炭酸水者是也。主成分爲四〇至五〇%甘油百布頓蛋白質。含有結核菌體及其產生毒素之抽出物。

注射量輕熱患者•體質薄弱者•土佩爾苦林過敏性顯著者•（披爾開氏反應顯著者。）初量千分一瓱。體質較强壯者。初量百分一瓱。細細注意各種反應。極徐徐增量。例如某患者之注射量如下。

千分一瓱	千分二瓱	千分三瓱	千分四瓱	千分五瓱	千分六瓱
千分七瓱	百分一瓱	百分二瓱	百分三瓱	百分四瓱	百分五瓱
百分七瓱	十分一瓱	十分二瓱	十分三瓱	十分四瓱	十分五瓱
十分七瓱	一瓱	二瓱	三瓱	四瓱	五瓱
六瓱	八瓱	一〇瓱	一二瓱	一四瓱	一七瓱
二〇瓱	二五瓱	三〇瓱	三五瓱	四〇瓱	五〇瓱
六〇瓱	七〇瓱	八〇瓱	一〇〇瓱	一二〇瓱	一五〇瓱
二〇〇瓱	二五〇瓱	三〇〇瓱	三五〇瓱	四〇〇瓱	五〇〇瓱
六〇〇瓱	七〇〇瓱	八〇〇瓱	一〇〇〇瓱	一〇〇〇瓱	二〇〇〇瓱

注射進行上。速使其量增大。不若使全注射經過中絕對無反應而告終。用此方法。不能不預期長期注射。故其始須視患者之情形。若不能受長期注射。則寧自最初即不用舊土佩爾苦林。而用無蛋白土佩爾若林。至舊土佩爾苦林注射之最終量（即極量。）亦因個人狀態而異。並無一定。患者能長期忍耐。注射進行良好。則期

達〇・五至一・〇克。然余已反覆論述。總須視患者個人狀態。以爲終始。非可預以一定極量爲標準也。土佩爾苦林注射。治療肺結核。僅爲一種補助療法。何能以一定極量爲標準而謂達此極量則治療之事已終耶。

乙無蛋白苦佩爾苦林 Tuberkulin A. F 製法上之原則。全與舊土佩爾苦林無異。所異者。結核菌之培養。不用甘油百布頓肉汁而用無蛋白培養液。將培養液蒸濃時。不用高熱。蓋舊土佩爾苦林。有效菌成分外。含有肉汁中百布頓蛋白質。注射後現出之熱反應。幾分因此蛋白質之作用而起。故以爲苟能除去。則注射後之反應必減。能無熱而速行治療。因是用無蛋白培養液。製成本劑。然用本劑注射後。其反應亦非甚微弱。縱比較的無反應。然其效果能淩駕舊土佩爾苦林否。觀前項所論述。蓋可知矣。本劑用量用法。一以舊土佩爾苦林爲準。唯對於過敏患者。亦每可用百分一瓱以上之量。開始注射。

丙古霍氏新土佩爾苦林 Neutuberklin T. R. 將強毒結核菌培養。在眞空乾燥裝置內乾燥之。用瑪瑙乳鉢。將乾燥菌研成粉碎。混和蒸餾水。用強力遠心裝置。使之分離。則上層成透明乳白色。最下層生泥狀沈澱。此上層透明液。命名曰 T. O.。其性狀略與舊土佩爾苦林相同。泥狀沈澱。再乾燥粉碎。加蒸餾水。行遠心分離。此操作反覆數次。終變爲全部透明液體。此液命名曰 T. R.。加二〇%甘油。即爲新土佩爾苦林。蓋難溶於水之恩特託幾新成徵細粉末狀而混和浮游於甘油水中者也。一竓中含有固形分一〇瓱。故稀釋液中所含菌成分之量如下。

一、新土佩爾苦林原液一筒(一竓中) 一〇瓱

二、十培稀釋液一筒中 一瓱

三、百培稀釋液一筒中 十分一瓱

四、千倍稀釋液一筒中 百分一瓱

五、萬倍稀釋液一筒中 千分一瓱

古霍氏謂注射初量千分二瓱。增量、較舊土佩爾苦林尤須注意。極量二〇瓱。

丁古霍氏菌乳劑 Neutuberkulin-Bazillenemultion 亦將强毒結核菌培養。乾燥粉碎。每克混和蒸餾水五〇竓及甘油五〇竓。長久用振盪裝置。十分混和。作徵細菌粉末乳劑。使之沈澱。取其上清液。卽爲本劑。一竓中含有菌體成分五瓱。舊土佩爾苦林。含有結核毒素。新土佩爾苦林。含有結核菌體成分。而本劑反是。菌體全部不經水洗而成乳劑者也。用本劑注射。以促其形成對於菌體全成分之抗體。此殆爲本劑最大特徵。

稀釋、用生理的食鹽水。作稀釋液時。須將原液釐振盪。注射時。又須將稀釋液釐振盪。因本劑爲菌浮游液故也。各稀釋液中所含菌體之量如下。

一、菌乳劑原液一筒(一瓱)中　五瓱
二、五倍稀釋液一筒中　一瓱
三、五十倍稀釋液一筒中　十分一瓱
四、五百倍稀釋液一筒中　百分一瓱
五、五千倍稀釋液一筒中　千分一瓱
六、五萬倍稀釋液一筒中　萬分一瓱

若患者全身狀態良好。則注射初量千分一瓱。注射後起反應者。及衰弱患者。初量萬分一瓱。本劑稍有解熱作用。

戊混合土佩爾苦林 Gemischte Tuberkulin　如上所記。新舊土佩爾苦林及菌乳劑。所含菌成分。稍有差異。故治療上各有特徵。近時將此兩者適當混和。同時注射。將結核菌之毒成分。概輸入患者體內。期使個體免疫更速。此卽所謂新舊土佩爾苦林結合療法也。例如佐多博士所作混合土佩爾苦林。其比率如下。

舊土佩爾苦林　一
新土佩爾苦林　三
菌乳劑　六

將各原液混合注射。初量百分之一瓱。

更有與古霍氏製劑稍異之代衣的二三製劑。不唯製法上各有特徵。且各作巧妙稀釋液販售之。其目的。在注射時能依嚴正規定。以行增量。每次僅增微量。以期絕對無反應。卽如下。

己代尼斯氏土佩爾苦林 Denys's Tuberkulin　僅將結核菌培養濾過。其濾液不煑沸。（與舊土佩爾苦林異。）蓋以爲煑沸則有效毒素成分破壞也。本劑不含甘油。在眞空中熱之。不可濃縮。販售者有稀釋液八種。其濃度之差。多爲十倍。

庚倍拉奈克氏土佩爾苦林 Beraneck's Tuberkulin　將結核菌培養濾液。在眞空中濃縮之。其培養液。不用人土百布頓等蛋白質。蓋以爲自有毒培養液中使土佩爾苦林遊離而集之。仍不失治療上之特性。卽集他種土佩爾苦林所有利點者也。販售者有稀釋液十五種。其濃度之差。不爲十倍而爲兩倍。注射增量。常爲前次之一倍。始終如是進行。可謂最絕對無反應微量注射。

辛倫特門氏土佩爾苦林 Landmann's Tuberkulin　用食鹽水或甘油水。漸漸將結核菌加熱。成攝氏五十度至一百度。而屢次浸出之土佩爾苦林毒素也。販售者有稀釋液五種。濃度各異。本劑爲一種菌浮游液。其性狀與古霍氏菌乳劑相似。

以上八種土佩爾苦林製劑。爲現時最馳名之代表的製劑。

壬洛生巴黑氏土佩爾苦林 Tuberkulin Rosenbach's　與無蛋白土佩爾苦林無異。

在經六至八星期之結核菌培養上。將絲狀菌重複培養。經十日至十二日。採取此混合培養。加石炭酸。研成粉碎。濾過。更加培養基之濾過液者也。其毒性少。因是注射反應度輕微。然吾人由學理上不能認此製劑勝於舊土佩爾苦林。洛生巴黑氏自己。特主張此製劑於外科的結核有偉效。

癸富里特門氏製劑 F, F. Friedmann's Tuberkulinpraeparate 此製劑稱為生活結核菌製劑之嚆矢。蓋使龜感染人類結核菌。由罹患龜之結核竈。得一種結核菌培養。此結核菌尚有人類結核菌性狀。然對於人類。已失傳染性及毒性。近年此製劑聳動歐洲醫界耳目。然至今日尚無人確證其效果。

子卡爾斯噴雷爾氏伊克 C. Spengler's I.K. 免疫物質。非由血清得之。常蓄積於赤血球中。於既行人工免疫之健康人及動物血液。加某種作用。由蛋白質及血色素。使免疫素游離而得之。蓋一種受動的兼企動的免疫製劑也。販售者。有一號至五號稀釋液五種。注射初量。用第五號○・一瓩。

倘有人欲知此外各種土佩爾苦林。可就余所著『最近土佩爾苦林療法』一書觀之。

七土佩爾苦林內用療法　此療法最拙劣。無須多述。密雷爾 Moller 氏應用一種抗酸菌。製出內服劑。名曰土佩洛特加潑賽倫。Tuberoidkapseln 其成分為結核菌乳劑○・○○○二瓩。(內結核菌物質○・○一瓩)替毋退因 Timothein ○・○○

一瓩。蟻酸鈣〇•〇一克。小兒罹閉鎖性腺結核者。用之最宜。日本有佐多博士之迦耶可土佩爾苦林。其所適應。以潛伏結核症爲限。

第三節　血清療法

此爲受動的免疫。所應用者。爲以結核菌物質免疫之動物血清。從來有數種。最有名者。爲厤拉利亞諾 Maragliano 氏治療血清。厤爾莫雷克 Marmorek 氏抗結核血清。日本有佐多博士之結核血清。關於治効。諸家報告各異。吾人未知其良否。尚待今後研究。

第四節　特殊藥物及特殊化學療法

治療初期肺結核。依極有規律之衞生榮養療法及土佩爾苦林療法兩者。常能治愈。然往往須併用一定藥物。以催進其治愈。吾人總稱此等藥物可曰特效藥。又晚近化學療法之曙光。對此方面。漸多希望。此等藥物。於病期進行之肺結核。亦應用之。

一特殊藥物　自昔所謂特殊藥物。自今日視之。其最多數。對於肺結核症。並無特殊作用。其作用。僅以催進食慾榮養•輕減加答兒•分泌等爲主。故正規衞生榮養療法。殆常不用此藥物。然善應用之。亦不爲無補。況晚近化學療法之經驗。在此範圍內。尚頗有研究之餘地乎。此種藥物中其主要者如下。

甲　結麗阿曹篤・迦耶可爾及其誘導體

結麗阿曹篤 Kreosotum 西曆一八三〇年。雷亨巴黑 Reichenbach 氏始應用之。以治療結核症。一八八七年。包却爾特 Bouchard 及奇姆倍爾脫兩氏。復應用之。宿美爾勃洛脫 Sommerbrat 氏。熱心讚揚之。謂爲肺結核特效劑。雖不能防止結核菌之發育。或停止其破壞作用。然對於一般病勢。稍能奏功無疑。其原因。在催進食慾・消化健胃及將腸管消毒。減少氣管枝分泌等。今示其一二處方例如下。

處方

Creosot	結麗阿曹篤	〇・〇二五
Menthol	薄荷腦	〇・〇一
Rad. Succ. et. Liquor. Q. S.	甘草末	等分適量

右爲一丸、自一日三次二丸爲始、每四日增一丸、至一日全量六十丸。

Creosot	結麗阿曹篤	〇・〇二五
Ferro. lact.	還元鐵或乳酸鐵	〇・〇一
Menthol	薄荷腦	〇・〇一
Rad. Succ. et. Liquoric. Q. S.	甘草末	等分適量

右爲一丸一、日三次三丸至十五丸。

Creosot	結麗阿曹篤	○・一五
Liq. arsenicos.	亞砒酸鉀液	十滴
Rad. Succ. et. Liquoric. Q.S.	甘草末	等分適量

右爲十六丸、一日三次四丸。

丸劑往往難消化，故不若用左方。

處方

Creosot	結麗阿曹篤	○・○五—○・一

右容於膠囊一個、一日三次一個至三個。（一日全量二十個爲止。）

同時若用肝油・托爾拔爾撒姆・甘扁桃油・松節油等。（二個膠囊中加○・二至○・三。）德國醫家好伍用鈣及燐。例如下。

處方

Creosot	結麗阿曹篤	○・二五
Calc. Phosph.	燐酸鈣	一・○

右容於膠囊每食時服。

（未完）

人身血壓昇降之研究及其療法

吳旭初 譯

「吾人之血壓 Blood pressure 如有所失調反常，吾人將用何法自述之乎？」發此問者，其人已多至不可勝數，則直截而答之曰：「汝自己始終無從得而自述之。」即在內科醫家，苟欲診察其人之血壓，是否失調，是否反常；亦須藉精密之醫學方法，始能加以論斷。其法乃檢查其人之臂部血管，而記錄其血之壓力如何；此實一巧妙之方法也。

如檢查血壓後，而得高低反常之結果；則必再於異時異狀態之下，加以多次之診察，而各記其所得之度數；例如於病者坐時，立時，以及用力後，分別加以診察是也。蓋因同一人焉，其血壓之度數，必不能時時相等；萬不能因暫時間之高下，遽誤認其人血度之反常也。

檢查血壓之器，乃一含有水銀之玻管，管面刻有公粍數 Millimeters。男子當二十歲時，其平均血壓為一百二十公粍；而二十歲之女子，則平均為一百十公粍。且無論居何年齡，女子之血壓，總較同年齡之男子低去約十度之譜。以大多數人而論，年齡每增二歲，則其血壓往往昇高一公粍。譬如人當二十歲時，其血壓爲一百二十公粍；則於四十歲時之血壓，或將爲一百三十公粍；於六十歲時，或將爲一百四十公粍是也。

且人之血壓，按諸同年齡之平均數，或不免有高下之殊；而不能遽認爲有反常失調之病態者。其高下之差，往往有三十度之距離；卽謂按諸平均數，時而昇高十五度，時而低去十五度。然其人之血壓，仍爲健全照常，而不得謂爲病態。依著者之經驗，曾見生活極有節制之人；於刺戟神經使生影響之事物，絲毫不犯。（血壓每因受神經之影響而致其度數增高；）然察其血壓，則並不因其年齡每增二齡，而有一度之昇高。往往見有血壓居一百十五度，或一百二十度，繼續至十年或十五年之久，而並不昇高者。其人殊多，且爲目擊之事實焉。

血壓之高下，除因年齡而異，與因男女而殊之外，尙有他種原因在焉；然其人之血壓仍須視爲照常無病。或因人之體質肥碩而異，或因個人之性癖而殊；早暮晝夜間有變遷；多力與孱弱者不同；運動時，疲勞時，睡眠時，刺激時，恐怖時，坐立之姿勢有所改易時，甚至氣候寒煥燥溼有所轉移時；凡此種種情況，均足使其人之血壓，呈露一種顯著之影響。第一日事過境遷，外界之情況苟有所變更，則其人

德華醫學雜誌 第一卷第十一號

血壓所受之影響，卽不復現，或則稍加治療，卽回復舊觀甚易易也。

惟血壓昇高，經年累月，終不見瘳；則當然爲病態之一種，而不容以等閒視之。且其人往往身多疾病，直接或間接，大概係血壓昇高爲之厲階。甚者體力從此敗毀，而不克復振；其原因亦不外乎是。吁可畏也夫。

血壓昇高如繼續不減；則往往有幾種痼疾，相因而至。如長年頭痛，中風症，心臟衰弱，白賴氏病，Bright's disease，不眠症，消化不良，血液瘀積，甚至某種精神錯亂症。是以吾人最宜注意而研究之者，卽爲血壓之所以昇高，其原因果何在乎？苟發見其因，則可知所以趨避或除去之方；而其不良之結果卽可以免矣。

世人常以爲血壓昇高，大都爲動脈變硬 Arteriosclerosis 之結果。其說究竟當否，似宜先爲一度之究焉。夫血壓昇高與動脈變硬，二者恆有聯帶關係，此乃確然無可疑者。惟醫家對此世說，則不能無疑；且以爲實犯「倒果爲因」之病。何則？蓋抱有動脈變硬症者，其中之半數，並不見其血壓一定昇高：卽有之，昇高之度數亦殊微弱。而抱血壓昇高反常症者，如歷時較久，則其動脈必致變硬而後已。

此類病症之經過，大抵其人之日常生活，先有某種之癖嗜，或者其血液循環之時，感受毒質；於是其血壓，乃不能不昇高。血壓之度數苟增，必致令其血管內層之易於感覺部分，受其影響，而有低度之發炎，遂使其血管之膜壁加厚。倘此類發炎現象繼續不息，則遲早之間，其血管之膜壁上，必有石灰質黏附而積貯之。如是日復一日，血管之膜壁亦日厚一日；至終，其人遂有動脈變硬之特殊症狀矣。

是故吾人卽推本窮源，以求血壓昇高之原因究竟安在？然此一問題也，醫家對之亦聚訟紛紜，意見難以一致。吾人苟欲所發表之意見立於不敗之地，不妨將各專家所認爲血壓昇高之原由者，臚列而並舉之；綜其大別，約得六端：卽

藥物　食物　黴菌　暴露　工作過度　心境異常等是也。

無論何種藥物，苟服不輟，成爲習慣；則直接間接之中，均能使血壓昇高。專家數輩且信藥物之服食，每有相因並進之趨勢。譬如苦開音 Cocaine 之爲性，服後足以使血壓昇高，使精神呈緊張狀態；是則不啻爲常服嗎啡之先驅。蓋因嗎啡服後，血壓可以降下；而緊張之感，亦可減輕故也。

以鄙見而言，凡藥物之類，與血壓昇高及精神緊張，終不免有嫌疑之關係。蓋常服藥物者，其神經系，消化器管，肝腎各部，不能不受其影響。此外尙有其他原因，足以流爲疾病之媒介。是以吾人服藥成習之癖，總須未犯者勿犯；已犯者力戒爲是。嘗見世人之服藥，每以有病爲藉口。不知人苟有病而至於必須服藥之境地，卽其病已臻於必須延醫之時矣。何勿延醫診視，遵醫家之命而始服之爲愈乎？例如酒精一物極易使人受其欺。寒時飮之，則使人覺爲煖；力疲時飮之，則覺爲强而有

力；貧乏時飲之，則覺爲富有；蓋酒精飲後之頃刻影響，無非使人血壓降下。苟繼續飲之不輟，則最後之效果，必致使人動脈變硬；而其腦肝腎各部，受害尤著。是以其實際之效果，恰與其初時彷彿可覺之効果，絕然相反；謂爲欺人之物，不亦宜乎？

其次所當討論者，爲食品問題。曩時著者對於血壓昇高之症，往往疑其原因爲「多食」，後乃信其爲不確。第食物過多，對於血壓昇高症，雖不能負其直接之責任；然或爲招致禍害之最大分子。蓋食肉過多，最足以招惹斯症；而其他之食品，苟食之不當，亦足以致害。吾人之食品中，苟肉類用之有節，佐以充分之果蔬，以新鮮綠色者爲上品，最爲適宜之食品。若謂屏除肉類，絕對蔬食，更於人生有利云云，著者實未見其特殊益處果何在也。惟有數種病症，必須戒除肉類，爲期非數月不爲功；且於雞蛋麵包，亦不宜恣食無節；否則其病難以奏效，或致增劇。若抱血壓昇高症者，雖清淡食品，卽不應多食；濃厚者更無論矣。此乃當然之事也。

邇來有人罹血壓昇高，白賴氏病 Bright's disease，及其他相聯而起之症而死者；年祗四十三歲。其妻顧余，欲知乃夫究緣何症致死。余乃列舉其生前種種嗜癖，且又牙部喉頭時有膿血淋漓，其毒因之徧布全身；醫家雖勸其從速治愈，毋任蔓延，不顧也，竟遷延至數年之久；此亦致死之一因。其妻云：「吾夫每日三餐，劃一不紊，從未有所增減；何遽至死？」余乃喟然語之曰：汝夫身罹種種疾病，如牙部膿血常流，傳染性之喉部扁桃腺，流行性感冒等症；然所以致死者，實此「劃一不紊之每日三餐」爲之祟也。他日汝苟欲於其墓地，建碑鐫字以爲來者戒；則除上述之數種疾病外，「劃一不紊之每日三餐」一語，切勿忘之。

細嚼緩嚥之習慣，於血壓昇高之人，最爲有益，蓋如是則咀嚼需時，不至有進食過多之弊。且食物苟能咀嚼極透，卽足以增加口味，所進之量較少，亦可得飽。有專家數輩，以爲食品苟煎熬燔炙，調味過於甘美，每足以招致血壓昇高，動脈變硬，以及他種疾病云云。其言之究竟當否，姑不深論；惟食品調味烹飪，如過於甘美，確能刺戟口腔之味神經，使人易犯多食之弊，而爲血壓昇高普通原因也。

又有研究血壓昇高問題之學者，以爲血壓昇高其原因基於其體中之自醉。而自醉之發生，乃緣食物不能充分消化，致有渣滓毒質積貯於體內之故。關於自醉之所以釀成，現有二種不同之主張。其間孰當孰不當，當待日後之證明，今固未易言焉。惟既有血壓昇高之病者，每日須有通暢之大解兩次；且注意其小溲之中，能否不含有印狄開 Indican 之成分；此固不刊之論。

又其次，吾將述爲血壓昇高原因之二端，卽暴露與工作過度是也。夫現代人之生活，迫促奮迅極矣。無論身心兩方面，莫不如是，亦爲血壓昇高症之重大原因。

是故吾人若爲一已之野心大欲所鞭策，疲神勞精，不知調節；則其結果之將一蹶而不振，可立而待。如繼續不息之活動也；有類狂易之猛進與努力也；劇烈之競爭也；社會中之對抗與逐鹿也，凡現代社會現代商業之形形色色；均直接足以爲血壓昇高之厲階，此實無可疑者。

暴露於風雪嚴寒之中，及其他有妨衞生之各種環境下，苟多歷年所，亦足以致血壓昇高。若暴露不息，又加以工作過久，則其爲害，當更倍之。

病毒傳染，於今極盛。如病蛀之齒牙，或喉頭之扁桃腺，均足以致傳染。蓋因病菌能產生毒質，一經入人體之循環系內，遂傳播全身。此類病菌所生之毒質，亦爲血壓昇高之原因，類此之症，已數見不鮮矣。血壓昇高之基於病菌毒質，非徒多年不愈之傳染症如是，卽傳染猛烈之症亦能致之，如傷風及流行性感冒等症是也。

常見身感拂羅症"Flu"之侵襲者，卽病臥在床，遍身疼痛，寒熱或高或低，蓋已徧體爲傳染性之病菌所攻入矣。其人當此之際，雖不能不稱之謂「病人；」然其病似不甚劇，可以不必在家休息；過一二日，卽可外出工作。然一轉瞬間，其病復作；往往須經二三星期之久，始能治而去之。無他，蓋因其人初次病作時，不肯在床多臥幾天，俟全愈後始外出故也。如斯徵象經過之後，有時其小溲中發現蛋白質蓋其腎臟部分，已大受其影響矣。且有身帶疾病至數年之久，而從未覺察者。其人健康之衰退，實於初次感拂羅症"Flu"時肇其基。苟一旦向人壽保險公司請求續保，一經醫生考驗體格後，乃知其人實有血壓昇高，腎病，及其他重要病症，而認爲不合格矣。

讀者諸君如欲避免無論何種痛菌傳毒之危險，則於此一金箴不可不遵守：卽謂「無論何疾，苟有寒熱隨之而至，則萬不宜等閒視之」是也。例如偶感傷風，並無寒熱，或者無甚大礙，儘可起坐或在室中行動；若非恐傳染他人，甚至外出工作，也無不可。苟傷風時覺身熱附之而作，則一切事務，一切工作，祇能暫時一律能休；臥床休息，延醫服藥；須俟實際痊愈，始能起床。是故吾人如偶感拂羅症"Flu"之侵襲或傷風時，苟有寒熱；可以將溲隨時檢查，以期得悉腎部是否無恙，能不至被病菌侵入否？

風濕骨痛症，尻骨痛，神經作病等症；往往因齒牙腐蝕，喉頭扁桃腺及其他所謂 Focal infection 之毒質蔓延所致。此類病毒，如任其蔓延作祟，不加治愈，往往足以使人得血壓昇高，及動脈硬化等症。

最終，吾人對討論血壓昇高與心境關係之一問題，對於此一問題，著者之深求博覽，鈎要窮源，已歷有年所，所得之證據頗多；均足以證明凡恐怖煩惱憂慮等一切心境，皆能使血壓昇高；久而久之，其人之健康，必有大受其害者。且血壓昇高苟繼續不已，其人心境之中，往往出一種嗜進藥物之要求，其物雖有大毒，無益而有害，不之顧也。

然亦有心境之恐怖煩惱憂慮等狀態雖同，而其結果，則適與之相反。此亦事實之常有者。著者曾目擊多人，心懷煩惱憂慮，經年累月，不能寬懷；迨察其血壓，乃並不加高，反呈異常低下之傾向者；而頹唐悲愁困倦無力等形態，每伴之而作。數年前，余曾診察一少婦，其人之神經過於敏銳，已半呈精神錯亂狀態。其血壓之變遷，速而異常。每當其偶爾得極細微之不如意事之前或後，一察其血壓之昇降，則見其相差之度數，竟有五十公粍以上者；有一次診察之時，乃有二十至三十公粍之上下者；蓋因感情方面錯亂不寧故也。此類因心理的影響，而致血壓呈高度昇降之現象者，並非不常見之事；特注意者之不多耳。凡驟然之刺戟失望盛怒鬱氣，皆足以使其血壓立生變遷。其變遷之度數，自百分之十至百分之二十五不等。是以易於感情用事之人，其血壓時有高下之殊；其人之循環器官，必須加以多少之調節，實爲一顯而易覩之要圖也。

與血壓昇高聯帶而來者，當有一互相循環之惡影響，在卽需求藥物是也。例如血壓昇高之由服食某藥物而成者，苟昇高愈甚，則其需要此藥之心愈切，而其所需之量亦愈多。若其血壓增高由於心境而致者，則病者往往訪求藥物服之，使錯亂不寧之神經，得獲片時之安適。二者之原因雖不同，然久之必均爲藥物之奴隸，而不能自振矣。

宗教之皈依，亦爲安恬心境之一道，其所生之影響，往往與健康極有益處。昔有一婦，其血壓昇至一百六十度時，於某日乃誠心歸依宗教。察其血壓，驟然降至一百四十度，是某日之集會受洗禮，不啻爲其人起死回生之一日也。又有一居心不誠實之男子，夙有外遇，不令其妻知之；其人之血壓，往往昇高至一百七十度至一百八十度之譜。某日忽翻然改悔認過，歸依宗教；其人之血壓，乃不期而降至一百四十度許，亦可異矣。

此外又有因某部器官罹疾，致成官能的血壓昇高者 functional high pressure 。若祇令病者變易其心境，則亦未必能使其血降低；此則吾人所宜辨別之者。

此後吾人所欲討論者，卽爲對於罹血壓昇高之症者，將若之何以處治之之問題是也。余之處治方法，每勸病者充分休息。一方以藥物療之，期限久暫不等，數星期或數月，均未可知；以驗病者之血壓能否因此得有下降之成效。無論男女，其血壓苟昇至二百度，或竟過之。余意在數星期內，祇能令之安眠，不令其起坐行動。其食品則祇能飲以提去乳油之牛酪 Buter milk ，或以撇去浮油之牛乳 Skimmed milk 與去油之牛酪，和而飲之。如常有便祕之傾向，則於其進食時，和以鮮果及蔬菜，每一日一次爲度。

若有血壓昇高症者，最好能每日限進二餐。肉類雞卵麵包等品，用之亦宜有節制。第每餐量的問題，比食品之種類問題，尤爲重要。最注意之一點，卽萬不可多食是也。若夫既有血壓昇高之症，體重又復加增，則更屬非宜，必須設法以減少之。其法宜將食量按週逐漸遞減，以至屆適當之體重爲止。此外尚有一要點，未曾述及；卽病者對於極端用力之事，必須切戒。如行路時奔逐街車，或忽然奮其膂力之類均是。突然暴怒，亦宜力避。總之病者對於用心用力食物舉動各端，均須處處知所節制。若經過數星期之充分休息後，外出照常辦事亦可。辦事時間，祇得占其平日之一部分，其餘均爲休息時間。苟能如是，余意大致與病體無甚妨礙。他日或得終其天年，與未病者無二，未可知也。

有人一生之血壓，總比他人爲高；此亦常遇之事實，而不容忽視者。其故蓋因此人之血系親屬，大都爲血壓較高之故。苟時時加以診察，卽可見其人之血壓，並不十分昇高，年齡雖增加上去，而其血壓則並不與之遞昇。

總之吾人之血壓，卽有時發見稍稍昇高，不必驚惶無措，目爲病原。苟能將日常生活習慣，稍加更改；輔以休息娛樂其血壓自能低降，回復舊態。此乃常覩之事，讀者所不容不知者也。

夫血壓過高與血壓過低，皆爲病症；然其間實有顯而易見之不同處。蓋血壓低降苟逾常度，必有多種病象發覺，則病者當然知所延醫服藥，以求治療之方。若夫血壓過高之病，則往往一無病象可見，病者且自覺大概尚爲舒適。則其爲害，勢將有噬臍莫及之懼。著者夙所主張之辦法，則爲每年作一度之健康檢查是也。

血壓昇高病證明之後，欲令其降低，頗有單簡而又自然之療法，且往往極有效驗，毫無流弊。若既知其病矣，於所以致病之原不知痛改，仍令其繼續爲虐；則無論如何神方靈丹，恐終難奏效。血壓昇高症苟尚不甚劇，則下列各法，亦足以稱爲有價值之療法；茲姑述之如左：

（一）運動　活潑之體育運動，苟練至發微汗爲度；每能使血液之大部分，分佈於肌肉之內；皮膚下之血管因而放大，呈微紅色澤，與中酒無異。第飲酒後之皮膚發紅，每有不舒適之反動，隨之而至；而運動所得之效果，則無此流弊，且較能經久，凡身患血壓昇高症而並不甚劇者，各種運動，均宜視作常課而爲之。若能擇一空曠地方，身御輕鬆適體之衣以練習之更佳。

（二）推拿及摩擦　如病者身體已憊，淹滯床上，不能爲各種用力之運動；或有心臟過弱，動脈硬化等症；則運動與沐浴，均須用力，頗不相宜。不如施以推拿及摩擦之法較爲得益。

(三) 沐浴　溫湯沐浴，可以使人皮膚下之血管放寬，心臟寧靜；故可以令其血壓低降。如病者覺有心緒不寧，神經興奮，暴躁不眠，頭涔涔然等現象時；不妨試爲溫湯浴。所謂溫湯浴者，卽謂其水之溫度，在華氏表九十六度至九十八度之譜，冷水浴後，加以用力之摩擦，亦能發生反響，暫時間令血壓降低，如用溫湯浴，必須浸在水內數分鐘，始能收血壓降低之效；時間以十五分至四十五分爲度。苟用冷水浴，爲時務須極短。又有鹽水浴及鹽水摩擦方法，苟常常用之，可以獲倍稱之功效。

(四) 日光浴　日光浴如用之得當，於降低血壓，極有價值。因日炙之作用，不第可使血液分佈於皮膚各處；且皮膚受日炙成黑，亦是一種生理的發炎作用，可使人於一度曝於日光之後，血液常能流入皮膚各部，經數日不變。惟施以日光浴時，頭部務令有所蔭蔽，否則反無益而有害。

(五) 自然睡眠與休憩　自然睡眠與休憩，直接間接均能令血壓降低。吾不知此人一遇血壓昇高，心神緊張之時，或於高年神經不寧之際，何以每喜求不自然之方法。如服食含有毒質之藥，致成痼癖；而莫識變易其食品，安慰其心境，屏除種種爲血壓昇高之因者，以爲救治；可謂愚罔極矣。是故吾人如偶感血壓昇高，或心境緊張不樂，祗須求諸沐浴及運動等方法，卽能奏效。

（六）清淡之食品　廢除食品中所和强烈之香料及調味品。吾人如欲與高度血壓爲敵，可將各種天然食品，時加變換，則風味最勝，不可不知所領略之。蔬菜穀類水菓硬殼果等類，均不含有戟刺血壓昇高之性質，食之極宜。惟硬殼果及豆莢等類，苟食之過多亦能爲患。合乎常度之消化作用，卽使食物經過消化機關之各部分時，不至於某一部分中，停留過久。如是則不至因消化不良，而有血壓昇高之毒質發生。是則消化適度不啻爲保持血壓不失常度之一法也。

（七）心性的原因可以降低血壓　欲使消化良好，胸懷愉快亦一要點。蓋心境愉快，可以影響伐沙馬托神經 Vasomotor nerve 而促進血液循環，卽間接可以影響血壓之高下也。是以克己自制工夫，直爲控制血壓最有功效之樞紐。嘗觀此人欲降己身之血壓，每好旁求虛僞無實效之方法，及利不敵害之藥品。其法不一，茲不得不一述之，以冀喚起注意焉。嗎啡之爲物，非特功能止痛，且足以使人覺舒愉暢，而得安眠。是以世人趨之若鶩，故其流毒亦最烈。又吾人欲求血壓降低或欲免神經的緊張，每好取酒精而飲之此吾人所習知者。飲後暫時之間固未嘗，不能收效。然其結果，必致使動脈因之硬化，而血硬遂以昇高矣。他若勃洛梅特 Bromides 及頭痛藥粉，亦能使神經寬舒，一時之間，稍免緊張之感。若欲賴之作永久治療方法，則受其欺矣。

世有自忖爲身罹血壓降低之病者，余茲敢謹貢一言。若汝之心臟健全無恙，且精神抖擻，毫無病態；則不必因血壓降低，而致憂愁煩悶。或者汝之家屬，均出於低血壓之血系，亦未可知。是則汝之低血壓，當視爲健康之朕兆，而不容視爲疾病之證據也明矣。若夫血壓昇高之症，全然或一部分基於心理的原因者，苟力持袪除憂慮煩悶之一法，或能使之降低。反之，血壓降低之症，若因神經衰弱所致者；苟能使心境轉變，亦足以使血壓上昇。是故神經衰弱，不啻一種天然方法，使善感易怒之人，不至因興奮過甚，而有爆烈不可收拾之虞。邇來余曾診治一多年神經衰弱之症，其人之血壓低時，僅九十五公粍；高時亦祇一百公粍；診察之後，余乃百方譬解，使其深信其疾已漸次告瘥。其人乃欣欣然復事舊業；虛構之幻想，巡逡不去之疾痛，彷彿已淡然若忘。於是食能飽，寢能安，未幾果得霍然勿藥。當此之際，其血亦漸上昇，竟至一百十五公粍，與常度業已相差無幾；而其每晨必發之頭痛，亦已渙然不復作矣。是以吾人年齒將屆高齡，苟察其心臟健全無病，卽有血壓降低之象，非特不足爲病，且亦可欲之事，此則余所深信而不疑者，曾見多人血壓降低至一百十度，有時更較此數爲下，然均氣體極佳，精力瀰滿，與少年人無殊。

如有病血壓昇高症久者，常能使其心臟之力痿弱衰退。蓋因歷年以來心臟竭力掙扎，務使其富於養分之血液，經由日見收縮之血管，以達其全身之組織；於是其心臟以努力過久，激射之力遂漸見衰退，是謂第二級之血壓降低 "Secondary low pressure"前此類症狀，吾人應施以適當無弊之方法，以冀一方面强其心臟，一方面使其血壓得以昇高。幸也吾人天賦寶藏之中，富有種種憑藉，對於血壓昇高，用之極效，而不必旁求危險性之藥物，轉滋流弊矣。

（一）活潑之運動，以能發汗爲度。

（二）深透之腹部推拿，或用綳帶束住腹部。

（三）以冰囊鎮心（每次以十五分鐘爲度，）可以刺戟心臟，使其力量增進。

（四）冷水深時間適中，不過久，亦不過速。以期皮膚接觸冷水，可以使皮膚內血管收縮；促進血液，流入心臟。

（五）飲水多量，並用多量水灌腸，一時間可使血液容積增多。

（六）短時間之熱水浴，可將血壓暫時昇高。深呼吸與他種運動，亦頗有裨益。腹部包纏，在某種病狀內，亦有益處。

讀者諸君須知最穩妥之方法，卽無論男女，其年齡苟一逾二十五歲，每年須倩醫家舉行健康檢查一次。如血的考驗，尿的分析，血壓的測驗，以及其他種種應加注意之簡便檢查，均須爲之。若夫澈底的考驗，當然依病者之年齡，及其生活之大概狀況而定。惟上述之數種檢查，對於發見高年人之隱疾，極關重要，故不可不一年一度行之。且此類因高年而起之衰頹病症，大概無甚徵象發露於外，故本人往往未必覺得有病。惟施行尿與血壓之檢查，始足以迹象而得之，而識其人之體質，已未老先衰矣。（青年進步）

產科臨牀雜錄

丁名全

一、妊婦嘔吐 Xyperemsis grairdarum

原因　神經關係虛弱及萎黃病者亦多發之

療法　輕者禁飲食一晝夜，次日漸漸進之，先由稀液再進硬食，如再不能進食，當給與藥劑，

可客因　○，二

白糖　三，○

分十包服之

或

握來克新 Orexin Casicmn ○，三（每日服二次每次服一粒）

或

重者請醫師注射因蘇林 Insulin 十單位至二十單位。再重者只有助之小產或早產。

二、小產或流產 abortus

原因　甚多。

治法　初時出血希少爲時不久者可用靜臥及內服鴉片

治療之。若出血時久而多當延醫生治之。小產完全與否，無論如何必請醫察視之，否則有血崩之危，若婦女前有過小產，則第二次姙娠期不當多運動及做勞力事件。

小產出血過多時，當卽求醫治之，否則有性命之危，急救之法，宜服過量的糖水或鹽水，方如下

糖三十份　水百份

冷水或冰塊放在腹部，亦可臨時止血，止血針非有醫師診看不得胡亂注射。

三、陣痛微弱 Metrakinesis

原因　甚多

治法　宜服咖啡或濃茶或酒類或樟樒精，否則當請醫診治之，有時因膀胱大腸積住過多，此等當首先去除之，此病來時心中不可過急，產婦可按時盡力休息，以備二次陣痛加强，陣痛藥劑不宜在此多用。

四、產褥熱 Puerpesal fieber

原因　分娩之際不潔之物入子宮，因之而發，故產時最宜潔淨。

治法　病來後，須請專門醫師治之。最要處卽須預防，預防之法，產前後大小便宜通，陰唇宜用彭沙水洗滌過；或用酒精消毒，所用之布帶均宜淸潔，姙婦未

產前如有瘡瘍或感冒等時卽宜治之，否則于婬內可以發生疾病，小心起見婬婦常檢查體溫及脈數，一有寒熱卽須請醫診治，蓋病時過久大半不可治故也。

五、產後血崩 Alonische Nachblntung

原因　大半產生太快之故，多產者產生過遲者皆可患此症，

治法　用手指輕輕將子宮揉擦束腰，用重物覆置腹上(沙袋最好)冰塊放在腹上均可，內服麥角液等藥出血過重者當速請醫診治否則有性命之憂

嬰兒之養育及保護

Uon Dr, Brauns

陳雨亭譯

一、嬰兒食品。以母乳爲最佳。每日食乳。至多不過八次。又初患乳少者。應按時哺兒。一二日後。則乳自多矣。

二、自晚間十時。至翌晨六時。不可令小兒食乳。

三、哺乳以八個月或十個月爲限。不可太久。

四、切勿於天氣熱時。使小兒停止食乳。

五、僱用乳母。必須請醫生驗其有無花柳病及肺癆。

六、用牛乳代人乳者。須加開水及乳糖於其內。例如牛乳一百克蘭姆。則須加水二百克蘭姆。乳糖四克蘭姆。

七、小兒食乳後。口內之乳汁。不可用手拭出。

八、婦人在哺兒時期。所用食品。可隨已意。

九、勿使硬物（如針及自來火等）入小兒之耳鼻內取垢。

十、勿用沐浴身體之水。洗小兒之耳目口鼻。

十一、小兒沐浴。宜用溫水。

十二、小兒身體如受創傷。當隨時請醫調治。

十三、小兒臥處必須乾燥。

十四、小兒衣服及寢被。宜以白色布料爲之。

十五、小兒手足。須使動作自由。

十六、切勿用橡皮或他種不透水之布置諸小兒身下。

十七、小兒當夏日酷暑時。以不着衣服爲佳。

十八、小兒居住之室。必須空氣流通。日光可以射入者爲佳。

十九、天氣熱時。宜將小兒置諸清涼之地。

二十、初生小兒。在天氣清朗之時。每日必須二三小時。用搖藍將其推至花園或戶外。使得呼吸新鮮空氣。半月及一月之孩童。則無論若何天氣皆可。

二十一、如小兒眼內或臍部生膿。則須卽時請醫診視。

二十二、倘小兒消化不良。則須卽時延醫診視。在醫生未到之先。只可令其少飲溫茶。

二十三、小兒如有發熱或痙攣等病。必須立刻延醫診治。

二十四、切勿令小兒匍匐在地。

二十五、小兒玩具以簡單及堪洗濯者爲佳。

德華醫學雜誌　第一卷第十一號

金雞納注射劑

巴苦諾恩之臨床實驗摘要

Ueber Bagnon

(一) 巴苦諾恩對於肺炎之効果

醫學博士小田氏謂巴苦諾恩吸收容易。且無副作用。對於輕症肺炎。倘能於其初發時。卽行注射。則得於最短時日內而全癒。又如重症病人。雖發病後經過多日者。能頻行巴苦諾恩之注射。奏効亦甚顯明云云。

(二) 巴苦諾恩對於流行性感冒之効果

醫學士小川氏謂巴苦諾恩對於流行性感冒。依余之實驗結果。評論如左。

(一)在初期時。卽有比較高熱性之重症病人。以巴苦諾恩四竓或五竓。於靜脈內注射之。得以退熱。

(二)凡以鹽酸金雞納或阿司匹靈等所不易退去之潮熱。用靜脈內注射法。每囘注射五竓之巴苦諾恩。經數囘後。必可退熱。

(三)退熱後。頭痛。腰痛。關節痛。咳喇等之附帶症狀。亦可迅速消失。

(四)靜脈內注射法。似較皮下注射爲有効。且少副作用。

(五)在靜脈不顯之婦人時。雖有注射失敗者。然此劑因皮下亦可注射。故並無危險云云。

(三)巴苦諾恩在婦人科疾患之鎮痛作用

醫學士岡部氏謂巴苦諾恩對於因子宮附屬器而誘起之疼痛。有特殊之鎮痛作用。絕無鹽酸嗎啡等痳醉劑之副作用及中毒作用。且功効遠在彼等之上。至効力持久一層。尤非他劑所能企及云云。

(四)瘧疾之注射療法

田原氏謂自五六歲起至十歲之瘧疾病人。注射巴苦諾恩二回(每回二瓩)即能退熱。成人之瘧疾病人。在靜脈內注射巴苦諾恩二至三回(每回五瓩)大抵可以退熱。至副作用一層。比諸內服之時。大可減少。而効力反爲的確。並謂瘧疾方面。自此注射療法發現以來醫家與病家受惠匪淺云云。

(五)巴苦諾恩對於腸窒扶斯之注射

中野氏謂在腸窒扶斯時。以巴苦諾恩在皮下注射四五回。大多數可以退熱。且無何等副作用及障礙。故凡熱性初期病人。有試用巴苦諾恩之必要云云。

中外醫事年表自敍

陳邦賢

任公有言，『今日所需之史，當分為專門史與普遍史之兩途，』又云：『治專門史者，不惟須有史學的素養，更須有各該專門學的素養，此種事業，與其責望諸史學家，毋寧責望諸各該專門學者，而凡治各專門學之人，亦須有兩種覺悟；其一，當思人類無論何種文明，皆須求根柢於歷史，治一學而不深觀其歷史演進之跡，是全然蔑視時間關係，而茲學系統，終末由明瞭。其二，當知中國今日學界，已陷於歷史飢餓之狀況，吾儕不容不亟圖救濟，歷史上各部分之眞相未明，而全部分之眞相亦終不得見，而欲明各部分之眞相，非用分功的方法深入其中不可，此決非一般史學家所能辦到，而必有待於各學專門家分擔責任，此吾對於專門史前途之希望也。』邦賢讀此不禁有所感焉，今之專門學者，孰肯研究其專門之歷史，而史學家又不欲研究其專門史也。醫藥史者，紀述醫藥演進之專門史也，邦賢寢饋於此者十餘年，輯成中國醫學史，藥學史，疾病史，防疫史，中外醫事年表等若干種。此編之所以名年表者，以其年歷史實，各書所紀也，考中外分紀之年表，其書頗多，如紀中國者，有歷代帝王年表之類，紀外國者，有四裔編年表之類，若編年之史，尤為宏富，如竹書記年，通鑑綱目，古史紀年等書，要皆以年為經，以事為緯，使讀者能瞭然於史蹟之時際關係，邦賢何敢相與頡頏，僅能爲一種研究醫藥者之賬簿而已。邦賢自中國醫學史刊行後，而國內一般醫學校，均列醫史爲學科，頗引起國人之注意，今茲中外醫事年表刊行，亦正希冀國人研究醫藥者，研究其醫藥之專門史，俾明瞭醫學系統之科學及其全部分之眞相也。

邦賢初次脫稿，始於十五年秋，適室人劉錫華病歿，余酷嗜研究醫藥之歷史，有若天性者，錫華頗多協助，及錫華歿，遺兒女九，家庭中變，自丁卯以迄戊辰，先君槐庭公，先妣李太夫人，又相繼見背，哀感無已，邦賢遂不復再作有系統之研究矣。此稿曾經廈大國學研究院學術會議審查，任爲研究專門史資料之一，今春檢閱舊笥，積稿盈篋，閎闓兩兒復爲之謄錄多日，勉力告成，惟邦賢學殖荒落，曾未稍加孳勘，其紕繆舛誤矛盾漏略之多，又豈俟論，倘蒙不吝金玉，痛予別裁，斯則邦賢之所馨禱以求之也。民國十八年二月二十日邦賢自述

德華醫學雜誌 第一卷第十一號

問答欄

（來函一） 主筆先生賜鑒鄙人開業泰州已歷數載平時診治各症均頗順利乃近日忽遇一久年神經痛病人非常棘手爲特馳函請教望不吝指示一切爲盼茲將病歷述之如下患者黃金才年三十五歲業硝皮身體素健惟性喜飲酒日非罄三四杯不樂如是者已七八年矣兩年前突患肋間神經痛 Tnter cost al neural gie 及眶上神經痛 Supraorbital neural gie 發作時眼部及胸部疼痛不堪每至飲食俱廢大聲呼號屢延西醫診治均不見效病人因之異常悲觀時起厭世之念其家人亦憂急萬分遍訪名醫求治甚切日前因友人之介紹來診於余余索閱以前他醫之處方箋則見止痛劑如 Aspirin, Phenacetin, Coffein Pyramidón, Pantvpon, Morphin 等均已用過卽新藥如康普樂 Compral 及 Gelonida antinenralgica 亦莫不在採取之列據稱諸藥中以 Pntopov 及嗎啡爲效惟止痛之時間極短康普樂服後昏沈欲睡疲乏不堪且止痛功效亦頗微弱余思諸醫僅治其標故無成績余不妨爲之注射 Vaccineurin 併囑病人嚴禁酒類及刺激性食物以療其本乃施治以來一月於茲竟無功效余欲施行神經結節切除術及神經展長術 Nernen dehnung 病人又報不可因是一籌莫展未識　先生有否良法或特效藥劑倘蒙不吝賜教希卽快郵示知爲盼專此卽請

道安

泰州醫師張德和敬上

（來函二）執事先生賜鑒敬啓者鄙人治療膀胱炎等尿道疾病素喜應用烏羅特羅屏 Urotropin 服後莫不奏效如神乃近二月中此藥忽然失效有時且刺激膀胱增劇病象恐病人服法差誤或藥房誤配他劑惟檢查之下均無疎失因是不解其故望　先生有以教之

保定醫師杜保恆謹上

（來函三）記者座右鄙人前用凡拉蒙一藥功效卓著近因一時不及購買試將佛羅拿耳及靡藍密篠各等分混和而代用之乃竟效力大遜因知良藥固不可倣製也但市間逐利者多若是之贋造品恐不免十居一二未識除認明包裝外有否鑑別方法望示知爲感此請

道安

廣州醫師陸其昌鞠躬

（答書下期批露）

本誌投稿簡章

本誌刊行宗旨。在普及新醫學及衛生常識。彼此發揮思想。研究學術。而促進醫藥界之進步。公共衛生建設之實現。

一 投寄之稿或自撰或翻譯，或介紹外國學說而附加意見，其文體不拘文言白話或歐美文字均所歡迎。

二 投寄之稿望繕寫清楚並加標點符號。

三 凡稿中有圖表等，務期明瞭清潔書於白素紙，以便直接付印。譯外國名詞須註明原字。

四 投寄譯稿請將原文題目，原著者姓名出版日期及地點詳細叙明。

五 稿末請注明姓字住址，以便通信，至揭載時如何署名聽投稿者自定。

六 投寄之稿揭載與否，本社可以豫覆，原稿者預先聲明並附寄郵資者可還原稿。

七 投寄之稿俟揭載後，本社酌致薄酬如下：(甲)單行本二百份 (乙)本雜誌 (丙)書券 (丁)現金

八 原稿請寄上海梅白格路一百廿一號德華醫學雜誌社收爲荷

民國十七年十一月十五日出版

△德華醫學雜誌第十一號

主幹者 醫學士 丁惠康 上海梅白格路一百廿一號

藥學主任 藥學博士 丁名全

醫學主任 醫學博士 丁錫康

出版者 德華醫學雜誌社 上海梅白格路一百廿一號

總發行所 醫學書局 卽愛文義路巡捕房南首

（廣告刊例函索卽寄）

定價表

每月一冊	全年十二冊
零售每冊大洋三角	郵費國內二分 國外八分
預定全年特價大洋二元四角(原價三元六角)	
郵費國內不加	國外九角六分
新疆蒙古日本照國內 香港澳門照國外 郵費代價作九五折以一分四分及一角爲限	
郵章如有改動隨時增減	

定閱諸君如有詢問事件或更改住址通信時務將 一 定單號數 二 定戶姓名 三 原寄何處 三項詳細開明方可遵辦實緣定戶太多簿冊繁重非此三項無從檢查難免仍有誤寄特先聲明

Deu Hua Medizinische Monatsschrift

德華醫學雜誌

Yerlag: E. Yoh Medical Press, Shanghai, Myburgh Road 121

德華醫藥學會出版 上海梅白格路一百廿一號醫學書局印行

I Jahrgang: 第一卷 | April 1929 | No. 12. 第十二號

編輯者 Herausgegeben von: 醫學博士丁名全 Dr. med. M. T. Ding 醫學博士丁錫康 Dr. S. K. Ting M. D. 德醫學士丁惠康 Dr. W. K. Ting

撰述者 Unter Mitwirkung von: 醫學博士尤彭熙 Dr. med. B. C. Yuh; 醫學博士王畿道 Dr. med. C. D. Huang: 醫學博士江俊孫 Dr. med. T. S. Kiang: 醫學博士朱仰高 Dr. C. K. Tsue: 醫學博士李元善 Dr. med. Y. C Li; 醫學博士李梅齡 Dr. med. M. L. Li: 醫學博士李中庸 Dr. med. C. J. Li 德醫學士杜克明 Dr. K. M. Doo: 醫學博士金問祺 Dr. med. W. K. King: 醫學博士胡定安 Dr. med. Ping. Hu 醫學博士周景文 Dr. med. K. W. Chow. 醫學博士周綸 Dr. medL. Chow 醫學博士周君常 Dr. med. C. T. Chow 德醫學士張森玉 Dr. S. N. Dschang; 醫學博士俞鳳賓 Dr. med Voonping yu 醫學博士曾立羣 Dr med. L. K. Tschen: 醫學博士曹芳濤 Dr. F. D. Zau M. D.: 醫學博士趙志芳 Dr. med. C. F. Chao; 醫師蔡禹門 Dr. Y. M. Tscha; 醫師陳邦賢 Dr. P. I. Chen; 醫師孫祖烈 Dr. T. L. Sun; 醫學博士孫克錦 Dr. med. K. C. Sun 醫學博士顧祖仁 Dr. med. T. C. Koh

EUKODAL

德國怡默克廠 總經理

上海興華公司 南京路沙遜房子

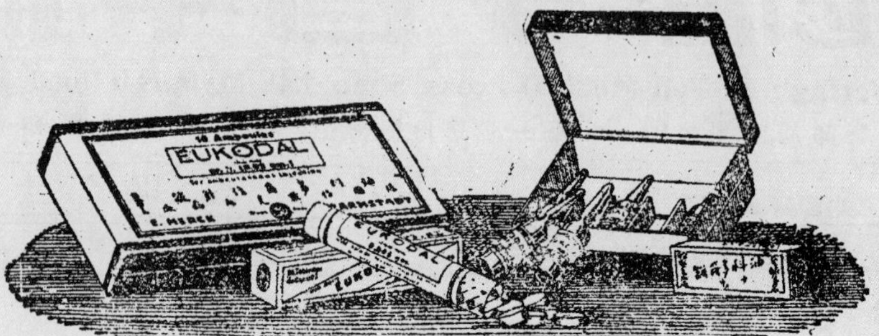

油科達爾

用法

安神咳嗽每次可服半片至一片

止痛每次可服一片至兩片最多至四片

油科達爾

止痛鎮靜醫藥界多藉重麻醉品然皆含有毒性亦易養成習慣性致使用之者有欲却不能之勢怡默克藥廠有見及此欲矯此弊是以特發明一種新藥定名

油科達爾

其功用與各麻醉品相等然毒性毫無已經內務部化驗認可批准行銷即日日用之亦無習慣性所謂習慣性者即如飲酒者思飲吸紙煙者思吸是此則不然用以治病病愈後可隨時不用故欲

鎮痛安神莫如用油科達爾

油科達爾可治咳嗽氣喘腹痛牙痛神經痛再如乾性水胸膜炎胃潰傷十二指腸炎心肉炎等以能安蹤亦有用以戒除雅片者

E. MERCK, DARMSTADT

上海集成藥房公記有限公司

J. D. CHANG & COMPANY, LTD.

Chemists & Druggists

Cabfe·Add:	54 NANKING ROAD	Telephone
"Chamieus"	SHANGHAI	C. 7533
Shanghai		7.34

本藥房創設多年備蒙社會信仰茲因擴充營業重行改組添加公記總發行所遷至南京路拋球場口五十四號新屋內容外部大加整頓專售泰西各國原料藥品醫院醫生應用器械上等香料化粧物品並設專廠製造補身家用良藥選貨精良定價低廉批發格外公道如蒙賜顧無任歡迎

集成藥房公記有限公司謹啓

總發行所　南京路拋球場口五十四號　電話中央第七五三四號

製藥廠　英租界泗涇路十二號　電話中央七五三四號

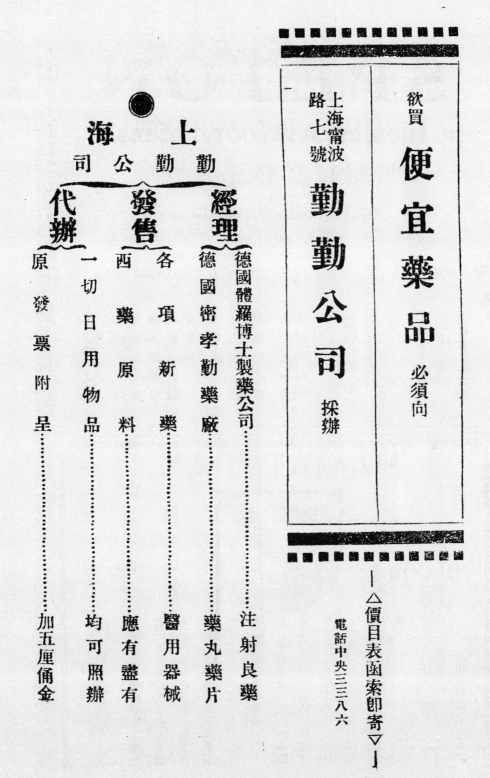

SPETON

Ideales Anticoncipiens

fettfrei, sauber und von sicherer wirkung.
Zuverlassiges Vaginaldesinficiens
bei
Fluor albus, Parametitis und Erosionen

TEMMLER WERKE BERLIN-JOHANNISTHAL

Literatur und Arzteproben durch unseren Vertreter:

THE FAR EASTERN DRUG TRADING CO.
9a HANKOW ROAD, SHANGHAI

史斑通

出類拔萃的制育良藥絕無油脂非常純潔功效確實可靠

用於

白帶子宮鄰組織炎及腐蝕等症爲膣道消毒劑應驗如神

泰勒化學廠
柏林育海司
泰

中國獨家經理
金山洋行
上海漢口路九號

HAMATOPAN

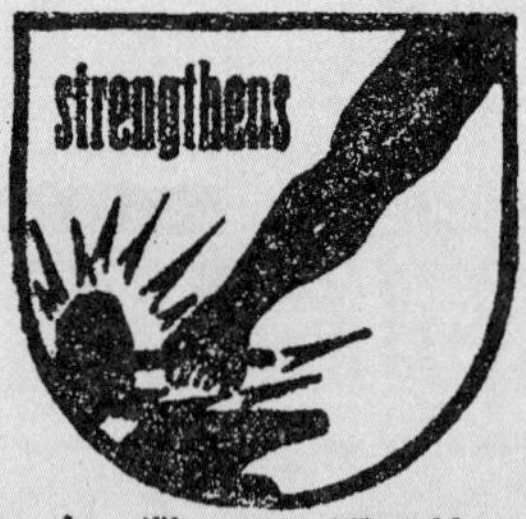

BLOOD & NERVES

海馬土朋

此藥爲紅血色素鐵質與麥精等份配合而成爲治療佝僂病身體衰弱神經衰弱貧血萎黃病肺病瘰癧胃口及身體衰弱等症聖品在歐西已盛行二十五載醫家無不贊賞者此外有海馬土朋內加砒質鐵質極亞哥爾碘溴砂等數種又有加鈣質一種產婦及乳兒用之特佳因其能健骨益神故也樣品及說明書請正式函索即奉上

金山洋行
上海漢口路A字九號

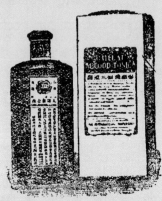

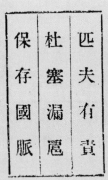

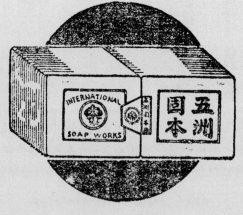

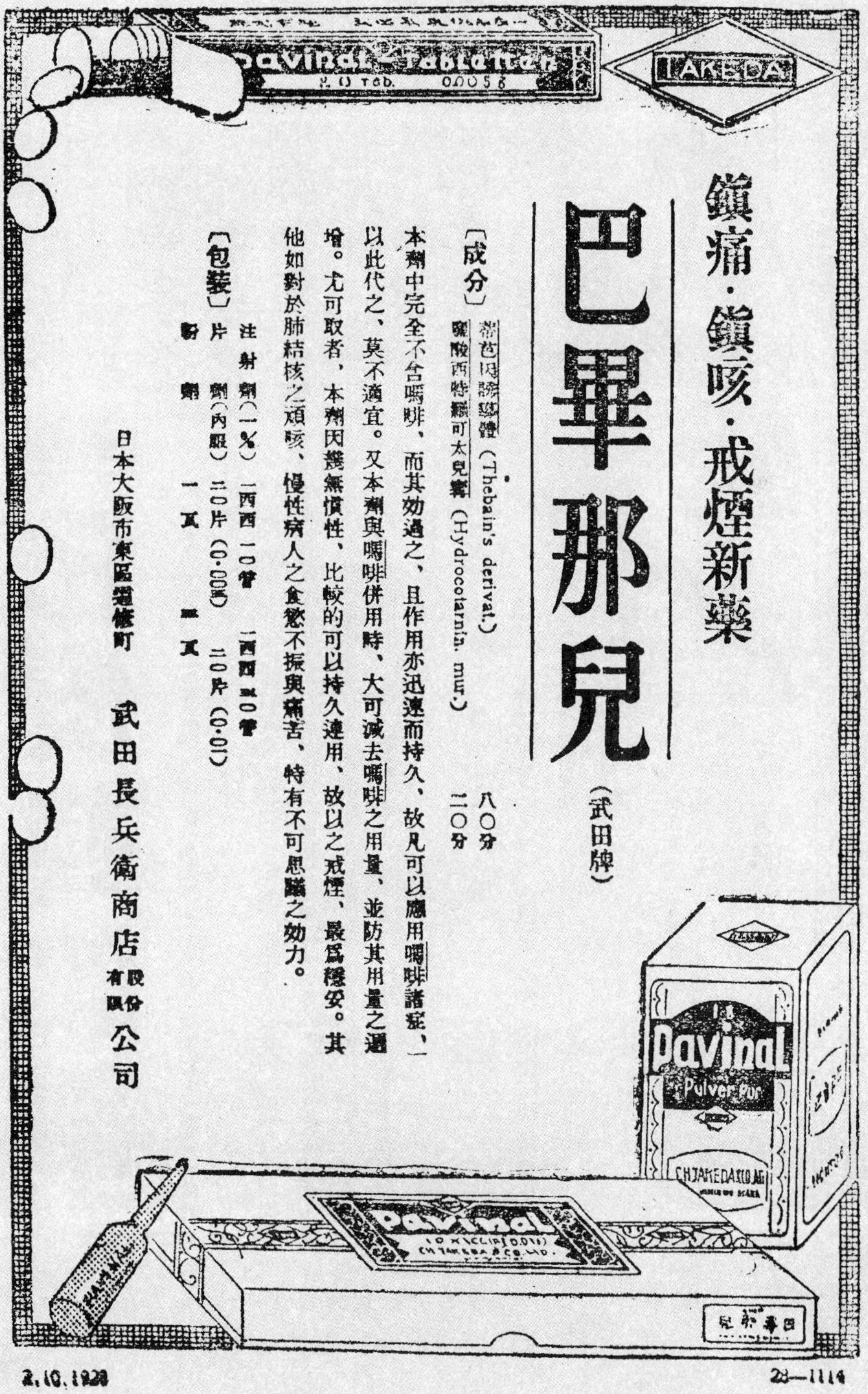
鎮痛·鎮咳·戒煙新藥
巴畢那兒
(武田牌)
TAKEDA
Pavinal Tabletten
Pavinal
Pulver
〔成分〕
蒂芭因誘導體 (Thebain's derivat.) 八〇分
鹽酸西特羅可太兒寧 (Hydrocotarnin. mur.) 二〇分
本劑中完全不含嗎啡、而其効過之、且作用亦迅速而持久、故凡可以應用嗎啡諸症、一以此代之、莫不適宜。又本劑與嗎啡併用時、大可減去嗎啡之用量、並防其用量之遞增。尤可取者、本劑因幾無慣性、比較的可以持久連用、故以之戒煙、最爲穩安。其他如對於肺結核之頑咳、慢性病人之食慾不振與痛苦、特有不可思議之効力。
〔包裝〕
注射劑(一%) 一西西 一〇管 一西西 五〇管
片劑(內服) 二〇片(〇·〇〇五) 二〇片(〇·〇一)
粉劑 一瓦 五瓦
日本大阪市東區道修町
武田長兵衛商店股份有限公司
2.10.1928
23—1114

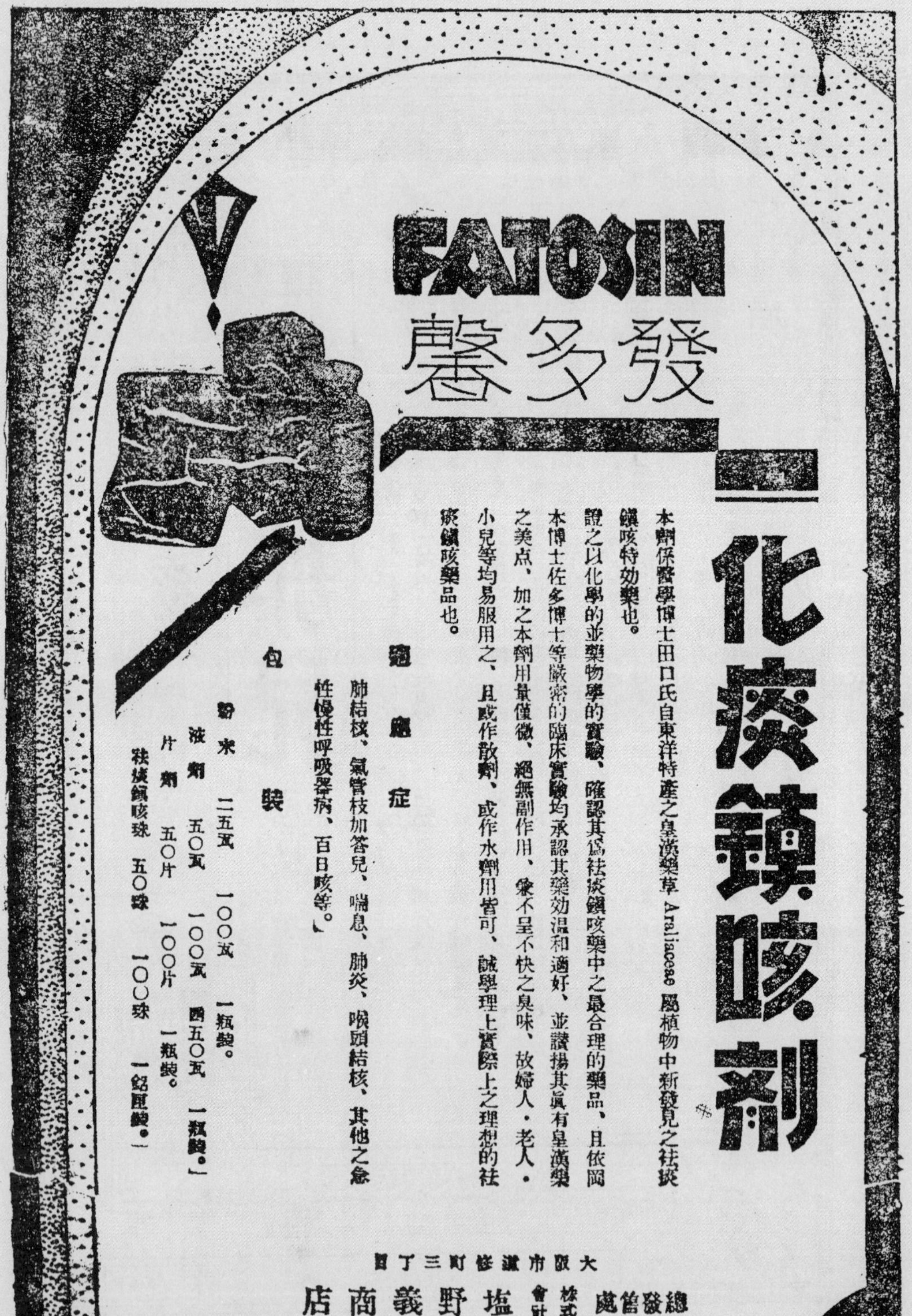
FATOSIN
發多馨
化痰鎮咳劑
本劑係醫學博士田口氏自東洋特產之皇漢藥草 Araliaceae 屬植物中新發見之祛痰鎮咳特効藥也。
證之以化學的並藥物學的實驗、確認其爲祛痰鎮咳藥中之最合理的藥品、且依岡本博士佐多博士等嚴密的臨床實驗均承認其藥効温和適好、並讃揚其具有皇漢藥之美点、加之本劑用量僅微、絕無副作用、兼不呈不快之臭味、故婦人・老人・小兒等均易服用之、且或作散劑、或作水劑用皆可、誠學理上實際上之理想的祛痰鎮咳藥品也。
適應症
肺結核、氣管枝加答兒、喘息、肺炎、喉頭結核、其他之急性慢性呼吸器病、百日咳等。
包裝
粉末 二五瓦 一〇〇瓦 一瓶裝。
液劑 五〇瓦 一〇〇瓦 兩五〇瓦 一瓶裝。
片劑 五〇片 一〇〇片 一瓶裝。
祛痰鎮咳球 五〇球 一〇〇球 一鋁匣裝。
大阪市道修町三丁目
總發售處 株式會社 塩野義商店

瑞士國汽巴藥廠監製

Society of Chemical Industry in Basle, Switzerland

ELBON 'CIBA,,

專治肺癆午後潮熱 **愛爾邦**

肺癆結核素稱難治東西醫家之所束手者也此症之潮熱惡寒盜汗咳嗽精神困頓胃口呆滯等症狀皆斯症漸次加重之明證尤以午後潮熱一症更宜留意然非採用除根絕源之法無以達其治療之目的也其法爲何即殺滅病菌消除毒素是已本藥廠本乎斯旨特製愛爾邦新藥藥性溫和効力確實能抗毒防腐對於斯症具有特效其治病之原理在抵禦結核菌之毒素助白血球蝕菌之力使發熱根源絕滅於是斯症之各種症狀從而消滅患者自覺精神振作食慾增加體魄康健抵抗力強大實近世治癆劑中最進步之品也

包裝 片劑管二十片每片含藥一格蘭姆 藥粉 每瓶二十五格蘭姆

詳細仿單及實驗錄樣品承醫生試用請賜簽名蓋印函索即奉

中國總發行處 上海交通路中新華大藥行

南方發行處 廣州市惠愛東路三四大新華公司

北方發行處 天津法租界亨達利洋行

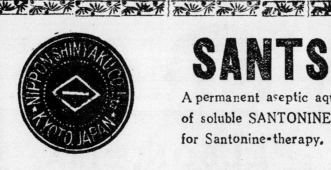

Deu Hua Medizinische Monatsschrift

Vol.1 *April* 1929 No.12

德華醫學雜誌

第一卷第十二號目錄

SIEMENS CHINA CO.

Simple Roentgen-apparatus

for

Radioscopy Radiotherapy and Radiography

for Direct Current

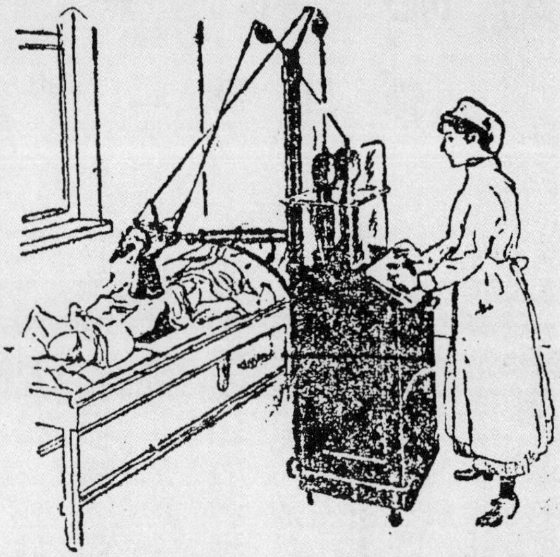

輕便愛克司光機

比機爲敝廠最新發明者運用靈便裝置極易既可診斷骨骼心肺腸胃各症及攝影又能用以表面治療各式皮膚症誠醫界不可不備之器械也敝廠備有暗室以便隨時試驗之用倘蒙惠臨參觀不勝歡迎之至

分行　天津　北京　濟南　重慶　南京　奉天　漢口　成都　香港　廣州

上海江西路二十四號　西門子電機廠啓

選購愛克斯X光器械須知

凡醫生。或病院。欲裝設愛克斯X光器械。應將以下諸端詳細指明之。

甲　所需電氣來源之情形。

乙　對於裝設此器之要求。

愛克斯X光裝設之價值。即全繫于此。

對於甲項。計有以下問題。

(一)或直流電。電壓力幾何。日間或夜間發電。

(二)或交流電。電壓力幾何。循環次數若干。日間或夜間發電。

以上一二兩條。係由公共電氣廠。供給電氣而言。

(三)或係自備發電機。與愛克斯X光器械。一同購之。

乙項計有以下問題。

(一)係欲透照。與時間治療。及時間照像。

(二)或係欲時間。兼速治療。與透照。及時間。兼速照像。

(三)抑或係欲時間。兼速。併兼片刻治療。與透照。及時間。兼速。併兼片刻照像。

此器之價值。按其要求而有增加。並按其所帶附屬品之多寡。而有不同。如附帶愛克斯X光筒。三脚架。安裝件。療病台。與療病附屬品。各若干是也。

茲請按照以上諸端。詳細註明。俾可具單開列價値

上海西門子電機廠啓

嘔吐論

朱森基

嘔吐者。吾人在各病中所常見之一症狀也。胃內存貯。汎濫外溢。是爲嘔吐。其故或消化機能。發生障礙。或消化器內。起化學的變化。或爲傳染病之先聲。爲神經系失常的作用。或延髓生病。侵及嘔吐中樞。故嘔吐雖爲常見症候之一。然原因綦繁。有時治療。殊覺棘手。醫者不可不加意診察焉。

就嘔吐之現象而言。可分爲三時期。初則胸前作悶。頭目昏暈。四肢無力。未能動作。口水頻來。是爲流涎。繼而病人頻俯其首。求去胃內之物而不可得。非常難受。是爲惡阻。最後始大吐。胃內存貯固體或流體物。由口外湧。接續而至。其甚者。由鼻孔而出。涕淚滂沱。是爲嘔吐。然經此吐後。病人汗流夾背。自覺舒泰。不過困頓達於極點耳。

嘔吐之物。隨病而異。(一)有澄清如水者。凡患胃內酸液過盛者。往往清晨空腹。卽吐清水數口。略帶酸味。病人所吐不多。無甚痛苦。(二)有關於飲食者。

如消化不良。酒肴過豐。或食品不潔。於是嘔吐。病人困憊異常。所吐之物。濃而且多。斯等嘔吐。在婦人受孕時。亦常遇見。又食後登高山。或旅行暈船。所吐含飲食物。傳染病如猩紅熱肺炎初起時之嘔吐亦然。(三)有含膽汁者。多爲傳染病危險時之嘔吐。如腦膜炎腹膜炎等。或爲肝部及膽囊本身疾病之表示。斯等嘔吐。不甚濃厚。呈黃綠色。味且酸。(四)有呈血色者。是蓋胃部由小血管破裂出血之故。或爲胃癰胃瘍之徵候。所吐爲鮮紅之血液。或呈黑色。帶有血塊。(五)有混潤若糞者。呈灰黑色。常發現於腹膜炎及腸窒扶斯之末期。(六)有含藥性者。在各種中毒時常發見。如中砒毒之嘔吐。及開刀後哥羅芳之嘔吐是也。

就臨床考察及病因而言。則嘔吐可分爲一，消化器病。二，慢性病。三，傳染病。四，中毒。五，神經系病。

一，消化器病。各種喉頭炎口腔炎及食管變窄食管痙攣。食後每每致吐。是蓋喉頭食道。感受激刺，阻礙飲食。不得自由吞嚥之故。至於胃病。嘔吐乃唯一症候。如消化不良。所吐多含食品。胃癰胃瘍。吐時心口劇痛。常帶血色。病人體質虧弱。形容消瘦。又如腸炎。亦常患嘔吐。慢性小腸氣。創傷的或傳染性的腹膜炎。嘔吐多爲危險之現象。初則僅吐食物。繼則吐綠水。甚至含糞。雖醫者急治。亦屬棘手。此外則在肝病。如黃疸肝部生瘡等。亦常遇見嘔吐。膽石症嘔吐常發現於劇痛時。是蓋膽石由膽囊內行動以趨食道之故。斯等嘔吐。多呈綠色。病人面色。黃而且瘦。腎臟症嘔吐。多於飯後數小時發現。所吐爲一種黏液。腹痛甚。其極點則在臍之上左角。約離開四五生的密達。斯症最難識別。醫者須詳加診察。

二，慢性病　肺結核之末期。往往因消化不易。或多服藥品。以致嘔吐。間或因咳而吐。消渴病之末期。慢性腎臟炎之昏迷期。嘔吐症狀。頗類腹膜炎。婦人惡性貧血症。嘔吐每帶酸味。清淡如水。頗似胃氣。斯等嘔吐。多爲不良現象。蓋病勢已不可以收拾矣。

三，傳染病　嘔吐每爲傳染病之先聲。常遇見於天然痘。猩紅熱。及腸窒扶斯之初期。猩紅熱之來。熱度甚高。惡寒喉痛頭暈。嘔吐食物或淩水。腸窒扶斯之第二期或第三期。亦能遇見嘔吐。霍亂則嘔吐最爲可怕。最易辨識。卽所吐完全是水。或胆汁。含米粒狀之混濁物。每一二分鐘卽吐一次同時腹瀉。口渴異常。並有手足厥冷。不省人事等症狀。此外則白喉丹毒肺炎流行性感冒。嘔吐均常所不免。婦人之產蓐炎。若遇嘔吐。卽屬可慮。急宜注意。

四，中毒　中毒之症候不一。隨所服毒品之性質而異。然必先之以嘔吐。此蓋人體抵抗作用。欲排毒物出外也。毒之中人。雖多由口入。然呼吸器及皮膚亦能收吸。如各種砒製劑之皮下注射。哥羅芳之嗅入是也。欲知中毒之性質。可視所吐之物。如酒精中毒。則所吐多含食品。燐中毒則吐綠水。或帶血色。黑暗中發微光。而有燐臭。砒中毒則覺口內乾澀。胸口作痛。嘔吐略似霍亂。炭氣中毒。則嘔吐每於午夜或清晨臥醒時。頭目暈昏。四肢困疲。開刀用哥羅芳或高加因過量之吸入。每易致吐。再誤服各種毒菌。因而嘔吐。亦係常見之事

五，神經系病　嘔吐可爲腦部受傷。腦出血。腦中生病。延髓生病之徵候。又遇視於腦膜炎。脊髓炎偏頭風。渴私特里等病。婦人受孕時之嘔吐。亦爲神經系功用失常之故。茲不詳述。

總上所論觀之。則嘔吐在各種疾病。均能遇見。殆無專治之藥。凡遇嘔吐。宜注意是否消化器本身之疾病。抑係其他。卽遇嘔吐者。爲一極平常之消化不良。亦當思及是否中毒。或病人本有慢性病。在傳染流行之時。若遇嘔吐而有寒熱。卽宜思及猩紅熱傷寒腦膜炎等症。如嘔吐屬於消化器本部疾病。則當詳察原因。嘔吐有無定時。所吐之色質如何。嘔吐之前有否痛苦。痛苦之部位何在。痛苦之程度若何。方能知病在何處。或爲胃癰。或係肝病。或係腦炎。如病人同時呈神經系方面的症狀。頭暈瘋癱。則宜思及腦部病菌。小便化驗則知是否消渴病。或慢性腎臟炎。由是知嘔吐雖爲常見之徵候之一。其關係不亦重且大歟。

至於治法。宜先規定飲食。嘔時一切飲食。均宜停止。僅能飲少量之淨水。然

後再與神經鎮定劑。如哥羅芳，以脫，高加因，巔茄，薄荷，臭銲，奴佛哥因，阿那雖信。等均能見功。

中毒時之嘔吐。不可制止。宜設法吐盡。可用吐藥。如吐根草藥之類。或注射阿伯嗎啡以吐之。或洗滌腸胃。俾毒質消除。再行適當治療。婦人受孕時之嘔吐。有服碘劑及苦味藥而見效者。神經系功用失常之嘔吐。只能用心理療法。至於腦中生病及脊髓炎等。多爲難痊之症。雖止嘔吐。亦無補大局焉。

法國李徽氏止吐處方。頗有價值。某法以葡萄酸及重曹並服。使其在胃內發生炭酸而得定吐功用。茲錄存之以爲本篇結束。

一，重曹　　三，五〇克　　蒸溜水　一〇〇克　　糖漿　　三〇，〇克

二，檸檬式葡萄酸　四，〇〇克　　蒸溜水　一〇〇克　　橙汁糖漿三〇，〇克

每遇惡阻發嘔時。先服一號大匙。繼以二號一大匙。止吐甚效。其他尚有屬於

眼科及花柳之四種。亦可歸入急性傳染病。但普通多另載。卽沙眼 (Trachom) 淋病。硬性下疳。軟性下疳是也。

病原體之所在　據前表所示。多數病原體感染人體。依血液循環排泄於體外。而入於排泄物及分泌物中。其抵抗力亦大。故此排泄物分泌物。或被其污染之泥土井水玩具衣服等。當傳染病流行時。須加注意。

對於由昆蟲咬傷而起之傳染病。注意驅除各種媒介之昆蟲爲要。

傳染經路　傳染經路有種種。所謂接觸傳染者。卽接觸附着病原之物體質而感染之者也。所謂空氣傳氣者。由空氣介紹吸入而起。或謂飛沫吸入傳染。患者喀痰中之泡沫咳嗽時。飛散於空中。例如晤談之際。吸入而被傳染者有之。亦有由飲食物而被傳染者。尙有由昆蟲之媒介。受創傷而被感染者。

病原體之侵入門　(甲自消化器侵入之疾病。爲腸窒扶斯 Paratyphus (類傷寒)。赤痢。虎列刺。結核菌等。　(乙)由呼吸器侵入者之疾病。爲實扶的里。流行性腦脊髓膜炎。鼠疫。結核。百日咳。流行性感冒。肺炎。等。　(丙)由皮膚侵入者。爲鼠疫。結核。癩病。鼠咬症。Werls (伐衣爾氏)病。瘧疾恙蟲病。狂犬病。破傷風。丹毒。再歸熱。多由瘡口侵入。(丁)其他侵入門。恐爲呼吸器及皮膚創傷而起之疾病。爲鼠疫。實扶的里之外。有發疹窒扶斯。猩紅熱。痘瘡。水痘。痲疹。風疹等。

潛伏期　病原體侵入人體時。各病原體。選擇其固有之寄生部位。寄生繁殖。始得發展其毒力。各病原體自侵入人體後。以至誘起傳染病症狀之日。略有一定。名此期間。曰潛伏期。但因病毒之量。毒力之相差。以及各人體質之抵抗力如何。而稍有差異。法定傳染病之潛伏期如下。

一，腸窒扶斯 二至三週。 二，(Paratyphus)(類傷寒)三至六日 三，發疹窒扶斯 四至十四日 四，赤痢(即疫痢)半日至八日 五，虎列剌 數時間至五日 六，實扶的里 二至五日 七，流行性腦脊髓膜炎 三至五日 八，猩紅熱 二至七日 九，痘瘡 十至十五日 十，鼠疫 二至十日。

前驅期 潛伏期既終。所現之疾病。爲全身倦怠，頭暈，眩暈，頭重，頭痛，食慾不振。四肢痛等。症狀不定。

症候 續發於前驅症狀。而發各病特有之症狀。各種初發症狀。有時對於病之早期診斷。極爲必要。急性傳染病之普通共同疾狀。爲稽留熱。弛漲熱，間歇熱，或爲全經過之熱型，或增進期之熱型。及減退期之熱型。腸窒扶斯發疹窒扶斯決定診斷及預後上。頗爲重要。腸窒扶斯發疹窒扶斯 (Paratyphus)(類傷寒) 症瘡，肺結核，丹毒再歸熱，等。略有固有之熱型。其他發熱時全身倦怠。頭重頭痛，口渴，舌苦，食慾不振。熱感，以及各種神經症狀者有之。

又腸窒扶斯○ (araatyphus)(類傷寒) 發疹窒扶斯。猩紅熱。虎列剌。痘瘡水痘等之經過中。現出特有之發疹。因此又稱爲發疹性傳染病。

須防消毒 凡負傳染病看護之任務者。須防消毒之觀念。不可須臾忘之。若怠於預防消毒。 不獨殃及己身。且危害於社會公衆者甚大。。故看護者之身體各部及衣類。倘與患者接觸。。皆須完全消毒。患者排泄物之消毒。更須格外愼重。至於患者食器衣服寢具或病室等消毒。亦不可忽。

人體對於傳染病之抵抗力　人體對於病原體之抵抗力。有一定度。雖一旦有病原體侵入體內。而人體內之組織。能與病原體爲防禦戰爭。此曰預防力。故人體强則免於罹病者較多。而呼吸器或消化器稍有疾病。或皮膚有外傷等之弱點者。容易被其侵犯。故爲看護者。不但不可怠於預防消毒。自己身體之健康上。亦必格外注意。

免疫　某種傳染病。曾有一次侵犯人體者。以後卽不致再患同一之疾病。是曰免疫。

保菌者與菌排泄者　此等外觀上。皆爲康健之人。然其體中保有病原菌。凡人體中雖有病原菌而不發病變者。謂之保菌者。凡保菌者之排泄病原菌者。以及罹病後保菌者排泄病原之病人。謂之菌排泄者。此等均須隔離。加以監視。否則傳染病流行。甚爲危險。近時以法律規定。卽此等保菌者。與傳染病者。須同等施行隔離治療。腸窒扶斯實夫的里流行性腦脊髓膜炎等多見之。其他非法定傳染病中。百日咳流行性感冒結核癩病等。亦多見有菌排泄者。

人工免疫與特殊療法　吾人對於傳染病。欲以人工的獲取免疫性。其方法如下。

人工的將病原菌或含有病原體之淋巴乃至組織。減弱其毒力。或殺死之。以此注射於人體。恰現出該病經過之輕度反應。因而獲得一種之免疫性者。是曰自動免疫。其施行於尚未罹病之健康體。而得達預防之目的者。是曰自動的預防接種。(Akti vemmunitat) 普通所行之種痘法屬之。其施行於巴羅疾病經過良好。而達治療之目的者。是曰華克清療法。(vacin Thro Raple) 例如鐵勃苦林法 (Tuber Culin) 是也。反之所謂被動免疫者 (Passive Immunitat) 將病原體注射於人類以外之動物。(普通多用馬) 使動物體中。得免疫性。以此含有免疫性之血清。注入於患者之體中。則患者頓獲一種免疫性。是曰血清療法 (Serumtherpre) 實扶的里(白喉)破傷風用本療法均奏偉効。

血清療法　本療法試用於實扶的里破傷風肺炎腸窒扶斯敗血症虎列剌鼠疫。凡一切傳染病。殆皆應用。其中效果最偉者。厥惟實扶的里血清。應用於血清療法之大多數。爲馬之免疫血清。但因反復注射。有起過敏症 (Anaphylaxie) 或血清病者。治療上須加以注意。

注射實扶的里血清而起之血清病。與血清之量有關係。凡一次注射六•乃至一五•立方糎者。有百分之六•四五。發生血清病。其用一〇〇乃至二〇〇立方糎者。有百分之八十五。發生此病。若連續數次將血清施行皮下注射。則血清病增加而且强大。乃屬當然之事。普通血清病之症狀。即注射部位之浮腫。發赤。更進而發熱。全身浮腫。瀰漫性萎痲疹。及淋巴腺腫脣疾病等。其甚者有貽關節强直者。是等症狀經過。自一二日及至數日不等。故當注射血清後。常須留意於此種症狀也。其較血清病更須注意者。爲過敏症。其症狀爲呼吸困難痙攣。休溫急降。甚至死亡。過敏症之發作。凡一週內反復施行血清注射者。其發作甚鮮。若至三週乃至八週間。施行第二次注射者。當皮下注射時。須十分注意。針尖均不可入靜脈內。若誤入之。即發呼吸逼迫體溫急降。而起脈膊細數。此時患者嚴守安靜。施行强心劑注射。必須監視至其症狀經過而後已。是以施行血清療法之時。最好一次注入多量之血清於皮下。若尙不足。則每日或間日施行皮下注射。務於一週內完畢之。則過敏症庶可避去。至於血清病之發生究鮮。不必過慮。

華克清療法　此療法卽以菌體或其毒素。注入於人體。使發種種之返應。卽注射部腫脹浸潤發熱。全身倦怠頭痛是也。又將華克清反復注射時。須要一定之間隔。普通三日乃至七日一次。漸次增量注射可也。

且華克清以自動性免疫爲目的。其作用雖持續的。注射後非經過三日乃至五日。不發生免疫體此與血清療法相異之處。華克清普通分爲加熱華克清。與感作華克清二種。後者反應較微。而吸收速。得堪比較的多量之注射。其作用亦迅速。注射後二十四時間。既達高度之免疫此免疫性爲持續的。不若血清之速退出於人體外也。

感作華克清應用於治療上者。爲腸窒扶斯連鎖狀球菌疾患。淋毒性赤痢百日咳等.其效果甚著.

最近與特種療法共同勃興者。爲化學療法。(Chemotherapie)愛而立新氏所發見之六〇六(Sarvarsan)之治黴毒。(Atoxyl)之治睡眠病是也。又規尼涅(Oui Ninn)之治瘧疾亦屬於化學療法。馬更羅 (Mor ganroth) 氏創製之阿卜到欽 (Optochine) 對於肺炎菌能逞其作用。亦化學療法之一種也。

全國宜多設養成實用醫學人才之專校

上海醫師公會

吾國醫事教育。發達最遲。辛亥光復後。各省始有設專門醫校者。使教育事業。逐年進步。屈指迄今。其成績必大有可觀。奈自民四以還。屢厄於軍閥。致經費不足。無以完成相當之設備。民十二年以後。更誤於學閥。不審國情。妄改學制。致專門學校。無所附麗。一時醫科大學又不克舉辦。貿然將醫學專門昇格。以點綴其改制之門面。競尚虛名。不顧實際。是以歷時十有餘載。而內容依舊。了無足觀。誠吾國醫育史上一大缺點也。幸國民革命成功。奄有東南。統一長江流域。新政府成立。即亟亟設立大學院。以規劃全局。將來新猷煥發。醫育前途。大放光明。可預卜也。惟管蠡所及。竊以吾國醫事教育。目前實有不能與其他各項教育採同一步驟之趨勢。綜覽世界科學進步一日千里之大勢。國內一切教育。固不得不高其程度。急起直追。以冀多所闡發。供獻於世界。俾免落伍之譏。然醫爲實用科學。苟不體察社會需要。多方造就備具完善醫學知識之人才。以應世用。則人民生命。何由保障。社會安全。何由確定。種族命脈。何由維護。在先進諸邦。教育此項人才。均按人口爲比例。曾有每人口二三百人卽備醫師一人之說。今我國縱不能一時驟臻此數。就最低需要數計。亦不可不每二三千人人口養成醫師一人。試按全國人口四萬萬計。其急待培養之數。殊可驚人。更就事實言邇年來因交通日便。傳染病蔓延滋易。一至夏季。各通都大邑。僅就防疫一項所需人才。已虞不敷分配。至於平日治療疾病。指導衞生。供不應求更無論矣。都邑如此。內地情形。尤可想見。故就國內情形審度之。若醫學人才。必須由大學造就。與其他科學等。恐積五十年。尙不能達每二三千人備一醫師之目的。遑論二三百人一醫師之數哉。蓋大學程度。例須由高中畢業後。再經預科二三年。然後得入本科。而本科醫業之年限又非歷四五年不可。不獨造學程過長。造就人才不易。卽以今日一般國民之經濟狀況言之。恐父兄之培植子弟。能任此重大負擔者。爲數不多。則大學所造就者。其決無以饜社會所需望。又自可知。況吾國舊醫。思想陳腐。今後勢無再存在之餘地。新醫之培養補充。尤不可緩。故我國醫事教育。不於原定藥學院制度外。另求其辦法。而欲望人才足用。在事實上爲不可能也。是以爲今之計。非將學醫之年程。暫謀減縮不可。欲減縮學醫之年程。莫如恢復民初舊制。卽除大學專設醫院外。更添醫學專門學校一級。以資救濟。蓋大學須有大學之設備。若專門學校。則專主培養實用醫學人才。設備較簡而舉辦較易。雖各省之力亦所能及。誠能學制變通。令各省多設醫學專門學校以宏造就。則全中國二十二行省。每省平均以三四校計。每年至少可造就醫學人才四五千人。二十年以後。全國決不再有醫師不敷分配之虞矣。凡此主張。決非淺視醫科。甘令特異實有見於國內現狀。其備具完善醫學知識。是以應付實用之人才。殊覺寥寥。大勢之所趨。誠有不得不爾也。苟異日醫事教育。漸臻發達。造就日宏。足供社會需求。而社會經濟能力。亦與時俱進。父兄培植子弟。多數能任較重負擔。則醫學程度。自當逐漸提高。學制中之醫學專門一級。固不難取消也。以上皆敝會所認爲當今最切之圖。甚望當局誠加考慮。倘賜採納。更有進者。醫業操生殺之權。於種族存亡。社會安全。人民生命。均有深切關係。雖云學醫之年程。可以減縮。而其設備諸端。亦須有一定限度。故復將醫學專門學校之辦法。條列於下。以備參考。

(一)正名稱　凡研究醫學上最高深之學理。俾有所發明者。概屬大學醫學院之範圍。現所指爲醫學專門學校者。則專以研究實用學術。俾供世用爲主。此項學校設置之年限。或暫以十年爲度至一定年限後。再酌度國內情形。或許其延長若干年。或即令增高程度與設備。改辦醫學專科大學院。就目前情形論。此種專門學校。至少令各省由省款開辦一所。如事實所許。令各縣由縣或合數縣之費分辦數所。並須廣設學額。以期多所造就。

(二)定課程　此種醫學專門學校。設預科二年。收高中之一年修了生。授以醫學上有關係之學科。如生物理化。以植醫學之初基。更授以一二國外文字。以爲閱覽專科參考書之預備。逮預科畢業。卽升入正科肄業。正科共爲五年。前二年攻基礎醫學。次二年攻臨床醫學。最後一年攻專科之臨診研究。其基礎「學級。授以解剖。組織。生理。醫化。病理微生物。各科且校中設備。最少限度。須備有解剖(組織附之)生理病理微生物」四實習室。庶講義授課外。可隨時督責學生實習。又基礎學級學生。必須於基礎各科修畢業後。考試及格。方能升入臨床學級。授以診斷內科。外科。兒科。產科。婦人科。眼科。耳鼻咽喉科。皮膚花柳科。精神病科。裁判醫學科。更須在學校附近。附設醫院。醫院內至少必有內科(兒科附之)外科(皮膚花柳科附之)眼科(耳鼻咽喉科附之)產科(婦人科附之)四獨立診察室。其各診察室。必備有一切應用器具。與檢查手術諸室。俾便臨床學級學生之實習。當第四年課程修了。亦必經考試及格後。方許其攻專科之臨診研究。研究臨診之年限。以一年爲度。俾學生於教授監督指導之下。獲相當經驗。一年期滿。經教授認爲確有心得。方與畢業。此外私立學校。亦應加以取締。使歸一律。令各地私立醫校。

爲數不少。竟有號稱大者。其內容並此所述之最少限度之設備。亦多缺而不全。實足以淆惑社會之視聽。貽誤學子之課業。亟宜嚴其督責。促其改善。如因經費不足者應設法予以補助。務使與公立學校有同等價值。凡經改良。當局認爲合格者。即許其立案。以補公立學校之不足。

(三)嚴稱號　凡學生於大學畢業後。當然得學士學位。但畢業於醫學專門學校者依先進國成例。亦得稱學士。惟須冠以所畢業之校名。以示區別。至於博士學位。非有相當學績發表相當論文者。不得稱用。如私立專門學校之畢業生。其校已經立案者。亦許其稱某校醫學士。其未立案者。不經當局甄別考試及格。不得僭有稱號並且不准懸牌。執行醫務。現國內稱號至無一定。往往有毫無憑藉而自稱醫學博士。居之無慚。此實蹈假借名義之惡習，亦大足以淆社會之觀聽。不可不明令禁止之。

以上所述辦法。不過以舉犖大者。芸芸衆生。待命實多。尙望細與審擇施行爲幸。再有一端。須附陳者。今各懸壺醫生。頗多未經學校教育者。或則曾爲醫師助手。或則曾充醫院看護。其學識類多一知半解。或竟偏而不全。居然問世。胆大欺人。其危險不言可喩。故望政府從嚴取締。取締之法。莫如直接加以考試。擇其學力不逮之處。都令補習惟此種補習教育。決不能聽其自由。必須由公家特設講習所。加以特殊教育。或責成各省公立醫校另行開班。予以補習機會庶進求實益。同登學術之域。此雖關係內務。然教育方針。必須經教育當局明定。若任令各地方官吏隨意處置。決不能收實事求是之效。故特附陳於此。

敬告讀者

讀者諸君。本誌第一卷於此宣告結束了。最近的數期。因被印刷廠所阻擱。以致延期出版。實覺抱愧之至。現在敝社已向印刷廠方面嚴重交涉。以後當不致再有此種情形發生。幸祈亮鑒。

本誌自下卷起。仍改名爲『中西醫學報』。以前該報出至九卷而止。今則自第十卷繼續下去。內容益加新穎。凡關於中西醫學及衛生方面之普通學識。皆當盡力的宣布。而讀者諸君如有以該項文字見賜者。不勝歡迎之至。

鎮江陳冶愚先生。近文寄來『素靈之科學的研究』一篇。文字簡要。發前人所未發。讀者顧名思義。亦可知其爲精湛之作。惜本期不及刊入。當於下期發表之。希讀者注意爲幸。

本誌自第一號至第十二號。均有餘存。讀者諸君如欲補購者。每册僅售洋一角五分。郵費在內。機會難逢。幸勿錯過。

德華醫學雜誌　第一卷第十二號

娛樂爲中國目前最難解決之一問題

王一之

娛樂之方法。求之得其道。則國運日隆。民氣日振。心安理得。隱受無窮之益。求之不得其道。則樂極生悲。爲害甚大。人生不可無娛樂之時。爲害爲益。惟在求之者善自省察而已。本篇述歐美之「新年」一而兼及西方人之所謂「娛樂」期對愛讀諸君。略盡貢獻之忱。娛樂爲中國目前最難解決之一問題。如得人共起而商榷之。斯誠作者之所深幸者矣。

就今世界各文明國而言。人民生活之簡單。當無過於我中國。平日娛樂之方法。亦以中國人爲最缺乏。中國人之習性。好逸惡勞。務保守而憚於進取。慣束縛而不求開展。所恃爲娛樂之具者。惟「麻雀牌」西人國麻雀牌鬬法。四邊圍砌成方陣。戲稱之爲中國萬里長城。殊不知麻雀牌之魔障。尙高過萬里長城之上。有用之精神與才力。消耗於此方陣中者。不知凡幾。近歲東風西漸。麻雀牌將遍行歐美。但以東西民族生活不同。彼土人士。娛樂之方法正多。決不至專爲此牌。沈溺不醒。故爲中國前途計。欲廢除麻雀牌之痼癖。必當將各種娛樂方法。同時提倡。一曰運動 Sport。中國人之心理。愛鄉土。重家庭。在舊歷通行之時代。「過新年」爲最大慶典。政學各界之休息期爲一月。農工商界之例假。少則五日多則半月。語其所樂。則爲鄉土之盤桓。與家庭間之團聚而已。西方人文字宗教。彼此互殊。以奮鬬之生涯。以國家主義爲後盾。利己之心愈切。愛國之念愈堅。其可稱爲最大之慶典者。莫如七八月間暑假期之全國運動大會。以及激發愛國主義之大行列 Parade 。語其所樂。則爲合各省各邑之民。比較得失。相切磋相融洽。並堅其對外奮鬬之實力而已。東西洋習俗雖殊。而娛樂之精神。固當順時勢之潮流。而適合其所處之環境焉。二曰跳舞 Dancing 。運動之爲術。實與跳舞相表裏。其足活動筋脈。裨益身心。遠勝於中國嗜麻雀者之伏處斗室。予嘗謂西方之嗜跳舞。絕似中國人之嗜麻雀牌。跳舞爲西方交際社會所甚樂。號稱女交際家者。無不挾此道以與世周旋。而麻雀牌之在中國。潛勢力之大。亦足左右社會。籠罩女界。論兩事之流弊。跳舞不能隔絕男女畛域。似易流於蕩檢踰閑。麻雀牌不過略損光陰與金錢。尙不足爲世道人心之大患。但就根本上細加觀測。似乎東方人之廣納妾媵。家庭間多抑鬱難言之隱。皆由隔絕男女畛域而起。西方男女不隔絕。夫婦間可互相監督。雖欲作僞。終難避對方之耳目也。今歐美之文明。當以拉丁系爲先進。屬拉丁系之國。習俗近似吾華。每歲陽歷元旦爲始。至清明 Easter 前四十日爲止。約兩月間。爲極著名之跳舞季節。其時恰與舊歷新年。不相上下。凡爲交際社會集合之廣廈。盛會繼起。無夕不車馬盈門。社會知名之男女佳士。竟可酬酢無虛夕。上流人物之定期會舞。典禮隆重異常。一國之元首與元老。若無他約。莫不親臨。舞伴之化裝。廣場之布景。日新月異。層出不窮。雖年登耄耋者。乘興而來。亦相率歡騰鼓舞。回復其少年時活躍之氣概。於此乃知舊時中國之新年。爲期太短促。而國人之沈溺於麻雀。生活之乾枯。幾等井蛙。誠可惜也。三曰音樂 Music 。我國古籍。有謂一代之興。必有聖君賢相。起而制禮作樂。歐美人之崇禮貌嗜音樂。嘗因是而馴致富强。平日仰望大音樂家之熱忱。且遠過於尊崇君主。墺之虛白Franz Schubert貝吐芬 LudWig vcn Beethoven 德之華格 Richard Magner 捷克之斯美達 Bedtich Smetana 波蘭之陂台柳 Ignatious Paderewski 或樹國家萬年之基。或啓世界昇平之運。聲敎所被。萬衆一心。如歐戰後之民雖顚沛流離。仍得相安無事。法度井然。盜賊絕跡。亦受大音樂家之賜。此豈擾亂之邦。兵爭塵擾之域。所能想望者歟。四曰圖畫。歐美之人民。不無具有藝術上之修養。西方文明國一切設施。大之若城市與鄉村。小之若社交酬酢之地。年節會舞之場。更無不蘊含畫意。遍觀歐美數十國之都府。巍然屹峙。引人翹想者。惟有陳列畫品之「美術宮。」一次爲國家戲院。若其一國元首所居之總統府與王宮。反覺平平無足道。此事雖小。頗足以見西方人民之意趣也。歐美人之樂境既多。一年十二月。無往不可及時行樂。是以西方之新年。僅不過如中國舊歷中之一令節。因就身所涉歷諸邦。另擬陽歷娛樂新月令。以備新中國改造社會諸君之采擇焉。

一月 滑冰 西方都市。嘗葺治庭球之場爲滑冰場。

二月 會舞 是月前後。各業同行。均擇期開跳舞會。陝國有 Herrgottschnitzor Kranzchen 雕刻木像者之團舞。頗類中國新年之團拜。

三月 選美（或播種） 法義諸國均於三月。選美婦人爲女王。其最美者。稱『女王之女王。』

四月 聞禽 美國人士喜於黎明破曉之先。結隊至郊外。聞嚶鳴以辨識鳥類。

五月 縱轡 或乘馬。或駕馬車。郊遊甚樂。

六月 尋芳 郊遊者恆赴野外擷取鮮花。乘自由車負花籃者。往來如織。

七月 試浴（或登山） 海水浴以七月爲最佳。

八月 競渡（或收穫）

九月 嘗新 野外嘉果成林。結伴折取。亦行樂之一道。

十月 買醉 新酒方熟。能飲者恆遠步郊野。薄醉而歸。

十一月 遊獵（或放歌） 歐美山禽野獸。均有法律保護非時不得縱獵。

十二月 嬾雪 北歐諸國滑雪之戲曰嬾 Schi（一作）Ski

迦耶可爾 Guajakoium用量一次〇、三至一・〇一日一・五至三・〇。

此等藥物。腎臟炎患者不可用。筋肉內注射所用者如左。

誘導體中。最可賞用者。爲洛希商會之企阿可爾及斯派愛爾化學製劑所之潑拿明。

企阿可爾 Thiocl 爲白色無臭殆無味之粉末。能溶解於水。含有六〇%迦耶可爾。自一日〇・六至一・〇爲始。可增量至三・〇——六・〇。在迦耶可爾製劑中。吸收性最佳。齊洛林 Sirolin 爲一〇%企阿可爾舍利別。專用於小兒。一日四・〇—一〇・〇。

潑拿明 Pneumin 爲黃色無味無臭之粉末。乃使仿爾姆亞爾台喜特作用於結麗阿曹篤而得之。不溶解於水。然易溶解於酒精。以脫。用量宜小。一日〇、三—一・五。高橋博士之法掰爾 Fagol 其性狀酷似潑拿明。亦可賞用。

炭酸結麗阿曹篤 Kreosotum carbonicum 爲稍有苦味之濃厚液。對於小兒之加答兒症狀。容於膠囊或作成乳劑與之。

十五個月以下	〇・一—〇・二五
十五個月至三歲	〇・二五—〇・五
三歲至五歲	〇・五—一・〇

五歲至十五歲　一・〇—一・五

十五歲以上　一・五—三・〇

炭酸迦耶可爾 Guajakolum corhonicum 自一自〇、三為始。至一、五或其以上。拜而商會之迦耶可瑞 Cuajakose 為迦耶可爾，索麻托瑞（蛋白製劑）及鈣之合劑。亦可賞用。

結麗阿曹篤及迦耶可爾誘導體中。有數種。對於因結核毒素刺戟而起之下痢。屢見奏功。屬此者。有企阿可爾、潑拿明、斯替拉可爾 Styrakol 他諾塞爾 Tanosal 盆執宿爾 Benzosol 等。

要之。現今有多數結麗阿曹篤及迦耶可爾製劑。其效力無甚差異。隨患者之財力醫師之經驗選擇用之可也。

乙伊希企阿爾 Ichthyal 西歷一八九四年莫里次孔 Moritz Cohn 氏始應用之。以治療肺結核。其處方、將伊希企阿爾鏹與水等量相混。一日五十滴以下。或為丸（〇、一）。一日三十丸以下。雖不能直接撲滅結核菌。然能增病臟抵抗力。興奮胃腸機能。屢奏治效。又可與結麗阿曹篤為合劑而用之。例如下。

處方

Creosotal 結麗阿曹篤　七、五

Ichtyol 伊希企阿爾　七・五

Jilycerin 偑利設林　一〇・〇

Aq.clest. 蒸餾水　一〇・〇

一日二至四次二十滴。與水或熱牛乳相混用之。

丙海托爾 Hetol　蘭代雷爾 Landerer 氏欲於結核病竈周圍。惹起反應的炎症。先將拔爾撒姆。注射靜脈內。後又不用拔爾撒姆。而於鹻性桂皮酸愛姆爾存加卵黃而用之。西曆一八九三年。嘗發表其治驗。謂能喚起白血球增多症。以白血球牆壁。圍繞結核竈。終入內部。促結核組織之新生及纖維性變化。以使病的組織萎縮。此療法。至使用桂皮酸鈉（卽海托爾）始見完成。用法。用生理的食鹽水。作一—五%液。自海托爾〇、〇〇一爲始。最適於靜脈內注射。亦可行筋肉內注射。皮下注射。惹起劇烈疼痛。又或內服。或撒布於結核潰瘍面。皆可。靜脈內注射。每二—三日徐徐增量。自〇、〇〇〇五至〇、〇一五—〇、〇二—〇、〇二五。臨牀家以〇、〇〇五爲極量。若咯血及驟發高熱。則須中止兩三星期。

丁亞砒酸及其製劑　欲於細胞內喚起一種炎症。藉以防禦細菌傳染。亞砒酸之有效。三十年前。勃黑奈爾 Buchner 氏。早唱導之。氏推獎亞砒酸爲抗結核藥物。其考案。臨牀上未見確證。然亞砒酸劑。在今日尙用以治療結核。其作用。以促新陳代謝增細胞抵抗力爲主。於貧血、萎黄病及一般營養不良狀態。食慾缺乏等。能奏良效。用所謂亞細亞丸、鐵、規尼涅素亞砒酸丸等。

戊鈣鹽類　用鈣劑治療肺結核之唯一根據。在使結核竈石灰化。以達治愈。藥理學上。鈣鹽類之作用中。稍可認者。一、催進血液凝固力。二、消炎作用。三、使體組織內石灰沈着然則鈣對於肺結核。果能使加答兒症狀輕減病竈石灰沈着否。臨牀上稍見有效誠爲事實。製劑、有綠化鈣、乳酸鈣、沈降燐酸鈣・炭酸鈣・次亞燐酸鈣等。內用、一日〇・六——三・〇。若欲輸入大量。則用綠化鈣一%—二%液一〇—二〇竓一日一—二次注射。

己美斯倍 Mesbe 口爲產於南美之一種植物。輓近稱爲結核之特殊治療劑。作濃厚越幾斯。（能溶解於水）內用或吸入。能袪痰、催進食慾、使石灰分沈著。造成新生組織。用二%液、一日兩次吸入。（每次五〇竓）內用則屢與百倍水溶液一〇〇竓可也。然至今日。尚未接多數報告。能決定其奏功與否。

庚其餘特殊藥物　以上所述。爲輓近三十年間對於肺結核最稱爲特效藥者。其餘一峙稍有聲價者。爲芫菁酸鉀及銅、汞、燐、樟腦、薄荷等。今已無人用了。

二特殊化學療法　先是芬克雷爾 Finkler 氏、多年熱心研究。冀能發見在體內能直接撲滅結核菌之藥物。不幸其業及半而已易簀矣。茲就今日既發表之二三製劑概述如左。

甲芬克雷爾氏治療實驗　芬克雷爾博士研究遺物。爲碘（沃度）美企倫青 Jodmethylenblan 及銅化合物 Komplexe Cu-Lecithinver bindung。由林騰夫人、梅森、斯托路斯諸氏實驗後。報告於第十次萬國結核會議。

林騰 Linden 夫人用此二物之水及油愛姆爾存。碘美企倫青。用一千倍稀釋液。銅化合物。用一%液。能使結核莫爾莫脫（Mormot嚙齒類形似兎。）之五○%。輕快或治愈。說明其作用。謂此等製劑。對於結核竈及病原菌。有化學的親和力。能使死滅、崩壞。且作用於病竈之中介物。美企倫青、需白血球。銅、需赤血球。梅森 Meissen 氏對於患者。一星期二—三次。用碘美企倫液（二—三%之二、○—五、○）及銅化合物（一—五瓩）行筋肉內注射。治療中等度重症患者。頗見良效。然氏判斷本劑效力。頗持愼重態度。僅謂吾人已離結核化學療法混沌時代而已。斯托路斯 Straus 氏於外科的結核症。用以行筋肉內注射。或塗擦或內用或灌腸。謂能見奏功。然尙有否認其奏功者。

乙金化合物　西歷一九一三年勃羅克 Bruck 及獮呂克 Gluck 兩氏報告用青酸化金鉀行靜脈內注射。能治愈皮膚結核。用量。○、○二—○、○五。與土佩爾苦林療法結合。則其效力更顯著。亞、梅愛爾 Arthur Meper 氏謂本劑及於病竈之作用確實。注射數次後。痰中卽無結核菌。氏不認本劑之副作用。且謂與士佩爾苦林結合與否。於其力無關。然反對本劑之人不少。其效果尙爲未決問題。

丙志賀氏治療法 日本志賀博士。因愛爾里喜氏之慫恿。從事實驗結核之化學療法。先在亞尼林色素屬中。擇可爲代表之製劑數種。約對於色素五十種。檢其效力。更試驗如何化合物最爲有力。又就色素以外之製劑及一二金屬。試驗其效力。其結果認弗克新化合體中一二製劑(B.5212.B.5159)對於動物(莫爾莫脫 Mormat)結核。稍有治效。銅亞砒酸製劑(化學家加爾雷爾 karren 氏所製亞砒酸及銅之化合體。命名爲k_3)。於動物試驗時。對於牛型結核菌。其治效甚顯著。

其後氏專就銅亞砒酸製劑研究。就癩、猑瘡、膀胱結核、肺結核患者。精密實驗。發表其成積。今摘錄其要點如下。

銅亞砒酸製劑。對於結核菌及癩菌。有特異作用。呈此作用者。非亞砒酸之分子。當歸諸銅。結核之化學療法。似不需銅之亞砒酸化合體。臨牀實驗上。最促人注意者。注射後。痰中結核菌。驟見增加。且多數呈點狀染色。稍留陰影。然後菌數減少。終至消失。其次可注目者。前日之披爾開氏反應。至注射之翌日。更見充血腫大。前者。殆因結核菌之潰頽。後者結爲核病竈刺戟反應。至銅對於結核。雖有特異作用。然治療上結局有何等意義。尙難斷定。此有效銅化合體。有必要之兩條件。一、中毒量與治療量之比。至少與亞砒酸製劑相等。二、不養化。易於注射。

丁第阿拉定 Dioradin標榜結核之化學療法。尚有一新製劑。爲森代非 Szendeffy 氏之第阿拉定。其組成如下。

百布頓化碘 Peptonisurtes Jod　○、七五

門托爾 Menthal　○、○六

綠化鋇鐳 Radium Barium chlorid　十分一滴

據發明人公布云。本劑能阻止最强烈毒性結核菌培養之發育。使永久停止。一面對於結核接種動物。能阻止其結核病變。行筋肉內注射。常在臀部。最初每二一三日。注射五一六次。注射後。察患者感覺如何。其次每二日注射三十次。後休止十日至十四日後。再注射四十次。爾後視症狀如何。注射三十一四十次亦佳。注射時。局所無甚疼痛。僅感微痛及瘙痒而已。用量。初用○•五至○、七。漸次增量至一、○一二、○。

戊碘及碘製劑　自昔所知藥物中。對於結核病竈。呈反應最顯著者。莫如碘（沃度）。碘及碘鹽類。對於結核病竈。有特殊意義。尤在前記各種特效藥以上。其作用亦由一種化學的親和力。往時視碘化鉀、碘化納。爲對於結核之特效劑。hq倫歇

爾 Grancher 氏賞用碘酒。(一日二十滴)。瑞 See氏斯督開爾 Sticker 氏等結核大家。謂碘化鉀於結核病竈周圍。能隨漿液性滲出。惹起一種鬱血。恰與土佩爾苦林無異。近時霍爾自 Hory 氏就碘療法研究。於外科的結核症。特注意其及於結核組織之竈反應。氏用黃碘(沃度仿姆)Jodoform行筋肉內注射後。於結核關節。見顯現急性炎症。腫脹及疼痛增加。於結核性瘻管、腺病性皮疹狠瘡等。見炎症狀態及發赤、滲出增進。於結核腺腫。先見其容積膨大。且屢惹起熱反應。繼續五—一〇日。如斯炎症增加後。吸收時期至。腺腫漸小。關節縮小。滲出減退。乾酪竈融解。遂至穿孔。而排出內容之周壁組織。成活潑新解肉芽組織。卽形成瘢痕而治愈。霍爾自氏說明此作用。謂此不外碘劑應用後數日間淋巴球增殖而已。並由動物試驗。證明淋巴組織甚發展其抗菌力。而淋巴腺尤甚。倍爾健爾 Bergel 氏發見淋巴腺中有一種能溶解蠟之釀酵素作用。洛脫西爾特 Rotschild氏謂實因淋巴球增加。對於結核菌。逞其噬菌作用。以其脂肪溶解素。分解結核菌之蠟性脂肪。而脂肪被膜既分解。則里撲特及脂肪酸亦分解。其中所有含蛋白性顆粒。破結核菌被膜而遊離。換言之。卽淋巴球增殖。能直接破壞結核菌。而淋巴球不增多。結核卽不能治愈也。因是洛脫西爾特氏謂碘及碘鹽類。最能起淋巴球增多症。結核之化學療法。在適當應用碘劑而已。哈姆巴爾該爾 Hamburger 氏亦重視淋巴球噬菌作用。謂碘能使噬菌現象佳良。且彼脂肪酸劑藥物。如松節油、樟腦、百露拔爾撒姆，桂皮酸等。皆稍有此作用。此等藥物。久用以治療結核。良非偶然。氏謂鈣鹽類亦有此作用。

除上述作用外。碘及碘鹽類。能使氣管枝分泌增加及融解。易於袪痰。能吸收肋膜硬結。並能治療併發結核之黴毒。

余從來治療慢性結核。常將少量碘化鉀或碘化鈉。（一日〇、二—〇、五—一、〇）持久應用。（有咯血傾向者不用）。至近時又得各種良劑。今記其主要者如下。

沃度偑里定 Jodoglidine 爲內用藥最佳。對於加答兒及毒素症狀（呼吸困難、脈搏頻數、發熱。）尤呈良放。

沃度斯他林 Jodostanin 不甚害胃腸。有良效。但一日不逾三錠。因恐誘起咯血也。

沙沃定 SaJodin 沃度爾 Jodol 諾伏沃定 Novojodin 皆適於內用。沃替翁 Jothion 用以塗擦。不甚刺戟皮膚。於腺病、肋膜炎、結核性腹膜炎。有良效。約含八〇%之碘。以五—一〇%之比溶解於阿列布油或華攝林、拉諾林混合物。而用之。

注射。專用沃第並及沃第阿爾。屢見良效。

沃第並 Jodipin 爲渾涅爾納自 Winternitz 氏所製碘及胡麻油之化合體。梅爾克商會販售之。有一〇%及二五%兩種。前者以內用爲主。（一日二—三次一—二茶匙）後者皮下注射用之。注射時。須先加溫。使易流動。用一〇竓注射器。一日二〇竓注射腰部皮下。注射十次後暫停，再繼續注射。克拉爾氏 Klar 氏謂有喘息發作之肺結核患者及喉頭結結核患者用之。奏效甚著。

沃第阿爾 Jodeol 爲法國化學家維爾 Viel 氏所製膠質碘劑。專用以行筋肉內注射。於初期肺結核結核性腹炎，腺結核。屢奏良效。每日注射一次。至二十次或其以上。注射四—五次。卽見解熱及咯痰減少。

第三章 各種症候及合併症治療法並病症進行已達不治時期之患者治療法

第一節 人工氣胸及肺臟外科術療法

疾患旣不僅在肺尖或一肺葉之一部分而更進行者。卽已達第二期第三期者。病勢無停止傾向。高熱咯血•多量咯痰，咳嗽等呈進行性破壞性症候旣久。其最大多數。僅用從來之治療法。常不能救治之。

從來對於此末期肺結核症。唯有用對症療法。以藥物輕減患者苦痛。醫家拱手以待其死之外。殆無餘事。然主輓近。人工氣胸療法及各種肺臟外科術療法旣發達。斯不幸之患者。殆有一半。由絕對不治狀態。能得救治。其中人工氣胸之構成。其操作較簡易。內科醫亦能行之。幸能正確選擇適應症。則對於患者。恩惠至大。其價值之貴重爲何如耶。其操作及適應之詳細。另章述之。要之。此等肺臟虛脫療法。爲應用肺癆能由萎縮而治愈之特性者。術後。全身狀態良好。對於熱尤見良好。患者自覺爽快不可名狀。動作活潑。食慾增進。往往體重甚見增加。其對於肺臟之直接作用。先以咯痰減少爲始。經數星期至數月。結核菌及彈力纖維。漸次減少。其經過良好者。終見消失。多數患者。終能永久治愈。勃老愛爾 Brauer 及斯噴葛雷爾 Spengler 兩氏。最近報告施術患者四十例中。有半數(四五%)因半年至一年之氣胸療法。竟能永久治愈。一七%由重症進行性肺癆而成停止性肺結核。一五%因不能構成大氣胸。故其成績僅稍見良好而已。其餘患者。不見效果。此療法今後再加改良。當更達完全之域。

但雖有此等療法。若非更嚴正履行衛生榮養療法。則不能奏功。

第二節　對症的藥劑療法

肺結核第二期第三期患者。病症甚呈進行性。訴各種危險障礙。然其半數。依前記療法。尚能治愈。其餘多數患者。或因體力甚衰。兩肺廣汎面呈破壞性病變。肋膜廣汎面癒着等。終不適於施術。此等患者。多已不能治愈。醫師唯有盡其義務。依可能限度。保持患者體力。並藉藥物療法。輕減其苦痛而已。藥物療法。在病之初期。因其有副作用。以不用爲佳。此爲治療上之原則。然病勢既甚進行。則副作用之害小。患者自覺的障礙及於全身之影響。其害尤大。故對症的藥物療法。實不可缺。

今就肺結核症需藥物救助之主要症候並末期患者之處置記述之。

一全身障礙　患者往往不訴咯嗽咯痰等。而以全身違和爲主訴。其所訴者。爲倦怠疲勞沈鬱等。此等症候。非僅藉藥物所能除。所需者。爲食餌法，衞生法，特殊療法。並速廢止職業。行橫臥療法。又此際常見食慾缺乏。食餌攝取不足。故須即多與人工榮養品。以爲滋養强壯劑。但患者若無熱。消化器尙健全。則不宜多與人工營養品。僅與滋養食餌可矣。

全身障礙。不唯因結核症而衰弱者或與病症比較其運動勞役夫之過激者罹之。且有由他原因誘發者。其一、爲神經系統變質。其二，爲貧血及萎黃病。蓋神經衰弱歇私的里等。大都隨伴結核症而起。且概呈重篤病型。患者在初期。或尙不呈神經症候。然每當發熱咯血及其他危險合併症發現時。漸見神經過敏。易興奮。易沈鬱。終至罹神經衰弱症。故曰。肺結核患者最大多數。同時爲神經衰弱症患者也。

醫師遇此等患者。雖常不需神經症之療法。然若需用藥劑時。常用溴劑。溴化鉀，溴化鈉，溴化錏等。）若因是惹起胃腸障礙。則投亞大林 Adalin 腦路那爾 Neuronal （一日一—二—三次〇，三—〇，五）或亞大蒙 Adamon （一日一，五）。

因貧血及萎黃病者。與鐵劑。而以伍用亞砒酸及規尼涅爲佳。此因罹貧血症者。同時多見神經衰弱故也。其處方例如下。

Acid.arsenic.	亞砒酸	○，二
Ferro reduc.	還元鐵	五，○
Qu'nin hydr.	鹽酸規尼涅	五，○
Liquric	甘草末	適量
Gummi arab.	阿拉伯樹膠末	適量

右爲一百丸，一日三次一—二丸。

滋養強壯劑。實驗上沙那托根 Sanatogen 最有效。須命連續內用至數個月。

二胸背痛 胸部前面，側面，背部。(肩胛間部尤甚。)屢起疼痛。此疼痛雖不過筋肉痛。然患者甚覺不快。氣管枝淋巴腺腫脹時。肺門部發疼痛。又雖無乾性肋膜炎。然肋膜僅受輕微刺戟。亦發疼痛。陳舊之肋膜癒着。因天候而發疼痛。

（療法。僅對於患者。說明疼痛本態。與精神的慰安。往往已足。簡易而奏功速者。爲胸圍之熱罨法。余遇頑固胸痛。常依勃留美爾 Blumel 氏法。用沃替翁塗擦。效果極佳。

處方

Jothion 沃替翁　二,〇
Ol.olive 阿列布油　二〇,〇
　右混和早晚各一次一五—二〇滴塗擦。
Jothion 沃替翁　二,〇
Vaselin 華攝林　一〇,〇
Lanolin 無水拉諾林　一〇,〇
　右混和一日兩次塗擦,每次量約大如豌豆。

用沃替翁塗擦時。須以少量用手掌輕輕按觸。約五分至十分鐘。隨卽細細塗擦。

三不眠　最能障礙睡眠者。為咳嗽發作。其次為精神影響。對於咳嗽。須參考後項咳嗽之條。然吾人用嘖托棒。Pantopon每易鎭壓咳嗽。能促睡眠。若嘖托棒之效力。尙有未足。則伍用勃洛姆拉爾。例如下。

　處方

Pantopon 嘖托棒　〇,〇二
Rad.Lipur. 甘草末　〇,一
Sacch.lact. 乳糖　〇,三

右為一包臨臥頓服。

Pantopon 噴托棒　○，○一五
Bromural 勃洛姆拉爾　○，四
Sacch,lact. 乳糖　○，四

右為一包臨臥頓服。

對於神經性睡眠障礙。專用溴劑。先試用溴化鉀。溴化鈉，愛爾倫密愛爾 Erlenmeyer 氏溴鹽類合劑，森陶 Sandow 氏泡沸性溴鹽類劑等。使用上當注意者。或於午後先與半釐或於午後卽與全量何者為佳。是也。有時稍有副作用。然其效力確實者。為托里屋那爾 Trional (一，○) 獨爾米屋爾 Domriol (○•五—一，○容於膠囊) 偉洛那爾 Veronal (○，三—○，五) 亞大林 Adalin (○，五—一，○) 路密那爾 Luminal (○，二—○，四) 等。極頑固之不眠。用可代屋那爾 Codeonal (兩錠)。亦能奏功。

若個體既疲勞。更因劇痛或其他强烈症候。妨害睡眠時。祇有用莫爾比湼或噴托棒注射而已。

四呼吸困難　隨病機之進行。患者常磬訴呼吸困難。其原因。或為心臟性。（結核毒及於心臟及血液之毒作用。）或為因病竈進行而營呼吸之面積減少。（病變進行緩慢。肺臟營呼吸之面積。極徐徐減少。以健康肺組織償之。常能調節呼吸。故呼吸困難之程度。非必與病竈廣袤爲比例。)

劇烈之呼吸困難。因全身粟粒結核滲出性肋膜炎，氣胸等急發性併發疾患而起。或因肺氣腫廣汎性氣管枝炎、神經性喘息、心臟筋肉疾患等慢性病發現或潛伏而起。

療法。心臟性者。專用强心劑。肺臟性者。用阿幾西加姆非爾，披雷諾爾等。併用第阿寧，海洛因，莫爾比涅等。若無效。則併使吸入養氣。

若非急發性而爲慢性的輕度呼吸困難。則可試用碘劑。凡因廣汎性肺浸潤及瀰蔓性氣管枝加答兒而呈喘息狀者。用之有效。若患者貧血。有呼吸困難傾向。則久服規鐵丸。非常有效。

五心臟機能障礙　自病之初期。卽見脈搏頻數。神經衰弱性肺結核患者尤甚。其原因之一部。爲結核毒素之作用。一部。爲呼吸面積縮小。因毒素之刺戟者。經數星期至數月。隨個體之免疫而後舊。唯須併用衞生榮養療法及土佩爾若林療法。方能達其目的。僅藉藥物。(實芰答利斯或加姆夫爾等)欲使輕減。每不可能。因呼吸面積縮小者。須設適當藥物。以袪痰。並使能深長呼吸。卽可治愈。此障礙凡行極長期安靜療法之患者。皆稍見之。

若患者訴心悸亢進。則可投溴劑。對於心臟衰弱。須依心臟衰弱療法治療之。

六盜汗　先講合理衛生法。注意使寢室空氣流通。用輕暖之被褥。依勃雷美爾氏法。於就眠前。使飲混白蘭地之牛乳或茱。或茶行適當水治法。於就牀前。行冷水壓擦、溫浴。或於胸圍施濕布繃帶。

止汗塗布藥。用五—四〇%仿爾麻林酒精或一〇%流動仿爾麻林油肥皂。用肥皂時。須用力塗擦皮膚面。約一分鐘。所生泡沫。乾後用水洗淨。香諾仿爾姆 Tannoform 氏將此肥皂混於澱粉或滑石（一對三之比）用以撒布。其撒布處。早晚用白蘭地洗淨。或用噴霧藥如左。

處方

Perubalsam	百露拔爾撒姆	一・〇
Formalin	蟻酸	五・〇
Chloral hydrat	抱水格魯拉爾	五・〇
Vin	加酒精	成一〇〇・〇

用噴霧器噴於身體再行塗擦。

內用止汗藥。以硫酸亞篤洛並 Aeropium sulfricum 爲主。一次量〇・〇〇〇五—〇・〇〇一。（爲丸。）近時用其誘導體奧米特林 Eumydrin 一次量〇・〇〇一—〇・〇〇二・迦加姆仿爾 Guacamphor （〇・二—〇・五）有良效。迦亞里輕 cfgaricin。對於他劑不能奏效之盜汗。能奏偉效。常混柁沕爾氏散而頓服。用量○・○○五—○・○二。

處方

Agaricin	亞迦里輕	○・二
Puh.dover	柁沕爾氏散	一・五
Puh.gummi arab	阿拉伯樹膠末	一・○

右混和，爲二十丸，於發盜汗前約六—七點鐘時內服一—二丸。

處方

Agaricin	亞迦里輕	○・○一五
Puh dover	柁沕爾氏散	○・二
Sacch.lact.	乳糖	○・三

右爲一包用法同前。

亞迦里輕之作用。較諸亞篤洛並。現出甚遲。故天明發汗之患者用之最宜。凡催眠藥。皆有止汗作用。其中可用者。爲偉洛那爾（○・三—○・五）。亞大林（○・五—○・七○）於頑固盜汗。屢見奏功。

此外止汗內用藥。有可托因 Cotoin （○・五—○・一） 可拉爾古爾 Collargol

（一%液一食匙）樟腦酸 Acidum camphoratum（○・五—一・○若不注意則害胃。）沙爾非阿葉浸 Inf. Fol. Salviar（以五・○浸於一○○・○中。）麥角越幾斯 Ext.Secalis eornuti（○・一—○・三爲丸。）希沃斯企阿明越幾斯 Ext Hyoscyami（每晚半筒○・五皮下注射。）希特拉斯替斯流動越幾斯 Ext. hydrastis fluidum（每晚二—五滴內用。）等。

七咳嗽　咳嗽本爲氣道積痰時欲排泄之而出之反射作用。能將病的分泌物排泄至體外者也。故其療法。非完全防止之。僅抑壓至一程度。以輕減患者苦惱而已。

劇烈咳嗽發作。非僅排泄病的分泌物。並直接誘引咯血氣胸。或使病竈擴大。又間接惹起不眠。胸痛。嘔吐等。故須十分鎭壓之。至乾咳與痰之排泄無關。更非十分鎭壓不可。

咳嗽而不袪痰者。非必因氣管枝或肺臟之病變。其原因多爲咽頭及喉頭慢性疾患。須十分診查該部。若有此疾患。則須施適當療法。

凡欲豫防咳嗽。須注意居室內之衞生。忌塵埃。細菌，有害氣體及氣溫之急劇變化。不可過濕。並須使患者體位適當。若患者病竈尚新。咯痰不多。則對於咳嗽。可用絆創膏數條。（闊三—四糎長半米者三至四條）貼於其胸壁。相疊如屋瓦狀。以保胸腔臟器之安靜。若患者於晨間。因痰粘着。僅起嘔吐。繼作乾咳。則與少量熱飲料。能抑壓狠之。此飲料。用白開水或紅茶。加砂糖或蜂蜜。最佳。各種吸入法亦佳。然因肺臟深部疾患而起者。吸入法無效。且深吸息有害。故須注意。最安全者用無刺戟性藥液（食鹽•重曹等）（噴霧於吸入室。使患者在此室內。營安静之呼吸。最佳。至肺結核患者之慢性氣管枝炎。則將門托爾蒸氣吸入。或將門托爾油注人喉頭內。亦有效。

若由此等處置。尚不能鎮咳。則與痲醉劑。其始僅與少量。蓋無論何種痲醉劑。久用則成癮而減其效力。漸至需用大量。故須屢變換其種類而與之。每變換時。須自較小量爲始。若自始卽投大量。則易中毒。不唯當注意而已。對於痰多患者。並須警戒。例如莫爾比涅。鎮壓咳嗽發作。暫時能有速效。然生理的必要之祛痰作用。全被阻止。故痰塊瀦溜於氣管枝腔內。妨害呼吸。或被健康肺組織吸入。頗爲危險。如斯者。用鎮咳劑。不若用祛痰劑之爲愈也。

雖然若疾患甚見進行。終無治愈或輕快之望時。患者苦於强劇咳嗽發作。則吾人可不待躊躇。竟投莫爾比涅劑。以足量爲度。因此時務期迅速確實。由苦痛中救此患者。此實爲對於末期患者應採之唯一手段也，

處方

Pantopon 噴托棒　〇•〇一五—〇•〇二

Rad. Succ. et. Lipur. 甘草末 ○・二

Sacch Lact. 乳糖 ○・三

右爲一包咳嗽發作時頓服。（其作用迅速。往往經數分鐘咳嗽卽止。夜咳者。於就牀時頓服。）

噴托棒舍利別 Pantopon, Sirup. 一日一－三食匙

Dionin 第阿甯 ○・五（小兒○・一）

Sir. simpl 單舍利別 一○○・○

每晚一食匙

Dionin 第阿甯 ○・三

Aq. amyg. 杏仁水（或苦扁桃水） 一○・○

一日三次十至十五滴

Dionin 第阿甯 ○・三

Rad. Succ. et. Lquor q.s. 甘草末 適量

右爲三十丸一日三－四次一丸

（注意 燐酸古特因之用法用量。與第阿甯同。）

Morphium hydrochl. 鹽酸莫爾比湼 ○・○五

Sacch. lact. 白糖　五・〇

右分十包每三點鐘與一包至達鎮咳目的爲止。

Morphium hydrochl 鹽酸莫爾比湼　〇・〇五—〇・一

Aq. amygd. 杏仁水　一〇・〇

一日三次五—三〇滴。

Heroin hydr. 鹽酸海洛因　〇・〇〇三—〇・〇〇五

Sacch. lact. 白糖　〇・五

右爲一包一日二—三次一包。

Extr. Belladon. 莨菪越幾何　〇・一五

Aq. dest. 水　三〇・〇

一日五—一〇次二十滴。

那爾可芬 Narcophin

一日一——二錠。(每錠〇,〇一五)

阿片安息香丁幾

一日三次爲止，每次滴十滴於砂糖水中或砂糖上，內服。

八咯痰　痰粘稠難祛。患者甚苦惱時。用各種方法及祛痰劑。以緩解之。並催進其祛痰。

內用結麗阿曹篤、依希企阿爾、碘劑等。能防止輕度之祛痰困難。

催進祛痰之簡易方法•為飲用食鹽水、礦泉水或溫暖白開水、茶、砂糖水等，吸入溫暖空氣，吸入食鹽水、重曹水或以脫性揮發油（一托門土爾油、與加里配上斯油、松節油）各種水治法、每夜於胸圍施十字形濕布繃帶、晨間灌水、蒸氣浴、發汗法等。

普通祛痰劑。用杏仁水、結麗阿曹篤及迦耶可爾劑、各種碘劑（碘鹽類、沃度斯他林、沙沃定等）•遠志•攝內迦•吐根（吐根浸、拕沕爾氏散）•硇砂（綠化錏）、亞摩尼阿茴香精、金硫黃、安息香酸、亞剝莫爾比涅等。對於痰中有極不快之臭氣者。將結麗阿曹篤劑與松節油、迷爾托爾油併用。

處方

Kal. jcd.	碘化鉀	○，二—六
Aq. Auygd.	杏仁水	四，○
Dionin	第阿寧	○，○三
Sir aurant.	橙皮舍利別	六，○
Aq. dest	水	八○，○

一日三次分服。(痰少而粘稠，輕咳頻發者用之。有痙攣性。

咳嗽發作者、不用第阿甯，以莨菪越幾斯〇，〇六代之。

硇砂(綠化錏)　五·〇

蒸餾水　二〇〇·〇

每兩點鐘一食匙。(稱爲粘液溶解混劑 Mrstura Solvens)

Inf. Senega 4,0:80,0 遠志浸(四，〇)　八〇，〇

Liq. Ammon auis 亞摩尼阿茴香精　一，〇

Sir smpl. 單舍利別　一〇，〇

一日六次分服。(攝內迦爲起咳劑。痰積而不甚咳嗽者用之最宜。

Inf,rad.Ipecac. 吐根浸(〇，二一〇，三)　八〇，〇

Aq,amy gd. 杏仁水　四，〇

Sr.simpl. 單舍利別　六，〇

一日三一六次分服。(雖咳嗽而痰粘稠不易祛者用之以催進祛痰。

Puh,dover. 抱沕爾氏散　〇，三

每夜一次頓服。(奧夫雷希脫氏謂痔症進行，肺組織破壞，常刺戟氣道。

而爲咳嗽之因者。內服抱沕爾氏散並吸入石炭酸水。亦能有效。痰過粘稠

者。併用前記攝內迦劑)

Acid,beuzoic. 安息香酸 〇，三——〇，六

Camphora 樟腦 〇，三

Saich,lact. 白糖 一，五

右爲三包一日三次分服。(乾性加答兒，痰粘稠且少，呼吸困難者用之最宜。故老年人多用之。或伍用第阿甯噴托捧)

Terpini hydrat. 抱水的列並 三，〇

Saccl. albi 白糖 一，〇

Macil.g,arab. 阿拉伯樹膠末 一，〇

右爲三十丸，一日三——四次一丸。(痰有惡臭且多者用之。抱水的列並爲粉末。故比其他的列並劑使用尤便。)

九咯血　另章迷之。茲略。

十消化器障礙　對於肺結核初期輕度胃腸障礙之處置。既於第一章榮養之項述之。茲專就病勢既進行者之下痢述之。

下痢原因。爲結核性腸潰瘍。可無待論。然亦有峻烈下痢而無腸潰瘍者。亦有腸潰瘍而毫不下痢者。欲診斷精確。往往甚難。僅能爲想像診斷而已。在糞便中。

發見結核菌。不能確實斷定其腸有結核性潰瘍。唯確能檢出腸壁血液及膿混合物時。診斷方能確實。此時須頻服阿片。並伍用收歛劑。例如下。

處方

Tannin 單寧 ○•二五

Puh. opii 阿片末 ○•○五

或

Plumb. acet. 醋酸鉛 ○,○二五

Puh. opii 阿片末 ○,○二五

右各爲一次量，容於膠囊，或爲丸，一日數次與之。

又或將單尼根，單那爾並，次硝酸鉍，撒里矢爾酸鉍，沒食子酸鉍（各一日數次•，五——一，○）伍於阿片而與之。余更屢伍用可倫僕根末。

處方

Tanningen 單尼根 二,○

Bismuth subnit 次硝酸鉍 二,○

Puh. opii 阿片末 ○,一——○,二

右爲四——六包一晝夜分服。

若不能證明腸有潰瘍。則不可不探究其他原因。其原因，大都在食餌上之缺陷及對於某種食餌之個人性過敏。欲救治之。不可制限食餌太過。因食餌不足。反致衰弱。此下痢亦往往因食物殘屑及所生醱酵，刺戟直腸粘膜而起。如斯者。於早晨與少量蓖麻子油(一茶匙)。往往卽見輕快。或以四分三——一立微溫湯，〇，五%單甯水。(或加阿片。或不加阿片。)行腸洗滌亦能奏功。

余曾遇數例。皆爲病勢進行之患者。其長期(往往半年餘)頑固下痢(一日一—二次如水瀉)。原因於蛔蟲之寄生。旣發見驅除之。治愈甚速。蓋患者欲催進營養。旣往曾攝取多量牛肉，魚肉故也。故治療頑固下痢時。於糞便中之蟲卵。亦須注意。

十一熱 熱，僅因結核菌傳染。亦能發之。徵諸因急性全身粟粒結核或土佩爾苦林(結核菌純粹培養)注射，能發高熱而自明。然普通多因炎症性，化膿性，腐敗性細菌之繼發性傳染。(混合傳染)而呈高度間歇性，弛張性或稽留性熱型。無論如何。體溫上昇。總爲病機進行之徵。苟尚發熱。卽爲病症未停止之證。依此理由。發熱實爲足以判斷疾患狀態之唯一正確標徵。若能無害於個體而使患者解熱。卽爲治療上偉大之成功。

最合理且確實之解熱療法。爲履行有規律之衞生榮養療法。而以依空氣療法，橫臥療法，常在新鮮清淨外氣中，繼續安靜其身體爲主。倘能使患者嚴正履行此療法之總要約。即至細微之點。亦能履行。則無混合傳染之單純性輕度發熱。不需藥物。殆悉能使解熱。視疾患之狀態。藉土佩爾苦林療法（菌乳劑療法，伊，加，療法最佳。），海托爾療法，沃第阿爾療法或人工氣胸療法等。均能使解熱。

至藥物。則大都僅呈對症作用。欲使永久解熱。實屬難事。況解熱藥物。多數有峻烈副作用。至使呈發汗，疲勞，食慾減退，心臟衰弱，虛脫等。故藥物之選擇及其用量宜嚴。並須察個人的適應。勿妄爲一種藥物之聲價所眩惑。甲藥某患者用之有效。然他患者用之。往往不能奏功。故對於患者。須屢變換其藥劑。方能達解熱目的。用量不可過多。最初常以小量爲度。因凡慢性肺結核患者心臟神經及血管運動神經中樞過敏。且甚易變化。故對於解熱藥之反應。常比健康人爲銳敏也。

現時對肺結核解熱藥。效力較確實。副作用較少者。如下。

愛爾蓬 Elbon 爲桂皮酸化合物。內用則在體內變化。成安息香酸及一種無毒巴拉米諾弗諾爾誘導體。稍能抵抗發熱原因。依經驗。於輕熱患者（三七，五——三八度）最多數能奏功。經數日而熱全下降者不少。然亦有毫不奏功者。於三九度內外高熱者，能奏功者極少。於末期患者尤少。但罕呈副作用。間見有發汗，食慾減退而已。用量。一日四錠。體溫既降。則繼以一日三錠。不發熱則一日兩錠。久服

●若用此藥逾一星期。熱型毫無變化。則視為不能奏功。停服可也。

別拉密童 Pyramidon 久用為結核症之解熱藥。其解熱作用。與安知必林相類。而强三——四倍。內用後。經二——三點鐘。呈解熱作用。其作用約繼續四——六點鐘。故日暮與之。則能使患者終夜在低熱或解熱狀態。若注意而與少量。(體力尙强壯者。一日量〇・三——〇,五。衰弱者。一日量〇,三—〇,二——〇,一五——〇二。)則殆不呈副作用。少量無甚效力時。不可妄增。將阿斯必林,撒里必林,弗那攝輕等他種解熱藥配合用之可也。余用別拉密童〇,三 不甚奏功時。不更增量。反減量至〇,二。卽如左。

處方

Pyramidon 別拉密童 〇,二

Aspirin 阿斯必林 〇,六

Sacch. lact. 乳糖 一,〇

右一日三次分服。(利拉密童,阿斯必林合劑。經時則融解。故須分別包之。臨用始作合劑。)

與希甯 Euchinin 為規尼涅誘導體。其毒性及副作用。比規尼涅為少。自勃雷美爾氏目規尼涅為心臟毒以來。至今日已無人用以治療肺結核。然與希甯則副作用少。於衰弱患者。亦可用之。用量。體力強壯者。一日量〇，六——一，五。衰弱者。〇，六——〇，三。又與別拉密童配合用之。

痲雷汀 Maretin 爲結核症之解熱藥。其奏功往往能凌駕別拉密童。能由久時發熱。救治患者。俾能永久解熱。但本劑爲血液毒。能破壞赤血球。是副作用。若患者體力衰弱，脈搏頻數且小。或甚貧血。則不可用。若患者體力較佳。則不見此副作用。用量。一日〇，三——〇，四五。一次頓服〇，二。

撒里矢爾酸 Scid. salicylicum 及撒里矢爾酸鈉 Natar. salicylicum 於結核熱有良效。於間歇性甚似混合傳染之熱型及持久性輕熱，伴有僂痲質斯性症狀者等。尤有良效。將亞砒酸與本劑配合者。爲海第痲開爾 Hoedemaker 氏凡。其組成如下。

處方

Acid. arsenic 亞砒酸	〇•〇一
Natr. salicyl. 撒里矢爾酸鈉	一〇•〇
澱粉	適量

右爲一百丸貯於着色罎，一日三——四次五——一〇丸，食後服。

久服。則屢見高熱漸次消退。此經驗上之事實也。殆無副作用。唯有時起耳鳴及輕度胃障礙而已。經驗上用本劑屢奏效者。爲甚見弛張之間歇性熱型。於稽留性熱型

德華醫學雜誌 第一卷第十二號

不見奏效。日暮下降。晨間依然上昇。此卽耶苦特 Jaccoud 氏所謂撤里矢爾劑。作用於吸收性發熱。不作用於炎症性發熱也。前記海第麻開爾氏丸之撤里矢爾酸鈉。以阿斯必林 Aspyrin 代之亦可。若有咳嗽。則更適宜加拕沕爾氏散亦無妨。

處方

Acid arseuic.	亞砒酸	〇,〇一
Aspirin	阿斯必林	五,〇
Euchinin	與希甯	三,〇

右為一百丸，一日三次三——八——一〇丸。

又近年膾傳西門 Simon 氏夫企宿必林 Phlhsopyrin 錠。其組成如下。

處方

Aspirin	阿斯必林	〇,一
Natr arsenic.	亞砒酸鈉	〇,〇〇〇二五
Acid. camph.	樟腦酸	〇,一

其始一日四次一錠，每三日增一錠，至一日量十錠。

阿斯必林，撤里必林。於結核患者之月經前體溫上昇及所生各種障礙。皆有良效。

第四章　肺結核院療法及停止肺結核之療法

第一節　通院療法

肺結核爲能治愈之疾患。然當其初期。十分有治愈之望時。卽須視爲重篤疾患。其由可治陷於不治之動機極微。故難在初期。且爲極輕症。亦必入肺病療養院。始爲萬全。私宅療法。住院療法。欲獲完全效果。往往甚難。蓋欲使患者嚴正履行衞生榮養療法，土佩爾苦林療法。毫無貽誤。非有敎練及由醫師日常監視不可。然結核患者。其數至多。住院療法。實出於不得已。況入院療養或私宅療養之患者。臨牀上既見治愈，病症已停止後。尚須由住院療法，受醫師監視，以完全其效果乎。故住院療法。如何處置輕症患者。促其治愈。對於已治愈之患者。如何豫防疾患再發。實臨牀醫家所不可不知也。

一患者之選擇　肺結核患者。非皆適於通院療法。病勢之輕重。患者在社會及家族間之境遇如何。影響於療法之效果者。大有差異。由病勢觀之。重症患者。不適於通院療法。可無待論。凡發熱在中等度以上者。由通院療法，欲獲效果頗難。其次爲患者事情境遇，業務繁忙日常奔走者。貧困而住居，榮養等不合衞生，並因生計而身心皆甚困憊疲勞者。其尤也。第三爲患者性癖。性質輕躁。意志不定。難望其繼續履行療法者是也。此等患者。由通院療法。不能預期良效。故結局唯有入肺病療養院。由醫師日常監視。或收容於貧民肺病療養所。以行正規治療。

要之。不適於通院療法之患者。有下記各種。

一　重症有熱者。

二　貧困不能完全受治療者。

三　雖有熱，然有治愈之望者。須有一定期（至少三個月）住院學習將來療養須知事項。

四　不能保證其能於必要期間忍耐實行衛生榮養療法者。

五　疾患能停止之希望。尚不確實。然愼重治療，或能治愈者。

除上記各種外。其餘肺結核患者。由通院療法。不難治愈。多數患者。欲令滯居肺病療養院。至完全治愈之日。。始令出院。往往不能。普通經一定期（三個月至六個月）住院療養後。改爲通院。故欲使效果完全。則住院療養後。通院療法。實不可缺。

要之。適於通院療法者。第一爲無熱。但在腋窩檢溫。一日中最高體溫在三七，五以下者。尚可注意行此療法。若體溫逾三七，五度。則無論如何。須臥牀安靜。不適於通院療法。

二通院療法實施上之治意　通院療法。其治療原則。亦與住院者無異。卽以衛生榮養療法爲主。而以土佩爾苦林療法及藥物療法補助之。

凡氣候，空氣，完全榮養，嚴正橫臥療法，精神療法及其他須有種種設備之衞生生活法。通院不及住院。可無待論。然住院亦有缺點。其缺點最大者。在使患者境遇，全與將來住地及生活條件隔絕。所得效果。一至患者離此境遇，重返家門時。卽因急速變化而失之。反是通院利點。在患者卽在其將來長久生活之住地。依可能限度，不變更其日常生活法。而治療之。其結果最可研究者。爲患者體重增加之關係。住院患者。常在較短日月內。體重甚見增加。然一離此氣候療養地。日常生活。仍與發病前無異。所增體重。卽見減少。反是通院患者。在較短日月內。體重難見增加。因患者多在私宅。生活法一如平素。依然運動執務故也。然治療旣漸奏效。患者榮養改善。體重漸見增加。所增體重。後殆不至減少。患者能久支持其改善榮養狀態。凡肺結核患者治療上。體重增加。非必與病竈治愈，並見進行。體重急速增加。非必爲治療上之佳徵。故上記關係。大可研究。

通院療法。最有關係者。爲醫師人格及熱誠。醫師能支配患者精神狀態。爲各患者。規定個人生活法。使嚴守之。則治療之進行非難。

茲將通院患者在私宅特須注意之日常生活法。概述如左。

空氣療法。不可不嚴格課之。藉乾性摩擦，冷水摩擦。以强練皮膚。並隨所適應，依規律，勵行空氣浴，日光浴。不問有無業務。一日中須依可能限度，長久在外氣中。並須養成晝間居室開窗之習慣。

安靜（橫臥療法），運動（平地散步）及執務。須課至如何程度。專視患者體溫定之。在腋窩檢溫。一晝夜中最高體溫在三七度以下。無盜汗，發汗，脈搏頻數，全身倦怠等熱症候者。可不待躊躇。使在屋外橫臥。然終日仰臥椅上。頗爲厭倦。故分數次行之。輕快之度既增。則橫臥時間縮短。散步時間增長。故課此療法之時間長短。以患者發熱及自覺的障礙多少爲標準。可伸縮之。輕熱患者。繼續課橫臥療法。經一個月至數個月。多能奏效。若患者已無熱。唯稍有自覺的障礙。則視其障礙之度。僅於晝間，日暮各課兩點鐘已足。若併無自覺的障礙。則許其執務。僅於晝食後課數點鐘已足。病症停止。並呈治愈傾向。隔長時，行土佩爾苦林注射者。多無須行規定橫臥療法。

課患者運動。按照衛生榮養療法行之。

患者居宅非必甚廣。然室數宜多。空氣流通。日光照射。而不濕潤。最爲必要。執務室或居室。須與寢室區別。

對於既輕快堪執務之患者。欲完其治療目的。往往須使變更職業及住地。其職業。務擇能弗過勞身體並室外作業者。然亦須參酌個人境遇定之。非所有患者。皆室外作業爲佳。同時須少感生計困難。得精神上之慰安。並攝取較佳食餌。若患者既達治愈期而病症再發。則其原因。大都在身體勞役過度。榮養不足。如此者。吾人愼勿視空氣過重。又變更住地。亦須愼重。仰臥患者。與既從事職業者。不可同論。從事室外職業者。與終日在雜鬧室內混衆人中執務者。亦不可同論。例如操理髮業者。無論在何地方。皆可從事。所可慮者。多數職業。在大都會從事。與在住良氣候地從事。其收入大有差異。不免累及家計。間接使疾患再發。然則若患者家計不甚富裕。而使變更住地。雖得純良氣候。然榮養缺乏。精神憂悶。其害大矣。實地醫家。非於學理以外。思及社會各方面。憑常識以下判斷。則往往使患者及其家族陷於大不幸之境遇也。

通院患者之榮養(食餌)療法。其原則與住院患者無異。其食餌。以肉類，穀物，蔬菜，脂肪之混合食餌爲標準。其中以加洛里量多者適於患者嗜好者爲標準。若患者營養佳良。食慾既佳。則無須更給特別滋養食餌。患者體重增加。非必與病竈治愈，並見進行。前已言之。自昔所謂過剩榮養療法。能使患者體重甚見增加。然遂視爲豫後之良徵。實屬大謬。彼强制攝取榮養。至使患者體重增至普通以上。於治療上。實無意義。患者一旦中止攝取。體重卽見速減。反是治療已漸奏功。則患者僅如其食慾。攝取相當食量。且所攝取者。殆皆爲平素食品。而其體重自漸見增加。故患者僅如其食慾攝取普通食餌而體重能見增加者。其體重增加。於治療上方有意義及價値。患者體重。可資治療上之參考者。爲患者發病前數年間健康時之「舊體重。」患者自他覺的症狀。雖已甚見輕快或消失。然其體重未恢復健康之「舊體重」者。須多與榮養。以期增加體重。反是患者既恢復其「舊體重」。或已超過。則殆無須多與榮養。藉上記日常衞生生活法。自能增加體重也。

由是觀之。欲榮養肺結核患者。而强制多投榮養。其法實屬最拙。醫家所期者。使患者增進消化力。振起食慾。此爲榮養療法之第一義。振起食慾之一般方法。爲規定食事時刻，注意烹調法。選擇投食慾之食餌，長久滯居外氣中，空氣浴，調和運動及休息等。而嚴禁誘起疲勞之各種原因。尤爲必要。注意此諸點。則在短時日內。食慾常見改善。

欲完全行榮養療法。則通院患者。亦須由醫師授與個人食事箋。醫師須詢各個人之嗜好。並察其境遇。爲之嚴正規定各食事之時間，按時攝取之食物種類及其分量。對於頑固神經性消化不良之患者。此法尤屢奏良效。

以上爲應用衞生榮養療法治療通院患者。特須注意之點。

土佩爾苦林療法。對於通院患者。恩惠亦至大。蓋衞生的氣候療法。誠屬合理。著有治效。然佳良氣候。非到處皆有。各都市尤無之。土佩爾苦林。則到處可得。故此療法之普及。實爲至大恩惠。

然土佩爾苦林療法。非與衛生榮養療法並行。則奏效甚慢。依余之觀察。患者在私宅。能注意衛生榮養療法。則土佩爾苦林療法之效果。常甚顯著。若在私宅不能履行衛生榮養療法。則土佩爾苦林療法之效果不良。或無害亦無效。從事此療法之醫家。常注意此點。則判斷注射效果。可無錯誤。

對於通院患者。行土佩爾苦林注射。須格外細心。嚴守絕對無反應注射法。其適應之選擇及一般操作。全與前章所述無異。期在未達極量以前。能收十分效果。注射一星期後。至少中止三個月。此因其免疫能繼續數個月。(普通三個月)故此數個月間。無須更反射行此注射也。注射後。輕症患者。臨牀上既見治愈。疾患停止。則又爲豫防再發計。約亘兩年間。每隔三個月。反後行此療法三——四次。至恢復期爲止。此爲最合理想之方法。

通院患者之藥劑療法。不能多得效果。觀前章所述理由自明。然於治療上。又決不減可缺。專用結麗阿曹篤及迦耶可爾劑。碘劑。鈣鹽類等與健胃劑配合而與之。能輕加答兒。催進食慾。其處方例如左。

處方

Thiocol 企阿可爾　一·〇——一·五

Cak. phoph. 次亞燐酸鈣　一・〇
Takadiatasl 他卡第阿斯他端　〇・六
右每食後分服

輕熱頑固不解者。與別臘密童小量・愛爾蓬或海第麻開爾氏丸（參照前章熱之部）等可也。或併行沃第阿爾療法・海托爾療法亦可。對於其他症候。須參酌對症療法・

第二節　停止結核之療法及再發之豫防

茲所舉者。不唯治療奏功・疾患絕對停止者而已。且以吾人之知識，已不能檢知疾患。然疾患尚潛進行者。亦包括在內。故其療法及豫防。亦頗重要。與尚在初期者無異。若曾加診療。知其初期病變所在。則此狀態不難鑑識。病竈廣汎者。尤易鑑識・然後者痰中結核菌爲陰性。與他種病變（例如氣管枝擴張症）頗難鑑別。若結核菌爲陽性。則又往往誤診爲急性進行性結核。因伴有廣汎性濁音・鼓音・氣管枝呼吸音・有響性囉音・多量粘液膿性痰等重症肺結核之症候也。然注意檢之。則濁音僅在一側。於濁音面見胸廓甚凹陷。健側之健康打診音擴大。至逾患側境界。換言之・卽因肺臟既甚萎縮。而形成代償性肺氣腫。患者平安。毫無苦惱。如斯者。治愈動作。極見優勝・豫後較良（與病患廣袤比較）

最難鑑識者。爲潛伏結核症。胸部變化最輕微。無論既往現在。並不見何等障礙者是也。若患者年逾四十。則判斷尤難。患者不唯不自知疾患。且自覺佳良。雖咳嗽偶發。亦以爲病止痰咳。毫不介意。但榮養與年齡比較。甚見不良。要之。患者因他種疾患。來求診療。而吾人於其肺臟偶然發見小結核病竈者頗多。彼終身瘦削者。大多數罹此停止性肺結核者也。胸部理學的症候。最大多數。爲一側肺尖輕微之濁音陷沒。加以粗糙呼吸音水泡音。間有氣管枝呼吸音。而痰中無結核菌。如斯者。此小肺結核竈遲早必再燃。而惹起廣汎進行性肺結核。然其發病究在幾年前。大都不能測知。

依醫家之愼重見地。則既罹肺結核者。終身不能謂之治愈。對於已停止並比較的治愈者。其始尙須加診察。既經時日。則減其次數。然每隔一定時日。仍須診察。在此間歇期。須使患者自觀察其身體狀況。若呈咳嗽•盜汗•發熱•體量減少等。則必疑其再發。唯當注意者。勿使患者妄懷疑不安是也。若在監視期間。發生他種疾患。則更須注意加答兒性疾患•流行性感冒。尤不可不愼重治療。

至患者自己養生法。雖肺症狀已減退。僅一側肺尖。尙留限局小病竈。然在數年間。尙須嚴守平素履行之治療原則。其中空氣療法。最爲必要。並須攝取豐富食餌。勿使身心過勞。又醫師須使患者，勿忘新鮮清淨外氣之利益及室內不潔空氣之危險苟財力充裕。則每遇閒暇。須離去都會地方。夏季轉地至山間。冬季轉地至南方海濱。住居。務在市外。其構造。在可能範圍內。加以改良。俾適於空氣療法原則。若住居地因氣候等之關係。不適於滯留室外。則苟爲事情所許，須使移住他地。

體重。每兩星期或一個月。於一日中同時刻。衡量一次。注意其或增或減。無論曾否攝取滋養食料。苟見體重減少。則所當先試者。爲牛乳療法。

運動。勞役過激。與滋養食餌不足相待。爲疾患再發之原因。須注意。各種過勞。如荒淫。暴飲等。於心臟有害者。皆當避忌。常注意保全體力。最爲必要。

凡肺結核已停止。經兩年無著明障礙者。可許其結婚。男子非必遲延兩年。結婚後有佳良榮養及看護。往往體重遽見增加。然女子不可不十分愼重。因姙娠及產褥。使潛伏肺結核爆發而轉歸於不幸者正不少也。（終）

贈送痲瘋季刊

中華痲瘋救濟會所編輯之痲瘋季刊。爲我國研究痲瘋問題之唯一雜誌。出版以來。頗受社會歡迎。內容豐富。對於治療方法。貢獻極多。茲已出至三卷一期。零售每本三角。全年四期一元。該會爲推廣宣傳起見。擬將各期餘册贈送。索者每本可附郵費五分。以四期爲限。又「痲瘋」小册。可附郵票二分。無限贈送。地址爲「上海博物院路念號痲瘋季刊社」。

問答欄（續上期）

▲答書

（一）來示敬悉記者前服務於寶隆醫院時亦嘗遇類似病症屢試各藥均無良效其後採取先靈亞陀方耐而 Atophanyl 及凡拉蒙 Veramon 施行併合治療每隔二日靜脈內注射亞陀方耐而一次發作時令病人日服凡拉蒙三四片繼續治療至一月之久竟獲驚人奇效將數年痼疾一旦消除病人喜躍出院矣　先生不妨如法試療倘奏完滿放果望再來函示知以供同道之參證

（二）愚按烏羅特羅屏一劑市售者牌號最多大半係冒名倣製之品偶一不愼購贋品而用之不特功效微弱且常發生刺激膀胱傷害腸胃等副作用故處方時必須註明先靈原包裝字樣方可獲質精效確之眞正烏羅特羅屏　足下所述之事實恐卽係蒙魚目混珠之流毒希日後注意及之

（三）敬覆者鑑別眞正凡拉蒙與倣製品之方法大學教授司坦根司丹氏Prof.Starkenstein嘗述及之茲節錄於下

如將佛羅拿耳 Veronal 與霹藍密籐 Pyramidon 之混合物溶解於水中則得無色之溶液將此溶液在一定濃度逐漸加熱則霹藍密籐變爲無色油體而析出惟餘佛羅拿

耳獨溶於水中其後將水分蒸發即可得其結晶體
至於凡拉蒙之溶液則爲淡黃色如將濃厚黃溶液加熱則凡拉蒙全體變爲黃色油體
而析出所餘僅純水矣

本誌下期要目預告

(即中西醫學報十卷一號)

本誌投稿簡章

本誌刊行宗旨。在普及新醫學及衛生常識。彼此發揮思想。研究學術。而促進醫藥界之進步。公共衛生建設之實現。

一　投寄之稿或自撰或翻譯，或介紹外國學說而附加意見，其文體不拘文言白話或歐美文字均所歡迎。

二　投寄之稿望繕寫清楚並加標點符號。

三　凡稿中有圖表等，務期明瞭清潔書於白素紙，以便直接付印。譯外國名詞須註明原字。

四　投寄譯稿請將原文題目，原著者姓名出版日期及地點詳細敘明。

五　稿末請注明姓字住址，以便通信，至揭載時如何署名聽投稿者自定。

六　投寄之稿揭載與否，本社可以豫覆，原稿若預先聲明並附寄郵資者可還原稿。

七　投寄之稿俟揭載後，本社酌致薄酬如下：(甲)單行本二百份　(乙)本雜誌　(丙)書劵　(丁)現金

八　原稿請寄上海梅白格路一百廿一號德華醫學雜誌社收爲荷

民國十七年十二月十五日出版
△德華醫學雜誌第十二號

主幹者　醫學士　丁惠康
藥學主任　醫學博士　丁名全
醫學主任　醫學博士　丁錫康
出版者　德華醫學雜誌社　上海梅白格路一百廿一號
總發行所　醫學書局　上海梅白格路一百廿一號　即愛文義路巡捕房南首

（廣告刊例函索即寄）

定價表

每月一册	全年十二册
零售每册大洋三角	郵費國內二分　國外八分
預定全年特價大洋二元四角(原價三元六角)	
郵費	國內不加　國外九角六分
新疆蒙古日本照國內　香港澳門照國外　郵費代價作九五折以一分四分及一角爲限　郵章如有改動隨時增減	

定閱諸君如有詢問事件或更改住址通信時務將 (一)定單號數 (二)定戶姓名 (三)原寄何處 三項詳細開明方可遵辦實緣定戶太多簿册太繁非此三項無從檢查難免仍有誤寄特先聲明

International medical Journal

Vol.10 July 1929 No.1

中西醫學報

第十卷第一號目錄

編輯者言

這是本報民國十八年的第一册。回想過去的一年中。承蒙海内外諸同志熱烈的扶助和誠懇的指教。同人等真覺得無上榮幸。並且十二分感激的。又很感謝投稿諸君。常有鴻篇鉅著。遠道見貺。使本報增加了不少的光彩。可惜編者因事務繁冗。於通訊問候及答覆等事。時有疏忽。又因本報限於篇幅。不能將諸君的大著隨時發表。致勞盼望。實深抱愧。不得不請諸君原諒。

今年本報的方針。仍舊不改其常態。不過在此新舊醫相抗的時候。我們辦醫報的人。不應無一些公正的表示。所以暗地裏又不知不覺的增加了一重職任。現在我們應當平心而論。對于舊醫究竟有無存在之價值。又今後應當用如何方法去整頓與改良。其改良又須先從何處起始。這是本報所特別注意而不惜研究的。讀者諸君。對於此項問題。如有高見。不妨寫出來投寄本報。本報當抱大無畏的精神。不顧犧牲。不惜篇幅。代諸君儘量地發表一下。以便研究舊醫的作個參考。惟須以不挾門戶之見。而能深明舊醫的弊病。並介紹切實改良之方針的。方爲上選。

我們中國人。有一個極大的弊病。便是過於私心。嚴守祕密。對於醫學方面。也是如此。例如有了極靈驗的方藥。往往祕不示人。結果都歸於失傳。這是何等的可憾呀。也許是我國醫學失敗的一個大原因。讀者諸君。都是很高明的。對於這種弊病。想也早已明白。所以本報以後擬專闢「驗方彙錄」一欄。專門搜集各種驗方。想諸君亦很贊成。不過先要請諸君儘量投稿。方能成事。

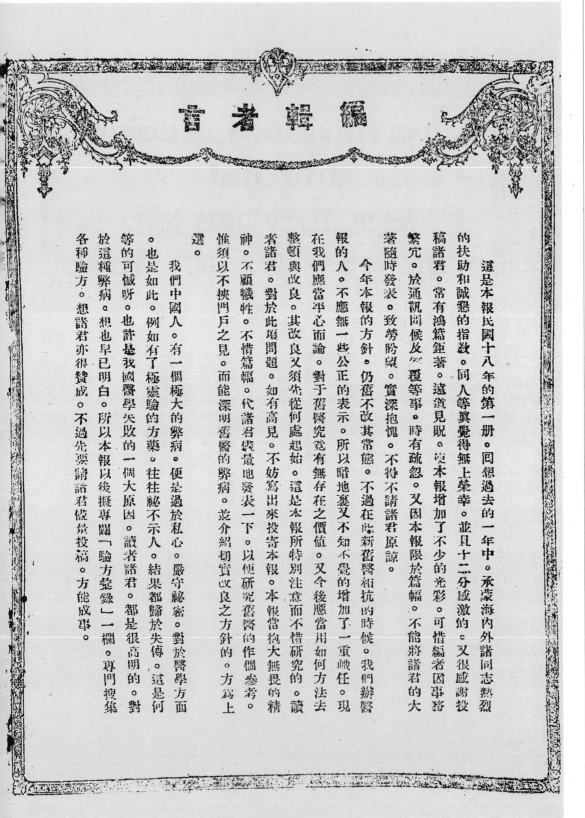

論壇

論衛生部亟宜注重醫事補習教育

攝山

嗚呼。吾國自鼎革以後。新舊醫學之衝突。可謂達於極點矣。近兩月來。雙方之口誅筆伐。不遺餘力。一則持發揚國粹之美名。一則豎醫學革命之旗幟。雖謂之新舊醫學之戰爭可也。同是國人。同是華族。同是方趾。同是圓顱。雙方有此劇烈之爭執。豈得已哉。顧吾國今日之醫學。究應固守乎。抑應革新乎。必曰。應革新而不應固守也。所謂醫學革命者。即一變哲學的醫學。而爲科學的醫學。一變神秘的醫學。而爲實用的醫學是也。不過醫學革命的方式和手段。究應採取急進的政策。抑採取漸進的政策。是爲先決之問題。若採取急進的政策。則應當凡非正式醫校畢業者。或以舊醫藥爲營業者。均皆取締。一律勒令改業。是爲最痛快最澈底之辦法。惜乎吾國之國情及事實上。有所不能。按此不能之原因。約有兩種。一全國人民之思想。不能爲同一之趨向。例如行政方面。竭力提倡新醫。而社會方面。則竭力擁護舊醫。此固因歷史之關係。及人民知識之問題。但人民思想不能爲同一之趨向。亦其一原因也。一全國醫師之人數。不敷社會之需求。假使人民有科學知識。完全信任新醫而屏絕舊醫。則所有之醫師。必異常恐慌。吾國人口號稱四萬萬。每五百人口需一醫師計之。全國需醫師約八十萬人。今以首都合格醫師之統計。不足三百人。卽以江蘇一省而論。亦不過約三千人。上海南京爲醫師最多之處。其他偏僻各縣。每縣約合格醫師一二人。或三四人。況此一二人。三四人。又未必爲社會所崇信者。以致人民生命權操之於外人設立教會醫院之手。或一般不明科學舊醫者之手。其危險也孰甚。全國醫學校不足二十處。每校每年畢業五十人。亦不過每年增加千人。教育部大學規程。醫科須六年畢業。恐習醫者又多裹足不前矣。全國現有合格醫師之數。雖無精確之統計。每省以三千人計算。全國約六七萬人。以八十萬醫師之標準。現僅有十之一。相差十之九。十年後尚不足以言醫學革命之成功。是故薛部長對新聞記者談及。中醫藥存廢問題。薛云。『中醫藥之存廢問題。悉是社會上是否需要。與業中醫藥者。能否努力改進以爲斷。決非在政治上於短時間。所能遽爲解決。現在全國約有二千縣。有西醫地方尚不能占十之一二。其他十之八九縣分。率皆受中醫藥之支配。』此可爲吾國醫學革命應採取漸進的政策。不能採取急進的政策之佐證也。漸進政策之爲何。卽由衞生部從速設立新醫補習學校。及舊醫補習學校。提倡醫事補習教育。此種學校。或由各醫學校各完善之醫院附設。或令各衞生局籌備。以至短之期限。與以相當之知識和訓練。新醫補習學校。令非正式醫校畢業之醫生。入校補習。課程除病理。診斷。治療各科。與以必具之實驗學程外。餘可分設選科。如診斷室試驗科。內科及兒科。肺癆病科。外科。皮膚花柳科。婦產科。眼科。耳口鼻喉科。齒科等。令其專習一科。或數科。畢業後考試及格。給予證書。由衛生部給以某科醫生開業執照。舊醫補習學校。令業舊醫者。入校補習。課程應設解部學。生理學。衛生學。病理學。診斷學。傳染病學。中國歷代醫學及世界醫學之趨勢等各科概要。畢業後考試及格。給予證書。由衛生部給予某科中醫生開業執照。此種補習學校。入學之範圍宜寬。畢業之考試宜嚴。均授以黨義。俾了解革命的過程。凡不受此種訓練者。於若干時期後。不准行醫。此種辦法。實爲當務之急。不容或緩。上海醫師公會。曾議決。『呈請衛生部通令全國衛生機關。辦理舊醫補習學校。實行舊醫之科學化。及新醫補習學校。以期增進非正式新醫之程度。』殊爲切要之圖。中肯之論。倘能早日勵行此策。吾國醫學革命之成功。可以翹足而待矣。

本報收到刊物一覽表

醫藥學雜誌	上海北京路九十六號醫藥學雜誌社
民國醫學雜誌	北平石駙馬大街北京醫院內民國醫學雜誌社
廣濟醫刊	杭州下缸兒巷四十一號廣濟醫刊社
診療醫報	上海霞飛路一百零四號診療醫報社
同仁會醫學雜誌	日本東京神田中猿樂町十五番地同仁會
醫學雜誌	山西太原中醫改進研究會
社會醫報	上海新閘路鴻祥里二一三八號社會醫報館
醫學衛生淺說報	天津東馬路新醫學會刊物部
科學月刊	上海施高塔路四達里一〇四號科學月刊社
貢獻旬刊	上海哈同路民厚南里六三二號嚶嚶書店
清華週刊	北平清華大學清華週刊社
認識週報	北平西郊清華園郵局轉認識週報社
無線電新報	上海民國路老北門五六五號建設委員會無線電管理處
婦女旬刊	杭州婦女旬刊社

譯著

攝護腺癌之研究

沈乾一譯

攝護腺肥大症。往往現出癌腫變性。惟大抵爲極小之腫瘍。故在臨床的症候亦少。又因癌腫同時多兼有攝護腺肥大症。以致全然漏視者不少。有時或決定其爲肥大症。及將攝護腺摘出後。方知其爲癌腫者。實達一〇至一五%。

攝護腺癌以原發者占多數。由胃。肺。及其他癌腫轉移而來者少。

原因　不明。大約與他種癌腫同。其作結節狀肥厚。似乎爲發生本症之素因。夫肥厚與癌腫。多同時存在。惟兩者之密切關係至若何程度。則尙未明瞭。至于此兩者之同時存在。或由兩疾患皆發生於高年。由偶爾而共在一處者。亦未可知。或因有肥大症。久經鬱血及炎衝等。而助癌之發生者。亦未可知。惟單有慢性炎衝者。其發生癌腫比較爲少。

比較年輕。或未有肥大症者發生癌腫時。其發育甚遲。故亦不見發生膀胱障礙及其他臨床上症狀。及轉移於骨。肺等後。乃疑及攝護腺或患有癌腫。診之。大小雖無變化。但有結節狀硬結。表面凹凸不平。

反之。肥大攝護腺。發生癌腫時。其增大甚速。不及一年。有已達拳大者。觸之。其表面平滑。不如前者之有硬結。但注意觸診時。陷於癌腫變性部分。頗覺堅硬。逐漸於表面可觸至大結節。

病理解剖　攝護腺癌大抵作 Adenocarcinom 或 Carcinoma solidum 之形態。亦有併合兩者者。周圍甚浸潤。其作 Skirrhus 之形態者甚少。

攝護腺截斷面。有作灰白色或黃白色不規則形之硬結。較周圍隆起。壓之。則流出乳狀液。於肥大症時。量雖甚少。亦有乳狀液流出。故不能謂爲癌腫特徵。要之在肉眼上。殊無可資鑑別之標準點。

若非自尿道發生混合傳染。攝護腺從不崩壞。逐漸穿破攝護腺囊。沿淋巴管及神經鞘。擴向周圍。往往發腰部薦骨部之神經痛。血管破裂者。間亦有之。

攝護腺癌首侵之處。爲與攝護腺有密切關係之精囊及鄰接精系。次爲膀胱底部。有大小種種結節。隆起於膀胱內。若有膀胱加答兒。則必發生潰瘍。輸尿管口中本身雖少受侵及。但因周圍浸潤。開口部受壓迫。上部有作腎水腫之形態者。尿道及直腸壁。亦漸被侵及。但少侵及粘膜。有時小骨盤內之結締織全部。爲其所侵。成爲一塊。充塞於小骨盤腔。

攝護腺癌。亦如他臟器癌而多轉移於淋巴腺。

轉移多轉移至遠隔部分。例如轉移至頸部一鎖骨上窩一腋窩等淋巴腺是也。攝護腺癌。尤其爲小結節型者。往往作多發性轉移於骨。尤以腰部一脊椎一骨盤一大腿骨。間或頭蓋骨一肋骨一鎖骨等。爲其特徵。骨之外。亦轉移於肝一肺一肋膜等。他官臟亦有轉移者。惟甚少耳。

症狀　如上所述。攝護腺癌。尤其發於老年性羸瘦攝護腺之小結節性者。經久而不現出何等特有症狀。僅沿腰部。及大腿骨覺有神經痛而已。使人每每以爲係單純坐骨神經痛。及後於骨及其他等。見其有特有轉移。而疑及此者爲多。

但亦有在初期。已於泌尿器現出症狀。似肥大症者。卽尿意頻數。排尿困難等。小便時疼痛。有發膀胱痙攣狀疼痛數分間者。

在病之初。雖不如肥大症之發尿閉。但病漸進行。則漸起不全尿閉。留餘之尿。達一立以上。尿意頻數。終而呈尿淋瀝之狀。尿量亦加增。其發眞正尿失禁者。僅見於括約筋潰瘍時。若有多量餘留尿時。則同如肥大症時。發生輸尿管一腎盂之擴張。腎實質之壓迫。萎縮。腎機能不全。尿毒症等。

尿閉自然消失。迄此始終須用導尿管（Catheter）排尿。有能自然排尿者。大約胱膀頸部一攝護腺部。尿道形狀。在癌腫發育中。有變化所致。膀胱頸部被侵及時。卽使全能排尿。亦有疼痛及尿意。

尿之形狀。久而未有變化者爲常。惟因尿瀦留。故比重稍減。有血尿。間有危及生命之高度者。多由鬱血。上表性靜脈破壞所致。但間亦有由發生潰瘍而起者。尿於遲早受細菌之傳染。腺腫迅速崩壞。用肉眼或顯微鏡可見尿中有腫瘍片。

至末期。除尿障礙之外。直腸有壓迫感。尿道—膀胱—會陰部—腰部—坐骨部有放射性疼痛。往往有坐骨神經樣疼痛發於兩側。此爲其唯一症狀。故若有坐骨神經痛時。切勿忘却觸診攝護腺。發神經痛。有因腫瘍壓迫神經而起者。有因攝護腺囊之緊張而起者。又有因沿神經鞘浸潤而起者。

此外。亦與他臟器癌腫同。起惡液質。羸瘦。體力衰退。心臟機能減退。現出浮腫。或轉移於骨—腦—肺等。

診斷　有以上所述之症狀。卽攝護腺大。硬。且凸凹。兼有排尿障礙。神經痛。鼠蹊腺腫脹。或於骨盤脊椎。用愛克司光撮影。證明有轉移時。則已不難診斷。

反之。在治療上最爲却要之病之初期。腺尚未大。亦無神經痛。則殊不易診斷。應由排尿困難。攝護腺形狀。硬度變化等診之。

類症鑑別

一、攝護腺肥大症　症狀甚類似。往往爲發生癌腫之地。已如上述。突然有血尿時。向來信爲係肥大攝護腺之呈惡性變化者。但亦不盡然。單純肥大症之出血者亦並不少。壓痛亦不如從前所思。以爲係癌所特有。癌腫亦有無壓痛者。單純肥大症亦有兼起炎衝。有壓痛者。腺表面之生成結節亦非癌所特有。

觸診之。有木狀硬度。亦可謂癌特有之症狀。單純肥大或炎衝。未嘗觸及如是堅硬結節。在初期。祗腺之一部分堅硬。及病漸進行。則腺全體堅硬。腫瘍已浸潤至腺以外。且有神經痛觸知轉移於骨時。兩者之鑑別。已甚容易。

二、攝護腺炎　攝護腺發生炎衝將成膿瘍時期。觸之頗堅硬。復增大。故亦有誤診爲腫瘍者。有炎衝必有壓痛。但癌腫亦有之。惟暫時觀察其經過。則可由其生成膿瘍。次膿瘍潰裂。膿汁排出尿中。突然縮小等而診斷之。

三、攝護腺結核　與癌腫恰相反。係發生於青年期。結核之個個結節時亦頗堅硬。但腺終不如癌腫時之堅。且結核時。其他泌尿器往往同時亦有結核。故其鑑別甚易。

四、攝護腺結石　觸之堅硬。有誤爲腫瘍者。結石有多數時。其形作多角形。能聽到結石互相磨擦聲。可由此等診斷之。若祗有一結石。生於攝護腺中央時。與癌腫之鑑別。每甚困難。結石時。其周圍境界明顯。且普通兼有化膿性炎衝。可以鑑別之。

五、攝護腺肉腫　間亦見此。惟較癌腫發育迅速。硬度爲彈力而軟。上表平滑。且大抵發於年青者。可以鑑別之。

治療法　由發育之程度。而異其治療。其已破攝護腺囊。進行至周圍者。已不能行手術治療。銚療法雖亦有多少効果。但反速腫瘍之發育。增惡膀胱–直腸之症狀。愛克司光療法亦然。故至此期。早已絕望。經一年至一年半後。卽死。醫士只能用對症療法。以除去患者痛苦而已。例如投以麻醉劑。行溫坐浴。全身浴等。尿閉時。卽用導尿管排尿。

反之。腫瘍尚未及腺以外。或祇稍延及精囊時。可試用手術療法。亦有由此根治者。卽經一年或一年半後。局部雖或有再發轉移等。但其間可免除痛苦。手術時。應注意勿致傷及膀胱括約筋。爲防再發。而行根治手術。除攝護腺外。並將囊–精囊–膀胱底部–下腹部淋巴腺等全部摘出時。多有因手術致死之危險。亦不限定如此卽可防止再發。幸而手術成功。亦因損傷括約筋。致尿失禁。患者痛苦。有反較手術前爲甚者。故不宜行根治手術。應如療治肥大症法單摘出腫瘍物而止。避免括約筋之損傷。祇求除去一時痛苦。卽應滿足。卽勿摘出攝護腺及精囊。力防損傷內外括約筋–膀胱頸部。如此不但可減少手術致死之危險。較之根治手術。亦並不更多再發。而有可全然防免膀胱障礙之利益。

防鼠疫論

伍連德

第一章　緒論

嘗考鼠疫歷史上之關係。近三十年來。已知鼠疫之原因及其預防法。然在三十年以前。多屬守數百年前之古陋遺方。揣測學說。僅謂此病係屬傳染病之一而已。其傳染之源歸於人類。（謂不但由罹鼠疫之人傳染且健康人由疫區來者亦能傳染）或商品與傢俱。暨種種物體。由疑似傳染地而來者。均有傳染之慮云。又根據中西考史家稱。掘居地穴之獸。當鼠疫流行之時。死亡最盛。此爲人類傳染及疫死之媒介。而此動物乃竄走或四處逃至人間。遂成疫魔之發生云。

今日最新之學理。以科學證明鼠疫爲急性傳染病之一。其原因爲一種桿狀細菌作祟。此菌爲微少桿形。構造簡單之微生體。以顯微鏡能視之。係於一八九四年時日本之北里及法國之葉仙兩博士。同時在香港疫區所發見者。此菌在罹疫人類及動物中。均可取而明視之。在前人多稱此流行曰鼠疫。謂與此傳染無關。今日科學昌明。且能將此微生體用一定之培養基。使其發育。並能考知其在體外生存時間之長短。例如在疫者之衣服或被褥上。及住室牆壁地板上。與一切之商品等物。其生活之時間不等。由此可知其傳染之方法及能力。此菌抵抗力雖不懼炎寒。但除人體外不能生存長久。所以此菌在死物上及運輸攜帶移取物上。若過於遠離或日久者。則失傳染力。或亦僅能保持其生活力矣。故今者謂染疫之人。如係肺部受傳染時。則與之接近者。易被傳染。否則雖與之接近。亦不爲危險云。

若夫論其傳染之法。據今日以科學證實。及說明昔者考史家之所謂由掘居地穴之獸爲傳染之源一語。卽齧齒動物（如老鼠小鼠等）。罹疫能傳染於人類。換言之。鼠疫爲齧齒動物初期傳染與人類無關。所以吾國名此疫曰鼠疫。誠不虛也。今日之學理。純係根據實驗研究而來。知其傳染於人類之方法。係由附於疫鼠之蚤。此物吸啜疫鼠之血液。存於胃內。又跳於健鼠身上。能將存於胃舍有疫菌之血液傳播於第二健鼠。反覆如之。輾轉互相傳染。時常蚤多鼠少。幾有不足其播傳疫種之用。因而改跳於人類身上。而傳染於人類。蓋人類足部與地面時常接近。被蚤咬者卽屬該部者多。鼠蹊腺腫由此起焉。所以人類初被帶有疫菌蚤咬後。多患腺型鼠疫。在人類之傳染時。亦有由虱蚤之傳染也。

第二章　鼠疫之肺腺兩型

若論鼠疫之傳染。當先要分明鼠疫之兩型。卽腺型與肺型兩種是也。

（甲）腺型。此型多由蚤咬後。將疫菌由咬輸入人體內。由附近之淋巴腺成爲急性疼痛腺腫。此時若無蚤虱之媒介。祇由患者之衣服等件無傳染之能。此型之鼠皮。多見於吾國南方諸省。俗稱之曰核症。廣東福建諸省近則通遼一帶常發見之。爲鼠疫中最普通者。

（乙）肺型。此型又曰肺疫。是卽疫菌蔓延肺內繁殖。疫者之咯痰內含有疫菌無數。凡人接近之。卽可由咳嗽噴噓呼吸而傳染。此型於東省流行最多。山西亦有發見。由此觀之。兩型之鼠疫各有不同之點。而其防禦之方自然又有不同。試述之如左。

第三章　腺型鼠疫防法

如上述謂此型鼠疫初期發現于齧齒動物與人類無關。苟能將此類齧齒動物殺而滅之。疫則無從來矣。合計就經濟上研究之。鼠不但能傳染疫症于人類。且緣其損害田禾及食品爲類亦甚巨。嘗查英國每年被鼠之損失。當死一千五百萬磅（約一億五千萬元）。反觀吾國必更多十倍。雖然與人類有害之動物不止鼠已也。均宜設法避之。但欲避鼠之一物似屬不易。蓋其繁殖甚速。性且狡猾。每一牝鼠一年中產生幼鼠四十八頭。此數約有一半爲雌。約兩月餘此幼雌鼠又可產第二代。由此推之。每雌雄一對。每年又產幼鼠八百也。試就食物須要若干。損失若干乎。言之寒心。尙能有法以滅之歟。幸有一抵制減少之法可于防疫及經濟上有裨益者。卽欲言此問題。不可從事殺滅。要先講求建築上加以防鼠之處置。如食物室等。由此鼠旣無插足之所。又難傳播其疫菌于他人。此所以究求滅鼠者。無不視此爲上策。卽取防之比治之爲妙特多。其理有二焉。

（甲）此鼠不易與人類接近。卽使鼠中偶有鼠疫流行。不易與人類接近。則蚤亦無機可乘以跳人身上。而藉咬以傳染其疫毒於人類矣。

（乙）凡鼠類食物豐足起居方便。則繁殖亦隨而資生。今若絕其種碍其便利。生殖必由之而減少矣。

由此觀之。鼠之爲害大矣哉。試觀數百年前。鼠疫在歐洲流行極盛。皆緣當時人民居處不講求清潔。所以鼠族利用起居方便食血充足之理因而繁殖多而傳疫易。今日反之而鼠之生殖亦大爲之減。建築有用灰載鐵之構造。宏建大廈機無方寸之餘地無鼠之棲息。此所以鼠疫亦不多復見于今日矣。更加以防疫上之講究。對于防禦腺鼠疫上。如上述昔日謂商品貨物爲傳染之原因。而施以種種無謂之防疫方法。例如禁止出入口。扣留商家貨品。消毒久存貨物等事。從事扣留消毒。無濟于實。豈知若潛于貨之鼠及蚤實爲傳染之媒。卽一疫鼠在貨內。能傳染船內之健鼠。由此可改傳染于船容。殆輪旣抵埠。則又改傳染于陸上人民。遂輾轉傳染而成大流行。由此觀之。徒守古方從事防疫于防疫無益。等于未防而已。苟欲根本防之。惟有對于鼠與蚤爲之如意。卽勿使鼠與蚤下船。不拘船是否由疫區而來。船中當時常設法殺鼠。如殺鼠時最好用硫磺及青酸氣體薰蒸船艙使鼠無從生存。則防疫當可收大效也。

第四章　防肺疫法

腺型肺型鼠疫。有時作爲不同樣之二疫。然究其實際。則非如是也。蓋其原因由同樣同性之疫桿菌。而肺疫亦如腺疫由鼠所致。卽肺型疫之初。亦由腺型而來。不過以後由腺而傳合併于肺臟。此時疫者因咳嗽噴嚏等而傳染于接觸者。互相如此。遂成不可收拾之大流行。吾曾言肺疫時常流行于東省。但非屬永久流行于人類。其傳染之胚胎乃潛伏于西方之大平原。此處產生大號如貓形之齧齒動物。俗呼之曰旱獺。此獸感染鼠疫與鼠族同。因其皮肉脂三物。爲人所視爲寶貝。遂獵而取之。因而時時將疫毒循上述之方法傳染于獵夫。更移轉傳染于俗人天然之防疫法。自然要將旱獺滅絕。但非人力所能爲。蓋此獸產于大平原。蹤橫數萬里。縱與人居處遠離。奈何人爲生計起見好獵之欲根本防疫。當注意以防疫機關。監視獵戶。或設法取締之。當有早期人類或獸類發現疫狀。當妥爲防之。在東省一帶。有東省防疫總處。辦理之。西比利亞及蒙古亦有獵此獺之行爲。由此亦各有同樣防疫總機總事監視。幸此種機關均與東省防疫處相等。故時常互相切磋交換知識共同防疫也。于一九一〇而一一年間。東省肺疫大流行之際。蔓延內地。殺去生靈六萬餘之大慘劇。尙在吾人腦海中。此皆因自古以來。未經一見之慘禍。遂未加以事前之防備有以致之。幸政府創設永久東省防疫處。經事防疫是宜。此處創立于一九一二年。其職責不僅專事防疫且防各種傳染症。及治療內外等科普通病。辦理公共衞生。玆將藉結此編而將對于防疫計劃畧述如左。

(甲) 監督獵旱獺者及與以接種禦防注射液與指示防疫法。

(乙) 根本監視及研究旱獺與人類染疫事宜。

(丙) 管理防疫上一切事宜。

(丁) 取締皮商及消毒皮張以防疫毒傳播。

（戊）以科學研究鼠疫發生治防及與流行關係各問題。

（甲）如上述旱獺居於遠離人間之處。其致傳染之由來。皆因獵夫與疫獺之接近。因此欲根本防疫。當先要取締獵夫。土著及蒙古人罕有由旱獺傳染鼠疫者。因彼等久駐該地。由日常習慣經驗知。有認識該動物病狀之能。但一般漢民與俄人則無此學識。理宜加以科學的最新指導法。所以非授過一番科學指導者。不與以獵夫之職。是卽凡欲爲旱獺獵夫者。當先赴東省防疫處立滿洲里海爾防疫局。由此處領取許可證。及旱獺獵夫指南書。說明旱獺與人類染疫時之症狀及防禦個人傳染各要法。用白話文言書之。如獵夫偶遇此疫獺時。當速將情形報告就近防疫機關。以便實行按法防範也。

（乙）因防獵夫萬一漏報。或誤認疫情。故又設特別探警。專事密探此項情弊之用。並同時以監視或指導獵夫行獵一切事宜。

（丙）如探警見有疑似發生疫症在某區域時。當卽近告獵夫注意或避免危險。中央防疫部聞報。又卽派醫員前往地點實地考誓旱獺是否罹疫或非疫。如係屬眞疫。該區域內禁止行獵。探警不止專事探報消息。其對旱獺罹疫與居留獵區數星期之獵夫亦當同時注意其病狀。如視爲疑似疫疾時。當卽將疑似者呈送就近醫院診治及考查。同樣之防範。施行於獵夫。由獵區同寓之區內。無論何時發生病症。偶有疑似者。輒送院隔離。如是卽使確有發生肺疫之時。亦不致有傳染之虞。對於每日按戶檢查隔離規章。健康取締等。亦隨時舉辦之。

（丁）凡獵夫將皮張帶囘寓所時。應爲注意。蓋皮張如獵後暴露于太陽光下乾之。原甚善法。但多數獵夫。因急于囘寓。未曾按此而行。吾等目覩虱蚤寄生于動物身上。當動物殺死後。此種虱蚤未必卽時離開動物身上。因此時常在已乾皮張上找出此等寄生物者有之。如有人偶觸此皮。難免不由之而傳染。因而被染病者。亦有其人焉。所以凡已獵之皮張。先宜加以相當消毒。然後準其出口者亦一要也。

（戊）平時研究疫獺。非但可以補助吾人知識關係。及防疫方法。且可將研究成績宣傳世界。以期得防疫上改善之發明。東省防疫總處。自一九一二年成立以來。旱獺與人數年年在西比利亞及蒙古發生厲疫。無時不欲呈其蠢蠢欲動。遂于一九二〇至二一年間。時適西比利亞戰役發生。又緣種種不良時勢。實出防疫處禦疫意料所不及者。因此第二次大疫流行。雖則于一九一〇至一一年之流行。當一九一〇至一一年之流行共同防疫。而無阻擋。又至一九二〇至二一年之流行。循步漸進。但結果上則前次大疫死亡之數。第二次戶口尙增一倍而反爲死亡八千而已。第一次流行蔓延吾國腹地及向南方而竄行。又一九二〇至二一年之流行。與哈爾濱之南方數例有密切之關係焉。爲吾人所深知焉。

如鼠疫再發見於東省者。其流行之狀況。必此末次爲更減。而本處之醫員防染知識。又同時併增。試觀爾來市民上之信仰西醫法治病症者可見一班。是卽一般人民已傾向於西醫明矣。此爲吾躋防疫之事實。比如房屋着火。不俟全室火焰通頂卽應急報消防。正與傳染症禦疫事適合一理。是醫者應隨時負不使疫魔蔓延侵襲內地爲天職。故世間爲人類謀幸福之舉。未有過於醫者防疫之職責爲必要。臨渴掘井之舉。乃不適防疫辦法之用。此防疫處之所由來。故藉結此篇而添述之耳。

素靈之科學的研究

鎮江陳邦賢冶愚著

緒言

素問靈樞。吾國古醫書之鼻祖也。隋志有素問九卷。靈樞九卷。唐王冰以為即漢志所載之黃帝內經十八卷。考素問之名。傳自漢季。篇目竄亂於晉。別本盛行於隋唐。今所行者。惟王冰之注本耳。歷代論素問為偽書者。劉向指為諸韓公子所著。程子謂出於戰國之末。司馬溫公以為周漢間所作。聶吉甫疑為淮南王所作。蓋皆有所考據也。靈樞之傳。不及素問之古。或亦謂為王冰所偽託。由此可以知素問靈樞誠非岐黃之原文矣。然而吾國數千年之談醫學者。從未敢出素問靈樞之範圍。蓋其書微言大意。往往而在。且與近世之解剖生理學。衛生學。胎生學。病理學。內科學。診斷學。以及治療及看護學。可以得其會通者甚多。孔子云。「君子不以人廢言。」豈可以其涉於偽託之嫌。而屏棄之耶。邦賢平生無他嗜好。獨於古人之醫學典籍。如種宿緣。耽耽癖嗜。朝斯夕斯者。已十餘年。爰以科學整理國故之方法。將素問靈樞之合於近世新學說者。逐條以新義解釋之。編分為七類。定名曰素靈之科學的研究。仁者見之謂之仁。智者見之謂之智。方今新舊醫學家。相嫉之意見甚深。互相非難。動輒枘鑿。讀此可以知百川異流。同歸於海。古今中外。詎有殊乎。要在人之慎擇焉耳。

一 合於解剖生理學者

一骨骼

（靈）刺節眞邪論曰。『腰脊者。人身之大關節也。』

按脊柱位於軀幹之後。爲身體之支柱。分爲眞椎假椎二種。眞椎有二十四骨。又別爲頸椎。胸椎。腰椎。腰椎在下部五骨。又稱曰屈伸椎。故爲人身之大關節。

（靈）脹論曰。『胸腹者。藏府之郭也。』

按體腔依橫隔膜分爲上下兩部。上部謂之胸腔。其外壁掩以骨骼。謂之胸廓。其中容呼吸器官。（肺臟）循環器官。（心臟）下部謂之腹腔。內藏消化器官。（胃。肝臟。膵臟。腸）排泄器官。（腎臟）胸腔之內壁。有肋膜。腹腔之內壁。有腹膜。故胸腹爲藏府之郭。

二筋肉

（素）五藏生成篇曰。『諸筋者。皆屬於節。』

按諸筋。指橫紋筋。節。指骨。橫紋筋。又名隨意筋。全體中約四百有八。均附於骨。以司運動。

三消化器

（靈）脹論曰。『廉泉玉英者。津液之道也。』

按廉泉玉英。卽指唾腺。唾腺有輸出管。分泌唾液。注於口腔。故爲津液之道。

（靈）憂恚無言論曰。『咽喉者。水穀之道也。』

按咽頭在鼻腔及口腔之後下部。食管之上端。如漏斗狀。故咽喉爲水穀之道。

（靈）脹論曰。『胃者。太倉也。』

按太倉。卽胃之左端膨大之處。名曰噴門端。又名胃底。

平人絕穀篇曰。『胃橫屈。受水穀。』

按胃形如囊。飲食必先入胃。故曰胃橫屈。受水穀。

腸胃篇曰。『胃紆曲屈伸。』

按食塊入胃。胃壁卽起收縮性。自賁門沿大彎。達於幽門。又沿小彎。而達於賁門。迴轉不已。使食物與胃液混和。紆曲屈伸。卽胃之迴轉磨擦運動也。

（靈）海論曰。『胃者。水穀之海。』

（素）五藏別論曰。『胃者。水穀之海。六府之大源也。』

靈蘭祕典論曰。『胃者。倉廩之官。五味出焉。』

決氣篇曰。『胃爲之市。』

按飲食入胃。當胃空虛時。並無胃液排出。及受外來刺戟。或食塊時。始分泌胃液。以助消化。在胃中軟成糜粥。化後。由胃輸入小腸。與膽汁膵液及腸液等相混和。而爲繼續之消化。故曰。胃爲水穀之海。倉廩之官也。

(素)五藏別論曰。『水穀不得久藏。』

按食塊在胃軟化後。自幽門開口。卽起一種之蠕動。輸送於十二指腸。凡流動物五分時後。卽出十二指腸。若爲固形食物。則須二時間乃至六時間。故曰水穀不得久藏。

(靈)蘭祕典論曰。『小腸者。受盛之官。化物出焉。』

按小腸之運動頗著。沿腸管而營蠕動性。收縮其內容物。漸次輸送於下方。故曰小腸爲受盛之官。化物出焉。

(靈)蘭祕典論曰。『大腸者。傳道之官。變化出焉。』

(素)六節藏象論曰。『能化糟粕。轉味而出入者也。』

(靈)衛生會論曰。『水穀者。常幷居於胃中。成糟粕。而俱下于大腸。』

按腸內容物。停滯於小腸。約三時間。停滯於大腸。約十二時間。其際固結而成糞便。由蠕動機漸遂於下方。終由肛門脫出。故大腸爲傳道排泄糟粕之器。

(素)陰陽應象大論曰。『腸胃爲海。』

按腸胃爲消化機能之重要臟器。

(素)五藏別論曰。『水穀入口。則胃實而腸虛。食下。則腸實而胃虛。』

按卽水穀不得久藏之理。

（靈）決氣篇曰。『中焦受氣取汁變化而赤。是謂血。』

（靈）『穀入於胃。乃傳於肺。流溢於中。布散於外。』

（靈）衛生會論曰。『泌糟粕。蒸津液。化其精液。上注於肺脈。乃化爲血。以奉生身。莫貴於此。』

按飲食在胃。消化成糜粥。後入小腸與膽汁膵液及腸液混和。漸次變爲乳糜。因腸之蠕動。迂迴小腸之際。由絨毛漸次吸收。內部之毛細管次第相合。而爲靜脈。通過肝臟。入於下行大靜脈。淋巴管亦漸合而成大管。入於靜脈。以營養全身。此數節論食物化血之理甚精。

經脈別論曰『食氣入胃。散精於肝。』

按分布於胃腸粘膜之毛細管。既吸收已消化之物質。集於門靜脈之一大血管。入肝臟而細分之。再集於肝靜脈之血管。結合於下大靜脈。故曰食氣入胃。散精於肝。

調經論曰。『肝藏血。』

按肝臟爲巨大之腺。富於血管。現暗赤色。故曰肝藏血。

四時氣篇曰。『膽液泄。則口苦。』

按膽汁性粘稠。有苦味。

天年篇曰。五十歲。肝葉始薄。膽汁始減。

按年老者。消化機能　漸次衰弱。故肝葉薄而膽汁減。

四循環器

（素）陰陽應象大論曰。『心生血。』

（素）五藏生成篇曰。『諸血者。皆屬於心。』

平人氣象論篇曰。『心藏血。脈之氣也。』

（素）六節藏象論曰：『心者。生之本。其充在血脈。』

按心爲發血之機器。心臟之機能。宛如喞筩。依一定之規則。而爲張縮平均不亂。以使血液循環爲主。

津液別論曰　『五藏六府。心爲之主。』

按全體各臟器。均賴血液營養。血之來源。發於心臟。故各臟器。心爲之主。

九鍼篇曰：『心主脈。』

按脈搏由於心臟之搏動。故曰心主脈。

（素）脈要精微論曰：『脈者。血之府也。』

（素）陰陽應象大論曰：『在體爲脈。』

按脈卽血管。乃從心臟發出之長膜管。廣布於身體諸部。以成全身血液循環之道路。故曰脈者。血之府。又曰。在體爲脈。

(靈)脈度論曰：『經脈爲裏支。而橫爲絡。絡之別者爲孫。』

按經脈。卽動脈管也。絡脈。卽靜脈管也。孫脈。卽毛細脈管也。

(素)舉痛論曰：『經脈流行。環止不休。』

(靈)本臟論曰。『血和。則經脈流行。』

又曰。『經脈者。所以行血氣。而營陰陽。濡筋骨。利關節者也。』

按自心臟流出之動脈血。因左心室之收縮。出大動脈幹。漸漸分枝。而瀰漫全身。終乃運行於毛細管中。供給其營養於諸組織。復自諸組織。吸收其不用物。以成靜脈血。移於靜脈管。經大靜脈幹。還於左心房。如是者。循環不休。故曰經脈流行也。

(靈)十惑論曰：『血之精。爲絡。』

按大靜脈幹。受自毛細脈來之不潔血液於其枝管。輸送於心臟。肺靜脈輸送自肺臟來之清潔血液於心臟。故曰血之精。爲絡。

(靈)經脈論曰。『經脈者。不見脈之見者。皆絡脈也』

按動脈多沿骨而走。以筋肉被之。故外面除手足之關節部。難知其脈搏。靜脈管多走於筋肉之表面。故從外部易見之。

(素)五藏生成篇曰。『足受血而能步。掌受血而能握。指受血而能攝。』

按此乃血液營養身體之理。

五呼吸器

（靈）憂愁無言論曰。「喉嚨者。氣之所以上下也。會厭者。音聲之戶也。」

按喉頭位於舌骨之下。恰當咽頭與氣管之間。故司氣之上下。其頂上有會厭軟骨而爲之蓋。故會厭爲音聲之戶。

病能篇曰。「肺爲心之蓋。」

按肺臟位於胸腔之左右兩側。爲一對之囊形狀。抱心臟於其間。故曰肺爲心之蓋。

九鍼篇曰。「肺者。五藏六府之蓋也。」

按肺之位置最高。故爲各藏器之蓋。

（素）六節藏象論曰。「肺者。氣之本。」

（素）五藏生成篇曰。「諸氣者。皆屬於肺。」

按肺臟雖無伸縮性。然肋骨舉筋。外肋間筋。及橫膈膜之收縮。則胸廓擴張。空氣因是入於肺。迨胸廓重縮爲原狀。則空氣復由肺排出。故氣之出入。皆屬於肺。

肺主鼻。

五閱五使篇曰。「鼻者。肺之官也。」

陰陽應象大論曰。「在竅爲鼻。」

金匱眞言論曰。「入通於肺。開竅於鼻。」

(靈)脈度論曰。『肺氣通於鼻。』

六節藏象論曰。『五氣入鼻。藏於心肺。』

按鼻腔之官能。當身神安靜。鼻腔清潔時。常閉口以營呼吸。使空氣自鼻腔進入於肺臟。故鼻爲肺竅。

六泌尿器

痿論曰。『腎爲水藏。』

按腎臟有排泄血液中不用物之機能。而尿素及尿酸。由近於馬氏小體之細尿管排泄之。鹽類及水。則由馬氏小體排泄而出。故爲水臟。

本藏篇曰。『腎上連肺。』

按此指排泄而言。炭酸從肺臟排泄。其他從腎臟排泄。故曰腎上連肺。

本輸篇曰。『腎合膀胱。膀胱者。津液之府也。』

按尿自腎臟降下。由輸尿管之蠕動機。注入於膀胱內。故曰腎合膀胱。膀胱爲津液之府。

(素)經脈別論曰。『通調水道。下輸膀胱。』

按此指輸尿管。輸尿管左右各一。爲連接腎臟與膀胱之管。

靈蘭祕典論曰。『膀胱者。州都之官。津液藏焉。氣化則能出矣。』

五癃津液別論曰。『水下留於膀胱。則爲溺。』

按膀胱爲積尿之器。時時依括約筋之作用而排泄之。故曰津液藏於膀胱。氣化則出

七血管腺

脾統血。

（素）太陰陽明論曰。『脾與胃。以膜相連耳。』

按脾臟在胃底之外側。有一面接於胃。故曰脾與胃。以膜相連耳。

按脾臟之機能。爲白血球之製造所。故曰脾統血。

八神經系

（靈）海論曰。『腦爲髓之海。』

（素）五藏生成篇曰。『諸髓者。皆屬於腦。』

（素）奇病論曰。『髓者。以腦爲主。』

（素）頭者。精明之府。

按大腦主精神作用。腦充塡於腦頭蓋中。其質柔軟爲全身之主宰。故曰精明之府。

（未完）

流行性腦脊髓膜炎之療法

夏蒼霖

流行性腦脊髓膜炎一症。傳染頗烈。今春流行於江浙各縣。死亡甚衆。各藥房腦膜炎治療血清。購買一空。無不得善價而去。

我鄉亦爲疫區之一。死亡載道。櫬車相望。當是時也。談者寒心。聞者酸鼻。一感頭痛。不啻已受閻王之召。居民對於該疫之談虎變色。已可見其一班。鄙人診治該疫患者輕重各症共計五十八人。結果輕症及早期診治者。治愈率約佔十之八。重症及求治較晚者。治愈率約佔十之五六。最屬不幸者。卽一次診治後。稍覺清醒。卽不願再注血清。或改求中醫調養。終致不治者。例實不鮮。而初起未曾注意。病重先祈鬼神。最終不得已而求醫醫治者。結果更無一倖免。我國人衛生常識之缺乏。及迷信之浸沉。實國民健康問題上之一大障碍也。

本症之治療。大槪可分血清療法。伐克清療法。腰椎穿刺。藥物療法數種。玆集各書與夫最近雜誌之所載。更參合個人之經驗。分述如下。

第一　血清療法

本病自使用血清療法以來。死亡率頓減。據文獻所告。血清未使用前。本病之死亡率美八〇%。英七〇%。法七五%。德六〇%。血清療法使用以來。各國均頓減三〇%以下。然據個入之經驗。則血清療法。亦未必有如此之佳良結果。不過較他種療法為優耳。

注射法與其他血清療法同。或皮下或肌肉或靜脈。均無不可。惟本病病變之中心。存於中樞神經系中。故通常以脊髓腔內注射為原則。原來免疫物質直接接觸病原菌或病竈。則其治療効果更大。故實際上腰椎腔內注射為最安全而最確實。注射法。從一般腰椎穿刺術式。先排除一定量之脊髓液。使腦內壓下降至尋常度以下。乃注入抗腦膜炎多價血清。此時須注意之點有三。一、血清須豫使與體溫同溫。否則刺戟症狀劇烈。二、注射時須緩進。不可急速强壓。三、注射血清不可過分超出滲出液之量。否則腦內壓一時增高。每使患者苦痛增劇。近來英美一部學者。認本病非僅腦膜疾患之一種菌血症。於此種見解之下。脊髓腔內注射與靜脈內注射同時並行。每見佳効。據 Helnick 氏之報告。用此方法比單用脊髓腔內注射時。脊髓液之無菌時間縮短。死亡率前者一三七例中死三四・三%。後者一二八例中僅死一・四八%云。

血清注射早期使用較有効。據各家之報告。如下表。

報告者 / 血清療法開始之病日	fl csina	Neder	Dvpier	Krismanos	Lenké
第三病日前	1[illegible].1	7.1	8.2	13.0	13.2
第四——七病日	[illegible]7.2	11.1	14.4	25.9	2[illegible].4
第七病日以後	36.5	23.5	14.1	47.0	28.6

故腦膜炎樣症狀一見後。直接採取患者之脊髓液。肉眼的檢查如有炎症性時。可不待細菌學的決定。而毅然注射血淸爲良。否則一俟病原體檢出。已延誤數時間乃至數日矣。故此際血淸治療之躊躇。影響於預後上不少。抑有進者。即注射矣。而鏡檢所得者爲他病原菌。則本血淸之注射。是否有害。據 Holys Balder 等氏謂結核性腦膜炎本血淸亦有効果云。由是以觀。則病原決定前注射血淸。事實上亦無不合。

注射量愈多。効果愈大。據 Jnhoman 氏謂十四歲以上。一回二五——三〇cc。十四歲以下之小兒二〇cc。一歲未滿一〇cc云。Ukusenius 氏則謂於乳兒曾用一回八〇cc以下。日本長尾氏則謂於成人一回有用至一二五cc之經驗。於重症遷延性患者。雖大量注射。亦無副作用及他症狀之發現。然此種大量於脊髓腔內注射。實屬不可能之事。大部則注射於靜脈或肌肉內。

據余個人之經驗。成人每日二——三脊髓腔內注射。每次二〇——三〇cc。未見何種不快。惟每次穿刺頗屬不便。故大量注射。恆脊髓腔與靜脈或肌肉併用。

注射一次奏効者較少。重症之時。更有反覆之必要。通常重症去或至脊髓液中病菌陰性止。反覆施行。然每有一朝緩解。不久症狀再行增惡者。不乏其例。據余最近所見者。亦有四七——五例。大都多屬外埠出診。初診注射後。大感輕快。二次發作。每有不及救治者。故經驗上重症者。每日須行注射至脊髓液肉眼上澄淸。食慾頭痛項部强直等一般症著明輕快。方可停止注射。此後體溫全下降。隔日或隔三日再行注射一次。中等症一回注射後體溫脊柱强梗脊髓液性狀等著明好影響時。不妨隔日行之。

血清注射之副作用。於皮下肌肉應用時。殆無所見。不過間有一——二日局所壓痛而已。脊髓腔內注射時。起一時的腦脊髓膜刺戟症狀。但數分乃至數時間自然消退。惟靜脈內注射時。間有起 Anafi laxie 之症狀。卽所謂血清病者。——於注射後一——二週發蕁麻疹及他發疹發熱關節痛等。大抵二三日恢復。亦無何等之危險。惟既是呈前狀後。再繼續注射時。不可不十分謹愼考慮。否則每現重篤之反應。

第二 伐克清療法

據 Loleston 氏報告。用自家 Vaccin 治療時。死亡率可低下二五%。Horda 氏則謂 Vaccin 應用於遷延性有卓効。日本西口氏亦謂伐克清之効果優於血清云。余個人雖曾有二三例試用。然亦無上述諸氏所云之佳効。不過在血清缺乏之時期。不妨試用之。所謂自家 Vaccin 療法者。乃由患者自身採取脊髓液注射之方法也。實施之法。人各異其趣。據 Stefanovech 氏——則採取脊髓液。盛三時曝於直射日光中。殺死腦膜炎雙球菌後。注射其一〇cc於皮下。Grober 氏則取脊髓液靜置於冰室內二十四小時後注射。然據最近各家試用之結果。終難與血清療法比肩。惟副作用則各家報告。均未發見。不過偶有發赤腫脹耳。

第三 腰椎穿刺

本療法爲對症療法與原因療法之中間型。因反覆穿刺而獲全治者。不乏其例。惟排液量每有限度。從來爲防止腦壓激降之危險起見。一回量最高僅許採取三〇——五〇cc。但近今脊髓腔內 Gas 送入法通行以來。一回可大量排除。所謂瓦斯送入法者。卽脊髓液採取後。以瓦斯代之也。例如採取脊髓液二〇cc後。代以二〇cc之空氣（或他氣體）。以防腦內壓之變化。由此法所採脊髓液。最近魁獻所發表。有採取至一次一〇〇cc以上者（長尾氏）

第四　藥物療法

藥物療法。自較前諸法爲遜。Lysol, Biotynase, methylen blau, form aldehyd 膠樣銀石炭酸等。古來以殺菌目的注入於血液內或脊髓腔內。此外 Optochinun 之脊髓腔內使用比較的有効云。此外乳酸溶液之靜脈內注射。亦爲一部學者賞用。經口的廣用。Urotropin 亦有行肌肉或靜脈注射者。經驗上一般內用或注入血管內之藥物。都半不奏効。蓋注入藥物之移行於脊髓腔內均屬困難。獨 Urotropin 確實移行。故 Urotropin 之應用確可爲待期療法中之最完善者。

第五　其他對症療法

爲減輕病者苦痛起見。可投諸種鎭痛劑催眠劑。尤以臭素劑之連用有好影響。高熱及頭痛之劇甚者。可試用 Pyramidon 惟對於有虛脫之虞者。絕對不能試用。平常多與 Cuf fein vatn. Beng 併用。亦有用大量之撒曹者。便秘與通痢。常無大影響。心臟脉搏。須十分注意。必要時更須注射强心劑。

新醫學會刊物之二

新醫學月刊出版廣告

本刊係天津特別市新醫學會刊物之第二種內容專載改革中國醫藥及歐美新醫學術文字在中醫讀之可得科學化的智識在西醫讀之得知中國醫藥之興味旨趣也現每月登刊一册每年十二册大洋二元（郵費每年二角）創刊號已于八月一日出版

天津東馬路天津特別市新醫學會刊物部啓

皮下注射與皮下組織之吸收作用殺菌作用

劉雲青

皮下之結締組織。因其構造鬆粗。可得受納比較的大量之液體。不特此也。且以其有旺盛之吸收力。及一定度之殺菌力之故。於依注射而用藥劑者。可爲最適當之部位。而於此處被注射之藥物。速混入於血液中之事。業由廍葉的 Magendie 氏。愛夏 Asher 氏。斯他林格 Starling 氏。漢布耳開耳 Hamburger 氏。諸氏之實驗的研究。夙已證明者也。

又就其吸收奏効之遲速。據毛列耳 Maurel 氏。以數種藥品。對於家兎最少致死量之檢查成績。已知比使藥物內用時迅速。比肌肉注射及靜脈內注射緩徐。若將其概括表示之。則如次者。

藥劑	內服	皮下注射	靜脈內注射
昇汞	○・○四	○・○三	○・○○四
Kali rhodanid	一・○○	○・五五	○・一五
Emetin	○・一五	○・○五	○・○三
Caffein	○・八	○・三	○・二
Chinin	一・五	○・五	○・○七

Strychnin	○・○○三	○・○○一	○・○○○五
Strophantin	○・○四	○・○○○五	○・○○○三

備考　右之分量。乃對於體重一瓩而表之數字。

在皮下組織內『藥液之吸收。』被種種之條件支配。而現遲速之別。若注射液之稠度。與體液（血液及淋巴液）不同時。則於體液與藥液之間。起旺盛之交流現象。藥液漸次成與血液等稠。維塞利 Wessely 氏。以種種稠度之食鹽水。注射於結膜下結締組織・經一定之時間。檢殘存於組織中食鹽水之稠度。已得如次之成績。

注射液	注射後之時間	稠度（以食鹽水之%示之）
蒸餾水	十分	○・三四%
同	二十五分	○・七八%
○・八%食鹽水	十五分	○・八二%
同	三十分	○・八%
五・○%食鹽水	五分	二・四%
同	十五分	二・四%
同	二十五分	一・三%
同	三十五分	一・○%

同	四十五分	〇・七%
二〇・〇%食鹽水	二十分	九・六%
同	三十分	五・六%
同	八十分	二・二%
同	百二十分	一・五%
同	百八十分	一・一%

如此表所示。若注射以比血液低稠度之液體。則血液中之鹽類。或其他成分。移行於注射液中。其稠度次第高。終成等稠度。倘用高稠度之液。則起反對之現象。移行於同血液之稠度。如此固形成分之移動。同時亦認水分之移動也。卽以稠度不同種種之%食鹽水一・〇cc注射。於三十分間後。若測定殘留於其部之水分量。則其成績。依注射之食鹽水稠度如何。而有差異。

食鹽水之稠度	剩餘水分之量
〇・八%	〇・二cc
二・〇%	〇・八六cc
五・〇%	一・八二cc
一〇・(	

由此實驗。可知藥液者。若愈近血液之稠度。愈易被吸收。與血液等稠〇•八五%食鹽水者。三十分間。完全吸收。從其稠度之增。而殘留之水分亦增加。此一因吸收難。一因將藥液與血液。爲等稠度之故。血液中之水分。移行於藥液之方者。此現象卽交流現象(滲透現象)也。如自家血清樣之等稠度血體。則不起此現象。依單純之吸收機轉。而移行於血中。若與血液異稠度之藥液。則必誘起此交流現象。而因此稠度。關係於藥液之濃度。故吸收之遲速。又被注射液之濃度。而左右之。

此與次之實驗結果。所示者同。

注射液 (一•cc)	吸收所要之時間
蒸餾水	三十分乃至四十分
〇•八%食鹽水	二時間半乃至三時間
二•五%食鹽水	五時間
四•〇%同	七時間半
五•〇%同	九時間
一〇•〇%同	十五時間
二〇•〇%同	二十時間

卽藥液愈爲濃厚。吸收愈困難也。但由藥物之種類。雖以同濃度之液。亦有多少之差。於犬

之結膜下。注射以與四・○%食鹽水同一稠度之某種藥液。就其成績。曾發表之如次。

藥物之種類	吸收所要之時間
尿素	二時間半
葡萄糖	六時間半
蔗糖	七時間
食鹽	七時間半

此只爲其一班。若更就多數藥劑。比較研究之。雖有程度之差。亦必認如右之現象耳。

注射液之稠度與刺戟作用

注射液之稠度。與刺戟作用。有密切之關係。例如以蒸餾水。二・○%食鹽水爲皮下注射。則甚刺戟而喚起疼痛。若以○・八五%食鹽水。則雖用多量。亦毫無刺戟作用。而易被吸收。此因後者。爲與血液等稠度。反之前者。爲比血液稀薄或濃厚之故。遂及於組織細胞以刺戟作用也。因此以如斯藥劑。爲皮下注射時。通常配伍以局處麻醉劑用之。最近盛行之葡萄糖皮下注射。雖用五%之溶液。卽與血液等稠之液爲原則。然以一○%之高稠度。據從來臨牀的經驗之結果。雖以一○%一〇—二○cc。用於人體。亦無招來因藥品其物。化學的或物理的刺戟之疼痛。組織壞死。膿瘍等。尤若緩徐注入。則迄五○—一○○cc。亦有得安全用之者。

在皮下注射時。藥物之吸收。如右所記者。因種種之條件。而被支配。若爲有水溶性。且遇體液。不生沉澱者。槪較內服速吸收奏効亦快也。

皮下組織之殺菌作用

身體固有之殺菌作用。基於血淸中之殺菌性物質（恐爲補體 Complement.）。與白血球之喰菌作用。

行消毒法不完全之皮下注射時。至翌日注射部。起發赤。灼熱。浸潤。腫脹等。伴多少疼痛。此一因藥劑其物之反應症狀。又一因注射時。誤送入於皮下組織中之細菌。被自體固有之殺菌力作用之結果也。何則。蓋於炎症竈圓形細胞之浸潤者。乃多數之白血球。遊出血管外。近細菌。逞喰菌作用之現象。又組織之浮腫。腫膿者。乃血淸中之殺菌性物質。浸潤來於組織內。欲撲滅細菌之結果故也。又少數之細菌。不待如右檥殺菌機關之活動。而可由結締織細胞撲滅之。此事已由眞斯及陪通。拉屋斯兩氏 James and Peyton Rous 。證明此細胞存在喰菌作用。爲之明白。依此等要素。若於注射時。混入之細菌。悉被撲滅之時。則注射部之炎症。次第消退。倘細菌多量混入。或其毒力强大之時。則身體固有之殺菌能力。終不能完自己之生命。遂來注射部之化膿。

於皮下組織之固有殺菌力。較爲强大之事。常在實地經驗之。曾聞一部之實地醫家。於胃痙攣。或其他疾患。須行急劇注射之際。往往持錠劑藥物（如鹽酸嗎啡）與注射器。出診患家。借熱水及小酒盅。先以少量熱水。將小酒盅洗滌一—二囘後。卽以已裝置注射針之注射器。將小酒盅之熱水。爲吸入吸出二—三囘。洗滌注射器。再洗小酒盅後。遂溶解藥物。立卽以之注射。亦得達其完全之目的。且未起注射部之化膿云。若斯者。不可不謂有待於皮下組織之固有殺菌力之處極大也。

因皮下注射而起之不幸事

皮下注射。於注射後。不與以局處及全身何等不良之影響爲常例。如局處之疼痛。浸潤。腫脹。發炎等。乃較屢屢遭遇之不幸事也。

注射時之疼痛。爲關係於技術之巧拙。針尖之鈍銳。皮膚之厚薄。藥液之性質。部位之如何。患者之精神狀態等。針新鮮。尖端極銳。藥液無刺戟性時。則疼痛普通輕度。僅針尖穿皮膚之瞬間。感微痛。若針尖已入皮下組織內。則不感疼痛矣。故對於恐懼疼痛之患者。不可不用尖端銳之新針。而敏速刺入之。

如此際。所起之輕度疼痛。若由客觀的言之。殆不足爲問題。然不問程度之大小。凡苦痛之事。人皆厭之。是爲常情。因之若由患者之主觀言之。則注射時之疼痛。乃不可輕視之重大問題也。

倘解剖患者之心理。則以此疼痛。乃由醫師所行之處置。而誘起之人爲的苦痛。常思爲因技術之拙劣而起。因是以疼痛之有無。卽成批判醫師技術之有力材料。有因之左右醫師之信用者。故實地醫家。不可不注意者也。

基因皮下注射而起之其他不幸事。可舉者極罕。多數爲原因於消毒不完全者多。例如膿形成。皮下蜂窩織炎等。爲其主者。但於皮下組織者。因白血球及結締織細胞之噉菌作用旺盛之故。其誘起化膿性炎症者。若非極多數之細菌侵入。則不起斯等之副症狀。若未意普通一般之注意。殆不見此等不幸事。如以丹毒接種素 Erysipelas Vaccine 。於病竈周圍注射之時。若不注意皮膚消毒。則非無將病原菌。注入於皮下組織內之危險。又於衰弱而抵抗力減退之患者。因易起化膿性之炎症。尤不可不注意。於皮下注射之際。誤將藥物。送入靜脈內時。則依藥物之性質。有發危險之症狀者。尤於水銀劑乃至油劑等之時。往往有起血栓栓塞。以招死者。彼時審注射針刺着靜脈管否。雖似爲極微之事。然極重要也。於血清或其他蛋白質之注射時。爲欲豫防 anaphylaxie 之危險。不可不與以周到之注意。然於皮下注射之際。發危險之 anaphylaxie 者罕。但恐有之時。可先將一—二滴注射於皮膚內。經十分乃至十五分間後。更將全量。注射於皮下爲宜。此爲 anaphyaxie 之利用。因最初注射於皮膚內之一—二滴。遂喚起輕度之 anaphylexie 。若經過十分乃至十五分。因身體已在 antianaphylaxie 之狀態。則不起 anaphylaxie 之危險是也。

肺結核與强肺術

沈乾一

肺結核非不治之病

世人一旦不幸而罹肺結核病、則非常悲愴。自謂此生恐難保其殘喘。與世長辭不遠矣。由是而終日惴惴絕無生趣者頗多。夫肺結核病。其危險雖如世人之所逆料。然洎乎今日。已非難治。治愈者固不少也。

歐美諸國。因圖肺結核之預防撲滅。嘗就各方面。而爲衞生上之設備。一一實行之。故肺結核病。有每年減少之勢。其成績以英國爲最佳。雖醫學進步之德國。亦不得不讓一步。但我國肺結核之現象。則漸次蔓延。其死亡之比例。有逐年增加之勢焉。

壯年時代何故多患肺病

歐美各國。關於肺結核之公衆衞生設備。固已通行無阻。而國民又注重體育。實行個人衞生。以謀身體之健康。故患肺病者。多爲老人。壯年則頗尠也。然調查我國肺結核患者之年齡。則全與歐人相反。患者多係血氣方剛之壯年。故在我國。有謂肺結核乃壯年之病。比及其時。卽爲所苦者。然凡達血氣壯盛之頃。非有應發此病之理由。彼泰西壯年者之少肺病。可以證吾說之不誣也。

然則吾國血氣方盛之壯年。何故多患肺結核乎。是以我國之壯年。其體格比歐美人爲弱。就大體言之。則悉歸之于國民之不健全而已。是故歐美諸國之壯年者。體格壯健。抵抗力亦强。雖爲結核菌所侵襲。亦可辟而不受。不至易於感染。我國之壯年者。體格既弱。又有種種不衞生之舉動。故不幸而爲結核菌侵入。則易於感染焉。

愈者所常慮者。卽在此點。若年老而身體抵抗力衰。其防禦結核菌之力。自然微弱。乃理之固然者。而血氣壯盛時代之人。奈何多犯肺結核病。國民之前途。不大可慮乎。

肺病不遺傳

肺結核一稱肺癆。我國自古卽有之疾病也。

此病爲世人所最懼。每謂爲遺傳病。故結婚之際。調查其血統時。必以肺癆爲調查上之要件。然至近年。德國有名之博士名古弗氏者。研究此病。發見一病原菌。名曰結核菌。肺結核病卽因而發。成爲慢性之傳染病。而實非遺傳病。其事遂公布於世。此發見之結核菌。在今日醫學社會上。無論何人。已無一人懷疑者。皆能確實證明焉。

有力之二大豫防法

肺結核之病原菌。既經發見。則宜就個人對此菌之豫防法。研究而實驗之。公衆衞生上肺結核之豫防法。自當別論。茲述個人之肺結核豫防法。

其方法有二種焉。一爲獎勵體育。强壯身體。二爲實行深呼吸不怠。此二種自衞法。乃肺結核豫防上最有力之武器也。

注重體育。實行運動。自幼稚時代。卽應講求其法而實行之。美國自昔獎勵體育。盛行種種運動法。已成國民之風俗。不問男女。不論老幼。舉所爲打球。(Tennis) 乘馬。體操。賽船等之運動。莫不鼓其興味而行之。故其身體自然强壯。如肺結核之呼吸器病等。亦頗罕覩也。

又如美國市俄古地方。爲工場最多之工業地。市中煤煙飛散。空氣亦爲之不潔。據常理論之。該市居民。呼吸如斯之不潔空氣。肺結核患者。自必隨之而多。然其成績頗佳。與英國相匹。是因市民注重體育。身體强壯。卽爲結核菌所襲。亦得抵禦之也。

强肺深呼吸

深呼吸者。無論何人。皆易實行之。豫防個人之肺結核。有確實之效力。此余可爲諸君保證者也。

然深呼吸之效力。雖如此顯著。若或作或輟。則其效力不見。果能每朝不怠。以爲日課而實行者。其效力必顯。豫防肺結核。莫良于此。

有以此法爲苦者。謂以深呼吸爲每朝之日課。非常努力。枉費時間。且過于繁瑣。噫。若而人者。不思甚矣。夫早起離寢就食之前。無論何人。莫不盥漱櫛髮。盥漱櫛髮。非卽通年常行之事。而視爲日課者乎。彼不盥漱不櫛髮而朝膳之人。疎懶成性。固以逐日行深呼吸爲苦。而若吾人。不以逐日盥漱櫛髮爲苦。豈以逐日行深呼吸爲苦乎。盥漱二事。既爲每朝之日課。而成一種習慣。行之絕無所苦。余深望國民實行深呼吸。亦爲每朝之日課。與盥漱櫛髮相同也。

此深呼吸。非特壯年者當行之也。男也。女也。老人也。稚子也。一家一族。咸以勵行爲第一要務。蓋結核菌之來。無老幼男女之別。人皆不能預料。苟有可乘之機。則不擇其人與年齡。地位。職業等。即侵入而構成病原。故宜舉家行之。而求强肺之實也。

家庭之行事家族之日課

合一家老幼男女等。同行深呼吸。誠有覺其不便者。然如盥漱然。既成習慣。則無厭苦繁瑣之慮。若深呼吸一旦廢止。而心上即有不適。恰與一日不行盥漱。即覺煩悶不快者相同。夫無論何事。欲養成新習慣。固覺行之維艱。而此深呼吸。除强壯身體之外。并可豫防肺結核。若亦以繁悶無暇爲口實。知之而不能實行。則雖謂其人之自戕生命。甘以肺臟爲結核菌之殖民地。非過言也。

舉家齊集簷前。或同入園中。在空氣新鮮之處。常行深呼吸。則其家庭不易爲結核菌所侵襲。可預斷也。

若一家庭能於每晨同時實行之。則父子兄弟妻子。各自行之。亦無不可。唯既以此爲家庭之日課。舉家之人。咸宜堅守弗失。蓋深呼吸乃家庭中至要之條件也。

　實行上之注意

深呼吸之實行法。卽先吸入空氣。吸至不能再吸。再呼出其氣。呼至不能呼。較日常之呼吸。深而且大是也。今欲依法行之。則先直立其體。伸出左右兩手於前方。而與肩並行。是卽準備之姿勢也。

準備既畢。卽爲深長之吸氣。徐舉左右兩手於上方。而向後畫一圓圈。當畫成半圓之頃。肺臟已吸入充足之空氣。則將此充足之空氣。徐徐呼出。其續畫半圓之兩手。亦同時徐復舊位。當其復舊位時。肺臟內之氣息。已呼出於體外矣。此卽深呼吸之一次也。

始行深呼吸者。萬不可行之過急。蓋呼吸空氣。運動左右兩手而畫圓圈。失之急劇而失敗者多矣。

實行此法時。尙有一當注意者。卽最初呼吸之數。不可過多是也。凡始着手之事。縱爲最良之衞生法。苟欲變其平常之習慣。爲新成之習慣。最初行之急劇。超過其度。咸非所宜。故實行深呼吸法。其始宜先徐行一深呼吸。既終。再行第二次深呼吸。如是而行。至第二第三次而止。

如此行之。若漸成習慣。則其初可行五分時乃至十分時。其後可行十分時乃至十五分時。卽以十五時爲極度。

某青年深呼吸失敗之實驗談

深呼吸者。着手實行之始。不可失之過急。然世之青年等。以深呼吸爲良法。行之過度者頗多。此大不宜者也。不能徐徐養成習慣。終必至於失敗。甚至有于失敗之後。謂行深呼吸。足以傷身體者。不歸咎于實行之不得法。而歸咎於深呼吸。深呼吸豈任其咎哉。嘗有一青年。聞深呼吸爲豫防肺病之良法。卽實行之。其始意氣之盛。誠屬可愛。無如誤其方法。最初之第一日。卽行非常急劇之深呼吸。先黎明而起。盥漱既畢。出外至簷下。行深長之呼吸。又爲深長之吸息焉。最初之深呼吸。行至三次卽宜止。而某青年則以爲行之益多。其效力益顯。續行至二十分時。仍急劇而不稍衰。於是胸部困苦。不能再爲深呼吸。顏色亦變爲蒼白色。憧憧然心如沸湯。忽焉仆於簷外。家人聞聲出視。見彼青年倒於地。已有不省人事之像矣。亟抱起而扶持之。氣息始漸漸回復。此蓋以一時急劇之深呼吸。致眩暈而顚仆者。雖不久卽復元。而終身不敢爲深呼吸矣。

余聞之。大以爲憾。又知夫世間實行深呼吸。而蹈此青年之覆轍者。不乏其人。是安可以不辨。夫治病極效之藥。用之過度。反足以傷身。深呼吸雖能豫防肺結核。立身强健之基礎。而行之過度。則亦時有失敗。若某青年是已。實行呼吸者。不可不於此加注意也。

倘遇一時失敗。卽注意改良。續行不輟。失之東隅者。尙可收之桑榆。若一次失敗之後。氣爲之餒。遂廢貴重之深呼吸。則欲圖身體之强壯。不可得矣。

行深呼吸則結核菌自滅

行深呼吸。則新鮮之空氣。大入肺臟中。而營新陳代謝。凡人尋常呼吸空氣。其肺之上葉。無空氣之新陳代謝。蓋新鮮之空氣。不入於肺尖也。故萬一吸入結核菌。則此菌必因肺尖無空氣之新陳代謝。可以安居無恙。遂於此處構成空巢。而至一定之時。則結核菌發育繁殖。遂於肺尖起病矣。是爲肺結核之初期。卽醫師所爲肺尖加答兒也。若患病者。由醫師診斷。以爲肺尖加答兒。則決不可漠然置之。稍縱卽病深矣。又患肋膜炎者。肋膜與肺臟互相結合。其部空氣不能流通。結核菌亦覬覦此處。以搆病巢。而發育繁殖焉。

由是論之。肺尖或肋膜之結合部。萬一有結核菌侵入。洵爲危險之事。假令結核菌已誤入於肺。講求使之自滅之策。不可緩也。

其策維何。卽以深呼吸爲日課而行之是也。行深呼吸後。空氣入於肺臟之全體。新陳代謝。可以完美。縱有結核菌侵入於肺。亦不能發育繁殖。終必自至殄滅。

其理旣如是確實。故問其老幼男女。以每朝實行深吸呼爲便。

轉地療養與深呼吸

始患肺結核者。有用空氣療法。而徙居于高山海岸者焉。此其有效。固無可疑。與其居於大都會紅塵萬丈空氣不潔之處。毋寧居於荒僻海岸空氣新鮮之地。於攝生上大相宜也。雖然。轉徙海岸。往還不出一室。亦絕無空氣療法之效。故於海岸者。仍以實行深呼吸爲要。在初患肺結核者。每日宜於朝晝夕行三次深呼吸。

轉地療法之與深呼吸。乃相待而不可離者。初期之肺結核患者。實必由此深呼吸而得恢復之動機。患者雖轉徙於他方。亦不可偏廢也。

深呼吸法之種種注意

實行深呼吸者。發見種種之疑問。迄今計之。其質問之例頗多。卽舉其重要者。條列於左。而答詞附焉。

或問曰。深呼吸法。食前行之與食後行之孰宜。又何者效力最多。

余應之曰。食前食後。並無利害之關係。各視其人擇宜行之而已。但竊有請者。則每朝行此法時。宜選空氣新鮮之時。正其規律。以爲日課。而續行不怠是也。

或問曰。明啓其牖。在室內行深呼吸。無妨害乎。抑足跡不出戶外。其效力消滅乎。

余應之曰。明啓其牖。交換室內之空氣。而後在此行深呼吸。決非所妨害者。雖不出戶外。亦無不宜。然睡眠之寢室。或交換空氣未達完全之處。則大不可。一言以蔽之。則凡深呼吸每期宜行於空氣新鮮之處也。

或又問曰。天雨之日。如何而可。則答以至簷下行之。又問略患鼻加答兒傷風之際。宜若何。則答之曰。此無關係。宜仍行深呼吸。輕微之鼻加答兒。可以任其自然。若稍有發熱者。則宜停止。

更有質問者。謂行深呼吸之際。宜由鼻呼吸耶。抑自口呼吸耶。余應之曰。鼻爲入肺之正道。空氣可由此直入肺中。據理論之。宜用鼻呼吸也。然由實際上觀之。則不必拘執一端。鼻也口也。均可自由呼吸焉。實行者便宜從事可也。惟據余之經驗。則宜用鼻呼吸。又宜緊閉其口。

或曰。嘗聞實行深呼吸。繼續不已。則胸部之筋肉緊張。以致壓迫心臟。而心臟受害。是此法雖能預防肺結核。而又能使心臟衰弱也。敢問何故。

余應之曰。實行深呼吸而不間斷者。其胸部之筋肉。漸次發育。以致胸廓廣厚。是卽實行深呼吸後之效力顯著者也。惟其積久不怠。以深呼吸爲日課。故能得此良果。彼但有肥厚之脂肪。附着於胸部者。實不足與之比擬。胸部脂肪肥厚者。不得謂之强壯。惟筋肉附於胸郭而非脂肪者爲良。胸部筋肉之緊張發育。實可喜而不必慮者也。

在學校之深呼吸

凡小學校、中學校、女學校、高等學校、師範學校、大學校等。均宜設實行深呼吸之規則。每期開始授業之前。率各學生整列於運動場。如法實行深呼吸。一若在家庭之實行深呼吸者然。

當實行此事時。不必有非常偉大之設備。亦不須備具時間。苟有十分時或十五分時。即可行之。其效力實屬偉大。願各學校實行之。

「養生瑣言」出版

醫學史分類之研究

陳邦賢

一、人體四肢。容貌。姿態。及種族。氣候。變異史。
二、人相學史。
三、人體解剖或內部器官及其天然與病患之變異史。
四、人體構造均匀部分（如骨、肉、膜等）史。
五、人類性情。血液膽汁種子史。
六、腺液。大小便。唾津汗液。毛髮瓜甲史。
七、人體功能。吸力。消化。留止。排泄。化血。融解養料。血液化精史
八、自然及不自由運動。心跳。脉搏。噴噓。肺動。勃起史。
九、半自然半劇烈運動。如呼吸。咳嗽。大小便等史。
十、自由運動。如發言氣官。眼。舌。手指。口。顎等運動史。
十一、睡眠夢寐史。
十二、人體各種常態——肥瘦。容顏等史。
十三、人類生育史。

十四、胚胎生育時之意念。同化。妊娠史。

十五、人類食物。各種滋養飲食。各國異同史。

十六、人體全部及各部生長史。

十七、老。壯。少。幼。人壽長短。各國異同史。

十八、生死史。

十九、疾病徵象醫理史。

二十、疾病療治史。

二十一、疫癘防免史。

二十二、保持身體康健史。

二十三、醫學行政史。

二十四、增進容貌秀麗史。

二十五、變換體質史。

二十六、藥學史。

二十七、外科醫學史。

二十八、醫藥化學史。

二十九、視覺及可見事物史。

三十、聽覺聲音史。
三十一、嗅覺臭味史。
三十二、味覺滋味史。
三十三、觸覺觸物史。
三十四、苦痛觸覺史。
三十五、情感。如喜、怒、愛、惡、羞、慚等史。
三十六、智力。如自省、幻想、記憶、推理等史。
三十七、米食烹製史。
三十八、麵粉製造。麵食烹製史。
三十九、酒史。
四十、酒窨及各種飲料史。
四十一、煙史。
四十二、蜜餞糖食史。
四十三、糖史。
四十四、蜜史。
四十五、牛乳史。

四十六、蔬菜化學史。
四十七、草木。及其根幹枝葉。果實花膠史。
四十八、空氣全史。
四十九、年中睡候溫度。水旱燥濕。各地變易史。
五十、水銀史。
五十一、各種運動操練史。
五十二、騎術史。
五十三、各種遊戲史。
五十四、江湖醫術技藝史。

按歷史之命義。卽描述經歷狀況之科學。玆仿培根氏 Bacon, 擬定科學史編目。分爲五十四類。作爲畢生研究醫學歷史之途徑。吾國中央研究院歷史語言研究所。倘能設醫學史研究科。或醫學院中如日本明治十六年。大學醫學部。設置醫史科。俾醫史成爲一重要之科學。豈不懿歟。

衞生以心理爲重說

聶雲台

慨自西學東漸。崇拜科學者。無一事不醉心歐化。唾棄舊說。予亦其一人也。予三十歲時多病。後閱伍秩庸博士衞生之說。法而行之。病以止。自是篤信衞生西法。因廣購其書讀之。所謂西方衞生法者。大抵以科學研究日光空氣清水食料。與人身營養之關繫。其說固精確有據。而爲普通常識之不可不具者。然其離衞生之道則尙遠也。予既講衞生。則亦依其所言而行之。如日光浴也。空氣浴也。逐日清水浴也。飲食之配分澱粉質。油脂質。蛋白質也。夜臥必開窗也。體操也。游戲也。如是行之。必謹必嚴。當時果足以減少病患。而後則發現弱點。蓋偶因環境關繫。起居飲食。不能如法照辦。則心理覺其有缺。疑慮之餘。病以生焉。近年來見滬上死亡率。以不知衞生之華人。與善於衞生力能講究衞生。而又有種種血清注射以預防傳染之西人比較。千人中死者。華人且較西人爲少。於以知科學偏重物質忽略精神之弊。而彼不明心理者之不足以言生理也。近日予戚某君來滬。予爲安行床於書齋。某君事事篤信西法。自請宿於簷下。謂予曰。昔年家居。閉窗而臥。後至美國。始知空氣之要。雖嚴冬夜必開窗。前嘗力行之。又苦予妻不堪其寒。不能開窗。遂特裝電風。一方以大管吸出帳中濁氣。一方送入新空氣。可謂盡科學之能事矣。而是時予之體力甚弱。腦力尤衰。血甚貧。不因有好空氣而增其健康也。近年不復措意此等事。而腦力反數倍於前時。血氣亦較前爲旺也。足徵凡言衛生。不宜過於著意。蓋物質於衛生。本不關緊重要。苟一著意。且有害焉。何也。若存一求十分鮮潔空氣之心。則平時健康。自覺此爲鮮潔空氣充足之效也。具此觀念。則偶在鮮潔不充分之空氣中。心必懷疑。而成致病之根源。然而環境變遷。人所時有。或旅行作客。或奉公出外。皆不如在家之起居如意也。甚至多人共一室。而他人不許開窗戶。於是室內空氣必甚臭惡。在彼多人。習慣自然。無所覺也。亦無所害也。獨此注意空氣之人。感覺最靈。倍覺其臭惡難堪。俄頃而病至矣。非空氣影響有如此之速且烈也。其心理之作用害之也。故練習戶外睡眠。原美事也。然須視其觀念何如爲斷。若用以煆鍊肌膚。俾耐風霜。則於衛生有益。若爲多得鮮潔空氣計。則將如衛生有損。蓋空氣固應求潔。然當有其限度。但略開其窗。則外氣可入。已足適應其所需矣。若欲更求完美。則此一念。卽爲他日致病之源。此科學家及物質文明派之所不及知也。其屬於飲食者亦然。自顯微鏡出。西人遂發見種種病患。皆微生物所致。顧微生物爲病。而紅白血輪足以滅微生物。故吾人於飲食呼吸接觸之際。此等微生物入身體者甚多。不能爲患也。苟血薄而微生物力厚。則病成矣。然心力强者。雖微生物力厚。不能爲病。蓋神旺則氣旺。氣旺則血旺也。康德者。德國哲學鉅子。嘗著人心能力論。發揮此義。書中述德醫二人。嘗欲證明心理健康之本。兩人者各取病菌試驗所蓄虎疫微生物一杯飲之。其一人無些須影響。其又一人則半日後僅腹微痛輕瀉一次云。

此微生物者。世所謂其害極烈。一蠅足所沾入於飲食。卽致霍亂。今一醫之所飲。蓋數十萬萬倍於蠅足之所沾。而竟不足爲患也。假令別易一人。平日極力注意淸潔。而嚴防微生物深恐其入口者。則必病且死無疑矣。故衞生之學。足以益人。亦足以害人。其所以益人者。如一家之長。一地方之行政官。爲一家一地方具潔淸之設備。又敎人養成潔淨之習慣。使勤於洒掃淸檢整理積物。疏導渟洿。又敎以愼寒暑。謹起居。節飮食。則微生物不作。有亦不爲害也。而其所以害人者。使人不務其本。而求其末。惴惴焉惟微生物之是懼。或滋養料不足之是憂。而不知是適反乎衞生之道也。故今之所謂衞生者。大抵精其室宇。潔其器用。美其飮食。嚴其防蠅蚊之設備。凡以自謀者甚至矣。而於其環境與飮食之來源。則未一顧及。此等新人物。大抵養尊處優。賴人服役。而於彼輩之起居飮食工作習慣。則不注意。不思一切飮食。皆由彼等之手而來。彼等之起居動作習慣。乃至日與彼等接近之鄰居及其家屬。皆與我之飮食淸潔有關者也。我能爲此嚴密之防範。淸潔之享用。而食物過手之人。則聽其自然生活。不爲置念。已非善爲已謀者矣。（嘗見滬上西人飯館廁所皆甃砌。潔淨異常。而廚役華人便所。則汚穢不堪。亦無手巾盆水之設備。試爲置想。可笑孰甚。）而况蚩蚩羣衆。大抵於衞生知識。一無所有。至種種新法設備。如浴室便所之類。尤勢所不能通行。苟此等設備爲衞生之必需者。則我力足以致之以衞其生。而大多數人之生命健康。將如之何。若恝然置而不顧。惟一己之生是衞。則其效果。決不能如其所期。蓋欲衞其生而終不能衞者。吾見亦多矣。何也。彼其心厚於己而薄於人。充是心也。則凡損人以利己者皆可爲也。其心理上之感應。則惡果有不可幸免者。至於因社會經濟力之壓迫。釀爲爭競仇嫉。以戚憂患危害者。猶其餘事矣。予每見留學生沾染西洋習氣。滿口言中國事事不如人。滿心嫌家中事事不如法。其心中最以爲不可遷就者。爲衛生設備。Sanitary Equipment, Modern Convenience 以爲是乃不可少者。至於歐美人奢費及蹧踏之惡習。亦揣摩無餘。(例如飯椀中常殘餘飯粒甚多。決不顧惜。至於飯粒食物之偶落在食桌上者。決不拾起復食。一則恐有碍衛生。一則恐有損架子也。中國以愛惜穀粒食物爲美德。蓋此事於公衆生活問題有密切之關繫。若人人能愛惜食物。則不枉費。不蹧踏。合於生衆食寡爲疾用舒之道。人民生活問題不致緊張。而爭競殺戮可以減少。實公德之最大者。至若愛惜已沾塵穢之食物者。則是能刻苦一己。以顧念公衆之利益。其爲德更大矣。故教兒童宜在此等處訓誨。使知一粒之米。積少成多。卽與全世界生活安甯皆有影響。俾令飯粒勿剩棄。若遺落雖在地。必拾而食之。若沾污則洗而食之)

吾昔者亦有潔癖。及種種習氣。近數年常以世界經濟人民生活。與一己幸福欲望生活等等問題。合爲一爐反覆研究。而知吾人之享用。皆與他人之幸福。有不可離之關繫。故一舉動一欲念。皆須代大人羣著想。我愛清潔愛滋養品。謂必如是而可以衛生也。然而大多數人力不能爲如是之清潔滋養。則我將獨清潔獨滋養以衛其生乎。彼力不能辦者。其生命將何如乎。如是作想則種種特殊之習氣。可以稍改矣。且以事實驗之。此大多數人力不能爲如是之清潔

●其健康長壽。或勝於我。然則我所認爲不可少者。純爲不正之觀念。與不良之習氣耳。苟不矯正而改除之。則成爲一縱意肆志有我無人之人。縱令身得康樂。良心已失其健全。不如其已也。故數年以來。一反前此衞生之說以行之。且將固有之西洋浴缸撤去。而每晨即以鹽面水濕抹遍身。嚴寒不廢。旅行不輟。如此者六年。未一日間斷也。昔年頭昏鼻塞等症。自是未發。健康確有據也。嘗謂此法勝於盆浴。彼有浴室暖爐之設備者。決不能如我之勤浴。且旅行內地。多日不能浴也。其飲食亦然。疏食菜羹。愈簡單而愈適於營養。腦與血皆旺盛有據。而知前者注重脂肪蛋白質及種種滋養品之謬誤。彼以血肉爲食品者。徒暴殄物命。釀致病毒。損害世界經濟。戕賊自己良心者也。其屬於微生物防禦之法。久已置而不講。所謂防疫藥水。消毒皂。已多年不用。蠅落菜中。飯落地上。拾起仍食未嘗拋棄。絕不爲病。吾既以衞吾之生。而不害於人民萬物之生。且吾之所以養生者。雖窮僻之地。寒素之家。無不能辦。吾行之非過享。故心安而理得。庶幾斯爲衞生之大道也。

近聞某君衞生好潔。不與人共食。若赴宴。他人已下筯。則弗食之矣。故非西式會餐不赴。人言其病獨多云。此皆過於養其身。而忽於養其心者也。其病之所由來也。世人多有與某君同病者。因作斯篇以解之。又常人以爲西人百物皆潔。予嘗在美國舊金山。見製可可乳糖廠。羣蠅蝟集。以數千萬計。又親見滬上某西餐館。廚役以手撮食物置盤中。其類此者正多。苟不知心理衞生之說。而惟物質之潔否是問。安往而不致病也。又識

保存健康之淺言

天翼

自來講衛生學者。非說理淵奧。卽舉例太繁。甚或多引拉丁古語。令淺學無從索解。所論運動各節。亦非壯年以下。可望諸實踐。今爲矯正此弊。爰取美國賓夕法尼亞省大學體育教授葛羅蜜新著。轉語吾同胞。篇中於運動洗沐等法。言之詳明。人人易知易行。然平淡中實具至理。世有欲享大年者。可無事遠求。惟於飲食起居。加之意焉可也。

同是人而別之爲病夫。非天之使然也。由於人之不諳衛生耳。夫有生而不知自衛。亦猶有財而不知用財之法。任意揮霍。馴至劇病乏醫藥之資。白首無養老之費。卽不然。凶年洊飢。亦必仰屋興歎。苦莫甚焉。人體亦然。苟非於壯健之時。加意調攝。蓄儲精力。奚能與氣候疫癘相戰勝。得享有生之樂乎。況生命之重要。尤非財產可比。若青年徒嗜多金。窮日夕之力以求利。勢必心身交敝。常患失眠積食等症。至是始重視健康之價值。嗟何及已。

(一)睡眠。　中古時代。羅馬教徒虐待耶教之士。設法禁其睡眠。因是喪心失志。隕其生命者。指不勝屈。是知睡眠之關係實大。造物利用之。以修補人體之虧損。回復固有之精力而人之健康因以保存。蓋一日之間。紛紜擾攘。元精之銷耗實巨。幸有睡眠以調劑之。腦機乃將各細胞一一修繕改造。以其渣滓輸入血液。再由血液導入肺部。乃自口鼻呼出。且人身各官之作用。當睡眠時則停止。惟心之跳躍如舊。然脈搏之速率。亦較醒時每分時少十次。是心亦於睡眠時得寧息也。故人當睡起。每覺清新活潑。職是之故。睡眠最大之功效。卽在排除人體腐敗之成分。譬之爐竈。苟不以時去其灰燼。惟以煤塊堆置其中。則氣道閉塞。火種必滅。人身者。世界最奇妙之機械也。具有排洩廢料。修造新機之自動力。人以睡眠無定時故。失此功能。致體內織質之無無用者。積滯不去。機關之缺損者。閣置不修。經時累月。而病象一發不可止。斯時雖欲犧牲金錢名譽職業權位。以求贖回健康。庸可得耶。

（二）運動　運用肌肉之法。尤爲保存健康所必要。無論婦孺。每日均當略事運動。運動之種類與時刻。當視各人之執業及體力而異。或謂執業工廠及店肆者。恆用肌力。何須再事運動。不知各業中有祗用一臂者。有須傴僂從事者。有縮壓肺部礙呼吸者。諸若此類。皆須有適當之運動以救正之。蓋職業雖異。操作則同。故有益之運動不可無。其時與地尤貴適宜。且運動不僅調和肌力。亦所以休養心經。從勞動之後。爲愉快之休憩。法至善也。上古之世。草萊未闢。人獸雜處。伐木以居。揮耜而耕。他種運動之加入。非所急需。今則商業大盛。市鎮繁興。戶口愈稠密。交道愈便利。而運動勞力之事日益少。於是公衆體操室。及游戲塲之設置。不容緩矣。（百年前之美國。人民卜居城市者。僅百分之二。今則驟增至百分之六十。我國上海一埠。十一年前戶口。祗二十二萬。今則驟增至七十五萬有奇。此等大埠。尤不可提倡健身諸法。）顧運動之事。在靑年學子。易於從事。似非所論於年歲已富。及有職務羈身者。且吾國公衆體操室與游戲塲。尙未遍設。尤屬不便。然有極簡單之運動數種。悉本衞生原理。盡人皆宜爲之。卽論他種運動。亦由此數種倂合變化而成。猶之七十餘原質。化合而成無數雜質也。凡欲增進全體器官之健康。但取此數種。每日仿行十五分時可矣。此暫短之運動。行之有恆。較之每星期以一二日專事運動。更爲有益。惟初經問津者。不但每日當有定時。尤貴有節制耳。

體育以戶外生活爲最上。其次莫如立地操練。操練時直立於地。依次屈伸四肢頸項。及全體肌理。使其功能與其原力相稱。因肌理屈伸時。惟舉起本部之重量。故數分鐘之屈伸俯仰。體內熱力。不期而溢於外矣。此種運動。簡單易行。既不須器械。又不妨業務。稍知養生者。皆當仿行之。茲述其方法如下。

每日黎明睡醒。勿卽起身。宜閉目運用眼部各肌。法先將眼球轉向右面。次向左轉。次向上舉。次向下移。又次則自右而左。環轉數次。復自左而右亦如之。此法可使眼部各肌及神經。健全有力。又次呵氣數囘。隨意將四肢伸長。此法可增速血液之流行。運用畢。推被起坐。兩手抱膝。使腿部緊貼胸際。乃釋手伸腿。如是六七次。然後伸直左右腿。輪次舉起。約自十五次至二十五次。又舒身平臥牀上。以絨毯或被蓋於足上。屢屢起坐。約十五次而後起身。

起身後。未櫛沐以前。取浴身之長毛巾。作種種運動。每種次數。不拘多寡。總求適宜於體質。過與不及。均屬有損。蓋運動貴乎得中。否則非但不能振精神。強胃脘。并使人筋骨覺痛。疲乏思睡。運動將畢。當作深長之呼吸。

(三)洗沐 運動既畢。即宜爲此。浴法甚簡。雖無浴池浴盆。亦可爲之。法取冷水一器。粗毛巾一方。將毛巾浸水。周身擦洗。至身之溫度激增。膚呈紅色爲止。苟未習用冷水。(冷水浴功效最大。然非身體壯實及慣習者。不能忍受。)可先用溫水。按日將水之溫度減低。至與其體適用爲止。大凡水之過冷與否。極易辨識。若浴後覺冷。或脣變白色。則是水溫太低之證也。又法跪於空浴盆內。另以盆盛冷水。自背澆下。再昂首自胸部澆下。然後取粗毛巾擦拭周身。此法爲時較省。吾人如欲試行冷水浴。宜開始於夏季之終。自此而後。逐漸減低水之溫度。俾身體易於承受而已。擦浴既畢。含水一口。洗盥口內至喉部。則可使內部液膜凝固。不易患瘡。如用冷水無效。當取輕二養二。Peroxide of Hydrogen 或他種藥劑。洗口爲宜。保護鼻部。亦當常以冷水吸入洗濯之。洗目之法。以盆盛清水。面之上部。浸於水內。努力張目。屢屢轉動眼球。可滌去眼皮中之塵垢。又法以洗目玻璃杯盛淡性硼酸 Borncic Acid 每日洗濯一次。倘覺眼神經疲乏。即當閉目靜養數分時。至潔清頭顱。則每星期以溫水澆洗一二次。用手擦拭。此法可除髮垢及敗髮。每晨及食後。將齒牙刷淨。可免朽蛀諸弊。

(四)飲食。食物當細嚼。使與口津融化。理雖淺而效甚大。故有謂食物細嚼後。消化之功。已居其半者。非虛語也。夫細嚼主義。發明於傅蘭芝氏。風行於各地。既確知其有益矣。而食物平勻及減少。可以健身之理論。亦屢經試驗。而其效不爽。此言食時之法也。至論食物本體。其消化遲速之異點。亦不可不察。梨、菠菜。番肉。羊雞。酸子。酪乳等。消化最易。桃。杏。橘。柚。櫻桃。蘋果。葡萄。蛇莓子。雞。鴨。小牛肉等。次之。李。棗。無花果。波羅密。玉蜀黍。魚類。牛肉。猪肉等。又次之。煎炒之物。消化最難。不宜多食。酸乳一物。既易消化。又能令脈管堅韌。眞卻病延年之寶也。肉類大率難化。以節食爲要。夏令尤不宜食。茶與咖啡等提神料。決當戒飲。每日起身及臨睡。飲冷水一二杯。藉以蕩滌胃腸。更爲有益。

(五)快樂。快樂爲養生之必要。稍講人體生理學者。均須屏除憂慮。發成一種愉快之性情。患腦弱失睡等症。尤忌煩惱。從根本上療治之。則當未睡之先。散步若干時。並作深呼吸。飲溫水或牛乳少許。又以熱水濯足。凡此均可助人安睡。市上所售寧神藥水。概含雅片碼啡。愼勿嘗試。患者宜延醫診視。勿因循坐誤。以上各節。雖無甚新奇。然行之六閱月。未不見效者。幸毋日爲淺近而忽之。(錄進步雜誌)

Tbc. 上海肺病療養院 Sant.

擴充第三分院及新屋設立虹口分診所啓事

據德國栢林大學敎授摩司勒氏 Prof, Dr. Ernst Mosler 一九二八年之報告謂肺病患者若因職務或病情關係則短時期之高山療養反不若長時期之平地療養爲佳又謂其治療結果完全相同本院成立以來完全採用栢林大學療治方法頗著成效住院患者體重均有顯明之增加最近如陳嘉庚公司陳希平君暨南大學陳雪江黃培德君等住院三旬體重均增加至十磅以外又極沉重咯血患者百分之九十五均痊愈出院無一死亡者而第三期肺病經愛克司光檢查後若僅侵及一肺其一肺爲健全者可施行 Phreni cotomie 手術亦有就治之望本院爲應社會需要起見特擴充第三分院地址更為清靜第四分院新屋不日卽建築工竣並爲便利病家診察檢查起見特在虹口設立診所特此通告章程函索卽寄

主任　德醫丁惠康醫師　德醫腦兒博士

設備　最新式德國愛克司光機檢查攝影　水銀化氣快治太陽燈人工氣胸術

園林　幽倩病室精潔網球場假山茅亭噴水池日光浴台

總院　靜安寺南海格路大西路轉角　一二路電車終點朝南百步

第二分院　大西路A字二號（福煦路底）

第三分院　大西路四四號本院

第四新建築　分院卽日動工明春工竣

總院門診　上午十至十二時下午二至四時腦而博士下午三時至四時手術另議

分診所　北四川路靶子路轉角五洲大藥房二樓上丁惠康醫師十二時至一時孫克錦醫師二時至五時

預防霍亂痢疾

衛生教育會

炎暑爲霍亂痢疾一切腸症流行之時。患者甚多。且有因而死亡者。此症傳染最易。小兒尤多。患者卽幸不死。亦必呻吟床榻。耗費金錢。毀傷身體。損失非淺。安可不以小心預防爲要務哉。但預防一事。必先明其理。預防始能適當。否則徒勞無益。今請先述霍亂痢疾之原因。後再述預防之方法。

甲、原因——(一)一切腸症爲傳染病之一。糞便內有病菌(二)蒼蠅性喜逐臭。如棲止於糞便時。其足必沾黴菌。散布各處。以致疾病流行。所以夏日尤甚。(三)無論店內攤上所賣之冷葷冷菜。糖果點心。及切開之瓜菓等物。均易招蠅。一經蒼蠅棲止。卽被汚染。購者不知。食之遂受傳染。(四)無論住家客棧飯店。其食堂廚房菜橱等處。皆足致蠅。故所列之食物食具。不經蒼蠅棲止則已。若經棲止。亦與市售之品。同一有害。(五)苟其地之飲水。不潔。難免不有病菌混入其中。若不煑沸而生飲。必易傳染。卽用生水洗滌食具。其害亦與飲者同。

乙、預防方法——(一)樸滅蒼蠅。(二)勿積糞土以免招蠅。(三)廁中便上。應遍撒石灰。以絕蠅之棲止。(四)食物食具。均須罩以紗罩。廚房飯廳。須用紗門紗窗。以防蠅入。（五）食物既經蒼蠅棲止。非重事蒸煑。不可遽食。瓜果以臨時去皮爲宜。無皮者。亦宜用涼開水洗淨。然後食之。切開瓜果。既經蒼蠅棲止。卽宜拋棄。不可吝惜。（六）渴時可飲涼開水或涼茶。勿飲生水。（七）冰水不可飲。不潔之冰其凌亦不可食。（八）鮮潔之牛羊乳及豆槳。亦須煑沸而後飲。（九）碗箸杯盤羹匙之類。每次臨用。須以沸水冲洗三分鐘。（十）病人之碗筷杯盤羹匙。不可與他人共。病人用後。當以沸水冲洗。（十一）每於病人便後。卽宜撒佈石灰於糞上。勿使蒼蠅接觸。用馬桶者桶內宜盛消毒藥液。以免傳染他人。（十二）凡侍病之人。每接觸病人一次。須用肥皂藥水等洗手一次。（十三）病者須忌油膩。以食稀粥米湯藕粉等類爲宜。蓋易於消化也。（十四）患痢疾者。可注射赤痢血清。最有效。

醫報叢鈔

臨產常規

天德

在臨盆前一個月左右。卽須由產科或助產女醫生檢查一次。視骨產道之對徑是否足容兒頭穿過。若此時檢查斷定確可無慮。始眞可放心。緣此時兒頭大率已在骨產道中。如其合格。卽可無慮骨產道復發生障礙矣。至於胎兒位置如何。在此時亦可預知。緣從此已往。胎兒位置。罕有復變者矣。

就普通生產計之。其胎兒位置。一概頭向下。後頭骨先出。（在百人中有九十六七如此）此種產法。母子雙方有益。故謂之曰正產。或曰順產。反此者。則謂之橫生倒養。橫生者。或兒面對產門。或兒肩兒手先出之類是也。此等難產。如非有醫生施行手術。絕對不能產出。母與子均有極大危險。故醫生如先時發見。尙可預先腹外矯正其位置。以免臨時動手術。及性命危險。若生產之家。遇此等事。須立刻請西法產科女醫。愈早愈妙。萬勿妄用舊式穩婆。及妄聽閒人之言。延誤自害。

倒養係兒臂或兒足先出。此等難產。如不妄動。並無危險。仍可藉產母本元之力養出。然最好早請產婦科專家。或助產女醫生。或新式助產婦助理。以免危險。故爲預防難產起見。助產醫生。必須早日請定。并早日請其檢查。庶可有備無患。

生產本天然之事。卽無人助理。亦往往無危險。所最須顧慮者。卽產後寒熱一端。此皆由於微生物傳染所致。故生產關於清潔衞生一端。不可不十二分注意。

試調查向來婦女死亡之病症及其病原。則知中國婦女死於難產或產後病（產褥熱）者。實不可勝數。此皆由於中國各地無正式有程度之助產女醫生。或助產婦之故。然生產人家。不明生產之理及衞生之道。亦與有過焉。

生產時第一須防產褥熱。產褥熱或名產後寒熱。乃作膿毒菌由產道創口侵入血內所致。此等寒熱。名敗血症。犯此症者。十有九死。危險非常。故生產時第一宜注意此事。凡直接或間接與產婦相關器物。皆須完全滅菌。（卽煑過蒸過及用阿非鮀藥皂 Afridol Seife 藥水洗過。）產婦臥床。衣褥。及房間動用各物。皆以清潔消毒爲主。凡醫生。助產婦。及看護等。皆宜着消毒之衣。其手皆宜用藥水消毒。最好消毒後仍帶消毒橡皮手套。以免危險。產褥熱之治劑。以從速注射握姆納丁。 Omnadin 爲第一要義。注射須早。並須多注射幾次。外用消毒療。如充冲洗用者。以雷佛奴耳 Rivanol 爲最佳。中國穩婆。十指污穢。萬不可用。宜請新法產科女醫師。

除醫生曾經消毒之手外。(手消毒用阿非舵藥皂爲最宜。餘人概嚴禁探手產道內。卽醫生亦以少探指產道中爲上。陰道內部冲洗。有送菌入內之患。乃最犯忌之事。非有萬不得已原故。并由專門醫生認爲當行。仍由醫生親自執行者。概不得自由妄行灌洗。一。因防有外面微生物隨水冲入深處。二。冲入陰道之水。反能妨害陰道自身消毒之力也。陰戶外部之冲洗法。可用沸過溫水。阿非舵藥皂及曾消毒之藥水棉花。或曾經煑過之法蘭絨。輕輕將陰戶部。(大小陰唇之間)及左右腿縫內汙穢洗去。洗時但可由陰戶向外洗。切勿由外向內洗。以免肛門及腿縫之汙穢及微生物等。反借揩洗之便。侵入陰戶之內爲患。又有產後寒熱。及小腹劇痛之症。完全爲舊白濁所致者。此等病與眞正產褥熱實大有分別。由此觀之。產褥熱之診斷。殊不簡單。故胎前產後。必須請專科醫生時時診察。以免貽誤。

當臨產之前。宜常令陰戶十分淸潔。每遇大小便(臨盆前勿忘導大小便)後。皆用上述之消毒棉花及藥水揩拭乾淨。切勿用粗紙。又如有醫生行下部檢查。則檢查以後。亦應如法揩洗。

分娩

天德

分娩之原因。從前都說是瓜熟蒂自落。此語良有理由。但如何產婦子宮會用力將胎兒排出。實有諸種原因。妊娠的子宮到足月的時候。感覺非常敏銳。稍爲受點外界的刺激。如寒冷或震動。卽發生收縮的作用。是爲陣痛。卽精神上之刺激。如喜怒驚懼之類。亦能生此感應。

此外子宮內部。因胎兒長大成熟。感其刺跨。亦生收縮作用。又臨當足月之際。(第十個月胎) 胞衣漸有一部分變脂性而剝落。子宮如受感異物刺激，卽起收縮作用。故臨盆之際。胎胞衣每轉動或剝離。皆起一二劇烈陣痛。

分娩動作共三時期。一產道擴張時期。二胞兒產出時期。三胎衣產下時期。消擴張時期產。子宮頸由內口向外口擴大。此時卽起正式痛陣。胎衣膜一部凸入子宮口，如小囊。胞水流入其中。成一堅硬水漿胞。每一痛陣。則胞水加入漿胞者愈多。子宮爲其所撐。亦愈放大。軟產道以子宮頸一段爲漸狹。此漿胞乃天然擴張子宮頸之利器。亦卽兒頭之先鋒也，此時子宮頸漸張。兒頭緊隨此漿胞之後。而嵌入子宮頸。漿胞中之水。不能回流。膨脹愈緊。子宮頸擴張愈大。此時不免有小裂縫。微血沁出。隨陰道之涎液而下流。此卽俗所謂下紅是也。但此等下紅。大率極微。無有大出血者。假如有大出血。是卽危險之事。不可專恃助產婦。宜立刻延請專門產科醫生。因恐是前位胎盤。產母有致命之危險。須立刻用手術。倒轉胎兒。而取出之。非請專科醫生不可也。此時痛陣漸烈漸緊。每二三分鐘來一次。子宮口已張至十生的米達對徑寬。漿胞中水液膨脹至極點。不復能容。胞膜遂破裂。而水液下流。是爲胞漿水下。胞漿水既下。知胎兒產出已爲時不遠。(或在卽刻間)醫生助產婦等人。可以着手趕速預備一切矣。假如漿胞水早破。則上述擴張子宮頸之動作。皆由胎兒之頭代之。其進行至緩。每致痛陣減弱。而成難產。故胞漿之下。愈遲愈有益。

胎兒產出期。此時痛陣更大更緊。子宮全部肌肉收縮。壓胎外出。產婦全腹部肌肉。更努力以助之。子宮口已全開。兒頭已入陰道。每一陣痛來時。兒頭卽向前推。但陣痛退後。頭復後退。此時卽兒頭過骨產道之時。迨兒頭卽過骨產道。則難關已過。每一痛陣來時。卽可於陰戶之外。見兒頭之髮。此時陰道張開。會陰亦受膨脹。而膨脹至極點。肛門亦因之突出。如臨分娩前。未將大小便放盡。此時往往有大便擠出。乃最爲危險之事。此時兒頭欲出陰戶。其頭本曲向前者。此時將一伸而直。此時來勢甚猛。假如其頭太大。或產母係初次臨盆。或其來勢太猛。產門卽因之破裂。往往由會陰直裂至肛門。故助產婦(或醫生)在此時。宜極端注意保護會陰。

此時兒頭得一陣痛。卽出產門。第二陣痛。銜接而至。其全身卽隨以產出。而子宮內大部分胞漿水及些微血液。亦隨之下流。此時卽緊接胎衣產出時期。往往胎衣卽隨胎兒而俱下。臨盆時緊急有力之痛症。最爲緊要。最多最習見之難產。厥爲痛陣。衰弱不起。緊陣但有遊痛。延時既多。母子均受其害。治之之法。厥爲注射催生聖藥赫破弗辛。Hypophysin 而尤以加强之赫破弗辛 Hypophysin stark 爲最易見效。大率注射之後。不及十分鐘。卽起緊陣。而胎下矣。胎衣產出時期。胎兒既能自呼吸其臍帶。脈息卽漸次停止。約二三分鐘後。此時若胎衣尚未下。可將臍帶離兒臍二寸左右處。用止血鉗兩把夾牢。而從中用剪剪斷臍帶。助產婦自去料理嬰兒。其胎衣可聽其自下。通常約經二三十分鐘。卽起痛陣。或由腹壓力徵擠而自下。遲或三四個鐘頭後。亦自下。切勿妄用力强拉。假如胎衣與子宮未全脫離。强力拉下。致有若干殘留於子宮內。每有血崩及其他危險。不可不知。

消息

中醫界呼籲維持中醫學校

全國醫學團體總聯合會。具呈教育部云。呈爲中醫學校一律改爲傳習所。窒礙殊多。臚陳理由。仰祈鑒核示遵事。竊自鈞部將中醫學校一律改稱傳習所。毋庸向教育行政機關立案之佈告頒布以後。中醫藥界羣情惶急。紛請屬會主持。業於五月十一日推派代表。賫文晉京。請願收回成命。適值鈞長公出。蒙由職員。王德溥延見。允爲據情轉達。當蒙明察在案。現值各校暑假將臨。下學期校務急待籌備。爲再臚陳下情。請示祇遵。查中國醫藥有保存之價值。有改進之必要。除少數西醫外。已成全國朝野一致之主張。而改進之道。自須納諸科學。設無較高之學府爲之研究培植。則中醫須科學化一語。恐無實現之可能。傳習所近乎速成學校。其入學資格既較低淺。其修業年限。又極短促。科學化之中國醫學。恐將無從研習。其窒礙者一也。中醫管理章程。雖未頒布。各地取締中醫之單行法規。實行者已爲不少。是次單行法規。均經明令教育行政機關立案之中醫學校畢業。再開業中醫應具資格之一種。今乃毋庸教育行政機關立案。將使守法者無所適從耳。且中醫學校。無論稱爲專門學校或傳習所。既爲學校教育行政機關。似不應推諸戶外。其窒礙者二也。現行學校系統。高等教育。列有醫科。尚未明定。祇習外國醫學。不習本國醫學。而鈞部佈告。將中醫學校改稱傳習所。仰見保全本國文化經濟。認定中國醫學當有傳習之必要。其爲一種學術無疑。是則學校之准予設置。自不待言。今乃不分等級。一律改爲傳習所。不予立案。或應歷來教育行政機關。係對於中醫學校素不管理。苦無標準所致。屬會現集辦學人員。編製學程。已經脫稿。一面召集全國通才整理。故有容納新知。編輯科學化之中醫課本。另再呈請。審定施行。惟念創辦學校之艱難對於現辦中醫學校。按照私立學校立案規程。暫准設立。期於三年之後。依據學程。審核立案。將來中醫師管理章程施行之後。中醫之產生。因受限制而減少。設傳習所以供需求。亦爲要圖。可令各地中醫學校。仰體鈞部。廣造人才之至意。酌量地方情形。附設傳習所。以宏造就。庶中醫有科學化之機會。國家文化繼濟。賴以保存。而對於鈞部舉辦中醫傳習所之意旨。亦可并行不悖。是誠一舉而兩備焉。是否可行。還乞訓示祗遵。實爲公便。

●上海特別市市政府衛生局管理醫士(中醫)暫行章程

第一條　在中央政府尚未頒行醫士法以前本市區內營業中醫應遵照本章程辦理

第二條　凡未照章考試審查合格不予登記未經登記者不得在本區內開業

第三條　中醫之考試或審查由本局延聘中醫界中品學兼優經驗宏富者若干人組織中醫試驗委員會辦理之

第四條　每年舉行試驗期兩次第一次六月一日始第二次十二月一日始

第五條　非有後列免登記資格者應由報名應試並於報名時繳納試驗費銀八元其因第一次試驗未及格而於下次再請與試時得減半征收

第六條　凡經攷試或審查合格者每人應納登記及執照費銀三元印花稅費銀一元均於領取開業照前繳納

第七條　受試驗人需於試驗期開始十五日以前依照定式將志願書履歷表及本人四寸半身照片一張連同試驗費一併繳局換領試驗證

第八條　考試分筆試口試兩種筆試及格者始應口試口試及格者准予登記給照開業

第九條　試驗之科目如左　(一)內難概要　(二)傷寒概要　(三)溫病概要　(四)疫症概要(瘧痢附)　(五)女科概要　(六)外科概要　(七)兒科概要

(八)眼科概要　(九)喉科概要　(十)傷科概要
(十一)本草概要　(十二)古方概要
以上十三目內其外科兒科眼科喉科傷科近皆號稱專科然各科皆以內難爲本皆用本草皆用本科經方故內難本草古方爲必考之目至號稱大方脈者(一)至(五)及(十一)(十二)之七目均須考試

第十條　各科平均分數七十分以上者爲及格筆試及格者再行口試一次以定去取

第十一條　凡有左列資格之一者經審查合格後准予免試登記給照開業免繳試驗費

(甲)曾在國民政府大學院呈准備案之中醫學校畢業領有文憑者

(乙)在特別市尚未成立以前曾領有北京內務部或前淞滬商埠廣州汕頭等處衛生局頒給開業執照者

第十二條　審查時遇有疑惑情形由試驗委員會函知本局通知被審查人提出補充證據或調查或令到會面詢以定去取

第十三條　凡具免試資格者應於試驗期開始十五日以前依照定式將志願書履歷表及本人四寸半身照片一張連同證明資格之文憑證書執照等件一併繳局以憑審查

第十四條　凡經審查或考試合格者給予醫士開業執照

第十五條　未經本局登記給照擅自在本市區城內行醫者得處以二百元以下之罰金並停止其營業

第十六條　各醫應備診療簿記載病人姓名年齡性別住址及病名治法處方診察次數等類以備查考並須保存至二年以上

第十七條　各醫診斷傳染病人或檢驗傳染病屍體指導消毒方法以免蔓延並速報告本局遇有生產死亡亦隨時報告報告書式由局製備各醫可預領備用

第十八條　各醫應將本局所發開業執照張掛易使衆覽之處以資證明而杜冒充

第十九條　各醫所領開業執照應於每年一月中繳驗一次驗明後將執照加印發還

第二十條　如有執照遺失得呈請補領惟應照第六條所規定

繳納登記及執照費印花費此外登報聲明舊照遺失作廢

第廿一條　各醫遇有遷移時應於二星期內報局備考違者處以十元以下之罰金

第廿二條　凡經核准給照各醫得在市區內開業

第廿三條　本章程係暫訂辦法俟中央政府醫士法規頒行後即行廢止

第廿四條　本章程如有未盡事宜得隨時修改

第廿五條　本章程由市政府核准公佈施行

報告

本報自下期起。仍增加小論壇一門。專載關於醫學衛生方面切實緊要之短篇文字。如猩紅熱之症狀及療法。（耿光譯）消滅傳染病菌之方法。（仲樸）發明血炭粉者爲數百年前之漢醫。（沈仲圭）時疫淺說。（劉士敏）個人衛生簡規。（王完白）衣食住之衛生概論。（高克仁）夏季衛生要點（衛生局）等。名目繁多。不克備載。均於下期發表。希讀者諸君注意。

東三省防疫事務總處總辦兼總醫官伍連德博士最近寄來稿件多篇悉係名貴之作。本期先刊載防鼠疫論一篇。餘當按期發表。以饗讀者諸君。特此預告。并誌謝伍博士。

陳邦賢先生尙有醫史叢話。醫學史分類之研究。中外醫事年表續及補遺等著作。亦當按期發表。凡有志研究醫學史者。不可不讀陳先生的著作。

International Medical Journal

Vol.10 August 1929 No.2

中西醫學報

第十卷第二號目錄

本報本卷第四號出秋季特號徵文啓事

本報每卷除隨時刊行各種專號外並規定出春季及秋季兩特號今定第四號爲秋季特號除擴充篇幅增加材料外並爲引起讀者興趣起見特再發起徵文徵文之題目如后讀者可隨意選擇之凡投稿一經登錄本報酌酬醫學書局所出之幸福之花幸福之敵結婚與健康人類的性病等書以荅雅意惟投稿者須將徵文印花粘貼稿末方始有效投稿截止期爲陽歷九月十五號

徵文題目

1 婦女應具的衛生常識 或個人衛生常識

2 肺癆病淺說

3 述我所經驗的驗方

徵文印花

中西醫學報編輯部謹啓

從打破漢藥的迷信說到實驗與提倡

劉泗橋

中醫學術之不適於科學的定律。而爲世所詬病。固無用深諱。不過中醫在治療的實際方面。往往有道地的來路醫生無治法者。經我們才懂湯頭歌訣的下級醫人。似乎很隨便的授一方劑。會解決有些無治法的治法。這種神秘的玩意在自命受科學洗禮的東方人做的西醫，他們除奉行西方的金科玉律的教義。誰能沒出息的來追求這個『本國之謎』。自然他們不費心時，趕快有外人會替他成全的。說到外人畢竟高明。慣拿我們用濫的或者不留意的藥物。被他化驗分析之後。不必說算是他的最近的發明。他就會製成什麼『效藥』輸入我國，那麼東方人做的西醫。就夠他歌功頌德的資料了。但是人間世的事不是一成不變的。就以西方而論。有昨日在科學認有證明的學理。今日會被懷疑被推翻。說不定會將無人過問的古董。重受信仰和贊美好了。大約去年的時候。我們乾燥寂寞的中醫。得到一種出乎意料的同情的慰安。這雖是一種過去的新聞。但我必得一語不易地抄在下面。—世新聞社譯舊金山美報云。外國各教會洛克番勒基金團國際聯盟會。及其他機關。歷年耗費數百萬金元。輸送西方藥材至中國。彼等之年報中。盛稱中國如何信任西方醫藥，而舍棄中國之舊醫術，然而此間沿太平洋海岸，中國藥材及其可恃之醫術。反日益推廣。遂焉勃焉。其傳播之速。有如一種新宗教。新式建築之中醫院。到處皆是。美國人紛紛前往就醫。所付中國藥材之費。已不下數十萬元。往此等醫院診者。踵趾相接。醫生接應不暇。至須預先掛號。方得診視之機會。此中國醫生者。聽病人述說病狀。彼輒頷首表示明瞭其病之所由起。匆匆擬一藥方。或與以一種濃煎之茶，病者飲之。病良已。最近兩月內。舊金山一埠之華醫，已有七人。因診所狹小，不敷營業。不得不改賃巨屋。竟有一人租住三層樓者。其生涯之發達。洵可異也。—在我們中國弱小民族。常常感激到美國人的大公。在我們卑怯自慚的中醫學術界更要道謝美國人究竟是個不差的友邦。但是我不能說。美人的國民性是好異呀。不過美人雖然好異成性。好在他們比金洋錢一般貴重的性命。假若不是癡子的話。不必說是會白送在中醫手內來做人情的。自然我們中醫的好處。也不必雜碎般的得到美人的歡迎。不過聊以解嘲的推求來時。我們要知道中醫學能從四千餘年以前。看護黃帝的子孫到了現在。究竟玩着怎樣的魔術哩。因爲我們在學理上是被排詆的。但另一方面我們所發見的漢藥。關於治療實效到有確實的定評。這種顯著的特徵。是無法反對的。除却他們所稱的野蠻的藥物。還有一說。舊文化經過西洋潮流劇烈的衝刷。我們中醫所唯一之壁壘。眼前似乎只有實驗性的漢藥了。我們爲中醫界的任在爲我國的文化光榮起見。對於被人僅所許可的漢藥。在現在嗣前啓後的過渡時期。應該怎樣的實驗與提倡。來完成我們醫藥學的使命。

醫藥之起源　無論研究何種學術。必先了解他的發生時代和背景。然後有明確的觀念。有徹底的見地。我國的藥物治病。創始在民國紀元前四千九百十一年。西歷紀元前三千年。炎帝神農氏嘗百草製醫藥。爲吾國醫藥之祖。後世所傳的神農本草。在史記綱鑑本紀。曰『神農嘗百草。始有醫藥』。淮南子修務訓曰。『神農乃始教民嘗百草之滋味。當此時。一日而遇七十毒。由此醫方興焉。』—歷史綱鑑曰。『民有疾病。未知藥石。炎帝始味草木之滋。嘗一日而遇七十毒。神而化之。遂作方書。以療民疾。而醫道立矣。』—淮南子又曰。『神農嘗百草。蓋金石木果。燦然各別。惟草爲難識。炎黃之傳。惟別草而已。後遂本之以分百品。故曰本草』以上采陳邦賢先生中西醫事年表斷自上古原始的醫藥期。由於炎帝神農的嘗百草與醫藥。雖然嘗百草也有的像帝王世紀裏面所載。皇帝使岐伯嘗味草木。定本草經。造醫方以療衆疾。』似本草又屬黃帝所作。不過備此一說。藥學之興。歷古久已歸之神農的發明。考神農氏的興醫藥。由於嘗百草。那末可明瞭完成我們中醫藥的。並不是從後來推論而得的醫理。而爲當時所試嘗結果的藥物。這是顯著的事實。藥品雖爲醫學應用之一種。淺喻之。藥品比方治病的工具。而醫學却是總病體的理解行爲。我們產生醫藥學的歷史。是先得了工具。然後來找推求的理解。東垣十書湯液本草序也有過這樣說法。『世皆知素問爲醫之祖。而不知軒岐之書實出於神農本草也。殷伊尹用本草爲湯液。漢張仲景廣湯液爲方法。此醫家之正學。雖後之明哲有作。皆不越此。『又說』烏賊骨本治漏下與經汁不斷。竹茹去淹留血惡血。古人用此皆本草法。知軒之學出於神農。又知伊尹湯液不出軒岐，亦出神農也』上說。後之作者皆不越此。就是很明白的講到古來方書。都從本草的藥品來着手和配合。所以理論儘有不到之處。只要充當工具的藥品能趁手。就合着『效如應桴』的神驗了。據古籍而言。假定民國紀元前四千五百十一年。西歷紀元二千六百年爲黃帝軒轅氏作內經的時期。那麼去炎帝神農時期。相隔四百年。自然內經是受本草的啓發。何必徒費筆墨。不過要說明醫學實開始於藥品的實效。教人果能認識漢藥學之眞價值。不致將有用的工具。視作筌蹄之棄。知道捨了現實而搬弄學理。不能不算是儘跑着錯了本草的懷疑——次而論我們藥物學總錄的本草。一定還有人會說。『本草肇於神農。闡陰陽之秘。洩天地之藏』等話。認定本草經。是非生而知之的聖人所創作不來的。甚至推爲墳典之一。但是我們查本草的見於典籍。遲在漢平帝紀的元始五年。有以下一段文字。說的。『舉天下通知方術本草者所在。軺傳遣詣京師。』還有樓護傳『稱護少誦醫經本草方術數十萬言。』本草之名。蓋見於此。在讀書不求甚解的人。自然聽到這樣的證明。會不高興我們的蔑視聖經。但是前人對於本草經起於神農的傳說。實在也發生過種種的疑問。最顯然的像。『唐李世勣等以梁七錄載神農本草三卷。推以爲始。又疑所載郡縣有後漢地名。似張機華陀輩所爲。』就後漢的郡縣地名。已爲神農時代所紀載而論。自然本草經很可證明。與其說是神農期的產物。不如斷爲張機華陀輩所爲。此點雖無確證。不過諸大的破綻。謂爲後人的作僞。並非過火。　像黃帝內經中有以漢時的十二水名來配合十一經。一樣謬妄。此等鐵證俱在。然而曲說之徒。還定欲附會神農。就舉個宋掌禹錫來做代表。他說。『因陶宏景倍世傳本草三百六十五種之數爲名醫別錄。有朱書神農和墨書別錄進上梁武帝。』神農本草以朱書。別錄以墨書。傳寫既久。硃墨錯亂。遂令後人以爲非神農書。』這種委曲想當然之說。不過要補本草經發見後漢郡縣地名的漏洞。不惜迂迴其辭。我們就相信後漢郡縣地名。是從墨書別錄竄入朱書神農本草的話頭爲不差。且說。『遠在唐虞前紀書契未備的古初。那裏較之唐虞典謨的漆簡。還文從字順而詳盡。』這段顯而易見的，我想不是盲目的。總難承認他的話吧。我們也不用再論漢書藝文志。亦無錄入的一節。來供挑剔了。乾脆的說。本草經決非神農的大著。換言之。本草經所容納的藥品。若會神農時

三

已有發見的可能。也許還在神農以前未見紀載的人類。早從自然界得到試驗的實效。因爲發明藥物。也不限於有名望的聖人。就像動物的獸類。發見創傷和病害時。也會有他的治法和療醫。所以本草經所載的藥品。在成本經以前。一定很普遍的發生悠久的歷史。我們再引淮南子一文『教人格外明白他說』神農嘗百草滋味。一日而遇七十毒。由是醫方興焉。蓋上世未著文字。師學相傳。謂之本草。兩漢以來。名醫益衆。張華輩始因古學。附以新說。通爲編述。本草由是見於經錄。』據此參證。最具眼光的在說明本草從神農以來有藥品而無文字。著之於書。始於漢時醫衆。述而且作。再混以當時所活動的方士家言。如屢稱久服輕身延年之類。附益不在少數。其所以託之神農者。淮南子之所又說的歸於『今人貴古而賤今』的惡習。也是古人循傳統觀念過甚。失了自然科學演成的眞面目。又於徵古驗今。難資識別。

相沿的本草學說——凡本草具有入藥性的。不只限於草木。韓保昇說『藥有玉石草木鳥獸蟲魚。而云本草者。爲諸藥中草類最多也。』然而此說並不怎樣確當。其間必有或一種歷史的理由。惟古來造成牛溲馬勃。皆入藥籠。凡百草木視有治療的功能。已成牢不可破的民族根性。所以只要有人來賣弄野人頭般的

草藥。現在就會作用一種不可思議的觀念。總比看慣的正當藥品。怪有神祕似的。本草內容。從本經三百六十五種。變了歷代的遞增。究竟由何因緣。我們且現成的抄貢獻江紹原君所查考的作品。神農本草載藥品三百六十五種。（以應周天之數）梁陶宏景的名醫別錄增藥一倍。：：唐本草又增一一四種。宋嘉祐時掌禹錫重修定舊藥九八三種。新補八一種。新定一七種。共成一〇八一條。李時珍著書時。整理記諸書所載藥品。復增入金元明諸藥新用藥三九種。自補三七四種。共得一八九六種之多。：：：：到了李時珍集本草之大成。激增有一五三一的種類。以後綱目拾遺等所補還不在此數。欲解答所以增加的原理。照陳藏器拾遺序中有『豈知天地品物無窮。古今隱顯亦異。用舍有時。名稱或變。豈可以一隅之見而遽譏多聞哉。』以上說的不厭詳悉。而從幽隱的搜羅。是遞加的由來。但不如趙學敏小序中所說。『物生既久。則種類愈繁。俗尚好奇。則珍尤畢集。』更細解數目雖由自然的演進。其實還在於世俗的炫奇好異。結果變做是物無不藥的狀況。本草綱目所遺惠後人的。只是成堆的廢物。原難怪人過刻之言。除非有種純爲遠方遐邇的鄰國屬域所次第發見和傳入的。漢時通西域和廣州設置市舶肆。交通發展。會有

現今東方諸國習見的用藥。很繁蕪的包存於吾國的本草中。像『阿魏』『蘇合香』『沒石子』等類。不勝枚舉。國產的藥物，表面雖似努力發達。按之實際。仍舊因循傳統的陋見來解釋藥物的原理。他們所認識的本經。上在只『藥』爲君。主養命以應天。無毒多服。久服不傷人。欲輕身益氣不老延年者本上經。中藥爲臣主養性以應人。無毒有毒。斟酌其宜。欲遏病補虛羸者本中經。下藥爲佐使。主治病以應地。多毒不可久服。欲除寒熱邪氣破積聚愈疾者本下經。』他們所貫澈的思想。在適應天地。多麼玄妙而神變。陶宏景算本草學首下工夫者。他著別錄時，一本正經的在自吹。『本經三品合三百六十五種，法三百六十五度。一度應一日以成一歲。倍其數合七百三十名也，』怕的後世不，他倍本經的用心之苦。似乎有這表明之必要。話雖如此說。要是時髦在人難免，可不能怪他懸一定成數。應周天三百六十五度。倍一歲合七百三十名的多事了。因於這樣筆法。確乎是著者所處時代的應有作風。你看尚書不是亂於陰陽五行家。漢人也會將二十八篇來附合二十八宿。說見論衡正說篇和史記儒林傳索隱引孔臧對孔安國語。孔云『臧聞尚書二十八篇。取象二十八宿。何圖乃有百篇耶。』兩下對照。可見戰國以後五行說在著作界的權威。著述本草到了現在。不少的人還在這點著圈子。慣講浮泛的形色氣味就夠他名世了。誰再顧到形下的實質試驗。著述本草。大都由此出發。雖則有的像。『藕皮散血起自庖人。牽牛逐水。近出野老。麵店　乃是下蛇之藥，路邊地菘。而爲金創所祕，』這種觸遇則會偶然所發生的效用。誰也不會有過科學實驗的明證。除了以毒治毒種種類治的說法，就是要取形色。氣味。標本，陰陽。升降。浮沈。司歲采藥。多是超現實感覺的法象論。甚至變本加厲。像明之熊宗立撰了素問運氣圖括定局立成。專講五運六氣和天符歲會之說。觀其氣運盛衰。決其生死。他嫌藥品方面所造成陰陽五行色彩。還怕薄弱。率性很爽快的丟了藥品而用純粹的陰陽來治病了。這自然是我們中醫藥迷了本性。來成功巫醫並稱的大原因。

本草在經過的蔽厄　研究漢藥之先，我們留意到漢藥所組織的本草。謂本草爲神農之書。其作僞固甚顯著，古代學者著書立說。嘗隱託古人以自重。其例甚多。像書之堯典言歷法。託始於義和，禹貢言地理，託始於夏禹，周髀算經託始於周公。和洪範陰陽五行託始於禹貢與箕子。神農本經雖是漢人僞託。然其包含的材料。自較其他模糊影響爲眞實。因藥物非僅本之古人的傳說。

也出於疾病人所難免。歷世相承。有增無減。故吾說本草雖非神農所著。本草的藥品。也許神農時早經存在。就是說或種學說。有顯晦和變遷。只是爲民衆所依賴的藥品。父祖遞傳。必無中絕之理。在秦始皇焚書就有存醫藥之書於一炬之外的說法。不過原始的藥物之發見。自然也不僅限於神農。大約都從古文明開發期偶然效驗而獲得的。簡單的說。像西人發明金雞納或種牛痘法等。一樣的自然產生。絕非神話世紀有聖人嘗百草日遇七十毒。這般有爲而爲的。且味固可嘗而知。其氣其性。主治及畏惡反忌之類。亦可以嘗而知之乎。古人也有大膽施以這麼的非難。還有說的。『毒之小也。固不死可解。毒之大也。則死矣。就能解之。亦能生之乎。』但是這種說法。也有人謂惟其生而知之的聖人。我們不是聖人。暫時將疑問保存不說。且來解除漢藥受本草學說的束縛。本草給與藥物的解釋。自然不是近世理化學的呆板法。因有種特效藥。應有不明瞭的質素。存乎其間。在我們就是名之曰良功。或名之曰藥性。然而本草也不用質樸的原始實驗說。照普通治病或免病的藥物。我們沒有化學的解釋以前。必先了解藥物的原性情。服了之時。希望所顯的某種作用。對身體的全部。或局部。感受怎樣的影響。製造局舊印的西醫大成。雖然是老古董。他的總論却有這樣的一段話。『藥品』字最寬之解說。謂凡能改變或感動身體內二物或多物之各材料。而藥之性情。致尋常食物之養身不相關。故有病時用藥。能減病。或能去病。法國醫士拜別埃設法定某物爲藥。某物不爲藥。以爲凡入胃不能化分者。或不易爲臟腑分取精漿者。則爲藥。因養身之料。易於消化變成精漿也。以上似已說明藥物能力的定則。然而科學日進。此說自有更動。況以當時而論。也有以爲不能成立充分的理由。不過下文又有一節大意說明。『凡養身之物。能變爲血。自血變爲百體。而藥品非直達血內以養身。添百體所需之料。』這種扼要的論斷。大致不會失却了藥物的眞相。但是我們的本草說。自然也經過陰陽五行家的細細解剖。他所找出而說爲眞理者。只在形色氣味。而創立了赤入心。白入肺。黑入腎。靑入肝。黃入脾。和燥氣湊肝。焦氣湊心。香氣湊脾。腥氣湊肺。腐氣湊腎。關於味者更爲推論藥物學的要素。歧伯曰。『木生酸。火生苦。土生甘。金生辛。水生鹹。』又說。『五味入胃。各歸所喜。酸先入心。甘先入脾。辛先入肺。鹹先入腎。』本草學之發明藥理。大都走同一的熟路。東垣說的『經於諸藥名下。不著氣性等字。獨以味字冠之者。由藥入口。惟味爲先也。』只用味的變化而來推求藥物。雖覺粗淺膚廓。但也不顯背自然界辛散。酸收。甘緩。苦堅。鹹軟。的說法。較之後人純從甚壓升降。浮沈的法象方面臆度。算得差勝一籌。西說在藥的成分，就是質的方面。化析得很的確的。我們醫人的先賢似乎在藥性的界說。應該有精細的報告。然而只用寇宗奭來做代表。他所貢獻的只有寒。熱。溫。凉。的四字。籠統了之。可是雙方雖有過性與質的注意於藥的良能。也可說於藥的靈魂。在今日科學的化分還未臻止境。玄學似的觀察，正當根本動搖的際程。我們此時要獲徵忠實的答案。尚非其時。然而我們的老把戲用色味配五行和分屬五臟的藥理、根本剷除。固然不成問題。免得西藥在許久以前般的攻擊我們的迷信觀。他說，『當藥物入胃。有物化爲無色。有味化爲無味。斷沒有因了色味的不同。分入各臟腑的道理。』怕在五行說中做捉迷藏的。自然十分贊成他的見解實在。

漢藥應否改革　我們論本草學說之蔽。雖歸罪五行說的作怪。但後人如葉桂瞿吳醫，專用海參。燕窩。牛。羊。骨髓等類入藥。這種卑劣的思想。影響江湖醫士。遺禍甚烈。陳修園記得也說過這種藥劑，竟是一碗好小菜。調侃得妙。其實言外的沈痛。令人笑啼都非。破壞漢藥的作俑者。不是今日的西醫。而爲當時之不學無術的狂言惑衆。漢藥的眞精神。在近人杜亞泉先生中西驗方新編所序言。有『中醫之藥理。固不如西醫之明晰。然數千年中經無數醫家之實驗。其功用亦復明確。試取西醫之藥物學細勘之。其所言性質。與中醫相符者。殆十居之四五。』他如麻黃發汗。半夏止嘔。西醫所無。而其效則甚著。又如阿膠止血。爲德醫所照明。而我國早用以治經產勞損。鐵質補血。爲西人之新說。而我國久用以療黃疸。』諸如此類。能資印證者。當然不止此數。於此略發其。凡使中醫界的人們一定認識了藥物在療治的眞功用。不必再扯五行色味的在打謊。治療雖有多端。藥物爲治療惟一工具。現在西人發明血清。雖有取藥而代之的趨勢，但是認細菌爲病原的主要。血清爲抵抗病菌絕對的辦法。至今尚難得到滿意的解決。英國James maekeuzie說『現代之人。於肺癆一症。已不知費幾許心思才力。然至今猶未能知其眞因之所在與其有效之治法。此症之眞因。非僅以微生物爲限。殆已毫無疑義。』他所引證的還有一段趣事。一并鈔在下面。爲迷細菌者得一反省。『昔者有人因手臂患瘡。求治於極有名之黴菌專家。經其以顯微鏡將膿血驗視後。發現其中果有黴菌。因卽以此黴菌用種痘之法。種於患者之身。施治許多。殊未見效。患者乃更求治於他醫。卽驗得所患之瘡。本醫全愈。惟以未注意其痂。以致復發。因卽如法醫治。未幾果愈』他從此例所獲到的眞理。『知道今人之接近肺癆者。並非人人皆能傳染。即可知肺癆症之來。除肺癆菌外。猶有他種的原因。實已顯然無疑。』全文見東方雜誌十六卷中。可知病菌 屬可商。捨藥物而談血清。還在不可知之例。藥物在治療的價値。仍居相當之地位。我們用力於分別漢藥的治效。原不是純為無意識之舉。

證明漢藥的取巡 欲證明漢藥的效用。應先打倒從前附會臆說的舊觀念。陳修園所鑑定的徐靈胎神農本草經百種錄。他以謂所取錄的可供注解的百種藥物。像是渾金璞玉。準之於古。較後人所著的愈說愈讀的本草學說。算得差強人意。但是裏面仍舊保有五行說。就是首先注意的形色氣味質的多方面。用來解解釋藥物的法則。也未見充分的高明。不過仍能擺棄廢物般的本草恆蹊。着想於原始的古代藥品。這是他的見識差勝處。所以我們實驗和證明漢藥的方法。在先取本經所具列的藥品。加以研究。為事較易。惲鐵樵先生在傷寒研究中說到藥物的試驗。也主張『傷寒一百十三方。為藥共八十七味。河間劉守眞所用者僅四十一味。此所謂簡之又簡。蓋第一步必如此簡單。然後可以盡研究之能事。其理由如下（一）凡習用之藥。正面之成效。與反面之壞處。習醫稍久者。咸能知之。（二）從各家著作及醫案參互考證。凡習用之藥。其用法類視不習用有較為詳確。（三）流行感冒無歲無之。若河間所用之四十一味。萸附薑桂且不在其列。茍患三數次熱痛。即有偏嘗之機會。藥物去病。入腹之後。如何狀況，惟自服者知之最審。以自服之感覺。證古人之方案。則親切有味。迥異空談。』惲先生所能告訴的。也不積極的教我們來裝腔效顰。忙做化分的試驗工作。他不過籠統的就最低限度的簡單品。在前人試有成效。得有各種證明者。或者取法於神農嘗百草。等了自己有病。細驗全身症狀。經了藥品後。若何的顯應。方定實效之結果。我們沒有精明的科學可供實驗的幫助。對於進行固多缺點。但是壞法勝於無法。無非盤埋聲中萬不得已的下策。可是實在的說來。眞個學了西洋的化驗方法來證明漢藥的功效。也不是當然的原則。譬如大黃。黃連。毛地黃。龍胆草。薏苡等類。久為中西醫所通用。然而化學所分析的結果。內中不明瞭效力成分的。仍有賴於試驗的證明。石膏在西人視為無功用。不入藥品。說是鈣養礦養加水而成。我們在治傷寒陽明證的熱病。其功效早發生悠久的歷史和價值。可知西醫所分析的只是物的糟粕。不是藥的個性。說到藥的個性。也像人體組織同具有石灰質脂肪質氣體種種成分。人與人間的肉體所無多大的差異。然而智愚賢不肖等級的賦質。那是解剖或分一析所得不到類別的答案。這裏就可以斷定物的特徵。仍舊側重於病狀的試驗。而非實驗室中將倒霉的鼠子或家兔身上來試驗。是很明白的事實。

實行證明的方法　發生藥物的關係和本草說之不徹底。既已明瞭。進而討論眞實的證明。五行說固在推翻之列。就以什麼以色爲治。以氣爲治。以味爲治。以形爲治。以質爲治。或者形兼質呢。氣兼味呢。這種參互錯綜的曲說。無補實際。反亂眞相。不如率性謝絕。專從先民有過發見的藥品。歷代試有顯著的功效者。次第覆按實際的價值。同時西洋器械實驗的化學。雖然很難說到已臻完善。關於某種良能一時尚未貢獻肯定的了解。但是化學的化合作用。就是任一物質的分子經某分子的混合。會變了絕不相同的質物。此端在我們中醫向未夢見。雖有惡忌相反等說法。只是注意的絕少。而且有種醫人用之。反倡了相反相激。巧投而取數之說。以誇示他的活法妙用。我們漢藥向來藥品雜置一器。也沒有醫生藥物起變化的不幸。大約這類問題。就淺近的解說。就是我們藥物經化合變成禍害時。受辜者少有想到。連古人自己也沒有這件事的化學在作祟。醫人循古法而用藥。已算盡其能事了。病人服藥後變症。總怪庸醫的用藥不當。在醫人還會說病症蹊蹺。兩方斷不會明白藥物過了化合。早失却本來的藥效的用意。總合上論。我們要實現證明步的驟。除了參酌西方的理化。達到眞實軌道而融會科學。同時彷彿要用我們卷頭『宗旨的說明』中聽響亘般一樣了。這在自命富有西方智識的醫學大師。還會暗地納罕我的撒野。但是假借一個好聽的名頭。就說着重於病狀的實驗。能證明之法。我們且定以下的辦法數種。

(一)辨藥當從本經的古說　古代藥物的發見。都從實驗而定。他的主用和兼效。雖然沒有近今西方成分的生理作用說來得精細確當。但對藥效的了解。有爲後人所萬不能及者。研究之精深。殊足驚異。本經固不純屬之神農的所傳。但後人混淆之厄何淺。說較近理。不像歷後的本草忘了所以發生藥物的眞相。拿五行色味之說。強作解人。弄得去理愈遠。譬如內經說五味中的苦堅。解釋起來。就能說苦能使堅實強壯的。這麼與西說苦味是補藥。絕對不同。像黃連。龍胆草。苦參一類藥物。都有健胃的公用。在本經早有同樣的說明。但是後來本草苦味的作用。將苦堅二字換做苦泄。凡是苦味的藥。就聯帶增了個寒字。從此苦寒當了定名。認苦寒的的公用。只在泄熱清火。而經云『厚腸胃』那裏曉得古人究竟不慣打謊、不過後人給玄妙的五行纏昏能了。照此一例。欲明白藥學的眞實。還是從頭研究。省得歧路迷人。

(二)方劑宜有一定　古醫用藥。有君臣佐使相宜攝等說。所稱方劑之君臣者。『主病之謂君。佐君之謂臣。應臣之謂使。張元素曰。『爲君者最好。爲臣者次之。佐者又次之。』這般說法。大體是不差的、爲主筆爲君之藥。較之臣佐使等品。必宜多用。使得君藥的特徵。在臟腑吸收之後。能起更有效的單純作用。觀其用意。尚不失古初丹方治病的樸實思想。考方劑的濫觴。與於湯液。徐大椿持論『以張機所傳爲主。謂爲古今經方。唐人所傳。已有合不合。宋元以後。則彌失古法。』金鑑亦謂『古醫方得人乃傳。非人勿言。故扁鵲倉公。皆稱禁方。不輕授人。誠重之也。後漢張機始立衆方。公之天下。故建安以前。苦於無方。元豊而後。雖有局方。漫無指歸。』此言已深感乎方劑治病。非復主藥爲君之初意。雜糅成方。醫之烏合。無主要的統率。唐書記許允宗之言曰。『病之於藥。有正相當。惟需單用一味。直攻彼病。藥力既專。病即立愈。今人莫識病證。以意臆度。多安藥味。』柯韻伯對於這樣陋習。也認是無異於『廣羅原野。冀獲一兔。』在現在中醫用藥而言。此弊更甚。滿紙牽湊。藥力輕淡。对在耳食之徒。會將不穩和空靈的一語替他藏拙。從此先民着重於君臣佐使劑方的原則。誰也不願採用了。就有一一奇特的醫人。能用古方。人們還會留難他不懂時務。說了『古今不同』的成語了事。內行(?)的醫者說。『學醫要活潑潑地。信古而不泥於古。』這種淺陋的見解可憐造成了牢不可破的惡習慣。世之方劑。大都以意爲之。無一定的標準規矩。想要證明果爲某藥發生效力時。很難論斷。今後用藥的趨向。假使不從古醫君臣佐使的定律。就很難於認識或稱藥物在實地試驗的眞功用了。所以方劑一定。藥力專一。就是幫我們實驗成功的前途。(未完)

譯著

皮膚之衛生

沈乾一譯

皮膚之衛生者何。保持皮膚之健全。而助長其生理的機能。使脫離病苦之謂也。惟欲講衛生。當先知生理。述皮膚生理之大要如左。

第一　皮膚爲人身之被覆物。人以皮膚接觸外界。則外界種種之現象。卽直接侵襲皮膚。皮膚對於外界種種之刺戟。有抵抗保護之作用。能使吾身不爲所創夷。蓋皮膚者。實我躬之第一防禦線也。

第二　皮膚有調節體溫之作用。能使皮膚之血管。擴張或收縮。

第三　皮膚有分泌之機能。蓋皮膚有汗腺。分泌汗液以清潔血液。有皮脂腺。分泌皮脂以潤澤皮膚。皮脂腺者。藏於毛囊。在毛髮稠密之處爲多。故其分泌之皮脂亦多。

第四　皮膚有呼吸之作用。人體中之水分。其大部分爲肺臟腎臟所排泄。其小部分則自皮膚蒸散。同時炭酸瓦斯。亦被排泄。惟皮膚吸入之酸素。爲甚少耳。

第五　皮膚有司知覺之機關。抵觸知之。壓迫知之。冷熱。燥溼。痛癢。剛柔等。亦無不知之。此皆皮膚神經末梢之作用也。

皮膚之生理的作用如此。則其健全與不健全之狀態可從而知矣。健全者。其色澤腠理等。雖因種族及年齒而異。而軟潤滑澤。有相當之彈力。腠理正規。毛髮之疏密適度。則皆普通者也。不健全者。麁疏而枯燥。剝落細小之片屑。其色或白或黑。白者血管透徹。薄而弱。黑者肌理粗惡。皆不宜。如帶靑紫色。則更無論矣。

吾人處社會之中。朝夕經營。從而皮膚起生理的變化。終不能美滿而無缺。惟小兒之皮膚則夙無瑕疵。試覺其色澤之豐腴。與膩理之緻密。知被刺戟於外界者尚少。至年齒旣長。則病患漸增。或色素沈着。駁雜而不純。或生黃斑。夏日斑。或發面疱。痤瘡。暮年衰老。脂澤缺乏。則皮膚枯燥。色素之斑點愈多。皮下粗織萎縮而皺襞尤著。甚或患生疣贅等腫物。生理上旣有此等之變異。而外界之氣候風土。衣服。飲食。居處等關於衛生之事物。又日日刺戟之。故影響於皮膚之健全者殊鉅也。是則皮膚之直接保護法及淸潔法。皆不可不講求矣。而淸潔法尤爲重要。如以溫湯或冷水淨拭皮膚及沐浴等是也。

水有膨脹軟化上皮細胞之力。故能脫離皮膚之老廢物。蕩滌皮膚表面之塵垢。溶解皮脂汗液等之濁膩。蓋皮膚神經受溫熱之刺戟。則生理機能亢進於反射的。不絕傳影響於全身。而增進全身之新陳代謝。惟溫度過高。（攝氏五十度以上）反有害於身體。故用溫浴者。當以普通體溫爲標準。而比之稍高最宜。浴時。用石鹼洗滌。以軟硬適當之毛刷。摩擦皮膚。浴畢。再用冷水灌注全體。乃速卽拭乾。另以乾潔毛巾。用力摩擦皮膚。惟浴湯宜人各一盆。若數人共一浴槽。不惟無完全之淸潔。且易感染皮膚病。及其他疾患。浴價雖廉。實一大缺點也。研究皮膚衛生者宜知之。

更有所謂藥湯者。乃醫者以種種之藥品。投入醫湯。而令患者入浴其中也。但此爲治療上所需。姑略之。而謹就常人慣用之溫泉。述其一二。

皮膚苟完全而無創傷。水分不能侵入。故欲以含有藥物之湯。令透入皮膚。而吸收於體中。無論其不能也。縱或能之。其量亦極微矣。惟患皮膚病者則大不然。藥湯直接觸於患部之皮膚。不旬日而病卽大愈。此又未可一概論也。

日本溫泉之多。甲於他國。國人又篤信溫泉之效能。偶有病患。不問其爲重爲輕。亦不與醫者一商榷。卽漫焉浴於溫泉。期以獲效。俗尙如是。積重難返。獨是歐美各國之溫泉場。均設置適當之醫師。凡入浴者。必須先受診視。故治愈恆速。日本則無浴醫。患者多無所監督。此遺憾也。

溫泉一名鑛泉。大半在山間。空氣新鮮。生活閑靜。每日入浴。則新陳代謝之機能。次第旺盛。且得吸收鑛泉蒸發之瓦斯。故病者浴之。可已疾。卽健者浴之。亦愈覺適體焉。

皮膚病之宜於溫泉也固然。然亦有不宜者。嘗見某種病。該患部偶觸水。或受蒸淫之濕氣。卽被刺戟而病勢增惡。又有因湯治而股間糜爛。或起皮膚炎者。況溫度過高之含藥溫泉。又適足爲刺戟之材料乎。故欲用溫泉者。當先商諸浴醫、詢其可否。若徇一已之所好而濫用之。則其弊不可勝言矣。

鑛泉含有之成分不一。有含亞爾加里鹽類者。有含硫黃者。有含食鹽鐵炭酸等者。此外尚有多種。就中最有效於皮膚病者。則硫黃泉也。然硫黃泉溫度有高低。成分有多寡。故效力之大小。亦不能確定。要之患急性皮膚病者。各種溫泉。皆以勿用爲宜。慢性者。則用硫黃泉無妨。惟溫度高者忌。

近人謂海水含有鹽分。於吾人身體頗有裨益。故海水浴盛行於各國。然細按含鹽分之海水。對於皮膚。殆無效力。但恃波濤之器械的刺戟。感觸皮膚神經。使生理的機能亢進而已。此作用不惟無補於皮膚病。且往往助桀爲虐。觀於患濕疹者。游泳海濱。潮流鼓盪其體。歸而病卽加劇。其明驗也。

入浴用石鹼。則皮膚益清潔。前旣述之矣。而其成分效用。亦當約畧言之。石鹼爲亞爾加里鹽類與脂肪酸之混合物。有乃託羅痕石鹼及加里石鹼二種。乃託羅痕石鹼稍硬。加里石鹼稍軟。以此二種溶諸水中。塗於皮膚。皆能溶解皮脂。又能使皮膚上層之角質。膨脹而弛緩。與塵埃俱脫落。然濫用之。則反有害。

皮膚之性質與石鹼亦頗有關係。如黃種與白種異。膚色黑而堅厚。富於皮脂。則雖常用强性之石鹼無傷。女子與男子異。膚色白而軟薄。皮脂較少。間用石鹼亦宜。若過於信用。則皮膚枯燥而失脂澤。久且麄疏而釁裂。致生濕疹。此不可不察也。更就一身而論。如頭部爲毛髮最多之處。皮脂旺盛。皮膚亦較爲堅厚。則宜特用强性之石鹼。頻頻洗之。

尋常最適用者。爲中和性之乃託羅痕石鹼。以其作用至弱而且緩也。其佳良者。必須有二條件。一爲無種種之副產物及不要物。二爲不含過分之亞爾加里。惟石鹼價值頗昂。故製造者。每用惡劣之物。且多作僞。純粹之品。斷難求諸坊間。而日常所用之石鹼。又難檢定其良否。惟用之而皮膚尙不十分枯燥及麄疏者。斯爲無害耳。

加里石鹼之作用。則因亞爾加里之强弱而異。强性者。僅適用於垢膩過多之時。以屬諸藥用石鹼可也。

藥用石鹼者。混入種種之藥品而成之石鹼也。有石炭酸石鹼。里私林石鹼。硼酸石鹼。依比知阿兒石鹼。硫黃石鹼等名稱。此種石鹼。所含藥品之分量。多無一定。而藥品與石鹼之成分化合。則終變爲不要物。又如石炭酸等有揮發性者。經久則藥性消散。毫無效力。奸商重利輕義。無怪其然。獨不解用之者方爲所熒惑而不悟也。惜哉。

脂肪香油等物。於皮膚之衛生上亦爲必要。每入浴後。凡手掌足蹠及皮膚互相摩擦之部分。薄塗少許。可以防外界之刺戟。在皮脂缺少之人。能遏之使不耗散。且保皮膚之潤澤。免上皮之落屑。因水分蒸發過多而刺戟皮膚。致枯燥益甚者。塗以脂肪。亦可止之。

塗布用之油及脂肪。有豚脂標猪脂刺納林華攝林杏仁油橄欖油流動巴拉賓等種類。隨人之所好而用之。但須加入香料。且宜擇精良而新鮮者。否則易分解爲脂肪酸。反有害於皮膚也。

皮膚撒布粉末。亦衞生之一助也。浴後行之。能免外界之害。兼防摩擦。如在分泌皮脂或汗液之時。以粉末撒布皮膚面。能爲此微細分子之引力所吸收。促皮脂之排泄。盛水分之蒸散。奪體溫而使皮膚起寒冷之感覺。凡皮脂較多之部分。與充血性之皮膚。皆宜用之。撒布用之粉末甚多。最普通者爲澱粉。最良者爲用之「哭斯他氣。」與亞鉛華雲母炭酸痲倔湼曳謨等。混和用之。鉛及水銀劑等粉末。則萬不可用。

塗布脂肪。撒布粉末。其目的。皆在於保護皮膚。乃知世俗女子之施粉澤敷香蜜者。非無因也。特不知選擇適當之材料。講求使用之方法。爲不合衞生耳。當廢棄含有鉛分之宮粉。而用前述之粉末。調和脂肪。輕輕塗擦。若如西婦單用粉末。不混脂肪。亦無不可。

又有塗布酒精及倔利設林者。富於皮脂及易於發汗之人。浴後宜於腋窩陰部及皮膚互相摩擦之部分。塗布酒精。但皮脂缺少者塗之。則皮膚益形枯燥。倔利設林。爲一種油質物。能暫時潤澤皮膚。然亦有奪取水分之作用。枯燥之皮膚忌用之。

夫皮膚包於身體之外圍。日光暴之。風雪凌之。雨露濡之。溫熱寒冷觸之。塵埃黴菌及一切不潔物汚之。又因職業之故。或爲溫湯冷水所浸潤。或與劇毒藥物相接觸。於是抵抗之力日益衰。而皮膚之質日益弱。馴至不復堪種種之刺戟。皮膚病遂自此發生矣。茲就吾人最多之皮膚病。舉其大要。并述豫防之法。

凡小兒發育者。其分泌機能亦盛。故皮脂之滲漏。亦多而且易。待小兒之頭部顏面等。常有皮脂漏之病者皆爲此也。成人有頭垢較多者。其原因爲皮脂之分泌異常。其結果則致毛髮脫落。是當以石鹼頻頻洗之。（劇甚者須用加里石鹼）或塗布酒精脂肪等。春機發動期間。身體之發育強。皮脂之分泌亦盛。時則每生面皰痤瘡。他若蕁痲疹等病。亦因消化器異常而起。故注意衞生者。當使消化機能。健全而無缺。若皮脂分泌旺盛。則宜施前述之諸方。

凍傷之原因。爲血管系異常。復感觸外界之寒氣而致也。有易罹凍傷之性質者。嚴寒之際。當用手套等物保護各部之皮膚。

因寄生物而起之皮膚病甚多。頑癬疔癰癜風等症。皆起自植物性之黴菌也。傳染性諸病。皆起自動物性之寄生體也。而疥癬蟲蚤蝨等動物。亦多爲害於皮。膚豫防之法。宜常用石鹼清潔其皮膚。若上皮剝脫。微起釁裂。則黴菌易於侵入。當豫塗脂肪以防護之。因職業（卽爲溫湯冷水所浸潤或與劇毒藥物相接觸等）而起皮膚病者。苟仍操作如故。必不能保持其健康。

愚靈之科學的研究（續）

鎭江陳邦賢冶愚著

二　合於衞生學者

一空氣

四氣調神論曰。『天氣淸淨光明者也。』

按此卽指淸淨空氣。

地在人之下。太虛之中者也。

處天地之和。從八風之理。

按此述人在空氣中生活。

本藏論曰。衞氣者。所以溫分肉。充皮膚。肥腠理。司開闔者。

衞氣和則分肉解利。皮膚潤柔腠理緻密矣。

按衞氣。卽養氣。此述養氣養生之理。

（靈）口鼻者。氣之門戶也。

按空氣宜由鼻孔吸入。有袪塵免菌。加溫增濕。諸效。若開口呼吸。爲害至烈。

二飲食

平人氣象論篇曰。『人以水穀爲本。故人絕水穀則死。』

按生人無水。則三數日而死。絕糧則七日而亡。一說絕糧而不絕水。可延二十日。

上古天眞論曰。『美其食。』

按飲食以味色香爲三要素。與食慾之進退銳鈍。大有關係。故曰美其食。

六節藏象論曰。『五味之美。不可勝極。嗜欲不同。各有所通。』

上古通天論曰。『起從以順。各從其欲。皆得所願。』

按食物因土地而異。不能十分强勉。北方常寒。故多食動物。南方常熱。故多食植物。

上古天眞論曰。『食飲有節。』

痺論篇曰。『飲食自倍。腸胃乃傷。』

按飲食當有節制。其分量當應年齡。職業。氣候。習慣。及健康之度。而增減之。

逆調論曰。『胃不和。則臥不安。』

按食後不能卽睡。睡則消化機能減退。故胃不和。則臥不安。

厥論篇曰。『酒入於胃。則絡脈滿而經脈虛。』

按酒能使血管膨漲。失其常度。故忌飲。

三衣服

任其服

按服御衣類。以時季與習慣而異。冬裘夏葛。以適體爲宜。故曰任其服。

被服章舉。不欲觀於俗。

按凡拘束身體。不便吸氣。與夫阻遏血脈流通之物。如俗尚束腰。纖足。腰帶腿帶緊領小履等。均當改革。

四作息

四氣調神大論曰。『夜臥早起。廣步於庭』

按晨宜早起。晚宜早眠。宜常散步於庭中。及戶外。

上古天眞論曰。『起居有常。不妄作勞。』

按起居宜合常度。凡人作事。每日宜得八時至十時之休息。

五却病

上古通天論曰。『中古之時。有至人者。調於四時。去世離俗。積精全神。遊行天地。視聽八達之外。蓋益其壽而謹者也。』

按人欲長壽。宜避去一切塵俗。常散步於田野間。或樹林中。並宜及時行樂。如春則賞花修禊。夏則納涼避暑。秋卽臨軒玩月。冬則熾炭圍爐。如此自不期壽而長壽矣。

陰陽應象論曰。『喜怒不節。寒暑過度。生乃不固。』

按喜怒不節。則易傷腦。寒暑過度。則能害身。故喜怒寒暑。均足致病。

聖人不治已病治未病。不治已亂治未亂。

按卽疾病預防法。

六窒慾

精不可傷。傷則失守而陰虛。陰虛則無氣。無氣則死。

按精液中最重要之一部分。名曰斯丕爾明。能使身體各處之肌肉大堅强。又能使腦髓發達。心思活潑。志氣高大。若精液消耗過多。則全體中所需之斯丕爾明大爲缺乏。由是肌肉消瘦。腦力日益遲鈍。志願日益薄弱。或驚悸不寐。終日疲倦如病夫。甚至有因此而夭天年者。

嗜欲不能勞其目。淫邪不能惑其心。

外不勞形於事。內無思想之患。

按羣居終日。言不及義。最爲傷生而滅眞性。劣等文章。邪淫小說。以及新聞紙中常列無意識之記載。間及不道德之藥品。其害人有如毒蛇猛獸。故人生當以窒慾爲第一要事。

七治心

恬憺虛無。眞氣從之。精神內守。病安從來。

志閑不少欲。心安而不懼。形勞而不倦。

以恬愉爲務。以自得爲功，形體不敝。精神不散。亦可以百數。

本神篇曰。『心怵惕。思慮則傷神。神傷則恐懼自失。破䐃脫肉。毛悴色夭。』

按人心本自定靜。本自泰然。何病之有。惟遇貨財卽思爭奪。遇功名卽思擠排。遇勢燄則思趨附。遇睚眦則思報復。遇患難則思逃避。患得患失。日攻於心。心病日入於膏肓。雖外有所養。終不勝其內之所擾。此扁鵲之所以望而却走者也。

三　合於胎生學者

(靈) 本神論曰。『生之來。謂之精。』

(靈) 骨空論曰。『人始生。先成精。』

金匱眞言論曰。『精者。身之本也』

按精液中有動物如蝌蚪。名曰精蟲。爲人類之萌芽。故人之始生。始於精液。

決氣篇曰。『兩神相搏。合而成形。常先身生。是謂精。』

按此指精蟲與卵珠會合之理。

上古通天論曰。『二七而天癸至。任脈通。太衝脈盛。月事以時下。』

按女子至十四五歲。卵珠成熟時。卵巢內積血甚多。其小血管爲血漲破。血液乃緩緩流出。是爲月事。

四　合於病理學者

一傳染病理

刺法論曰。『五疫之至。皆相染易。無問大小。病狀相似。』

按細菌或原蟲侵入人之體內。名曰傳染。傳染所得之病。曰傳染病。傳染病者。皆互相傳染也。

四氣調神論曰。『邪害空竅。』

按邪指細菌。細菌侵入人體之門戶。有從創傷傳染者。如脾脫疽。化膿性疾患。鼠疫。丹毒。破傷風。梅毒。狂犬病等是也。有從空氣傳染者。如喉痧。天痘。肺癆等是也。有從飲食傳染者。如傷寒。霍亂。痢疾等。是也。

不相染者。正氣存內。邪不可干。避其毒氣。天牝從來。復得其往。

按人類及動物。對於某一種之傳染病。有易感染者。有不易感染者。其不易感染者。謂之免疫性。分先天免疫後天免疫兩種。此蓋指先天免疫也。

二消化病理

宣明五氣篇曰。『胃爲氣逆。爲噦爲恐。』

按胃中食物。分解機轉時。則食慾缺亡。發噯氣及嘔吐。又屢起高度之痙攣性疼痛。故曰胃爲氣逆。爲噦爲恐。

平人氣象論曰。『目黃曰黃癉。』

又曰。「溺黃赤。安臥者。黃癉。」

按黃癉乃膽汁成分。混入血液之內。滲潤沈着於全身諸組織。而使染黃色之症也。

三血液病理

決氣篇曰。「血脫者。色白天然不澤。」

按貧血乃赤血球中主要之成分。血色素減少。故患者之皮膚粘膜。失其固有顏色。成蒼白色。

四呼吸病理

至眞要大論曰。「諸氣膹鬱。皆屬於肺。」

按肺臟以氣道與外界相交通。吸入空氣中之酸素。而將新陳代謝所生之炭酸排出於外界。若肺臟或其他與肺臟有關係者。發生變化之時。立卽障礙呼氣吸氣之運動。故曰諸氣膹鬱。皆屬於肺。

主氣通天論曰。「在變動爲欬。」

按欬嗽乃衝突性强劇之呼氣。將閉塞之聲門壓開。而呼出空氣之一種反射運動。故曰在變動爲欬。

五神經病理

(素)奇論曰。「髓者以腦爲主。腦逆故令頭痛。齒亦痛。」

按腦髓與腦膜發炎症腫瘍。則常頭痛。然此非因於腦髓自病之結果。乃硬腦膜上知覺神經被刺戟所致者也。

大惑論曰。『眼系入於腦。則腦轉。腦轉。則引目系急。目系急。則目眩以轉矣。』

按眩暈有二種。一兼發神識障礙。各種腦病患之。一自己身體與外界物體。本不旋轉。而如覺其旋轉然。多見於小腦髓橋延髓之疾患。

（素）脈解篇曰。『病至則乘高而歌。棄衣而走。』

按譫語妄言狂奔躁騷症。常見於急性熱性病及傳染病。其發於腦髓腦膜之重症炎症者殊少。

六雜類

生氣通天論曰。『體若燔炭。汗出而散。』

按熱之現象至第三期。則分利發汗。皮膚濕潤淸涼。諸症消散。

（靈）邪客篇曰。『心者。五臟六府之大主也。精神之所舍也。其藏堅固。邪不能容。容之則心傷。心傷則神去。神去則死。』

按凡因心臟之機能障礙而死者。謂之心死。

五　合於內科學者

一傳染病

（素）熱論曰。『熱病者。皆傷寒之類也。』人之傷於寒也。則爲病熱。

按傷寒一名腸熱病。與熱型之升降。至有關係。初起寒熱。繼呈梯形狀。至第二週。則呈稽留狀。至第三週。則熱甚弛張。此期苟有轉機。則熱漸下降。故曰人傷於寒則爲病熱。

至眞要大論曰。『火熱復惡寒發熱。有或一日發。或間數日發。』

按高熱與平溫相交發生者。曰間歇熱。有一日發。或間數日發者。

（靈）五亂篇曰。『亂於腸胃。則爲霍亂。』

按霍亂之原因。爲一種細菌。菌毒在胃則吐。在腸則瀉。故曰亂於腸胃。則爲霍亂。

二消化器病

海論曰。『水穀之海。有餘則腹滿。』

脹論曰。『胃脹者。腹滿胃脘痛。』

（靈）邪氣藏府病形篇曰。『胃病者。腹䐜脹。胃脘當心而痛。』按患胃加兒時。胃部有不快壓迫充滿之感及鈍痛。

脹論曰。『大腹脹者。腸鳴而痛濯濯。小腸脹者。少腹䐜脹。引腰而痛。』

邪氣藏府病形篇曰。『大腸病者。腸中切痛。而鳴濯濯。』

宣明五氣篇曰。『大腸小腸爲泄。』

按腸加答兒輕症。僅覺腹鳴。及輕度不快。感覺無特異障礙。重症下腹部膨脹。時發劇痛。下痢。

五閱五使篇曰。『水脹膚脹者。腹大身盡腫。膨脹者。腹脹身皆大。大與膚脹等也。』

按水脹膚脹。卽腹水。膨脹。卽急性汎發性腹膜炎。

三呼吸器病

(素)今風寒客於人。使人毫毛畢直。皮膚閉而爲熱。

按鼻感冒。週身汗腺閉塞。發輕熱。此卽指感冒而言也。

五閱五使篇曰。『肺病者。喘息鼻張。』

起則薰肺。使人喘鳴。

按急性肺炎。必喘息鼻張。幼兒染之。則呼吸喘鳴。

宣明五氣篇曰。『肺爲欬。』

(素)藏起法時論曰。『肺病者。喘欬逆氣。肩背痛。』

舉痛論曰。『勞則喘息汗出。』

按肺癆之初起。易發疲勞。往往因奔走勞動。而致呼吸促迫。又常發短性乾欬。其呼吸音在吸息時。幽微輕弱。而呼吸時雜音。往往異常銳利而延長。

脹論曰。『肺病者。虛滿而喘欬。』

按肺氣腫乃肺臟屢續性過度膨脹之謂。本症大抵多繼續慢性氣管支黏膜炎而發。故發作時。喘欬。呼吸不利。

四、泌尿器病

膀胱脹者。小腹滿而氣癃。宣明正氣篇曰。『膀胱不利爲癃。』

按卽膀胱炎。

宣明五氣篇曰。『不約爲遺溺。』

按卽遺尿症。

五、神經系病

海論曰。『髓海不足。則腦轉耳鳴。脛痠眩冒。目無所見。懈怠安臥。』

按腦貧血現頭重。發暈。欠伸。耳鳴。嗜眠。眼火閃發。視野生暗點等徵候。重則卒倒失神。髓海不足。卽指腦貧血也。

(靈)寒熱病篇曰。『暴攣癇眩。』

(素)大奇論篇曰。『癇瘛筋攣』

按卽癲癇發作時之症狀。

六、運動器病

五藏生成篇曰。『臥出而吹之。血凝於膚爲痺。』

按風痺之誘因。以感冒及居處潮濕爲最多。

痺論曰。『痺在於骨則重。在於脈則血凝而不流。在於筋則屈不伸。在於肉則不仁。』

按卽關節風痺。肌肉風痺。

(素)長刺節論曰。『病在筋。筋攣節痛。不可以行。名曰筋痺。』

玉機眞藏論曰。『或痺不仁腫痛。』

按卽關節風痺。

病在肌膚。肌膚盡痛。名曰肌痺。傷於寒濕。

生氣通天論曰。『陷脈爲瘻。留連肉腠。』

(靈)陰陽二十五人篇曰。經絡之凝濇結而不通者。此於身皆爲痛痺。

按卽肌肉風痺。

六合於診斷學者

一望診

五歲生成篇曰。『五色微診。可以目察。』

五色視色上下。以知病處。

按望患者之容貌狀態。診斷其疾病者。是曰望診。

二問診

(素)三部九候論曰。『必審問其所始病。與今之所方病。』

(靈)師傳曰。『入國問俗。入家問諱。臨病人。問所便。』

按問診爲診查患者之病歷及症候。

三聽診

五藏生成篇曰。『五藏相音。可以意識。』

按聽診可以辨別其音響。而判斷發病。

七合於療學及看護學者

一藥物療法

陰陽應象大論曰。『治病必求於本。』

按卽原因療法。

其在皮者。汗而發之。

按卽發汗療法。

玉機眞藏論曰。『當是之時。可汗而發也。』

三部九候論曰。『實則寫之。』

按卽瀉下療法。

三部九候論曰。『虛則補之。』

宣明五氣篇曰。『精不足者補之以味。』

按卽强壯療法。

二空氣療法

形不足者。溫之以氣。

按卽空氣療法。

三水療法

當是之時。可湯熨而去之。

陰陽應象大論曰。『其有邪者。漬形以爲汗。』

按卽水浴法。

(素)血氣形志篇曰。『形苦志樂。病生於筋。治之以熨引。』

(靈)壽夭剛柔篇曰。『寒痺之爲病也。留而不去。時痛而皮不仁。以藥熨之。』

按溫罨法爲鎭痛或誘導血液。或催進化膿而行之者。有懷爐。罨布。蒟蒻。溫壓。抵枕等類。

(素)五常政大論曰。『治熱以寒。』

按卽冷罨法。於消散充血及炎症。或緩解疼痛之目的而用之。

四按摩

玉機眞藏論曰。『當此之時。可按。可藥。可浴。』形數驚恐。經絡不通。病生於不仁。治之以按摩醪藥。

按可按指按摩。醪藥指藥酒。

五看護

平人氣象論篇曰。『常以不病調病人。』

按卽看護之意。

師傳曰。『人之情。莫不惡死而樂生。告之以其敗。語之以其善。導之以其所便。開之以其所苦。雖有無道之人。惡有不聽者乎。』

按看護者須仁慈懇篤。具安慰之決心及忍耐力。使病者忘却已身罹病之痛苦。卽此意也也。

（完）

退耳品汀 Terpentin 療法

劉雲青譯述

以水加於「退雷彬替那」「Terebinthina」蒸溜而得之揮發性油。爲黃色或淡黃色稀薄之液體。此卽「退雷彬油」Oleum Terebin 也。其成分爲種種之「退耳偏」Terpene 及與此類似之炭化水素。甚不純者。若於此加以石灰水。行再蒸溜。除去酸性之物質及樹脂等。則成無色澄明之中性油性液。以此謂爲「精製退耳彬油」Oleum Terebinthinae rectificatum 一名「退耳品汀油」Oleum Terpentin。

「退雷彬油」。或「退耳品汀油」之治療的應用。自昔已知。欲爲治療廣汎之化膿性疾患。以之注射於健康部之皮下。使發生膿疱。以營誘導作用之方法。在歐洲早已知於世焉。

克林格米由耳列耳氏。以此方法成爲近代化。唱導非止化膿性疾患而已。卽於各種之疾患。亦可應用之云。同氏將「精製退耳品汀油」。以二〇%之比例。混和於橄欖油 Oleum olivar 中。初以〇・二五cc。注射於肌肉內。置二三日之間歇。行反覆注射之方法。但此方法。注射法煩雜。並因如水銀劑之注射。若注射於臀部肌肉層。則起劇烈之疼痛。浸潤。壞疽。化膿。體溫昇騰等。因之不可不以特別之方法注射之。

卽同氏所定之方法。將後腋窩線。於下方延長。至薦骨骨盤窩。由其骨緣。一二指橫徑下部。定爲注射部。以藥液深注射於骨膜面上者。氏謂若嚴重守此方法注射。則決不起副作用云。此爲克林格米由耳列耳氏所主唱之處。然若行於實際觀之。亦不一定。仍往往起與前同樣之副作用。因是。痕開耳 menkel 氏。加以鎮痛劑「歐苦平」Eucukin 用之。日本秋葉氏亦用同樣之方法。

秋葉氏於精製退雷彬油四·〇。歐苦平〇·二。橄欖油一六·〇中。加以〇·五ce之「阿內斯退辛」Anaesthesin 。以一回量〇·五。於後腋窩線上。腸骨櫛之下方二三指橫徑部。行深注射。然仍有訴體溫昇騰。下肢痲痺感等者。注射部之疼痛。槪較輕度已。由是觀之。可想像體溫昇騰。下股痲痺感等。非因藥劑之局處刺戟而起。不可不於「退耳品汀油」其物。求其原因也。實際此治療法。在德國廣試於各種之疾病。因起不快之副作用時極多。故此方法。已有自治療界被排斥之景況矣。

當此時卡羅 Karo (Med. Klinik 1919, No. 29) 氏者。探究副作用之原因。其結果知「退耳品汀油」中。含有單環性「退耳偏」Terpene 炭化水素。爲其原因。極力精製「退耳品汀油」。以除去酸性物質。樹脂類。及不純之炭化水素。而使用觀之。果然。已毫不認不快之副作用矣。於是同氏以左之處方。作一種合劑。名爲「退耳四金」 Terpichin 。

「退耳四金」Terpichin 之處方

退耳品汀油 Oleum Terpenthinae 一五%

規　寧 Chenin　〇·五%
阿內斯退辛 Anaesthesin　〇·五%
橄欖　油 Oleum olivar　八四%

「退耳匹金油者。與克林格米由耳列耳氏劑不同。因不含刺戟物之故。若於肌肉內。不論何處均可。但於注射部起疼痛。浸潤。與諸氏之報告者同。然其程度則遙較前者輕云。蘭該斯 Langes (Cent ralbl bur gynak, 1921,No.10) 氏。亦於多數患者。使用「退耳匹金」之一人。但以醇 Alkohol。消毒注射針。而使用者。屢屢實驗於注射部。起疼痛。浸潤。一日。偶然廢醇。而以滅菌水細洗滌注射針。行注射觀之。則發見未起疼痛。浸潤。硬結。故其後必用滅菌水以來。竟未遭遇如右之副作用。因爲之說曰。於注射部。所生之疼痛性浸潤。硬結者。恐因「退耳匹金」與醇。爲反應而生之刺戟性物質之故云。羅眞 Rosen 氏亦經驗同樣之事。贊成蘭該斯氏之說。

如斯克林格米由耳列耳氏之方法。經卡羅氏及其他實驗家之改良。遂成廣應用。在今日多以「退耳匹金」使用也。

其用量。據卡羅氏之說。普通隔日用〇。五乃至一·〇cc。於入院患者。欲急速爲效果之時。雖每日注射以同量。迄於七日間。亦無妨云。徵之實驗。據克林洛米由耳列耳氏處方。行治療者雖有不快之副作用。然其効力。則甚強大。卡羅氏之「退耳匹金」其副作用輕度。而其効力亦輕。此則事實者也。然進該耳滿Singelmann (Dermotol. Centralbl 1922. No.9.) 氏。曾述「退耳匹金」。比克林格米由耳列耳氏劑無刺戟性者。有可以短間歇行反復注射之長處。因而較前者。能用多量。可補足効力之不充分者云。此者爲至當之見解也。

同如右述。本劑雖專爲肌肉內注射之用。然卡羅Karo (Med. Klinik 1921. No. 46) 氏。近來鑑於醫家。有以樟腦油。用爲靜脈內注射者。想及「退耳匹金」亦非不可用爲靜脈內注射。遂於二十人之患者。以一cc用爲一回量觀之。則認未起脂肪栓塞。無論矣。卽爾餘之副作用。亦全缺如。若注射後。經過十分間。則尿放特異之菫樣香氣。六時間內。尿量顯增加，脈搏稍成頻數。於腎臟患者。雖曾起發汗。然不認腎臟病變之增惡。又述治療的作用。自覺他覺的。較肌肉內注射時著明云。但此方法。因尚未經他醫家之實驗之故。如卡羅氏言。可得無害之注射與否。是爲疑問。不止此也。其主張効力。比肌肉內注射。更著明之事。不能不多少置疑也。

抑將「退耳匹金」。若注射於肌肉內。則於其處起體壁的蛋白分解。此被吸收。遂現治療的作用。概以此說明之。若不起體壁的蛋白分解之應用法。卽以靜脈內注射。則依如何之Mechanismus 而現治療的作用乎。

「退耳品汀油」之作用中。最可注目者。雖爲刺戟腎臟作用。然同如前述。將「退耳匹金」。用於腎臟炎患者。僅起發汗。未見腎臟之症狀增惡。加之卡羅氏之實驗。若用本劑於臟腎炎。則增加尿量。及水分。食鹽之排泄。職以斯故。腎臟炎症狀。遂次第輕快。全身狀態佳良。體重增加。體力之著明恢復者也。

適應症

以迄今日之實驗報告爲基礎。試觀本劑之効果。則其適應症。毫無系統的。如種種之皮膚病。婦人病。泌尿生殖器之炎症性疾病。膽道之炎。症慢性關節風寒濕痺Rheumatisc 痛風。坐骨神經痛。氣管支擴張症。肺空洞症。潰瘍性口腔炎等。可得謂之應用於所有疾患。然卡羅氏將「退耳匹金」。用於多數之疾患。其實驗結果。爲第一適應症者。乃泌尿生殖器之炎症性疾患。就中以淋疾與其合併症。置於第一位。今將在種種時之効果。試詳說明之於左。

第一 泌尿生殖器之疾患

於男子之急性尿道淋者。以一二回之注射。則排膿顯然減少或停止。此事與卡羅氏及克列布斯 Kcebs (Münch. med. Woch. 1919. No. 50.) 親自實驗者同。然因本劑。非於淋疾營特殊的作用。故不可代用爲尿道局處療法。自無俟論。如斯因尿道淋。速赴於治癒之故。因而有豫防其合併症。即副睪丸炎。關節炎。攝護腺炎。膀胱頸部淋疾。精囊炎。Cowper 氏腺炎等之効。不止此也。且於是等疾患。已發生之際。亦得認著明之治療的効果焉。

不僅淋疾有効。雖於尿路之大腸菌傳染。葡萄狀菌傳染。例如腎盂炎。膀胱粘膜炎 Katarrh。攝護腺炎等。亦有相當之効果。卡羅 Karo 氏『Therapeut. Halbmonatshefte 1921 mai』報告於因攝護腺肥大之細菌尿有効云。於慢性膀胱粘膜炎。尤於膀胱結核亦有効。有腎臟結核者。由此起下行性傳染。而發續發性膀胱結核。若行腎臟摘出。除去病源。尚欲治療殘餘之膀胱結核時。用本劑則有顯然之効果。

第二婦人病

當克林格米由耳列耳氏。甫發表其處方時。多數之婦人科專門家。將此方法。試於附屬器炎之治療。此際雖効果爲著明。然因有不快之副作用。終未得廣應用。(Zelipp' Teuchs, K'eemann. Sonnenfeld. Hinze)

哈耳妥格 Hartog氏。(Med. Klinik. 1920. No. 20) 始用「退耳匹金」。見不起不快之副作用而收卓越之効果。於是希恩次耶。莊年菲耳德。治發加那斯。卡列弗斯基。蘭該斯。諸氏。皆用「退耳匹金」。而立證哈耳妥格氏之主張不虛。今將彼等實驗中之主要者述之。以示實際上有如何許之効力。

哈耳妥格 Hartog 氏。(Med. Klinik. 1920. No. 18) 報告。於流產或分娩後。所起之子宮周圍炎。以「退耳匹金」一乃至二cc。爲一週間二回注射時。則難堪之疼痛。於第一回注射。即消失。一週間後。苦痛著明輕快。其長時間。抵抗種種之對症療法。而毫不現恢復之患者。能速使之全快。由其他實驗總計五十例之成績。而爲結論。謂本療法者。向附屬器之急性化膿性炎症。確實營著明之作用云。

蘭該斯 Langes 氏 (Cenralel. F. gynak 1921. No. 10.) 亦於淋菌性及非淋菌性附屬器炎之急性。亞急性。慢性者。以「退耳匹金」用爲一週間二回。每回一cc。至六回時。置多少之間歇。再繼續注射。總計用十乃至十二回。則對於未合併淋疾之流產後所起之附屬器炎者。最現効果。卽於一回之注射。消退高度之疼痛。三四回則全去疼痛。附屬器之腫脹縮小。白帶下與壓時痛。皆已全治者是也。

對於淋疾之効果如何。則於無併發附屬器炎之單純尿道淋。頸管淋。子宮內膜炎等。若行十二乃至十四日之注射。則淋菌及白帶下全消失。確實可防止病機之上昇蔓延云。

第三皮膚

初克林格米由耳列耳氏療法。被應用於多數之皮膚病。對於深淺種種皮膚化膿性疾患。證明有可驚之効果。其後。邁耶耳 Meyer 菲次賽耳 Feischer 。別次黑耳 Bechel 。進該耳滿 Singel manr 諸氏。試用於各種之皮膚病。例如白癬。癤。濕疹。皮膚炎。藥疹。癢疹。皮膚瘙痒症。傳染性膿痂疹。尋常性痤瘡。紅色苔癬。薔薇色粃糠疹。軟性下疳。橫痃。下腿潰瘍等。深在白癬。以四五回之注射。而爲全治者少。癤。尤於多發性癤。必要五回乃至十回之注射。於濕潤性濕疹。膿痂疹性濕疹。全身濕疹。間擦性濕疹。化膿性皮膚炎。亞急性濕疹等。以四乃至十回之注射。則可收全治之効云。

該哇耳忒 Gewart 氏 (Deut. Med. Woch. 1921. No. 4.) 報告。謂於天疱瘡者。於第一日用◯

•三cc。第三日〇•五。再隔二日用〇•七cc。考以此式注射五回。則水疱之新生減少。十回者。則已全不認水疱之新生。然對於蕁痲疹。鱗屑癬。口唇匍行疹。帶狀匍行疹等。其効果可疑云。

第四外科的疾病

飽和炭化水素。有促進肉芽新生之作用。業經羅斯忒 Rost 氏。(Ze'tschr.F. deut. chirurg, 1913. No. 15) 並維爹耳哈開 Wederhake 氏。(centrlebl.F.Gynak.1917.No.34.) 之臨牀實驗。所立證之事實者。若以此作用。利用於外科的治療上。則得促進創傷之治癒。於下腿潰瘍之治療。卽瞭然證明此事者也。

第五內科的疾病

迄今日之實驗。於痛風。坐骨神經痛。風寒濕窩。氣管支肺炎。氣管支擴張症。膿胸等。用本劑有効之事已明。

「退耳品汀」療法之作用式

「退耳品汀」療法。如以上所述。毫無系統的。因其對於種種之疾病而現効果。故解釋其爲作用之方法形式。甚困難。因之今日所行之說。單爲假定說。不可看做決定的結論也。

卡羅氏。以注射後三十分鐘許。則白血球增加。達於正常量之三倍。繼續此狀態約二十四時間許。對於全身組織。及以强壯的作用抵抗增進作用。然對於細菌性疾病。則不得認爲特殊的作用或免疫學的作用云。又雖通覽本療法之適應症。可窺知本劑非依向臟器性作用。或向細菌性作用。而奏治療之効者。

最近於種種之疾病。賞用蛋白體療法。此亦與之有同樣景況之應用。因斯關係故。卡羅氏思及「退耳匹金」之奏効者。乃與蛋白體療法。爲同一之 Mechanismus。與外卡爾忒 Weichart 氏說明蛋白體療法者同。因爲非經口的。卽體壁的蛋白質消化之故。則細胞原形質之增進。體內所有組織臟器之能力高潮。所有防衞機關遂成總動員之景況。其結果。種種之病機遂赴於治癒云。

觀此說明。則本療法。向所有疾病爲無選擇的。而奏効之理由。亦可得理解之矣。「退耳品汀」其物。非爲藥物的直接作用於病竈。故雖向細菌的疾病。或新陳代謝病機。及其他所有之病機。能作用身體固有之自然良能。使之發動。以營治療的作用也。因之若於同一疾病之多數患者。行此治療法觀之。則於甲者。有顯然効果。乙者則較不著。丙則全無効時有之。是以諸家之意見。遂不一致。此蓋全因細胞原形質之活力增進。所謂治療的原動力者。於各患者不起於同一程度之故是也。於著明起活力增進之患者者。雖現著明之効果。反之若不如斯之患者。則効果不顯著。此說明。羅眞氏亦信之。謂與牛乳注射。Kazein 注射。Aolan注射。全爲同一之 Mechanismus 。以現治効者云。

於今時對於右之說明。雖無舉反證而反對之論者。然如卡羅氏之報告。若靜脈內注射。效力強大之事爲事實。則關於作用之 Mechanismus 學說。不可不想像來多少變遷矣。

本報歡迎投稿

▲本報以融合中西醫學。介紹衛生常識。彼此發揮忠想。研究學術。而促進醫藥界之進步。及公共衞生建設之實現爲宗旨。如蒙諸君投稿。不勝歡迎。特訂簡章如左。

一　投寄之稿。或自撰。或翻譯。或介紹外國學說而附加意見。其文體不拘文言白話。均所歡迎。

二　投寄之稿望繕寫清楚。

三　凡稿中有圖表等。務期明瞭清潔書於白素紙。以便直接付印。譯外國名詞須註明原字。

四　投寄譯稿請將原文題目。原著者姓名。出版日期及地點。詳細敍明。

五　稿末請注明姓字住址。以便通信。至揭載時如何署名。聽投稿者自定。

六　投寄之稿。揭載與否。本報可以豫覆。原稿若預先聲明並附寄郵資者。可還原稿。

七　投寄之稿。俟揭載後。依原稿之如何相當報酬。

八　惠稿請寄上海梅白格路一百廿一號醫學書局中西醫學報編緝部收

喀血之處置

醫師夏蒼霖

喀血爲肺結核經過中一症狀。大都因結核性病變浸蝕之肺組織中脆弱。血管因各種之動機被破裂所致。然其他肺膿瘍。楔狀出血。肺壞疽。肺黴毒。流行性感冒性肺炎。心臟疾患等時。亦每有喀血。此外喉頭疾患。動脈瘤等時。血液亦混入痰中。易與肺出血混雜。診斷上更有注意之必要。

喀血之發生。易起病家之恐怖。故醫者宜力持鎭靜。安慰病者。蓋因恐佈驚愕之精神的感動。每易惹起大出血之持續者不少。

凡有喀血之既往症。或有喀血之虞者。須安靜身心。力避刺戟。減少體動。改善血液。呼吸新鮮空氣。服用低降血壓之劑（Digitalis & morphin之合劑）以預防之。如有小喀血之發現。而已確徵爲肺出血時。更宜注意上述各項。蓋小出血每爲大出血之先兆。不可以血量不多而忽視之也。據 Müller 之報告。謂出血前患者血壓每次第昇騰。故血壓之昇騰。每可視爲喀血襲來之前兆。

關於喀血之處置。可分一般的與藥物的二部。玆分述如下。

（第一）一般的處置

（甲）身體之安靜

身體之動搖。與喀血患者以不利。爲多數學者所公認。蓋出血之時。非局所之安靜。不能催進血液之凝固。血液凝固。因血拴之閉塞而起。如身體動搖時。每起血拴剝離之危險。故對於喀血患者之體位臥床。均須注意。總使可及的保持身體之安靜。

1. 絆創膏貼用法 Nieener氏賞用此法。用幅約三—五•〇釐之絆創膏。由脊柱互貼於胸骨。限制患部之呼吸運動。

2. 囊載貼法 Beusort氏賞用此法。此法雖可限制呼吸運動。然每阻害痰之喀出。且患者亦不堪其重。故祇可用於一時的救急。

3. 冰囊貼用法 Fon-den-Berden氏用冰囊貼附。反射的使肺血管之收縮。惟於出血部明瞭時。効力較確。否則祇可貼於心臟部。惟不可長時應用。以免凍傷及他危險。

4. 人工氣胸術 出血部位確定時。乃爲施人工氣胸最良之適應症。且亦至理想的止血法。由此局所急速的完全安靜。因肺臟萎縮。血管壓迫。而達止血目的者。不乏其例。惟喀血特發之際。人工氣胸術之果適應與否。既屬困難。而手術之施行。亦非有相當熟練不可。否則每遭不測之禍。如部位診定不確時。他側血壓益形昇騰。結果反助長出血。即於出血側施術時。如在空洞強度癒着時。肺臟收縮。出血之根源空洞內血管。雖不受何等影向。然肺臟循環之血壓却上昇。此時非但不能達止血之目的。且出血反見增大。故適應之審愼精查。與夫手術之純熟。乃爲施術之必要條件。

5.鎭咳劑之投與　咳嗽發作每爲喀血之誘因。故喀血時每投以鎭咳劑。以圖胸廓之安靜。避去咳嗽之振動。尤以 Morphin 劑。如 Codein phosphor Heroin, Diouin, Pontopon, Euhodal, pavinal最爲多用。急用時。每多注射。經驗上多與 Atropin 伍用。較安全而確實。惟僅于不得已時用之。如失之濫用。則結果以有害物質排泄機能微弱。瀦溜喀之痰及血液。乘吸氣之際。深入細小氣管枝內。致誘起吸引性肺炎。或病灶急速向氣道內傳播而起不良之預後。

(乙)精神的安靜

喀血時。患者之精神狀態。醫者之態度與家人之情狀。均能左右止血作用。故患者之驚愕不安恐佈怒號苦悶憂鬱。舉凡種種精神狀態之變化。均影向於血流血壓。而使喀血加重。故醫者宜溫和勸告病人。不可稍加恐赫危言。因一時的恐怖。使喀血增劇而死者。在稗史小說上。尤不乏其例。如與奮極度者。可試用輕度鎭靜劑。如 Dial, Luminal, adalin Belonal 等。

(丙)其他一般的療法

1.四肢緊縛法　其目的在妨害靜脈血之還流而圖低下肺臟內循環之血壓。因鬱血而起組織水血症之結果。血液之凝固機能。逐得催進云。據 Molitz 氏謂由此可起二〇粍之血壓低下。惟對於緊縛時間不可太長。約三〇—四〇分時間。而動脈血還流。更不可妨害。

2塡塞於氣管道凝血塊而陷于窒息狀態時之救急法。據猶林博士謂持患者之足倒垂。用暴力振舞。使栓塞之凝血塊飛出。而得再生之報告。此種方法。實際頗難使用。蓋際此危急之狀。患者家族未必許其行預後不確之暴力行動也。有主張用 Apomorphn 注射。藉嘔吐運動以圖凝血塊之指出者。然効力亦未必確。

3食事　一般肉食者。血壓多亢進。故須避去。又過熱之飲食物濃茶咖啡酒精性飲料。及其他一般刺戟性物。均須嚴禁。選流動乃至半流動物。數度分食飲料可及的限制。口渴含冰塊或冷却牛乳。足以誘發咳嗽及嘔吐之飲食品。均在禁忌之列。

4便通　便祕每使血壓增高。助長喀血。故通利乃爲必要之舉。此時可用緩下劑或灌腸。

5居室　須注意換氣及光線室溫等。

（第二）藥物的治療

前述諸處置。均依機械的作用。催進血栓形成。以達止血之目的。藥物療法。則全然異是。化學的乃至物理化學的對於血液或血管壁心臟等起作用。補助血栓之形成。以達止血目也。供此目的使用之藥物。約有幾種。1.能減退小循環內之血壓及鬱血狀態者。2.能催進凝血作用者。3.有收縮血管壁之作用者。4.作用心臟而減輕其鬱血狀態者。

（甲）能減低小循環血壓之藥物。

1. Atropin本劑Aublehyd氏等賞用。謂皮下注射。其止血作用確實。皮下注射。用硫酸A

tro,in ○・○一。殺菌水一○・○。每回○・三——○・五cc注射。一日一——三次。市販品多與 Morphin 製劑混合發賣。(Pantopan-atropin, Pavinal-atropin) 較純用鎭咳劑少危險。而止血之効亦確。

2 Mar,hin 本劑雖有血壓低下作用。然其鎭咳作用。常有危險。已如前述。

3 亞硝酸 Amyl, Nitroglyceuis 亞硝酸鹽類。一般擴張末稍血管而有血壓下降之作用。惟近來殊少應用。法以亞硝酸 Amye 三—五滴。浸布片吸入。或用亞硝酸 Natrium ○・○五—○・一。內服。是不過聊備一法耳。

4 吐劑 喀血患者血壓異常昇高時。用吐劑每獲血壓下降之効。 Dielaff 氏用吐根末○・七。阿片越○・○二。爲十丸。每一——二時間。服一粒。

5 其他低下血壓之臓器製劑 如 Desenc.n 等。頗爲一般賞用。又近時硅酸鹽類。亦認爲有血壓下降之作用。其製劑甚多。然是等藥劑之對于喀血患者著効與否。則尙無經驗。

(乙) 催進凝血作用之藥物

1 Natr. Chlorat. 喀血患者內服多量之食鹽。有確實止血作用。乃古來周知之事實。血液中如含過剩之食鹽。因滲透壓之關係。組織內之水分。移行於血液中。此際水分同時將組織中催進血液凝固之物質(纖維素釀酵素)搬出於血液中。內服用五・○—一○・○五。溶於微溫湯頓用。必要時一日數回。靜脈注射一○%溶液五。〇——一〇。〇cc使用。

與食鹽有同樣止血作用者。爲臭素鈉。該劑同時併有鎭靜之作用。故對於興奮患者一舉兩得。內服或靜脈注射均可。惟食鹽等多量內服時每起胃腸障碍。不可不注意。

2 Calci. Chlorat. 鈣鹽類之止血作用。頗爲一般人士所推奬。通常多用三——一〇%液五——二〇。〇cc。靜脈內注射。內服則多用 Calci. Lactuns: 一日一——三。〇。數回分服。

鈣鹽類與 Morphris, Digitalis 劑等伍用。其効果較大。

3 Gelatris 阿膠之止血作用。古來已使用。一般多用內服。皮下注射疼痛。靜脈注射。有惡寒發熱諸副作用。皮下普通用一〇%液二五——四〇cc。於大腿或腹壁部行之。阿膠注射時。須防破傷風病之感染。故使用前不可不充分滅菌。近時 E. Merck, 及三共等製品。滅菌確實。使用較便。最近 E, Merck 出品五% Calcinm 及一〇% Gelatrm 之合成品名 Kalzine 者。効力更確云。

4、 Serum 普通用健康馬血清。對於迸出之出血。他法不效時。可用其一五cc——三〇cc注射皮下。每收奇効。血清注射之際。須防 Auaphylaxie 之發生。

健康馬血清不得之時。可用 Antidiphtlerie Serum 代之。或用 Pepton 注射。亦奏同樣之効。(用五%之生理食鹽水 Pepton 液。煑沸濾過。更加熱一二〇度滅菌。取其一〇cc

注射皮下或肌肉。可增加血液內纖維素。據 Norf 謂有著明血壓下降作用云。）最近發賣 Frhrisin, thromburin 等對於止血。似較單純之血清爲効。前者僅供內服。後者有內服皮下靜脉用三種。

5 牛乳 牛乳內含有 Calcrium 及一種催進凝血力之臟器或成分。故內服或注腸。有止血之効。據 Salt 氏則謂每次注腸用二—三立位有偉効云。

6 臟器製劑 Clenden, Coagulen 及甲臟腺製劑。頗爲各家所賞用。

（丙）收縮血管作用之藥物

1 麥角製劑 本劑藥理學上。末稍血管起痙攣。大循環系起血壓亢進。小循環系全無意義。然實際上。每於喀血時使用。雖無著効。亦不認大害。通常應用者如 Ergolu, Secacuruin, Secacuruin,Secaitin, Hydrastiuin ……等。多行皮下注射。

2 Adrenalin 劑 本劑起末稍血管之收縮與心動之亢進。因之肺起充血或血壓增高。故於藥理學上喀血時寧以禁忌爲要。然按之實際。則又屢見使用。且多卓効之報告。推考其故。恐因 Adrenalin 注射後。血液之物理化學的平衡狀態急速搗亂。血液中之 Clord 分散狀態急變。血凝來固因以催進。利害相較。利多而害少。故呈止血作用歟。又心動甚微弱而血壓又下降異狀。肺循環起鬱血之時。每有增加出血之虞。此時使用 Adrenalin 則心機亢進而奏確効。其他 Ptytrin 之作用。則與本劑大同小異。

3 Emetin hgdroehlore. 近來頗有用本劑之皮下注射者。尤以因肺二口虫而起之出血有効。

(丁) 作用心臟以減輕肺鬱血之藥物

1 Digi'talis praparat 對於鬱血肺之小喀血或血痰持續時。用 Digitalis 每奏偉效。考藥理學所載。本劑對於喀血時。有血壓增進之虞。然小循環則血壓多下降。至其奏效之理。則有歸之於血液凝固性增高者。

2 Camphor 大量之皮下注射有大効。通常多用其食鹽水溶液。對于大出血者。余則嘗用樟腦葡萄糖溶液之注射。

3 其他心臟衰弱著明。則試用 Strychimir Nitrie, Linkes'Los, 葡萄糖液等。大量失血時。行輸血法。

(戊) 收斂性藥物

一半 Chcor 鐵液。醋酸鉛。等內服。吸收後是否收斂作用。尚屬疑問。

(己) 其他喀血時有主張服 Terilein Oel 或Ol oliv 有効。日本有馬博士嘗用下方。

處方

Teriloin Oel

甘扁桃油　各一·五—三·〇

Pantopon　○·○一—○三

Gummi arabia

單舍　各一○·○一一五·○

右爲乳劑一○○·○乃至二○○·○一日六回內服

【附】喀血時禁忌之藥劑。如沃度砒素製劑。阿斯披林。楊曹 Antypirin 等。及其他一般刺戟療法劑。對于喀血。每多不利。故以禁忌爲宜。

人體各部分類表

部分		作用
骨骼	頭骨軀幹骨上肢骨下肢骨	支柱　運動保護
筋肉	頭頸筋軀幹筋上肢筋下肢筋	運動
皮膚	表皮眞皮附汗腺皮脂腺毛髮爪	保護感覺
消化系	口咽頭食道胃腸肛門附齒消化腺	消化
循環系	心臟動脈靜脈毛細管附吸收系	循環吸收
呼吸系	鼻喉頭氣管氣管支肺臟	呼吸發聲
排泄系	腎臟輸尿管膀胱尿道	排泄
神經系	腦脊髓及其神經交感神經系	動物性及植物性官能
感覺機	眼耳鼻口皮膚筋肉	視聽嗅味觸溫壓重

青年色慾的危險與救濟

徐慶譽

如果人們否認自己不是來到世界吃飯的。就應該想到自己的責任和價值。究竟我們在世間做人。有什麼責任當盡。我們人生的價值。是不是當看爲寶貴。如果眞是寶貴。我們有什麼方法保存牠和發展牠。這些問題。都是極切要而極待解決的。現在把我個人對於以上這些問題的意見。簡單地說明如次。

人們在世生活目的。决不是單做一個消飯的機器。一定負有極大的責任。這極大的責任。就是一方面在社會上做一個不造惡的單位。還有一方面。就是要在社會上做一個造福的分子。前者是『立己。』也可說是『獨善其身。』後者是『立人。』也可說是『兼善天下』我們人生的責任是什麼。這問題既明白了。然則。吾們人生的價值。又在那裏呢。我想這個問題。也是大家都想解决的。我以爲我們人類比旁的動物寶貴些的原因。决不是單單因爲我們人類有語言文字。也不是因爲我們的體力比牠們强。鳥類之善飛。驢馬之善走。决非人類所能及。然而我們還是比他們寶貴。因爲我們有我們的價值。我們的價值。既不是在乎體力之堅强。當然是在乎精神之磅礴。換言之。我們的『精神不滅』。就是我們人生唯一無二和至高無上的價値。『精神不滅』。卽古人所謂之不朽。自有人類以來。其精神不與肉體一同消滅的。在歷史上有多少呢。我們知道普通一班人。多半營營而生。草草而死。他們的精神。所以不能永久存在。併不是命運使然。實則在是因爲他們自己自暴自棄。不肯勉力做人。以致終身墮落。諸君我們的生命。不是很寶貴的嗎。我們的人格。不是神聖的嗎。我們對於那些阻礙『自我實現』——Self-Reolization的惡習。和心中一切的不義。能不趕快想法子滌除嗎。我從前也做過學生。對於學生的毛病。當然看得淸楚。依我的觀察。學生時代最大而最危險的毛病。就是色慾。靑年從十五到二十五歲的時期。正是身體發育的時期。這時期。就是學生色慾全盛時代。中國人因爲缺少相當的性敎育。所以學生不知性的衛生和性的貴重。當色情衝動的時候。自己不知道制服。於是用違反生理的方法去消耗自己的精神。這就是現在學校裏的流行病——手淫。中等學校以上的學生。不手淫的。一百個中難得一個。尤以中學生爲最多。吾前年在長沙中學教課。有次用極誠懇的態度測驗學生。測驗的結果。全班二十三人。祇有一個沒有犯手淫。因爲他還祇十三歲。其中二十二個。都是一個個站起來自己承認。我和這些學生感情很好。師生間全無隔閡。所以他們能直言不諱。這個中學。在湖南算是很注重訓育的。學生的品情方面。比別校的學生多少要純正一點。尙且如此。其他可想而知了。現在學生們身體不强。甚至學未成而生命已喪。考其原因。十有九是手淫的流毒。有的縱或不手淫。因着性慾衝動的緣故腦筋裏時常有邪念。邪念越積越多。其結果不是行爲卑鄙。便是志氣消沉。精力不能集中。功課因此荒廢。終身失敗的種子就是這時候一手撒下的。等到年長學荒。再行懺悔。已無及了。許多青年人。身體健全。志氣高尙。才具優長。祇因爲不能舞出色慾的網羅。遂流爲無用的廢人了。

我們男女學生。既有這樣危險的命傷。就當快快的醫治。醫治的方法。可分爲左例兩項。

(甲) 心理上的調養。心的能力無限。是我們一身的主宰。我們的視聽言動和爲善爲惡。無一不是受心支配。而聽其指揮。所以我們要降服性慾的衝動。先要降服自己的心。換言之。就是保持正念。屏除邪念。切實的在心靈上做一番存養省察的功夫。每當獸慾勃發而想及邪淫時。同時就當想到人生的價値和生命的寶貴。人沒有不愛自己的。沒有不願自己的身體健全的。只要從本身的利害關係上打算一下。便可以消滅邪念。這是心裏上的調養。

(乙) 生理上的調養　單靠心理上的調養恐怕還不夠。還要從生理方面去救濟的方法。生理上的調養。可分爲消極與積極兩種。消極的方法。就是(一)不可多吃肉類和含有刺激性的食物。因爲肉類和有刺激性的食物。都是助長淫慾的東西。這已經多數醫生證明。決非虛僞。(二)不可過於安逸。夜間睡時。尤不宜多蓋被褥。因溫度太高。也容易發生淫慾。以上二個方法。雖是消極的青年人若能實行。一定能發生良好的效果。除此以外。

還有一個積極的方法。就要時常運動。每天若打打籃球或足球。使全身肌肉都有相當的運動。一到夜間。必定可以安心睡着。淫慾無從發生。這是克制性慾衝動的上乘。此外若各種淫書。以及汚穢的小說。青年人萬不可看。青年人品性的墮落。志氣的卑下。身體的摧殘。十有九是看淫書的結果。

不朽的事業。都是成於雄偉的精神。而雄偉的精神。又是寓於健全的身體。沒有健全的身體。斷不能有雄偉的精神。沒有雄偉的精神。斷不能成不朽的事業。願吾可愛的青年們。快快的猛省。猛省。（錄青年進步）

女子束胸問題

張淸河

時髦女子。往往愛着緊紮衣服。大概不外乎兩種觀念。其一制止乳峯高起。免人注目。其二可使姿勢苗條。增進美觀。殊不知無形中惹起種種惡症。而以緊身背心之害爲尤甚。

（一）乳腺。不能充量發展。致分娩後。生無乳之憾。

（二）肺葉。不能盡量伸張。致肺臟萎縮。抵抗肺結核菌之力。非常薄弱。易患肺癆。

（三）血液循環妨害。往往引起月經不調。經痛。經少。經多。不孕諸症。希女界有以戒之。

性慾衛生談

衛生教育會

男女愛情。少年慕之。而不知其中利害。尤可惜者。此種知識。不能得之於父母師長之教訓。而得之於市井無賴之諧談。淫朋比友之昵語。與自己暗中之經驗而已。因是守身不慎。放肆自恣。耗金錢。失健康。餒自尊之志氣。敗事業之成功者。蓋不知凡幾也。本篇願將近來醫界公認之理。提要說明。以爲少年男女之棒喝。以解脫其身心種種不應受而受之痛楚焉。

(一)手淫　男子所以尊貴。兒童之所以養成大丈夫者。恃有此陽氣耳。若血氣未定。放縱自恣。致損害此生殖器之機能。則體質既虧。心靈亦玷。將不能成爲完人矣。少年又何苦以片刻之歡娛。遺畢生無窮之後悔乎。所願未犯者謹防失足。已犯者及早回頭。

(二)夢遺　夜間遺精。殆少年體壯者常有事。如十數日一次。不致過屢者。固不得謂爲生殖器虛弱之徵。迺今之奸商每欲藉此漁利。往往遍登廣告。大言欺人。以悚無知少年之聞聽。而誘其出重價以求醫治。亦有夢遺。因慾念太熾。房事過度。食過量。缺體操。飲酒無節。而然。於身心有害。更有傷於生殖器。若節飲食。勤體操。屏嗜好。通大便。寡慾淸心。讀書養志。則遺精之患自免。毋庸妄服藥餌。性慾衛生。固少年應具之常識。而父母師長。多諱不言。何哉。一以事涉猥褻。不便剖解。再則言之不愼。恐未足以戒慾而反引起其色心也。總之少年兒童。不當爲廣告所欺。應常晤其家中相熟之醫生。彼必進穩健之忠告。雖片言隻字之微。足以挽救少年之金錢才力與暗中之驚駭不少。

(三) 葆眞　邇來有一種學說。盛行於無賴之口。謂兒童生殖器。亦如身體肌肉然。勤用則發達。不用則衰弱云云。眞奇談也。夫人終身不哭而淚腺不枯。多日不汗而汗管不塞。睪丸之爲用。亦猶是耳。豈有戒淫遠色。固本葆元。而反失其生殖之能力者哉。

(四) 束身　束身自好。非婦人女子態。眞大丈夫也。少年之士。初皆心地光明。血氣盛壯。精神充足。勇敢有爲。惟閱歷淺。智識低。以酒色爲男兒本色。卽有束身自好。不樂與淫朋邪友伍者。則必被笑爲婦人女子態。而自好者至是亦覺誚讓難堪。於是亦隨波逐流酒色相徵逐。茫茫苦海。誰掉慈航而拯濟之哉。就各學校調查所得。凡體質壯血氣勇而。競以又最善運動競走者。其人必毫無烟酒女色之戕伐也。

(五) 狎妓　妓女無論公私。什九已染花柳病。狎妓者不啻以己身爲孤注之一擲也。或曰不有醫士查驗乎。庸何傷。曰。詳診細驗之功。醫者未必肯施之於妓女。藉曰不然。婦女隱疾。又豈俄頃所能驗出乎。或又曰。非注有消毒藥水耶。曰。注消毒藥水。未足以防惡症。非消毒水之不足以殺菌也。惟菌體至微。而游行又至速。膚膜內外。可以任意穿行。消毒水未至而菌往往已穿入矣。藥水未必能相從穿入而殺之也。又何益。請更言花柳病之害于后。

（六）白濁　患白濁者既愈之後。貌雖健康。而其結果往往有出人意料之外者。如尿管窄。生育絕。房事不舉。小便痛苦。精神恍惚。心鬱氣悶之類皆是。始也不過患白濁耳。繼則傳染全身。百病交作。荒時耗財。後患益鉅。勢不至衰弱死亡不止。或又曰。白濁不過傷風感冒之類耳。未必遽成痼疾。此所爲聾者不畏雷。亦可悲矣。白濁雖愈。往往有餘毒焉。藏於身體深處。雖歲換星移。猶能傳染於其妻。彼婦何辜。亦被曳入於疾病悲慘之境。甚至備受刀圭。苦不可忍。蓋不如是則性命難保也。一旦受胎成孕。嬰兒兩眼爲毒所攻。遂終其身以成盲瞽。查今世瞽人。原於父母患花柳病者。居四之一云。

（七）梅毒　梅毒亦一險症。嘗能傳染血中。達於身體各部。雖數月之後。猶能藉病人所用茶杯烟管毛巾等傳病於人。接吻則尤甚。其效與同眠等。苟及早圖治。或無性命之虞。惟爲預防傳染計。三年之內不可令締婚也。

梅毒與白濁之害。均甚酷烈。梅毒之症。病愈數年。猶能發生種種險症。如癱瘓瘋癲腦血筒管裂脊神經受傷皆是。當此之時。大約病者已受室家。生有兒女。而一旦竟成殘廢。則嗷嗷者誰爲代養。思之不亦大可痛耶。據著名人壽保險公司調查所得。謂患楊梅結毒者。大部夭壽。故曾染梅毒之人。雖病愈數年。欲保壽險。公司猶拒不納。如必欲之。則須特別立約。所享權利。不能與常人等。此非道德問題。因公司依據其已往之經驗。料彼不能久於人世。不願受此賠累耳。

父母患梅毒病。必遺傳其兒女。此盡人所知矣。分而言之。要有四種。嬰孩未及墮胎。已。腹中一也。幸而生存。亦罹夭折二也。再不然。及年既長。體育發達。遠遜於人三也。疾病痛苦。懦弱無能四也。兒女何辜。遭此慘刼。爲父母者。可不愼諸。

（八）求醫　凡染花柳病者。一誤不可再誤。務將金錢時日。一用之於正當之途。訪求妥實良醫。及早圖治。廣告中所標榜者。大都寓庸醫。不可恃。卽如藥房所售醫劑。親朋所傳單方皆不可用。人或折股斷肱。必急急求救於名醫。其不擅用藥房已成之劑。親朋傳述之方必也。夫花柳病之爲害。小之失健康。大之傷性命。視折股斷肱尤險。奈何反而忽之耶。故必以及早求良醫診視爲妙。如或家道不豐。客囊羞澀。則往慈善性質之醫院求治亦可。誠以此種惡症。往往表面見痊。而內毒未盡。雖數年之後。猶能反復。苟非名醫。決不能正本淸源。斷除淨盡。一旦娶妻。其不罹以上所言之害者鮮也。

少年寄跡異鄉。家人尤多繫念。倘使身染醜疾。困頓於疾病之中。其伸吟痛楚。自作自受。不待言矣。而事聞於父母兄弟伯姊諸姑。將不勝其憐愛惱喪之情矣。況隣里相互傳說。謂其家子弟罹醜疾於異地。呻吟床席。落魄不能歸。試思此語。寗不令人愧死耶。卽使幸而獲痊。他年故里歸來。尙何面目以見鄉黨長者乎。寄語少年。愼之愼之。

臨床實驗

治療巨大火傷經過之一例

夏蒼霖

火傷之經過。須視受傷之輕重。部分之廣狹而定。據成書所載。身體表面傷及二分之一以上者。必不免於死。卽傷及三分之一者。亦多致命。經驗上局部高度火傷。其經過與預後。亦較輕度之廣大火傷爲佳良。蓋火傷廣大。神經系統之刺戟亦廣。赤血球之崩壞過多。皮膚機能斷絕。因組織中有毒物質之蓄積吸收。血塞血栓之多數形成。終至心臟痲痺。陷於虛脫而死。

鄉間火傷患者。最爲衆多。尤以冬夏二季爲更甚。最近一年間疊治數例之巨大火傷。就中著名之一例。經過佳良。亦未留貽後症。用特抄錄。以供參攷。

【患者】沈士良。三十二歲。農夫。

【病歷】二月二十八日。被油鍋潑翻致傷。二十九日入院。當時檢查火傷部位爲自左側耳際起。顏面下顎全部。循項頸而下。全胸部及兩側胸部腰部以及上腹部。兩手掌手背全部。前膊一部。左下腿及足背一部份之各度混合型火傷。當時顏面一部已腫脹。熱度三十八度三。局部劇痛。苦悶啼喚。煩渴下痢。尿少。有蛋白質及血色素。

【診斷】顏面頸項胸腹及上下肢之各度混合火傷。

【治療】(一)全身的——注射 Hexeton 及葡萄糖溶液。內服强心興奮劑。對於疼痛。服Allonal

Rp.	Digalen	2,0
	Rot Wein	10,0
	Tr Strychin	1,5
	Tr Seopoliro	1,0
	Aq	100,0

S. T.I D.

(二) 局部的——對於水泡刺破排水。保存上皮用滅菌食鹽水洗滌。散布次硝蒼與 Dermato-lTalcum 等之混合物。上加乾燥R vanolgase 於四周較輕之第一度火傷。則用 Bor 軟膏。對於皮膚已剝之部。則貼用下列之軟膏。

Rp.	Vroform	6,0
	Acrd. Bori.	2,0
	Zinc.Oxydat.	5,0
	Anaesthesin	8,0

Vaselin alba aeed 100,0

3.5. ausserlich

【經過】入院第一——二日。煩躁不安。第三日後疼痛著減。分泌物亦著少。至第五日熱退。肉芽漸形成。全經過凡十四日。

【考按】本例患者。火傷部位。幾及五分之三以上初診時勢頗危殆。至第五日後。始脫離危險。治愈後無瘢痕及痙攣。亦云幸矣。

第一度火傷。通常僅用防腐軟膏或油類。已能達目的。第一——二度混合型。通常多用軟膏療法。乾燥療法及派拉芬療法。惟硼酸軟膏貼布後。每有疼痛及傳染之危險。派拉芬療法。則不適用於廣大之火傷。蓋分泌物每貯溜於派拉芬下。發熱化膿。而呈危險之狀。故余嘗用前方之軟膏。既有消毒防腐之効。併有吸收滲出物。及防止疼痛之功。惟使用之Vaselin須選質料純料之白色西貨。否則每多刺戟。又使用時之紗布及器具。均須消毒。塗布軟膏。不妨稍厚。創面之消毒。不可用一般消毒水。祗需用滅菌之生理食鹽水已足。蓋「昇汞」立沙兒等。以刺戟之故。每使創面之分泌促進。致治愈期延長也。又水泡刺破後。表皮須可及的保存。不得已時。則除去一部。而貼以上述之軟膏。如大部除去。則徒增刺戟。而表皮之再生困難也。

醫報叢鈔

生產應備各物

天德

一、油紙或油布或橡皮布兩大幅。單被三。床先鋪單被。後鋪油布。再鋪上單被。又鋪上油布。再鋪單被。共計五層。及生產後。上層爲血所汚。卽便抽去。可免產婦於換床時倒勞動。

二、備面盆兩只。肥皂兩塊。刷子數把。阿非舵藥皂 Afridol-Seife 一塊。冷水熱水兩大壺。以備收生洗手消毒之用。

三、打藥水針一具。須在沸水中煑過。以備必須打針時用之。

四、浴盆一具。爲浴新生兒之用。盆底及盆壁須墊以毛巾。以防兒身接觸盆壁。致傷皮膚。

五、法蘭絨或大毛巾一塊。爲小兒洗浴後揩乾身體之用。

六、剪刀一把。須經消毒。爲斷臍帶之用。

七、止血鉗數把。必須消毒。以備剪臍帶時用以止血。

八、絲線或羊腸綫兩條。長可五寸。須組織牢靠。爲繫縛嬰兒臍帶之用。

九、小兒衣服及尿布等。均須預爲備好。以便嬰兒洗浴後卽好穿戴。

十、藥針藥線各兩條。縫針兩只。縫針鉗子一把。概須消毒。以防產婦於生產時陰戶破裂者。用以縫合之。

十一、脫脂棉花與消毒紗布須多備爲妙。將棉花製爲棉條。長可一尺二寸。闊須三寸五分。外以紗布包裹。卽如月經帶式。爲產婦於生產後貼於產婦陰門。以收吸血液之用。

十二、白布一幅。長須三尺。闊可七寸。爲產婦綳紮肚腹之用。

十三、鎖別針數只。以備產婦及嬰兒肚腹綳帶之用。

十四、揮發油一瓶。以備打針時揩拭打針處皮膚之用。

十五、火酒一瓶。以備收生者於洗手後擦之。爲殺虫消毒所必需。

十六、紗布兩塊。一尺長。須經消毒而後用之。以一塊剪穿一圓洞。大可套過臍帶頭爲度。再其一塊覆于嬰兒全臍部。外再用布帶或絨布包紮之。

十七、黃色藥粉卽 Dematol 一包。以備嬰兒斷臍後撒布臍創之用。

十八、布帶一條。長可二尺。闊約三寸。用以綳紮嬰兒肚腹。

十九、備爽身粉一盒。用於嬰兒洗浴後敷兒身之用。

二十、凡士林一罐。爲揩嬰兒之周身。以清除汚垢之用。

廿一、硼酸水一瓶。百分之三分量。以備洗小兒眼睛之用。

廿二、橡皮帶一條。以防嬰兒產出後不會啼哭或爲痰壅塞者。用以抽痰呼氣之所需。

廿三、普泰哥Protargol藥水。爲點拭嬰兒眼睛預防白濁之用。

廿四、冷水熱水各一壺。以防新生兒產下時呼吸不靈或不會出聲者。用冷熱水掉換澆灌胸肺部。激使呼吸。

廿五、灌腸器一具。因恐生產時被壓力所迫。致大便流出。污染床第。有傳染徼生物。發生產褥熱之危險。故須以此種灌腸器。於未生產時。先通大便。

廿六、通尿器一具。爲通尿之用。

廿七、便盆一只。因產婦於生產後子宮頸及陰道口等處之血管有所破裂損傷。不好移動。宜每於大便小便時。應用此種便盆。於床上承取之。

廿八、鉛桶兩只。爲盛儲污水及各種用過不潔水液之用。

廿九、檢溫器(卽量寒熱表)一只。爲臨盆時及生產後量產婦體溫之用。

三十、量水溫表一具。備量浴兒水之溫度。以免過冷過熱之患。

三十一、秤兒秤一具。爲稱新生兒體重之用。

三十二、量盆骨尺一條。於臨產時量產婦骨盆之大小。以斷定胎兒能否通過骨產道之用。

三十三、聽筒一只。爲臨時聽小兒在產婦腹內之心聲。以便辨別胎兒所處之位置。及其心臟之强弱。而判定生產之順逆。故爲必備之件。

三十四、熱水袋數只。外面均須包以絨布。或毛巾。於必要時用之。在冬天生產。尤不可少。因天氣寒冷。產母及新生兒均宜用熱水袋以溫暖之。

三十五、冰袋一只。預備到必需時用之。

三十六、小兒搖床一張。

分娩後之數日內。產道中不斷有漿液流出。是爲產後惡露。產後之惡露。乃婦人生殖器之一種天然清潔之作用。故惡露欲其暢行。而不欲其停滯。但暢行惡露之法。須照其天然生理作用而助之。並非如中國舊法飲生薑紅糖湯。及坐灰袋上一伏時。卽謂是能催惡露下行也。產婦分娩後脫力已甚。第一須令其暢快安睡。得充分休養。何可復強迫堅坐終日耶。舊俗謂臥倒則惡露上行。卽生產褥熱。殊不知產褥熱自由不清潔不消毒而起。西方產婦無不安然躺臥。亦從未有惡露上行者。舊俗不知產後止血之法。每每產婦失血過多。分娩後仍勉強支持坐一伏時。待一睡下後。卽起暈厥眼花等症。此是自暴脫血之現象。彼等乃妄指爲惡露上攻。而歸過於躺臥。豈非大謬。

夫產婦當分娩之後。第一宜靜養。故宜令安臥酣睡。不可有絲毫驚擾。安可強其久坐耶。至於薑湯及桂圓肉西洋參等。皆絲毫無用之物。徒然擾亂精神。敗壞胃口。至於用破絮灰帶塞下體。尤有傳染微生物之危險。皆事之大謬者也。

唯一暢行惡露之法。厥爲令生殖器（子宮）早復原狀。其第一妙法卽在胎兒既出以後。將止血羣藥（胎孥星）Tenosin 注射於產婦身中。一方面止血。一方面促子宮肌肉收束。使子宮早恢復原狀。惡露遂被逼下行。不致有停滯之患。中國舊法醫生。皆將止血與惡露不行牽扯爲一談。實大謬之至。殊不知止血自止血。行惡露自行惡露。二者全不相混。而分娩後注射胎孥星。凡所以止血者。亦適所以催惡露。一舉兩得之妙用。可以救活枉死之產婦無窮。彼不明理之中醫。安從知之哉。

此外產婦數小時內。由助產婦或女看護摩挲小腹子宮處。亦可促其復原。子宮復原愈速。惡露之行亦愈暢。再育兒自哺乳者。其子宮復原亦最速。凡此皆所以免惡露停滯者也。

普通惡露。在分娩後第一日。皆不免夾血。第二三四日。不過如肉汁之淡紅水。自此以後。完全爲涎液狀。不夾絲毫血色。如數日後忽然來紅者。多係產道瘡口。因震動破裂。因而出血之故。此種出血危險極大。宜速延醫生診治。切勿遷延自誤。至於患者宜絕對安靜不可妄動。

平常惡露腥氣而無臭味。如起惡臭。卽係惡露腐敗之症。雖未必爲害。然仍以從速延醫察視爲要。緣惡露若不壅積。必不腐敗。壅積之惡露。以及血塊或胎衣之殘餘等。皆爲微生物之最好滋養料。今既有腐敗微生物滋生。則致病之細菌亦不免傳染。以此極須嚴重注意。最好衞生防患之法。凡分娩時胎衣下後。必須由專門醫生或助產婦詳細察看。勿令有胎衣殘餘。滯留產道之內。

至於對付惡露之法。須用曾經蒸煎消毒之法蘭絨或紗布。緊繫於襠。幷由看護婦時時察視經布。一經惡露浸透。卽取下燒去。另換新經布。務令時時清潔。無點滴惡露沾及他處。至於褥單仍須一日換兩次。產室中可置一大鉛桶。滿貯消毒藥水。一大盆內。和加普力Cagorit 一匙應用。

凡產婦換下之衣褲褥單。隨卽浸入桶內。又預於產前預備消毒之毛巾二三十條。此時用以兜衞生經布。外隨濕隨換。可保更爲完密。

凡產婦無論有寒熱與否。宜日量體溫二次。可用檢溫器在口內量之。同時並量脈息。凡產婦之脈較平時爲慢。每分鐘大約六十或六十六。至此乃最佳現象。如脈來太數。卽爲寒熱之現象矣。但分娩第一日。因產婦失血太多。(約失三百ccm)其脈至大率約每分鐘有九十至。惟此種現象。不過一日。卽回復原狀。並不必有寒熱隨之。故無關緊要。假如脈息既數。呼吸復促。(平人呼吸每鐘十六至)體溫又增高。是每爲危險之兆。宜卽刻延醫診治。切勿遲延。

又有寒熱并不增高。而呼吸短促者。原因爲產道中有創口。血塊(血栓塞)侵入血管。流行歸心。塞於肺脈之故。此種血栓塞往往立刻致人死命。血栓塞所以發生。皆由產婦不肯安靜而妄動。致產道中已癒合之創口。復行震裂。乃有小血塊侵入震裂之血管中。遂出此危險。故產婦當初分娩以後。以靜臥不動爲第一要義。產後腹痛。古名兒枕痛。係小腹子宮處陰陰痠痛不止。此種痛法。在初胎產婦。甚少犯者。惟頻產之產婦有之。生產愈多者。其痛愈甚。其故係生殖器還原迂緩之故。子宮還原。其痛自止。崔促子宮還元之法。以自己哺乳爲第一上策。凡自哺乳之產婦。其產後陰痛。可不醫而自止。故產家遇之。可不驚忙。但服康普樂 Compral 或加當 Gardan 卽能止痛。

倘產後陰痛已止。而復作。且較劇。小腹疼不可按。同時戰慄。發熱。週身如火灼者。是皆產褥熱之現象。宜卽刻延醫。不可稍懈。

亦有因惡露受阻。不得暢行而發寒熱。是等寒熱。較爲和平。無足爲慮。但設法使惡露暢行。寒熱卽日退矣。服霹藍密籐 Pyramibon 爲產後定痛退熱最佳之法。

在分娩後數日中。又有所謂乳熱者。卽乳汁不下。而作寒熱。同時兩乳脹痛。此等寒熱。不過二三日卽自退矣。不足爲患也。服泡來蠟克妥 Polylactol 乳僱。兼能開胃助食。

此外亦有他種傳染病乘時竊發。而寒熱大作者。如肺炎肺膜炎喉症之類。其危險亦不亞於產褥熱。且往往與產褥（熱敗血症）併發。或且爲產褥熱之病源。故亦須早日延醫。謹愼診治。一切寒熱時症。皆可先以握姆納丁 Omnadin 注射治之。仍服霹藍密籐退熱。

普通衛生學提綱

一、睡眠　每日以睡八點鐘爲度。晚十點鐘宜睡。早六點鐘宜起。惟小孩則宜睡十二點鐘。

二、呼吸　宜多得潔淨之空氣。

三、光熱　日爲光熱之原。宜常得日光。使血色紅活。

四、運動　宜時常習勤操勞。否則身體軟弱。志氣昏惰。

五、飲食　宜節食。忌俯餐。宜細嚼。忌速嚥。宜滋養之品。忌難消之物。

六、潔淨　皮膚宜時常洗浴。衣裳宜時常替換。

七、居處　房屋宜乾燥。忌潮溼。宜通風。忌關閉。

八、煙酒　煙酒有毒。不食最佳。雅片煙尤宜禁絕。

九、游散　每日作事。宜有遊散之時以休息之。

十、養心　性情悅豫。則長壽可期。若憂慮過多。則使人易老。

述月經 Die Menstruation

錢惠倫(日新)

月經云者。女子自春機發動期起 Pubertat 至月經閉止期止 Klimaterium 每隔二十八日而來子宮之出血一次之謂也。其初潮之年齡。固因人種而異。然由氣候。風俗。及體質等。亦有遲早之關係焉。如熱帶女子。有八九歲而來月經者。寒帶女子。至十六——十八歲始來月經者。在溫帶女子。則至十四——十六歲而來者。此即氣候之關係。有以致之也。如居城市女子。其初潮之年齡。往往較鄉間爲早。體軼強壯者。較嫩弱者爲早。此均爲風俗及體質之關係。而有遲早之分。然此種遲早。均爲生理現象。病理現象。則不然。如二三歲已來月經者。或二十至三十歲始有月經者。均非生理狀態也。

然月經究由何而來也。茲將種種學說。解釋於下。婦人之月經。係全藉卵巢 Ovarium 之生卵。而生卵則無須賴月經也。例如卵巢發育不全 Hypoplasie 或因疾病毀損。或將卵巢割出。則不能行經矣。但將子宮 Uterus 割出。或爲疾病所毀傷。則卵巢依然能生卵也。至於卵巢如何調節子宮之作用。則有以下之各學說。

據 Pfluger'sche 之假說。則謂卵巢組織內之神經。感受 Graff'sche Follikel 機械式的刺戟所致。Graff'sche follikel 愈增大。則神經所受之刺戟亦愈多。此刺戟。由 Nerven 而傳導於 Fuck enm rk。而蓄積於此。至受一定之强度刺戟時。Ruckenmark 遂發生反射作用。使生殖器管。起種種之變化。據 Strassman 氏之實驗。則謂注射Kochsalzlosung, Gelatine, od Glycerin 於動物之卵巢內。使卵巢組織之壓力增加。因卵巢壓力增大。遂傳播於子宮。而子宮之粘膜。亦腫脹充血。至一定程度。遂破裂而經血溢出矣。據最近之研究。則謂係 ChemischeFeize 所致。其說如下。

生卵後所遺下之 Graff'sche follikel 遂變作 Corpus luteum。此物能產生一種物質。名 Innere sekre'ion混入血液而刺戟Nerverzentren或直接刺戟卵巢神經。而造成月經。今試將新破之Graaff'sche follikel 。在未變 Corpus luteum 以前。除去之。則子宮粘膜。不致增生。而月經亦遂間斷。倘於 Corpus luteum 發生後除去之。則已增生之子宮粘膜。立卽脫落。使月經提早。覩此情形。可知 Corpus uteum 與月經亦有密切之關係也。

月經血液之總量。平均3 0 bis 50 Gram。其色暗紅。如靜脈血。帶粘稠性。其反應爲酸性。並有不快之臭氣。且難於凝固。其有不快之臭氣者。全係加入陰門及會陰脂腺液之故也。(sekret der Talgdrusen der Vulva und desPerineum) 其不易凝固者。則有以下之種種學說。

一、因酸性陰膣腺液 Saure scheiden sekrete 加入之故。

二、因子宮頸腺液含有 Alkali 以阻止血液之凝固。

三、因血液中混有卵巢 Ovarium 及子宮 Uterus 粘膜之內外分泌所致。

以上三項學說中。當以第二與第三項學說爲再可信。而第一項學說。則僅有歷史上之價值而已。月經血液之性質。除含有子宮及膣分泌。子宮頸膣之粘液。Epithel zeilen 及多數之Bacterien外。與人身之血液。絲毫無異也。

月經中之衞生。實有重要之意義。其法卽月經期內。身體均宜安靜。忌行房事。宜節制喜怒哀樂。卽坐車。體操。舞蹈。旅行等。均須禁止。此外如負擔重物。過飲過食。亦在禁例。蓋此等事宜。均能誘起月經之中止。或月經之過多故也。其局部可用棉花布製之月經帶。以吸收排泄之經血。但不宜過緊。過緊則成拴塞。而致經血不能流出。積貯於陰膣內。而成腐敗性膣炎。故月經中之衞生碻實最重要而不可稍忽者也。

種子要方 附顧氏方

沈仲圭

我國人士、家庭觀念最深、有伯道憂者、秉孟子「不孝有三、無後爲大」之訓、輒廣蓄姬妾、姿服藥餌、以求妊娠、而結果適得其反、此無他、不究無子原因、背道而馳之故也，男子不育有由腎虧精薄、有由火衰精冷、前者宜厚味塡補、後者宜溫補腎陽、而寡慾異寢、尤爲首要、蓋受孕之理、由男精女卵、交融而成、體壯精濃則易孕、體弱精薄則難妊、若不知節慾、徒事補益、無異滲漏之巵、不彌其孔、惟添其水、則隨加隨泄、其有裨於事乎、曩有詢種子方於予者、信手書加減地黃丸與之、照服數旬、果屢弄璋。緣藥性中和、不寒不熱、有生精之効、無壯陽之弊也、玆將原方及方義、披露於次、求子者其鑑諸、

大熟地一斤　白茯苓　生山藥　丹皮（酒浸一宿曬乾）　山萸肉　何首烏　（同黑豆九蒸九曬）　金櫻子去刺蒸　女貞子酒浸蒸　杞子蒸各八兩　配煉蜜爲丸　梧子大　每日空心白湯下八九十丸

（圭按）此方即六味地黃丸、去澤瀉、加首烏，金櫻、女貞、枸杞四味、六味丸原爲三陰虧損之良方，今加首烏、枸杞，女貞、以補肝腎、金櫻子以澀精管、則於種子尤遺精、有卓效、且山萸、首烏、杞子、之性皆溫、女貞、丹皮、之性俱涼、合而用之、性臻平和、乃可久服而無流弊矣、

（附記）戊辰之夏、醫專學生請顧惕生先生來校演說、云其家傳種子秘方、係黃芪當歸艾三味、試用多人、效如桴鼓、附誌篇末、以廣其傳、

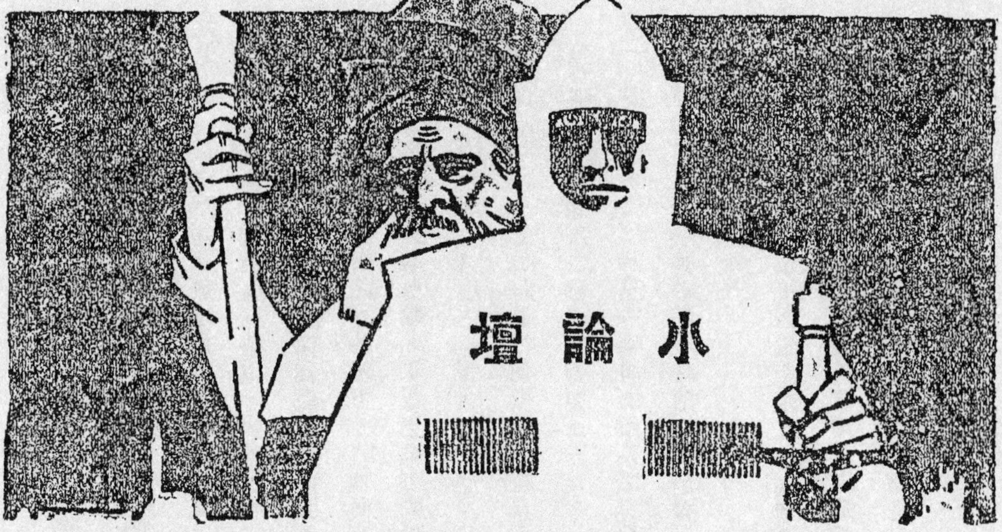

猩紅熱之症狀及療法

耿光譯

猩紅熱。Scarlatina Scharlach 爲高度之接觸傳染病。以小兒爲多。其潛伏期自四日至七日。突然發生高熱。頭痛嘔吐。咽食困難。熱度約達百零四度。（華氏）乃至百零五度。脈搏頻數。至每分一百二十次。咽頭炎及頸腺腫脹。蓋爲必有之症。

第一日或第二日。現出猩紅熱之疹。自頭部胸部背部始。忽蔓延於全身。其疹初由密接之無數細小紅點而成。更由猩紅、瀰蔓性紅斑。而相連合。其隆起之小點。與毛囊一致。背部之潮紅最著明。於顏面上如前額口唇頸部。有呈蒼白色者。若於發疹之皮上引一線。則暫時血管收縮。生與線一致之白痕。在第三四日。發疹大都極盛。其後熱度下降。同時疹亦消退。其經過狀況。如依正當規律。則第一週之末。或第二週之初。即達於恢復期。起膜狀之落屑。而手足爲最甚。亦有發疹之狀異常。或疹之發生不完全者。但僅限於局部得見之。於皮膚有生小結節者。謂之丘疹性猩紅熱。Scarlatina Papulasa 又有發細少之水泡者。謂之粟粒性猩紅熱。Scarlatina Miliaris 其他發疹配列不勻者。爲斑紋性猩紅熱。Scarlatina Variógata 單現咽頭炎之症者。爲無疹性猩紅熱。Scarlatinasine exanthemata

治療之法。除延醫服適當之藥餌外。須注意使病室清潔。空氣佳良。並須嚴飲食物之攝生。以牛乳鷄卵及肉汁等爲佳。皮膚及口腔。力求清潔。襯衣當常更換。又塗擦豬油於皮膚上。爲適當之方法。於發疹消退後。防皮膚之脆弱乾燥。尤爲有益也。

消滅傳染病菌之方法

仲樸

當傳染病流行之際。吾人苟欲謀公衆之安甯。而勿使其蔓延猖獗。則對於消滅傳染病菌之方法。不可不略加研究。茲將鄙人所習知者。述錄四種。以供衆覽。時値夏令。想尤切於實用也。

（一）燒却消滅法　將患傳染病者之屍體。及其所用之衣服。臥具等付之一炬。則病菌悉被烈火燒死。最爲穩妥。惟此法不適合於我國人之心理與習俗耳。

（二）煑沸消滅法　將患傳染病者所用之衣服。臥具。碗箸。雜物等。浸入沸水中。煑約半小時。則病菌悉被高熱度殺死。然後取出亦可無虞。

（三）蒸汽消滅法　患傳染病者所用之物品中。如有經過煑沸後。欲損傷外貌或組織者。則可用蒸汽消滅法。以殺除病菌。惟施行此法時。須熱至攝氏表百度以上。時間亦須較煑沸消滅法稍久。（約一小時左右）不然。恐難殺盡病菌也。

（四）藥物消滅法　藥物之最普通而適用於消滅病菌者如下。

㊀石炭酸水。（二十倍）（結晶石炭酸五分。鹽酸一分。水九十四分）

凡患傳染病者之吐瀉物或排洩物。須多用此水攪拌之。可以殺盡其中所含之病菌。又病室內之器具雜件。亦宜用此水撒拭。若用以洗滌手足或衣服。則其後更須用清水漂淨。

㊁昇汞水。（千倍）（昇汞一分。鹽酸一分。水九百九十八分）

患傳染病者所用之陶器玻璃器及木器等。可用此水浸滌。以殺病菌。（浸滌後亦須再用清水漂淨）至食具玩具臥具等。不可用此。因昇汞水性頗猛烈。若誤入口腔或多着皮膚。易招危險。用者其注意之。

㊂石灰乳。（十倍）（生石灰一分。水九分。）將石灰乳徧灑病室之地板上。及患傳染病者所用之痰盂溺壺便桶諸器中。亦可殺死病菌。此滅灰乳製法簡易。性質和平。用之毫無危險也。

其他藥物之適用於消滅傳染病菌者尙多。茲因限於篇幅。故不具贅。異日當撰專作以詳論之。

發明血炭粉者爲數百年前之漢醫

沈仲圭

近世發明之藥物。有所謂血炭粉者。係用健康動物之血。俟凝成塊狀。置爐盞中。焙成灰爐。碾爲極細之粉末也。此項粉末。一入胃腸。即行化開。密蓋黏膜。使誤吞入腹之毒質。不能入血。血管滲出之血液。促其凝固。誠保護胃腸之妙品。中毒吐血之要藥。且血炭自身。本具極大之消毒力。能殄滅細菌。毒與一切毒質（或細菌產生之毒素）結合。而消失其毒性。故近今治療霍亂赤痢。亦有用之者。然一攷是物之發明人。實爲數百年前之漢醫。請舉冷廬醫話之紀載以爲證。

吳球治一少年吐血。來如泉湧。諸藥不効。虛羸病危。乃取病者吐出之血。瓦器盛之。俟凝入焗炒血黑色。以紙盛放地上。出火毒。細研爲末。每服五分。麥門冬湯下。二三服其血遂止。此蓋血導血歸法也。余（陸氏自稱）案近人傳治暴起吐血方。以絲綿蘸吐出之血。火焙存性。研末服之。甚効。今觀吳案。則不獨初起者可用此法矣。

仲圭按吳球所治之吐血。乃胃出血。何以言之。胃出血之症。多俄然發生。血量甚多。色呈暗黑。非若肺出血之多兼咳嗽。血色鮮豔。分量不多也。今據陸氏所記。有「吐血來如泉湧。」「虛羸病危」二語。可知其爲胃出血。蓋人身驟耗多量血液。組織失却營養。遂現虛弱羸瘦之態。血炭粉入胃。將胃膜傷處。密密蓋住。並促血纖維素之凝結。血溢既止。即進滋養藥品。培補氣血。衰弱之象。不難漸復。此少年之病。所以前服諸藥。如石投水。一進血炭。霍然而起也。陸氏又謂近傳暴起吐血方。以吐出之血。火焙末服。甚効。則知血炭之療吐血。清咸豐間。已爲民間習用矣。

漢醫治吐血下血。又任血餘炭。血餘炭者。係取人髮。以火煨之。研爲細末也。此物止血之功。略與血炭等。而製法甚簡。爰附記之以備采擇。

血炭粉之能滅菌解毒。吳球雖未明言。然古人早明斯理。陳藏器本草拾遺曰。「諸血解諸藥毒。菌毒。」吳瑞云。「血豚解諸毒」聖惠方云。「羊血解硫磺毒。」惟其用法。或生飲。或晒乾。或蒸或煮。不知燒爲炭碾成粉之奏效尤大耳。

時疫淺說

劉士敏

原因　本病起始發生於印度之甘及斯河流域附近。一八一七年始傳播於他國。一八二〇年遂傳入中國。迨一千八百三十年後。蔓延全球。患者之死亡數。殊不可勝計。爲人類最可恐怖病症之一。係屬一種虎列刺菌侵入體內爲主因。所以名之曰虎列刺病。凡飲食不攝生。食穢。胃弱。胃熱。貪涼。侵淫等。均足爲發生本病之誘因。凡不潔之飲水。瓜菜。食物與汚穢處所。及蚊蠅臭蟲鼠蚤等。均爲傳染細菌之媒介。病者之糞便及嘔吐物。與其用具衣服。均含多量之細菌。

病菌 本病菌於一八八三年。德人科和氏始發明。爲一種桿狀菌。類似灣曲形。有鞭毛。爲運動作用。其生殖甚速。取患者之糞便。加以硝酸。則呈赤色反應。病菌於夏秋之交。發育最盛。但其抵抗力極薄弱。試煮於沸水之中。無不立斃。

症狀 本病之潛伏期。通常祇數時間或三日。因病之輕重。分爲三種。**【一】虎列刺性下痢** 腹鳴下痢。（一日六回至八回）全身倦怠。不思食。皮膚厥冷。尿量減少。呈暗褐色。嘔吐。煩渴。腓腸筋疼痛痙攣。脈搏微細。本病多起於夜間。俄然發作。經數日至一週而愈。然亦有轉爲重症者。**【二】輕性虎列刺** 水瀉數回後。成米泔樣下痢。膽汁性嘔吐。尿量減少。手足厥冷。蒼白脫力。聲音細弱。脈搏減少頻數。痙攣益甚。本病起於虎列刺性下痢之後。療治得宜。廿四小時後下痢卽止。經一二週後治癒。然有轉移爲眞性虎列刺者。則往往莫救。**【三】眞性虎列刺** 一名假死性虎列刺。全身衰弱。體溫下降。脈搏頻數細小。尿量減少或絕止無，痛性之米泔汁樣液吐瀉（一日二十至三十回）厥後變爲灰白色而有精液樣臭氣。眼窩凹陷。皮膚厥冷而呈紫藍色。諸肌痙攣。呼吸困難。胸中苦悶。聲音純濁。心音微弱。一日至二日而死。然亦有輕快。經一週至二週治癒者。亦有全身盜汗。不下痢而經過者。發病後經數小時而死。解剖死者之腸管內。含有充分之液體。曰乾性虎列刺。與眞性虎列刺同等症狀。亦經數小時而死者。曰電擊性虎列刺。乾性與電擊性二種。以毒素過甚。所以歷時極短。多爲不治之症。爲虎列刺症之最恐怖者。

療法 本病經過分三期。曰吐瀉期。曰厥冷期。曰反應期。如用藥得當。第一二期時。往往應手而效。療法隨症而施。如強心劑之樟腦白蘭地。止痢之鴉片。止吐之芳香健胃劑。殺菌性之過猛酸鉀及稀鹽酸。如脫水太甚。可注射生理食鹽水於靜脈皮下。或腹腔。以助其循環作用。四肢厥冷。利用溫湯療法。病者祇可飲清潔之開水。饘粥亦不可擅食。

預防 （一）注意飲食。（凡食物須煮至沸點後。再經過五分鐘。方爲合格。）（二）撲滅蚊蠅臭蟲鼠蚤等傳染媒介物。（

三）凡坑廁陰溝及不潔之水。與患者之用具衣服及排泄物中。用生石灰水。石炭酸水嚴重消毒。（四）流行區域隔絕交通。（五）不可貪涼感冒。（六）飲食不可過量食後略服稀鹽酸液。（七）清潔溝渠。（八）隔離病人。（九）凡不潔之物及患者之用具。不得至河中洗滌。露天小攤尤宜嚴禁。（十）注射虎列刺預防液。

注意　虎列刺血清。始由法國醫生發明。但獲效殊鮮。至一八一八年日醫發明之虎列刺預防注射液。較有進步。按當時統計。一百萬人中施注射而仍行得病者有十三人。不施注射。則有一百八十五人之多。按注射預防液。完全增加體內之抗毒素。惟須預先檢查身體健康與否。酌量施行。注射後於一星期內。攝生不宜。而感染病菌者。則其所發病症更劇。此尤應格外注意。

個人衛生簡規

王完白

客常有以個人衛生方法見詢。因苦於答辭非片言可盡。乃採集名國一致提倡之學說。并參以平日一己之心得。編成簡規十則。皆輕便易行。適合國人程度。雖寥寥二十字。苟能人人實行。健身強國。可操左券。

（一）習動　國人天性好靜。實為體質荏弱之主要原因。欲求健康。首須練習運動。日間於服務之暇。宜散步於空氣清新之曠地。早晚在窗前庭際。各行深呼吸。及定位快跑等簡單運動。約五分鐘至十分鐘。以活潑血脈。煆鍊筋骨。輔助消化。調節腦力。深呼吸法。先立正閉口。自鼻孔徐徐吸入清氣。至胸肺飽足。無可再吸。然後呼盡濁氣。是為一次。連行十餘次乃止。定位快跑法。握拳曲臂。不變兩足落地之位。而用力快跑。首尾略緩。中段加速。跑畢可再隨意作俯仰轉側伸屈蹲立等動作。務使全體各節。俱有活動之機。

（二）勤浴　最好在每日早晨動畢。以溫水醮揩全身。後用軟巾擦乾。即在冬季亦至少每星期入浴一二次。居家宜備浴室。以便勤浴。又飯食之前。必先洗手。飯食之後。即行刷牙。若嫌煩瑣。則臨睡時務須刷牙一次。較晨起之刷牙尤為重要也。

（三）慎飲　最佳之飲料。即清潔之熱水。水必煎透。生水切勿沾唇。能經沙漏器濾過則更佳。空腹或兩餐之中間。可多飲之。各種烟酒固有大害。即濃茶咖啡等亦弊多利少。不飲為宜。

（四）節食　食勿過飽。適可而止。細嚼而緩咽。飲食後半小時內勿即作費腦費力之事。三餐以外勿食零物。惟午後四時許可略進茶點。若糖食水果。宜在餐畢時食之。食品中當多備新鮮疏菜。較油膩葷食。獲益更多。

（五）直坐　坐時胸背挺直。使肺部擴張。呼吸舒暢。椅脚當低毋高。讀書作工之際。眼與物之距離須在一尺上下。光線應自左後方射來。切勿直射眼部。

（六）側睡　睡時多向右側。脾胃腸運化。心臟搏動。均得順適。床宜三面臨空。冬日勿垂帳。勿冒被而臥。夏日胸腹必以軟布保護使暖。成人夜臥以八小時為率。小孩則須睡足九至十小時。臥室無論冬夏。前後窗須留透風之處。以流通空氣。

（七）衣寬　衣服宜寬博稱身。勿使有一處迫緊。阻滯血脈。婦人切勿以堅衣束胸。妨礙呼吸。迫壓乳腺。以致體弱。育兒困難。或釀成肺癆等不治之症。其害較纏足為大。鞋式亦以適足樣為尚。跟勿太高。頭勿過尖。

（八）屋潔　房屋務求潔淨。明亮。高燥。通風。除日常灑掃外。每星期宜大掃除一次。房屋四周勿令稍有污水。即一盂之水。亦能產生數萬蚊子也。水缸必加蓋。廁所與垃圾窩均必加門。以免蒼蠅產子。傳染疾病。陰溝當常疏通。並注入臭藥水或煤油。以殺菌解穢。

（九）防病　手巾面盆等物須人各一具。勿數人通用。此為防眼病皮膚病之要訣。食時每人各備箸匙二份。用公箸取食物入盤。後以私箸入口。用匙亦然。既可預防互染疾病。且因取食較緩。可免急食之弊。若有一人患傳染性疾病。即宜送入醫院。否則須嚴施隔離法。勿與他人同居。病愈後將病人之食具衣被。煮透消毒。方可再用。

（十）養心　心潔行正。屏除嗜欲。自少煩惱。而多佳趣。每逢星期。應停止俗務。研究道德。怡養心身。心為主人。身為僕役。果能心平氣和。樂天知足。不獨身康體健。且可益壽延年。且吾人不當以僅求一己之安健為足。尤宜留意公衆衞生。以盡人類互助服務之天責也。

衣食住之衛生概論

高克仁

衣。人體需一定溫度。而氣溫則變化無定。每由季節以轉移。按氣溫念五度。裸體固屬相宜。若較此更低。必使奪體溫。多食勞動。僅能增長熱力於一時。終非衣服不足抵禦寒氣。調節體溫也。衣服除保溫禦寒之外。並保持皮膚清潔。防免外界刺戟。陰蔽人身醜態。凡講究衛生者。於其材料色澤清潔形狀通氣度保溫力溼潤性。均當愼爲選擇，期妥善。人類智力。對付上列各端。尚能自然了解。惟衣服形狀。隨風俗流行。有時竟背乎衛生。如寬窄不適。則妨害運動。阻礙血行。歐婦緊腰。日女腹帶。均爲消化不良。肝腎變形之因。領圈過小。壓迫頸脈。致發頭痛。襪帶太緊。阻止脚血返流。久用圍巾。減弱頸部抵抗。反易感冒。頭部溫熱。常致眩暈。以上諸弊。或由倣傚歐化。或因過於保溫。吾人應加警戒。勿祇圖時髦。而自貽伊戚也。

食。食物所以發生。然病從口入。關係衛生至大。其最重要者。莫如飲料。不良之水。足媒介疾病。觀夫瘟疫流行。常與河流區域一致。蓋上流患者之排泄物。遺棄河中。則下流居民。輒受傳染。夫水不特爲霍亂。傷寒。赤痢。瘧疾傳染諸症之媒介。且常含寄生蟲卵。如蟯蟲。鞭蟲。吸蟲。蛔蟲。住血絲蟲。十二指腸蟲等。一旦飲用。必罹各該寄生蟲病。致大損健康。況水分不純潔。又易誘發急性胃炎。促發潰瘍之類。凡含病原之水。不僅由飲用以感染。卽用以沐浴或洗滌器皿諸雜用。亦能侵入人體。蓋自皮膚感染之例。已有事實證明也。世人往往祇重飲料。忽於雜用。實非徹底衛生辦法。茲將純良水應備性質。與不良水之補救方法。分列於下。以供實地應用。

純良水應備七大要件。一。不含病菌。二。無食物殘片毛屑異物。三。無色透明。四。適當十度溫度。清涼佳味。五。無異味特臭。六。反應中性。七。不含有害化學成分。吾人欲得純良水。當求諸自來水。或最下層之地底水。不得已用河水井水雨水時。當加以視察。其不合純良性質者。採下列之補救方法。

化學的方法。一。明礬澄清法。是爲最普通者。因明礬入水。由化學作用。生不溶沉降性水酸化鋁。同時水中一應汚物。悉隨之沉降。而變潔矣。二。化學殺菌法。每十萬立方米突水中。加入鹽化石灰八五仙脫納耳。二小時後再加亞硫化曹達中和之。如是則水中所有細菌。歸死俱滅。

理學方法。一。煮沸。凡將水煮沸五分鐘。可確實殺滅細菌。二。沙濾缸。自本器濾出之水。不含雜質。

住。家屋之目的。在造成人工的適當氣候。以避氣象變化之害。同時遮蔽風雨。保存財物。快息身體之用。惟構造不良。妨礙衛生不少。古人野外動作。世界文明。屋內生活。遂次增加。而城市都會之住宅建築。限於經濟地位。甚難合法。故歐美各國。特定建築條例。

以資適從。舉凡市街設備家產建築以及室溫調節採光換氣處置塵垢排除下水清潔飲料諸搆造悉有一定規則焉。

瘧母之病源及治療

沈仲圭

瘧母者。瘧疾愈後脾臟腫大也。脾臟何以腫大。則以當瘧作發熱時。脾必充血也。充血一二度。脾尚有運血使出恢復原狀之力。久而久之。調節力衰減。脾內毛細管悉皆瘀血。以手按之。形同癥結。其塊恆在左脅。正脾之所在地也。中醫對於此病病理。亦有謂瘀血者。惟不知血所以瘀之理。及誤爲肝病耳。（因瘧母結在左脅。爲屬肝之故。）言夫治法。瘀以破通筋絡爲第一義。查楊士瀛仁齋直指治久瘧結癖。用芫花二兩。硃砂五錢。爲末蜜丸梧子大。每服十丸。棗湯下。蓋芫花通利血脈。爲破癖要藥。硃砂功亦類似。而性重墜。二藥配合。能搜括毛細血管瘀滯。由大便而下。惟愈後宜以糜粥自養。恐芫花峻利之性。有損胃氣耳。

本報聲明

本報上期所載之肺結核與強肺術一篇乃丁福保先生所譯述已見本報第四卷第八期中此係校者誤入復誤署沈君之名也特此鄭重聲明

中西醫學報編輯部啓

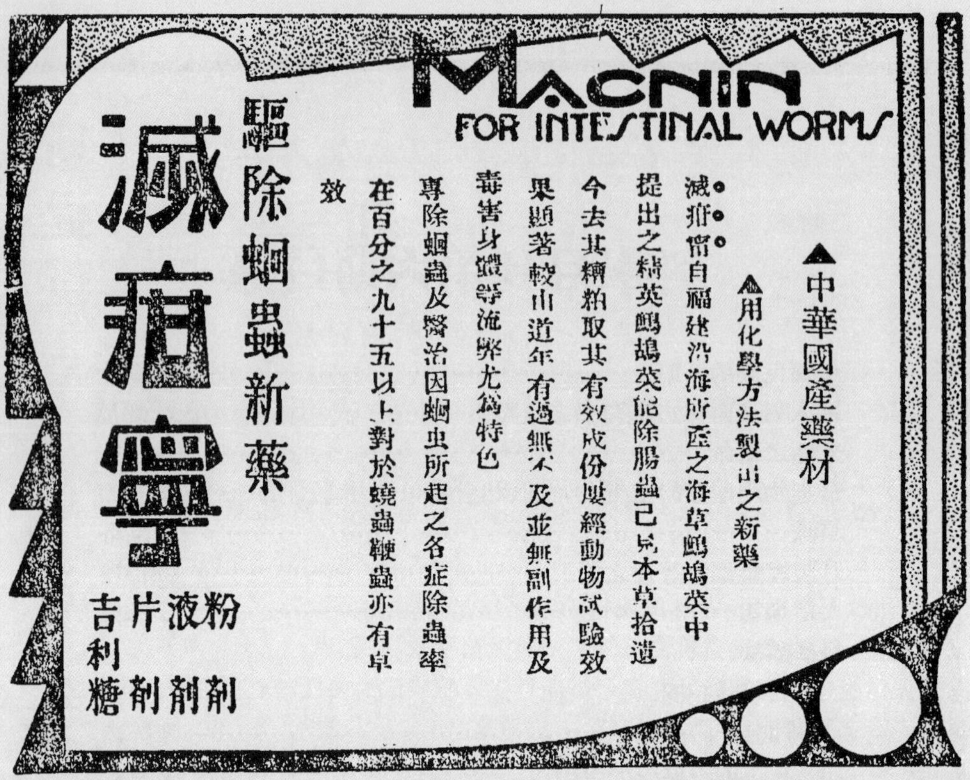

上海四川路三昌化學藥廠發行函索樣品請附郵券十分

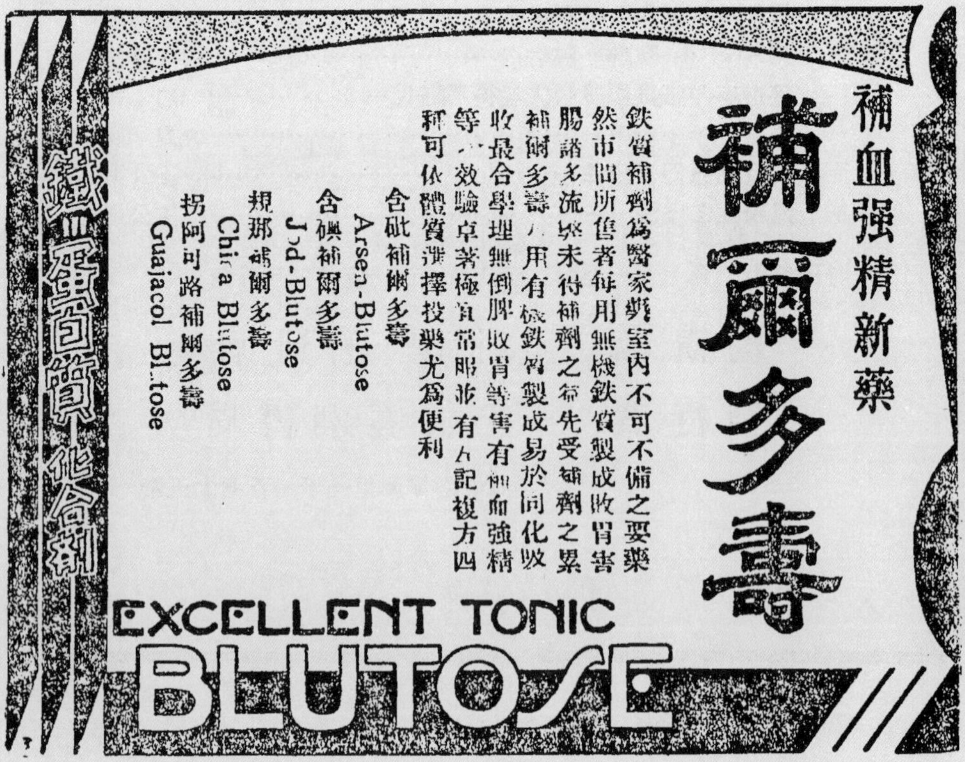

Orypan

A most efficient Vitamine preparation for Bèri-Beri and similar diseases of avitaminose, neuritis, polyeuritis, etc.

最有效之維他命製劑

脚氣新藥 **阿利攀** 內服用丸劑及新出品注射劑

維他命類爲人體生活上最重要物質之一醫界之所重視者也吾人日常飲食物中之重要成分爲含水炭素類肪脂類澱粉類鑛物質類等是也惟除上述諸成分之外更須有維他命類之存在始克謂爲營養完全顧飲食物中雖皆含有維他命類中之一種或二三種但爲量甚微往往因烹煮製造貯藏之不得宜幷此微量之維他命而失之或因飲食物之偏於一方調劑不得法致身體不能攝取應得分量之維他命類於是日久而發生諸種維他命缺乏症矣在中國南方各省以白米爲主要糧食之人士常以缺乏維他命B所致之疾病爲最多故阿利攀丸劑爲斯類疾病之無上良藥早蒙醫家之推許無庸贅述晚近本廠新發表阿利攀注射劑乃積十餘年之研究所製成其效力之偉大非同凡品實有起死回生之效醫藥界諸彥幸留意選擇而採用焉

效用　統治諸種脚氣症神經炎多發性神經炎神經衰弱症營養不良肌肉瘦削食慾減退過勞傷身病後體弱癆病人之衰弱等症

包裝　丸劑每瓶二百粒注射劑每盒五管每管一・一西西（已到）又每盒五管每管二・二西西（未到）

瑞士國汽巴藥廠監製◆各大藥房均有發售

中國總發行處上海英租界交通路中新華大藥行
北方發行處天津法租界亨達利洋行
福州發行處福州南台上杭街萬順豐號
南方發行處廣州市太平南路五十五號新華公司
寧波發行處寧波東門五內搥衙前四明藥局

詳細仿單及藥樣承醫家索取請函示上海九江路二號汽巴藥廠當即奉贈

Society of Chemical Industry in Basle, Switzerland.

International Medical Journal

Vol.10 September 1929 No.3

中西醫學報

第十卷第三號目錄

論壇

從打破漢藥的迷信說到實驗與提倡(續)

劉泗橋

(三)注意非習用的藥物　中醫的進化。無過於用藥的因陋就簡。荊芥。防風。梔子。竹茹。青蒿。荳卷。一派平淡無奇的療藥。信手拈來。習以為常。關於本經和傷寒所闡明功效的麻黃。桂枝。已等告朔之羊。其他貫宕。白蘞蘆。大楓子。斑貓。這類藥物甚多。有為西人證明在治療上的功能。然而我們中醫留之閒散。聽說像蔡同德一般的藥舖。雖有冷門藥一部。備了這類僻藥。可是什襲而藏。有從來隨方配藥沒有動過分毫的。推原醫者的用心。自然在於他們識淺心虛。學力不到。深恐因此召禍。反而輕淡的藥劑。隨處敷衍。倒可博個『小心』『謹慎』的定評。此風一開。就是藥物雖有瞑眩之功。而為世所不過問者。比之文字。像煞僻字冷典。僅供字典的點綴。實際變了過去的廢物。但也說不定這些廢物。還保有前朝所發見的在裏面。為我們研究所不能忽略的。一定還將人們所不注意的藥物。視其發見價值。倘不背自然原則者。現今精細審愼的證明工作。我想愈是這類素來受我們冷待的藥物。大概愈多富於強悍的成分。好在西人常用不一定的手術來提取他的功用之後。得到藥少而用宏的法則。這裏使得我們試驗這類藥物時有所取裁。惲鐵樵先生用蚤休來治神經系劇變時的急驚。(見中國醫學院院刊的報告)打破濫用輕藥的劣根性。可稱先得我心了。

(四)應該廢除穢物和靈異品的入藥　我們藥學最始入口實者。就是各種花樣的本草所能見到的。無過於殿後的連篇累牘。慣拿穢物和儀為靈異品。來算做療藥。可笑人了。能善用之。可供我們治療的藥物。儘足使用。何必眩奇好異。甚至天靈蓋。人脛骨。一類的殘屍遺骸。都入藥籠。無怪牛溲馬勃。固然夾袋中物了。這種無意識的野蠻產物。多屬半開化的初民所遺留的印像。而靈醫術士承其不傳之秘。以以恐人。在過去著述本草者。顯然沒有大胆能戰勝這般法術性的醫藥環境。反而迷信他們的怪誕奇異。取來點綴自己的本草。那知本草的墮落。開始於此。後人推波助瀾。一味盲從。譏如人身的月經。脚垢。齒糞。和靈異品的龜尿。兔屎無一不當神秘的仙丹視之。從此造成了我們藥學可恥的障碍。不用極端的反對這般泥迹療藥的存在。就談不到中藥會有洗刷的時候。

(五)組織效藥的報告和宣傳機關　多了個中國人做的西醫。便無異增加了一個西藥在中國的推銷處。可見歐美人用學術或用商業來徵服國人的辣手了。假使歐美內有種發明的新藥。慣會「不吝教益」似的馬上向我們用巧妙廣告來聳動觀聽。有時「情蒙不棄」還很巴結的勸用到敝中醫界的我們。若是西醫更會像芥子投珀一般來盡力奉行。不過關於藥物試用成績。假使得不到功效的預期。或者生了不良的反應。那麼我們出錢的試驗家。可以將治療的經過。給國外的發行該種藥品者有個改良的審究。我們果欲達到證明漢藥的志願。這種良好的辦法。是値得模仿的。此後漢藥若有新療品和新證明的效藥發見。應該報告限定（從事效藥研究）的醫會或某種雜誌。由過種機會。供有思想的醫士羣起研究。造成試驗和證明。自然我們證明的態度。至少應該根據於（生理或病理）的實效而出發。

(六)中醫當有配藥室的設備　差不多的私家西醫。除了特種藥品以外。普通都有配藥間的設備。醫士從診察後所列的方藥。可以立候的配合成劑。病家既屬利便。在醫與藥又獲融會而無隔膜的弊害。可是中醫不然。應診的醫人對於求治者責任只在方案。至於舖藥買配方劑和藥物煎煮的所應具之常識。那是與醫無干。實在的在這種狀況最容易發生不防的危險。第一藥舖偶不經意來配差了藥。若說平和無害的到也能了。偏是碰到急症險候。倘將不當用或顯然相反的一味之誤。順逆立見。受害者自能只怪醫生庸而殺人。那裏明白方案雖由醫而設。方案指定的藥物却來從舖子的配合。不是方案的過失。而爲配合的錯誤。這樣事實也有病家從藥渣中發見藥舖的不是。但是我們醫生不處處因爲治死了病人而專做藥渣的生活。因此常常想到中醫界的同人。大可一效西醫的自備醫物。雖然我們本來也有備帶藥品。但只關於某種的丸散子。不是普遍的。說到設備藥物。在療物的效能率所顯示的優劣。更能得到自身解决的機會。至於我們實行設備時的必備藥若干種。當再另外討論。以上略舉數端。在證明上還是一種手段。並非欲達到的鵠的。因爲漢藥除却分部爲小西人所化驗。認有確實的藥能以外。大率屬之法術抽象而爲迷信思想的產物。這是西醫不滿意我們的話。我們不反對。在過去的本草。雖然還占有他的地位。可是現在學術光明。有不能儘他繼續的混淆。應當知道這種不合理的無益物。有待於儘量的掃除和消滅。然後再做我們所期待的正當工作。至於工作的開始。物理和化學固非今日力所能及。不過用時代的識別。多少能從生理和病理的趨向。表示較現實的了解。就可滿足我們最小的慾望了。同時我們再做怎樣算是提倡的初步工作。一併寫在下面。

提倡的初步在醫藥的合作　我們還記得中華藥學會的西藥劑師對於衛生局的登記章程。在報上發表過一種意見。他說歐美日諸國醫與藥的分科。釐然井然。即吾國教育部所訂的醫學藥學二科亦各有別。醫科主要科目是生理解剖。醫化組織。病理。藥物。診斷。細菌。內科。產科。眼鼻耳咽喉科。皮膚科。法醫科。藥學主要科目是無機化學。有機化學。定性分析。定量分析。藥用植物生藥學。衛生化學。藥品工業化學。製藥化學。細菌學。裁判化學。各國藥局方藥品鑑定學。調劑學等。綜觀以上所述。就是他們視爲醫藥雖以苟合所反對的理由。因爲我們貴中國對於現在學科日精分科。尙有分科的理致。一向沒有顧到，醫人充當藥劑師。原算不得一回事。就是藥劑師沒事幹的當兒。也許能夠玩了醫人的把戲。弄到醫與藥混做一團。似乎不像來路貨的分科法。來得那麼認眞。也是他們所以引爲缺憾而認爲錯誤的。然而說到吾國產醫藥。那又情形　同。趨向亦異。西國的藥學獨立。得力於科學進步。我們主張醫藥合作。在積極減低無藥學興味的藥商照樣付託以泡製藥物的重任。其根本錯誤難免之點。舉之如左。（甲）我國藥商志在牟利。能夠如法泡製已算蓋地『道他的責任。那有懂藥理學者像西藥劑師其人。主持其間。做研究改良。新的發明。對藥物操之於市人。這在古醫早已表示不滿。不過積重難返。沒有做到醫而兼藥的規程。徒然留下這樣一段話。供我們引證『古云醫家貿易多在市家。謾言賣藥者兩眼。用藥者一眼。服藥者無眼。古壙灰云死龍骨。苜蓿根爲土黃。麝香搗荔支核爲藿香。采茄葉雜煮半夏爲玄胡索。鹽松梢爲肉蓯蓉。草仁充草蔻。西呆代南木。熬廣膠入蕎麪作阿膠。煮雞子魚鰾爲琥珀。枇杷蕊代款冬。驢脚脛作虎骨。松脂混麒麟竭。番消和龍腦香。巧詐百般。甘受其侮。甚至殺人。歸咎用藥。』這種無道德的作僞。由來已久。中國醫藥事業所以停滯，可說厄於療治主要品的藥物假手於無智識的藥商之害。（乙）吾國習慣負治效的責任。在醫不在藥操藥業者對於貨品的良窳。只務外觀。不求實質。甚至貪圖微利。將僞亂眞。弄得方是藥非。像甲條所說。古有同慨。治療的重任既欲責之於醫者。那麼我們當然不能放棄藥物仍操之於商人的掌中。

應設藥學專校以造人材　我國本無藥學可言。藥品的供給純由『因陋就簡』的商人。像尋常一般的貨品懋遷貿兌。若與西人製成的精藥比較。相去何止道里計。時人侈言改良。如無專門人材。談何容易。豈能責之『惟利是圖』的一般藥商。所能了事。那麼造就藥學專材。爲醫藥合作後圖其重興與獨立達到精進分科的境界。更非積極籌備相當的藥專沒有產生適合的藥學人材可言。此事在現今我們的政府無暇及此的時候。應由藥商同行聯合中西醫藥家。募資設立。在急切需要時應用權變來處理。以無定例可資遵循。望有愛護國產藥的人們。一致起來。不分彼此的來做這種十年樹人的大工作。

獎勵藥學會　外人小至一技一藝。都有學會研究進步的方法。醫藥是人民健康所維繫的。現在各國政府和自動捐助的大善士。不惜鉅金。供給實驗室的研究者。所以減輕人類的痛苦而激進藥業的發展。及觀吾國。故步自封。自甘落伍。一任外藥的侵襲。而尙夢夢不急起來做我們的運動和抵抗。有說。『不出十年東西洋的舶來藥。會奪我們固有的醫藥地位而代之。』此近日有識之士所呼號奔走者。原不是杞人憂天的神經之談。漢藥治效價值。較之我們醫術固然有顯著的作用。見重於世。雖則古來的本草。沒有誠實可靠的學說。能適合現世科學。關於藥的解釋。可是積極改良。未始沒有辦法。只要醫藥兩界。從此覺悟。趕快不厭多做藥學研究會的組織。努力於整理舊說。和融合新理的兩部。采長補短。實現漢藥治效的功用。在民族固爲學術文化的光榮快事。對藥業的未來利益。更顯無限的光明。只是學會的經費。爲辦事之前提。在研究者本身。未必家盡富有。能犧牲精神以求道理。已屬難能可貴。若責之枵腹從事。或購置完備的器械。非空言所能了事。此有待醫藥兩界的盡力輸將。接濟經費。使得學會中人可以安心研究。果獲有價値的貢獻。應由藥業公會等凡愛護漢藥有關的團體。規定獎勵法。以資鼓勵。古云。『重賞必有勇夫。』吾知關藥學界的新天地。那麼距實現當在目前了。

創辦藥物試驗場　我國。茶和棉的試驗。固有具體的試驗場之設立。只是培植在藥的農場還未有過發見。雖然藥物重道地雖其本土則質同而效異。好像『橘逾淮而爲枳。』古有此說非其產地。遷地勿良。然也不可一例論。我想除非特殊的幾種。有的藥物。無產地性的。其形性功用。有不因異土而變更者。不妨提倡多植。增進國產。近察西醫所施的生藥。像甘草。龍胆草。毛地黃等多取給於外洋。就是我們中藥界。也有只貪近利。內中用日貨朦人者。多至不可勝數。純爲不重道地的人工培植。如厚朴。茯苓。其尤顯而易見者。其輸入之鉅。爲數必甚可驚。可惜一時沒有海關册可以考證。嘗聞人言。『吾國地域寬廣。包含寒熱溫三帶。以言種植。何藥不成。特在藥學者進行之毅力耳。』有志藥學之士。自應考察氣候土地。選擇適宜的藥物而施以培植。與外藥爭一日之短長。成績如何。全在我們自己的努力了。

化製最效藥　西人挾其心智財力。來和我們素無智識訓練的藥商相競爭。報紙和要區的廣告呢。送閱精美的印刷品和月份牌呢。這麼大吹大擂的極盡能事的宣傳方法。所以不惜工本者。無非視吾國爲世界惟一的推銷市場。又覺我們國產藥物爲其障礙。鄉僻之處。購買西藥。不如習慣的中藥之便。於是有單獨推售的專藥來應變無窮了。像金鷄哪。清導丸。燕醫生補丸。兜安氏各種藥。隨其廣告足跡。幾於家喻戶曉。此中漏巵自然比之一部分的西醫和西藥房所盡忠推銷的成績來得普遍。說到我們的貴同胞。喜歡外藥的心理。第一是震於廣告力的吸引。次則因他的裝煌悅目。而且製法精美。沒有中藥煎熬的麻煩。有此數點。我們漢藥雖然尚未被棄於淘汰之地。可是『退守殘局』和『苟延喘息』當然非持久之計。要是漢藥欲據世界藥學地位的永久時。希望我們醫藥兩界。不要忽略化製最效藥來做舶來品的勁敵。

設立藥品工業廠　欲實現藥品工業廠的設立。以求中藥的改良。雖經不少的同志。有過熱烈的運動。可是醫藥兩界仍舊『我行我素』的毫無覺悟。要有大規模的化工製藥事業之實現。可知距事實尚遠。不過我們所抱的宏願。不能爲一時無光明的希望。就安於緘默。何況我國地大物博。藥物的原料。儘有取給無窮的利便。就是偏於礦物的西藥原料。其有包含於漢藥中的。如甘汞(輕粉)鉛粉。玄明粉。明礬。阿卅尼格爾。硼砂。鉛。水銀。硝。蘇打炭養。琉璜。鐸炭養等。與西藥類者甚多。不過未嘗有化學的製鍊。自然可擇其適用者先來改良。在西藥用的藥品。吾國尚不患沒有充分的供給。再論漢藥的更覺俯拾卽是。中西藥品。固有類同的發明。惟所言功用。似有出入。這在中西觀察或有歧異。爲表面的隔膜。然其結果能融洽兩方而研究。必有殊途同歸之點。吾可斷言。漢藥像桂枝。當歸能爲西藥所重視者。但能一一提取他的阿爾克洛哀得。或作丸散和注射品。使其顯應一定的功效。此舉能見事實。在西藥既可塞巨量的漏巵。而漢藥又能獲改良的效果。我們苟具卓絕不拔的毅力。克底於成。除完成漢藥發生科學的忠實證明。適應現世紀而免人於口實時。也許還能得到國外的同情。轉輸於歐美。也並非極端的不可能之事。不過設藥工廠重任。那是我們鷄零狗碎的國產名醫。所能勉強將就的。定要藥學的專材。能熟諳漢藥有個徹底的了解者。方能擔任曠古的難工作。再從化驗分析在可能範圍來證明國產藥物有特徵的實效。闡明功用分劑。開始啓發藥學史的新紀元。

徵求醫藥協濟的事業　協濟社就是現在高呼入雲的合作主義。此地雖然襲了這種時髦的學名。但證之實際。對於原理的實施。不免因環境而異其段落。不過本之中醫對藥業的態度。原有一種類於協濟作用的意味。就是醫與醫間嘗會集股設立含有旨趣的藥肆。發生關係的醫者。在經其診治之病者。有指定專向該種藥肆購買的可能。現在我們利用這種舊習慣。變其趨向而成爲一種新面目。取逕於協濟辦法。那麼我們處今日醫藥存亡的緊急關頭。偏是毫無覺悟的藥商。不想設法來資應付。只有我們自己起來。聯絡醫界有識的同志。從組織藥學審查入手。只要漢藥不是專門在迷信上的產生者。而爲歷來試用認有可取的成績。一概施以檢定。照古人採製和改良後的新發見。求適合現實的需要。我們就結果之所得。由此可以促進各地醫會。提倡檢定藥物的發買處。一面我們施用漢藥的醫人。也有個定則的可用藥。得資遵循。只要我們醫人團結而做覺悟工作。至於信仰漢藥的國人。假若向我們得到憑以配藥的方案時。我們就有權力指定購買協濟社的出品。也許我們能達到大規模設廠革新的權輿。就在這種協濟社開始。

末了。我們漢藥在世界藥學上的貢獻。還是埋有財富而未經開發的寶藏。日本古代醫學本取法於吾國。維新以後。棄舊日的漢藥而崇尚德之新法。然而漢藥雖廢。至今漢藥仍爲日人所重視。試驗分析。不遺餘力。有但取其成分而只加以精製的手續。便以發明新藥自許。我國昧昧之徒。反詫其新異。而不知康公固我之是臣。反將有用的國粹。視作『前薪之見陵』。惲鉄樵先生在其新出版的生理新語也說。『中國藥學知之者少。中國醫學的藥效。知之者多。即活三口之庸醫。亦必有幾紙效方。日本的醫學。在環球醫會中位置第二。英法皆不如。此則十數年來。報章上所常見的。畢竟日本何由能邁越英法，其內幕我輩無由知之。然據事理不斷。他種科學不能邁越英法。獨醫學能邁越英法。就日人醫學歷史觀之。其民族未必賦有醫學天才。然則當有所憑藉。苟吾所推測者不謬。吾知所憑藉者必爲中國醫學之藥效。蓋爲有驗方。一轉移間爲新發明之特效藥矣。」先生爲中醫過程具改革思想的有力者。所說原非『想當然』的八股頭腦可『同日語』的。而且漢藥之值得研究。證之事實。是誰也知道的。例如杜亞泉先生所說也。是給我們一種幫助。他還說。『阿膠止血。爲德醫所發明。而我國早用以治經產勞損。鐵質補血。爲西人之新說。而我國久用以療黃疸。』試按此語。可知我們所說。並非完全誇大的一孔之見。是很可見到的。丁福保先生刊了不少的中西醫籍。不論販賣新醫和發揚舊籍。算得兩面討好。深知雙方的半斤八兩了。同時雖說。『嘗謂吾國之醫。雖退化至於極點。而藥物未嘗不可用。』說的多麼婉委有則。然而當然他所痛斥的『如腎虛則食猪腎。肺病則食猪肺等。』他是極力反對這種同類補益的的妄謬。可是現在偏聽到什麼德國懷德和加羅拉二氏的報告。謂『惡性貧血可用動物的肝藏內服法。得奏明著的效例。這是

我在近來出版的教做社會醫報偶然看到的。此說果眞。丁先生半西化的腦筋。不免苦着多兜了個圈子。但是丁先生終究是個深知就裏的能者。他近在中國醫學院演講。慢斯條理的想來。不全是違心之談。就中國醫學院所給我的院刊中。多多抄襲來充個著作。丁先生說『中國醫藥實在很有神祕的特長處。所以今日尚含有多大的勢力。爲一般人所信仰。所恨草頭丹方。嘗散處於草野之中。而未能窮詰其至理。因以遞嬗所傳。頗多失眞。曾遇一症。在六〇六未入中國之前。患極沈重的花柳毒。現噁心煩躁。潰瘍諸狀態。遍醫乏效。嗣服單方僅四十餘日。霍然而愈。似較六〇六爲穩妥而簡便。於此可知六〇六不足爲獨一無二治療花柳毒之聖品矣。』『相傳脚魚能療脚氣。予初意爲不過以脚治脚之戲言耳。然證之事實。確著大效。一若伏龍肝的止泄瀉，殊有意義。未可厚非。苦參子之於痢症。蜒蚰之於喉腫。常人類能知之。此等神秘的特長處。祇須加以提綱挈領的整理法。旁參互考的闡明法。不特中醫可博多人的采聲。而世界醫學。從可改觀矣』這裏丁先生所說。與前面所引的矛盾。是很顯見的。也許丁先生很知趣的恭維話。但我敢說。『這是丁先生經歷甘苦的見道之言』丁先生對於新理舊說的顧此失彼之煩悶。也不亞於我輩。

他的序中。常會這樣的說。『各科學光怪陸離之新理新法。一若對萬花鏡之迴轉循環。使人應接不暇。』在這裏丁先生還會感着上進化的道路。更有不勝其吸收的痛苦呢。要知我們漫無主裁地儘跟着路跑。至少走個錯誤的歷程。一般出主入奴的先生們。將外國學來的智識。不用於改造和建設我們醫藥的根本獨立。反而來摧殘不絕縷的所固有者。必欲去之爲快。至於他們視爲摧殘和廢棄的方針。自然以外說爲轉移。外說觀察中醫藥的某種結果曰非者。國人就胡調而非之。剎那外說知前所研究有不盡然者。國人又從而附會之。總之我國中醫西醫都是一丘之貉。中醫之敗在看過幾册惡劣的醫學心悟溫熱經緯等書。就老着面皮稱做儒醫了。有的還向狗屁不適的師傳處混了幾年。當然以『有所師承』自居。急快懸壺獵食。還邪有研幾探深的精力。同樣在外國歸來的醫學士。自然也難免這般的因果律。那裏談得到實驗室做學問工夫呢。不比歐美各國政府年糜巨金。或者民衆自由捐助。注意實驗。來推揚醫藥的突進。這種與其說是科學進步。不如歸納到資本的發達。我們中西醫受同樣環境的無發展機會。沒法。只有學了孔二先生的『述而不作』。由是各述所主。偏見愈甚。冰炭益深。其實也難全怪國人生成的惰性。而沒有一般的創造力。現在我們要融合中西醫的眞精神。尤其藥物爲雙方所容易認識的。所以就一時所想見的幾點。拉雜成編。惟期有志中醫藥的國人。不厭其詳的加以討論。造成我們應取的途逕。實是求是。以底於成。就是來草這篇文字所引爲希望的效力了。

（完）

譯著

肋膜炎 Pleuritis 治療法之批評

劉雲靑

肋膜炎 Pleuritis 問題。若以皮相觀察之。乃爲極陳舊之題目。頗似盡已硏究之樣。然若深思索之。則與結核問題同樣。多見出種種方面不明之點。宜乎近年。其病理的及免疫學的硏究。日見其多。而於肋膜炎之原因。發生乃至治療方面。生出新見解。或於舊推論。可得與以實驗的根據。使吾儕臨牀家。有興味不盡者也、臨牀上明瞭認知爲肺結核之隨伴症狀。而除發現之肋膜炎者外。今於所謂特發性肋膜炎。以前關其原因。有種種之視法。已成周知之事。若綜合其多數之硏究。至少其大部分。與肺之結核性疾患。有關係無疑。因而其分類乃至治療。不可不以其基礎病之肺結核病變爲目標焉。

於結核病理之領域。近來曾發表種種之新智識。尤於蘭開 Lange 氏之病理免疫的觀察。及佐多先生之免疫學的發生觀。爲最惹吾人之注目。玆爲便利計。自蘭開氏之立場。將結核性肋膜炎。思一觀察之。

如人所知。蘭開氏由結核之發達經過。分類爲三期。第一期以初期變化羣爲根據。卽於肺之初發病竈。與在此部屬淋巴腺轉位之成立者。於肋膜炎患者。九〇%可得認出此初期變化羣云。

初發病竈者。如布路緬別耳格氏之根本的研究所示。直接占居肋膜下者少。多數存在由肺表面隔數糎之處爲普通。不止此也。又一切初期變化羣之八〇%。不呈何等臨牀上症候。而有治癒之傾向。故雖隨伴初發病竈而惹起之漿液性肋膜炎者。亦有不呈多大症候而經過之事。不難想像之。然漿液性肋膜炎。來自此初發病竈之事。雖於患者病歷中。全然無有訴罹患肋膜炎。而於臨牀上。亦能確實證明陳舊肋膜炎之存在者不罕。又歷來全爲健康。土貝克林 Tuberkulin 反應陰性之小兒。數日間。因與咳出結核菌患者同居之故。遂成土貝克林反應陽性。其後週日許。竟罹肋膜炎之例等。亦可爲自新鮮之初發病竈。而招來肋膜炎之證左也。

又病理解剖上。有初期變化羣。而有肋膜癒着者。據岡氏八一•二%。倉島。福田兩氏七一•五%云。觀此報告。則可充分證明肺結核第一期。與肋膜炎之發生。有一定之關係矣。

蘭開氏之肺結核第二期者。爲初期變化羣未治癒。病竈進行擴大。更廣範圍而侵於腺之時之謂。肺門淋巴腺被侵害。因而腺之菌濾過能力減弱。其以前爲局所的病機。今則成爲一般的疾病。此蓋一部毒素力雖多少減殺。然充分富於活動性之菌。能侵入循環系故也。

第二期之特異點。爲於病竈之反應機作大之事。卽一般過敏性之獲得是也。因之對於特殊的及非特殊的刺戟。則非常過敏。關於此事。爲佐多氏及其門下諸氏。夙所實驗的唱導之。氏等之免疫第一期。或滲出性素質者。實際上屢屢與肋膜炎以發生之機會者也。

初發病竈周圍之炎症。因過敏性而甚擴大。由其位置。此炎症達於肋膜。於遊離肋膜。惹起漿液性炎。此事在小兒肋膜炎之滲出液消退後。可以林忒葟 Rontgen 線證明之。但此際其病竈爲眞正之初發病竈。抑因肋膜炎之故。二次的發生。務注意其無謬爲要。間葉性肋膜炎。其發生之一途。存在於間葉之入口。肺浸潤達於間葉之入口。遂發現滲出液。而此際肋膜炎之發生機轉。則依淋巴轉移。或依氣管支於轉移也。實際上於第二期結核。雖於定量的或定性的。皆可著明認肺門部淋巴腺之變化。故不可不思作肺門部淋巴腺結核。多爲肋膜炎之原因也。右側肋膜多之理由。業經斯董尼科氏。及燕開耳氏之研究已明。蓋右側氣管支肺淋巴腺。較他之肺門腺。更於肋膜有密接之關係故也。

又於蘭開氏第二期肋膜炎之發生機序。爲經血管性轉移。卽已多少爲弱毒之結核菌。突破腺之濾過裝置。達於大小循環系。當其達至他臟器之同時。亦到達肋膜炎。能與經血管性播種之肺結核。共起肋膜炎者也。此事格拉屋氏等。於數年前已充分研究之矣。

肺結核第三期者。爲蘭開氏之孤立性肺癆。與佐多氏之免疫第二期。卽與纖維性素質相當。當此時期。已不起血行性轉移。不止此也。且因傳染耐過性之獲得。如第二期之高過敏性消失。僅於其病竈及隣接部位。存在反應。如斯以病機緩慢之故。肋膜炎之發生機會。亦成僅少。顧雖如斯。於一方第三期病竈。存在肺之表面。因特殊炎症之增加。有起肋膜炎者。自勿待論。然定型的第三期病機。有極徐徐進行之性質。故肋膜亦不起急激之炎症。而無發現大量之滲出液。然於此際。其各處生限局性之肋膜炎結核。惹起限局性之漿液性。或漿液纖維素性肋膜炎。終殘留癒着性肋膜炎。及肥厚之事。則依肺結核患者之剖見而知者相同矣。

如上記肋膜炎。與於肺之結核性基礎病。有密接之關係。故其豫後亦有同樣之關係。可得推知。於有初發變化羣之第一期者。其病竈雖呈症狀。然因多有治癒之傾向。故第一期之隨伴症狀肋膜炎。臨床上常取良好之經過。肺結核第二期之肋膜。多數呈重症病型。以外有腺。肺病竈之過敏性狀態。及經血管性轉移等。雖其處置感多大之困難。亦多爲良好。然其常有再燃性。不可不知。來於第一期及第二期之肋膜炎者。爲肋膜炎其物。現主要症候。反是。第三期之漿液性肋膜炎者。爲肺疾患之隨伴症候而來。多終於一過性者也。

肋膜炎之處置。現今多爲症候的。此際須就基礎疾患。圖以多大之注意及連絡。自不俟論。關於昔時所使用之處置。無一一列舉之必要。於濕布之溫冷。不論何者。其結果皆同。僅因其積極的與消極的之異。可委之於患者之主觀。食餌與結核療法同樣爲營養食。自無論矣。然對於滲出性肋膜炎。常以卡耳列耳之乾燥食。選食鹽量之較少者爲宜。

藥物療法。多使用水楊酸 Salicyl Saure 及其誘導體。此物雖於結核性。若初期者。有使一般狀態良好。及使疼痛消散之効力。顧此爲症候的。其對於基礎疾患。不僅無何等持殊之効力。且能招來胃腸障碍有令食慾不良之虞。若連用者。不可不愼之。用大量之鹽化鈣 Calcium Chloratum 。有報告謂能防止滲出。使尿量增加。圖滲出液之減少。而得好果者。然亦有人疑之。又偏璌忒氏及開尼該二氏。於滲出性肋膜炎。應用碘甘油 God glycerin 。然此對於梅毒者。有相當之効果。若對於結核性者。尙有疑問也。

肋膜炎之土貝克林 Tuberkulin 療法。往昔理論上。避急性期。而爲後處置。用於基礎疾患療法之目的者。然至近今。雖於新鮮時期。亦多以本法爲特殊療法而使用之。例如克列美耳。內滿斯次耳。及般爹利耳。布開。諸氏。唱導謂基礎疾患。若止爲不重症時。雖多少發熱。不僅無障碍。且多數有因土貝克林而降熱者。且滲出液速破吸收。又多能使癒着及肥厚等減少云。土貝克林之注射量。當從各例之體質。而被左右。自勿俟論。若於發熱之際。據內滿氏。一般以〇•〇二ccAT起。依其反應。每至第四日增量。若於無熱者。則可速行增量云。

就此特殊療法。若自肺結核之結果推之。當須有關於土貝克林之充分知識與注意爲要。特殊療法之一。有吉耳列耳忒氏行之自家血淸療法。此爲取穿刺而得之滲出液一〇cc——二〇cc。注射於皮下。此方法雖有兩三人報告得好結果者。然仍不得滿足之希望。况據內滿及彭梅他等氏之報告。依此方法。能於注射部位。認接種結核者乎。

就肋膜炎之材忒董 Rontgen 線療法之文獻。今日尙未多覩。要之乃以極少量而行之刺戟療法。克列維次氏有用四分之一HED之成績。此者選擇患者爲必要。於急性之時。或肺病竈。有容易融解之傾向時。不可用。如對其結核性肉芽。而欲正規使用者、則行前穿刺爲必要。於偏瑣耳忒氏之 Klinik 亦曾發表有林忒董線之療法。然此亦不認有大好果。僅齎以全身症狀之輕快。及疼痛減少而已。若斯仍先以滲出液之穿刺。似覺必要。弗連開耳氏。依林忒董線處置。認能解失結締織性肥厚云。然就其量 Dosis 則未言及何等。

以上可稱之特殊療法。要之多與對於基礎肺疾患。所謂刺戟療法者同樣。因之對於刺戟減之感受性高度者。須要細心之注意也可知。

其他之療法。大概不外阻止胸腔中滲出液之增加。或企圖可及的早使該液之減退而已。此方法雖有發汗。腸內誘導。尿排泄亢進等。然於炎症之經過中。與以充分之影響。則困難也。强力之發汗。能使患者。益導於衰弱。因而不得愛用。瀉下劑之應用。雖亦用於同樣之理由下。然亦僅得應用於一過性。但利尿劑。則有多少考慮之餘地。雖於現在亦多推獎之。若使用適當之狄吉他利斯 Digitalis 劑。能矯正心衰弱。使滲出液之吸收亢進。

現今最爲多行。又存於議論裏者。乃對於滲出性肋膜炎。穿刺處置之應用也。而對於特發性肋膜炎。則以忒路瑣 Trousseau 氏之 Gnbication 爲準。據忒路瑣氏謂穿刺之適應症爲一。因滲出液之故。而脅威及於生命之時。

二。存在大量之滲出液之時●

三。滲出液量雖爲中等度。然其吸收遲延之時是也。如及於生命以危險之鄰接臟器之位置換位。及壓迫之存在時。當行穿刺。自不待論也。如斯危險狀態之成立。乃由於大量之滲出液而來。無論矣。然其更重要因子。亦爲其成立速度也。卽滲出液之瀦溜愈速。而現危險之現象亦愈速。若速度爲緩徐。雖則如前者時。來同程度之變化壓迫。患者亦能忍受。而少危險。此蓄生體於變化之呼吸及循環關係。能來適合之故也。其他。有時雖爲中等度之滲出液。因其位置及狀態。有起心臟及大血管之壓迫者。例如舊癒着。有障碍肺之下垂。或滲出液被包含於縱隔竇之方面。而漸次擴大之時是也。

武路瑣氏之第二適應症。爲大量滲出液瀦溜之時。卽於前胸達於第二肋間。後胸達於肩胛棘時也。此際若現危險症狀。可行穿刺。自無庸論矣。然若無之時。可於一定之時期。例如待急性症候之消失後行之。蓋一般因胸腔之吸收能力。在一定之液量。頗旺盛也。又如雖保持吸收能力。因過甚大量之故。而受障碍時。可行穿刺至易於自然吸收之程度。

最有議論之點　則爲第三之適應症。以中等度之滲出液。於吸收遲延之際。而行穿刺是也。卽於如何時期。可行穿刺之疑問也。於解決此疑問。則因穿刺可得到達之結果。孰知之爲必要。一般依此方法。可防止廣大之肋膜肥厚。尤於肥厚乃由滲出而析出之纖維素。因其組織化而成立者。故因可及的排除滲出液之一事。卽可稱爲除去結締組織生成之原料。若然。則可及的。於早期施行滲出液之排除爲宜矣。顧雖如斯。於肋膜炎之症。不到休止狀態之間。則通常滲出液。再來瀦溜。因而纖維素之沉着。成爲增加。反有貽惡結果者。故欲施行穿刺者。可待肋膜炎症之休止。卜知此時期之標準。先爲體溫。若於一定期間。繼續無熱狀態。則得想像爲炎症之休止狀態。若發熱永續之時。則仍爲肋膜自身之炎症尚繼續乎。或因基礎疾患之肺病竈而發熱者乎。須要區別。雖不得一概言之。然若繼續二週病日間以上之發熱。則可看做原因於肋膜以外之病竈。宜施穿刺。蓋經驗上。斯時行穿刺。有因之降熱者也。其他可作指針者。則爲肺濁音部之移動。及尿量之變化。卽滲出機轉繼續之間。尿量較攝取水分量少。及至行吸收機轉時。則尿量亦隨之增加焉。

最近尼伊利氏。懷疑該忒路瑣氏之適應條件。將滲出性肋膜炎患者。分爲二羣。一羣施穿刺。他羣不行穿刺。將其疾病之經過及結果。比較觀察之時。疾病之經過日數。兩羣不甚差異。並觀其結果。不行穿刺之方爲良好。後貽症等。亦於臨牀上。或自林忒董檢查上。不見差異。雖於忒路瑣 Trousseau 氏第二適應症。亦有穿刺後數年間。殘留高度之肥厚及癒着者。故務必採用避去穿刺方法云。據池口氏之經驗。謂雖不行充分之穿刺。而由少量之穿刺。能速其吸收速度之例。則多遭遇云。

現今成爲問題者。爲穿刺後。送入氣體 Gas 之利害關係也。甲論乙駁。尙未充分闡明。要之不免一得一失歟。於滲出液之穿刺後。送入氣體。則因穿刺之急性肺擴張而來之一過性不快感。例如肺浮腫。咳嗽。虛脫。肋膜痛等。可完全防止。故如穿取陳舊滲出液之時。似可以氣體代入也。更有報告氣胸形成。能防肋膜兩膜之癒着。或能阻止肥厚形成之事等。然一方如巴克邁斯鐵耳氏謂依氣胸應用。反有使炎症蔓延於全肋膜之虞。依異種物質之刺戟。能防滲出液之吸收。故結果不良云。

就穿刺處置。有特殊之位置者。爲血性滲出液之時。經驗上於此時雖穿取之。亦立卽再來滲出爲普通。因而招血液及體液之損失。有使患者衰弱之虞。故通常此際若非甚劇之壓迫症候。則不行穿出。但有壓迫症候。不得已欲穿取之時。可取少量。或穿取後。送入氣體置之爲宜。

就上述之穿刺處置。主爲所謂特發性肋膜炎之時。其件於一定度進行肺結核之肋膜炎者。多少異趣。卽基礎肺疾患之治癒。爲第一義也。如斯隨伴於肺結核之肋膜炎。對於基礎疾病。與以好影響。若開尼該耳氏「肋膜反應之化學的作用」。及姆拉忒氏「抗體形成之影響」之作業。證明此事者也。在第三期結核滲出性肋膜炎。有使疾病肺萎縮。而停止運動之效用。因是。當其下葉存在病竈之時。滲出液使其部萎縮。爲圖肺之休止。故可不穿刺。

肋膜炎之後治療。則爲防該患之結果而貽之癒着。肥厚及胸壁之後引。並呼吸器之機能障碍等。對於此最應用者。爲部分的光線及溫作用。尤於此目的。應用人工太陽燈。Diathermie概得相當好結果。又欲使頑固之滲出液。促進吸收之目的。用蛋白體療法。於廣汎肥厚者。

用Fibrolysin。更有應用規則的呼吸運動等。然其無論何法。必須要多注意。宜常以體溫及脈搏爲標準。而施行之。非然者。則恐已在休止狀態之肺病竈。復使之成活動性是也。

（十八・六・九脫稿）

本報歡迎投稿

▲本報以融合中西醫學。介紹衞生常識。彼此發揮思想。研究學術。而促進醫藥界之進步。及公共衞生建設之實現爲宗旨。如蒙諸君投稿。不勝歡迎。特訂簡章如左。

一　投寄之稿。或自撰。或翻譯。或介紹外國學說而附加意見。其文體不拘文言白話。均所歡迎。

二　投寄之稿。望繕寫清楚。

三　凡稿中有圖表等。務期明瞭清潔書於白素紙。以便直接付印。譯外國名詞。須註明原字。

四　投寄譯稿。請將原文題目。原著者姓名。出版日期及地點。詳細敍明。

五　稿末請注明姓字住址。以便通信。至揭載時如何署名。聽投稿者自定。

六　投寄之稿。揭載與否。本報可以豫覆。原稿若預先聲明並附寄郵資者。可還原稿。

八　投寄之稿。俟揭載後。贈閱本報爲酬。

七　惠稿請寄上海梅白格路一百廿一號醫學書局中西醫學報編緝部收

痘瘡之診斷

沈乾一譯

本年各地厲行種痘。天花似乎不成問題。但實際則殊不可忽視。因反多非定型者。而增加診斷難也。定型者。診斷固易。眞痘之入化膿期者。一見卽知。其足資討論者。卽非定型者與早期者之診斷也。今將診斷天花時所應注意之點。述之如左。

天花亦與其他傳染病同。有一定之潛伏期。潛伏期概爲十日至十二日。但亦有五日至十日。或十四日至十五日者。余所經驗之例。則爲十二日。在此時期。普通不現何等症狀。已過一定潛伏期。則以突然惡寒或戰慄發病起三十九度至四十度之高熱。自發病時至發出天花固有之發疹期間。爲前兆期。入此時期。卽是出天花特有徵候。

熱高而且稽留。持續三日間。疹發於第三日或第四日。熱卽同時下降。有降至三十七度以下者。亦有止於三十七度以上者。此熱型爲天花所特有。發疹而體溫則下降。爲他種發疹性熱性病所無。

熱之外。其著明之徵候。爲腰痛。此腰痛甚劇。爲他種傳染病所不多見者。患者每不待醫師問而言之。而且此徵候早已於潛伏期最終日在左右發出。祇間有輕症假痘缺此。出血性痘瘡時。腰痛尤爲劇烈。

在此前兆期。患者中亦有現出前兆疹者。前兆疹由其發疹型。可別爲痲疹狀。或薔薇疹狀發疹。與猩紅熱狀發疹。

痲疹狀或薔薇疹狀發疹。爲扁豆大圓形或不正形點。由指壓而退色。於第二日發於顏面。次發於身體他部。尤多發於四肢伸側。女子有發於乳頭周圍者。經十二小時或二十四小時卽消失。不留何痕跡。此發疹。假痘較眞痘時爲久。故見此發疹。可知其豫後大抵良好。

猩紅熱狀發疹。爲猩紅熱發疹而加有點狀出血者。大抵發於大腿三角部及上膊三角部。大腿三角部。卽持蒙氏三角部。爲下腹部與大腿內面所構成之三角形部分。此發疹型。概見於眞痘。故其豫後亦較前者爲惡。此發疹在第一日已現出。有致誤診爲猩紅熱者。較前發疹。存在時間爲久長。消失後。有留下褐色色素沈著者。但不落屑。

或謂現出前兆疹部分。不再發痘瘡。卽發亦少云云。似亦不盡然。實則其部分卽不發前兆疹。亦爲發痘較少部分也。

在前兆期。脾臟或濁音界擴大。或可觸知脾腫。尤爲直痘時所多見之徵候。

女子在此期之初。月經來潮。月信早至、在他傳染病亦非少見。但天花尤爲著明。

除上述之外。在前兆期因發高熱。而脈搏數呼吸數。皆增加。舌乾燥而有苔。食思缺乏。嘔氣。頭痛。時有發譫語。神識昏迷者。亦不能十分安睡。此類則與其他傳染病同。

有可注意者。卽前兆期症狀之輕重。與痘瘡之豫後。並無關係。有前兆期症狀重。而爲假痘者。有輕而爲眞痘者。

前兆期之三日期已過。卽入發疹期。發疹以後。卽現出種種病狀。現出自最輕症至最重症型。大別之爲眞痘與假痘。眞痘有定型症狀經過。多見於未種痘者。已種痘者多爲輕症。非定型。卽爲假痘。兩者皆由同一病原體發病。自不待言。在視各人之體質。而所現之病狀不同耳。

發疹始發於前額部。鼻翼及耳朶。次及面部。漸及於背部胸部上肢腹部。最後見於下肢足部。終至全身發疹而僅腋窩一部份未發者。然腋窩未有發疹者。實爲診斷上可注意之一症候。此發疹以四十八小時而全部終結。發疹後同時卽體溫下降。全身症狀亦變良好。口腔粘膜亦發疹。卽內疹。

眞痘時。入發疹期。診斷已極容易。卽無經驗者。亦不至誤診。現出其不與他症類似症狀。假痘則頗難與與水痘區別。

欲於天花之前兆期。卽能疹定爲天花。實非易事。但在實地上應於此時期。卽加診定。確爲最切要。在此前兆期。最易診誤者。爲痲診與猩紅熱。

痲疹在前兆期。已於氣管枝結膜鼻腔。發强烈加答兒（炎衝）症狀。天花則尙未有如是症狀。更重要者。厥爲熱型。痲疹之發疹。體溫上昇。天花則反下降。此外痲疹現有哥普里克氏斑。由此等異點。卽可區別。

猩紅熱之熱型亦異。一發疹。則體溫上昇。持續數日間。天花則發疹而體溫反下降。如上所述。天花在皮膚發疹之前或與發疹同時。軟口蓋粘膜。亦現有內疹。由此等點。可將二者鑑別。世人往往誤疹爲猩紅熱者。此不可不注意也。

此外在前兆期。有時須與發疹窒扶斯。腸窒扶斯。肺炎。腦脊髓等鑑別。

在發疹後。頗難與水痘鑑別。水痘並不僅見於小兒。大人亦患之。假痘之發疹少時與水痘之發疹多時。二者區別甚難。尤其於初發患者。

水痘之前兆期不發熱。發疹雜混有新舊種種時期。或已結痂。或尚爲水疱。分布之狀態亦異。水痘多發於顏面軀體。而四肢甚少。天花則多發於顏面四肢。而軀幹甚少。水痘之發疹。較天花爲裏在性。故滲潤亦不如天花强烈。天花之發疹。爲多房性。水痘則多單房性。以上種種。爲鑑別兩者時所當注意者也。

此外有時尚須與梅毒疹。傳染性膿疱疹。天疱瘡等鑑別者。

要之。見有突然以惡寒或戰慄發病。發高熱。腰痛。神識障碍者。應查其既往證。視有無種痘。視四周有無流行此症。以免誤其診斷爲是。

Dr. Lenzmann 氏之油劑靜脈內注射療法

夏蒼林

一　總說

油劑之非經口的應用。在當今治療界中。頗博一般醫家之注目。幾成爲興味之中心。其應用方法。由肌肉內注射。進而爲靜脈內注射。由理論的研究。而變爲實驗的治療。（如的列並油。阿列夫油或肝油等。或單獨注射。或與他種藥劑合併注射）。此療法之倡導者。首推「來次買」教授 Dr. lenzmann 之油類靜脈內注射之經驗大要——論文之發表。Therapie der gegenwart August 1922 來氏曾于 Deutsche Mecl Wachrift Nr. 11. 1922 及講演會演述其行靜脈內油類注射術式。嗣後注射方法之研究。先後改善并報告其多數例症試驗之經過。得良好之効果。是爲靜脈內注射療法之濫觴。

二　從來油類不適于靜脈內注射說之謬誤

從來油劑之靜脈內注射。一般臨床醫家。以其易起脂肪栓塞之故。均視爲十分危險。而不敢試用。由最近之研究。方知油類靜脈內注射。實無危險之可慮。據多數醫家之實驗。將加工製成之油劑行靜脈內注射。非但不認何等之障礙。且以栓塞之形成。而與病灶予好影響者不少云。

三　油類之靜脈內注射療法之原理並試驗

凡藥劑欲使其奏効確實。非行靜脈注射不爲功。此爲一般醫家已知之事實。無待贅述。蓋藥劑如注射于肌肉內。其作用發揮不充分。尤以該藥劑對于生體個體起特殊之反應現象者。更足爲慮。是因肌肉內注射後。藥物之周圍。形成細胞壁。而油劑被包于內。由此藥物之吸收。遂受障碍。而奏効亦不確實矣。

油劑專從事于肌肉內注射。實際上効力減弱。努格林犂米來耳氏用的列並油。（與阿列夫油混和之狀態）注入於腸骨膜上。察知吸收不確云。來氏數年來試用油類送入血行內。而考察其現況。結果考悉油劑儘可應用。彼曾以乳劑狀態之油劑。極微細之粒子投與。避去毛細管 Embolie 之發生。此際之油類用滅菌牛乳或 Alabiagummi 。混合研磨。作成乳劑。然由此所得之油滴。由顯微鏡的。尙嫌過大。猶恐不適於用。因此更思其他新方法。卽用五%之 Kasein 溶液之 Kaseinsan (Uanheyden) 來氏光的列並油用本院向 (Heydlen) 工塲試製三種濃度之乳劑。各成一、〇cc之 Ampulle

第一表【三種試藥之配合後含量】

種類	1cc中含Terebin油量	1cc中含Oliv油量	1cc中含5%Kasein液量	含Terebin油%量
第一種	0,25	0,25	0,5	52%

第二種	0.33	0.17	0.5	33%
第三種	0.5	0	0.5	50%

第二表【各試液0.5cc注射與Terebin油之比例】

第一種0.5cc注射 —— Terebintin oil 0.125cc注射
第二種0.5cc注射 —— Cerebintin oil 0.165cc注射
第三種0.5cc注射 —— Cerebintin oil 0.25cc注射

最初著者用第一種製品。試驗數回注射。不惹起過敏性。並無何等危險發生。然後發見用第三種製品〇•五cc即的列並油〇。二五cc注射之可能。此時尿中無蛋白證明即消失。尿中無何等之有形成分發見。亦不認何等之持續的障碍。來氏更由的列並油之外。應用於樟腦油試驗。用二種之試藥如下

第三表【二種Camphor oie製品之成分與含量】

種類	Camphor Oil	Kasein losung	1cc混合液中含Camphor油量
I	20% Camphor oil 0.5	5% Kasein lossung 0.5	0.1
II	30% Camphor oil 0.5	5% Kasein lossung 0.5	0.15

先用〇。五cc即〇•〇五一〇。七五之Comphor油注射一日數回操返。靜脈內注射時〇。〇

五一〇・〇七五之 Comphor 油量已可達到充分之効果。最後來氏用烏衣加立坡斯油。實驗本療法一 Ampulle 中含有該油〇・五與% Kasein 液〇・五。此時以先半 Ampulle 量。卽該油〇・二五試驗。結果亦不失敗云。

四　油類靜脈內注射之方法及二三之注意點

油類之靜脈內注射。與術之技術有關。靜脈內注射之技術不純熟者。不可遽行施術。蓋油類須嚴密注射於靜脈內。如漏於靜脈外。或血管周圍組織時。於的列並油少量則浸潤而形成膿瘍。大量則浸潤膿瘍之範圍益大。非行大切開不可。因之治療之時期延長。病者之痛苦。亦以增進矣。來氏當用二—三cc油劑注射靜脈內時。用 Berk 氏玻璃製注射器。先將 Ampulle 內容强振盪吸取〇・五cc。刺入于鬱血靜脈內。約二cc之血液吸入。將注射筒由注射針上拔下注射針儘量刺入。再將此充乳劑與血之注射器吸入空氣。用滅菌紗布塗 Alabiagummi。掩以中指。强閉注射筒之口而十分振盪使乳劑之與血液充分混和。再排盡注射器內之空氣。而以注射筒連結于注射針。徐徐注入。時時須注意針頭緊與否。是爲至要。

通常注射無痛。如病者感痛。則都因注射針穿刺靜脈壁。內容漏于靜脈外之症。故此時須將針拔去。使止注射。拔針之際。須將注射器牽引吸出少量血液。蓋以防注射器內之油劑。殘留於皮下組織中也。

五　油類靜脈內注射之影響

油類之進行于血流中。究入于何處爲終點。是亦應研究之一問題。據實驗之結果。知油類注射時。全注射量均止于肺動脈之細管。喜攀耳氏就此問題試驗于氣管枝肺炎結核及健康體。于死前數日乃至數時間行油類注射 (Camphor Oil) 于健康體。則認肺臟部平等栓塞狀態。據喜攀耳氏之實驗。從來所說肺上叶較他部呼吸作用爲弱之說。毫無所根據云。

于氣管枝肺炎病灶吸收不全。或由滲出液血管受壓迫所致。又于結核有發見血栓及血管破壞部有栓子浸入之時。此種現象。卽 Camphor 抗病原性作用。是則 Camphor 油栓塞。對於症炎現象。發生良好之結果。栓子稍稍達邊緣部者乃所以防病的現象之進行也。惟此種見解正確與否。在喜攀耳氏自身尚抱懷疑。是則急待今後學者。藉羣策羣力。研究實驗以完成之也。

六　油類靜脈內注射之實驗

用多量油劑注射靜脈內之一例一囘用一〇cc。又一例用最大量七cc。三日以內二〇cc Camphor 油注射。證明腦肝臟及腎臟發生栓塞。無變化而油類儘注射時。則悉留于肺臟。用此方法。我人對于所期之部位可比較的多量油劑投與。且可使其比較速效。

然來氏對于上之油類乳劑用于靜脈內。證明其大部份直接通過肺毛細管。而藥之作用。達于所期之部位。自用的列並油乳劑。注射後知時間約一分鐘後。不絕感的並列油之油味。且刺戟粘膜而生咳嗽。此種油味感覺或係的列並油有揮發性所致。然事實上不揮發性之純阿列夫油乳劑注射後。味覺器亦感該油味。是則油味之發現。純係血液與味覺器受油類部位的刺戟所致也。

又油類乳劑之大部份能通過肺毛細管。可由他覺的證明。卽乳糜油劑之注射直後。用暗視野裝置以檢血滴。則可證明血滴中有微細之脂肪塵乃至脂肪滴。又各例于注射後一—二時間內。尿中可證明脂肪滴之發現。是乃注射之油劑。通過絲球體之證明。此種部份的排泄。或經細尿管而達細小毛細管以侵入尿路所致。此種試驗成績。與油劑之通過肺毛細管系統相一致。現今著者等之方法。使油劑之全量通過肺毛細管之微細乳劑出來。僅一小部份留止于肺臟內。而栓塞之分布。得喜攀耳氏同一之成績。來氏就大叶性肺炎試驗。認浸潤部之栓塞周緣及其他之部份。則見僅少存在。

七　油劑靜脈內注射療法危險之預防

欲圖避去注射時之危險起見。不得不使用量少而効確之藥物。來氏曾用〇・二五cc油量開始。至今日實行油類注射之諸臨床家。以有効油類 Ohuae Oel 非常稀薄。可用多量。例如用的列並油時須一・一〇稀釋。而用 Camphor Oel 時同樣之濃度。居然無稀釋之必要云。用量最少而期達最大之効果之目的時。常慮發生右心室之過重。喜攀耳氏主張用加工之油類五cc。對心臟無何等之危害發生之見解。如超過其量。無論此際發生何等影響與否。可證明腦髓發生油類栓塞。此乃過重肺毛細血管轉移性栓塞發生。蓋通過肺毛細管樣之微細油滴。得通過毛細管系也。來氏於最近數月間注射約二千回之例症。無何等障碍發見（且多數用的列並油）的列並油注射用〇・二五cc以上大量注射時。當然不能防腎臟障碍發生之問題。而來氏就極多數之例症。於注射後持續的行尿檢查。有極少例可證明蛋白之痕跡。且於一二時間後卽消失。

八　結論

據來氏之實驗。知凡肌肉內注射有効之時。行靜脈內注射。油類注射之奏効。益明確而迅速。如的列並油乳劑。於靜脈內注射後。對於濕潤性濕疹癬瘡腋窩膿瘍足潰瘍等之治癒極速。的列並油之靜脈內注射。對于淋疾腎盂子宮附屬器之滲出性疾患。作用明確。伴分泌過多之慢性氣管枝加答兒。烏衣加立坡斯油奏著効。據來氏之說。謂用上述之方法亦可用他種之油類應用於靜脈內。又乳劑用五%之 Kasein 溶液。油類之作用較强。是則由原形質賦活作用之學說。可以推考。

以上所述乃節譯來氏之論文。來氏之發表此說。於治療界中。放一異彩。惟其中尙有未經闡明者。願我國諸醫學家臨床家。急起研究。以完成其學說。勿使來氏專美于前焉。

花近樓聯話

長興　金子長

吳興錢哲明君。風姿秀美。詩亦雅令。精繪事。尤擅梅花。徒爲生計所迫。從杭州莫尙古學醫。畢業歸。則廣購醫書。日事著述。余三女如玉因患冬溫。延其診治。卽出痧痦。雖爲庸醫所誤。未得更生。然心感靡既焉。因作聯贈之云。

清秀。毓。吳興。　擅溫。李。詩。才。　荃。熙。畫。筆。

聲名。傳。箬。水。　有靈。蘭。妙。訣。　金匱奇書

胃之攝生法

沈乾一譯

胃有二種主要之官能。一爲分泌官能。一爲運動官能。胃又有知覺吸收等官能。然不若前二種官能之要重。

分泌官能者。從胃壁粘膜中許多腺內。分泌一種之液。卽所謂胃液者。此胃液中含鹽酸與百布聖。能使人所嚥下之肉類。次第消化。其狀態恰如入於水中之冰糖。漸漸溶解。然此鹽酸與百布聖含於胃液中之量。有一定之度。其量適當。則胃保健康。消化良善。若其量過多過少。卽生理之不平均時。消化食物之作用以弱。而生消化不良。運動官能者。以胃之內容物運動之。使於一定時間。送之於腸內之作用也。故分泌官能。爲醱酵素及鹽酸所營之化學作用。而運動官能。爲器械之作用。胃液中所含鹽酸之量。因動物種類而異。肉食之動物。不惟以肉消化之。且必消化其骨。故其胃液中鹽酸之量多。爲自然之勢。菜食動物。其食物之關係上。須鹽酸少。故其含量亦少。人類爲肉食亦爲菜食。故胃液中鹽酸之量。適在肉食動物與菜食動物之中間。

運動官能。亦因食物之種類與分量而異。余假定吾國人食物之分量。普通一食。飯三碗。肉三兩。豆腐半小碗。如試驗之。則其食物於五時後。全送諸腸內。此可謂之一等運動官能。

然是因幼時之習慣不同。農夫雖一飯五六碗。一日食四度。胃之官能亦能耐之。如斯之官能。在一等以上者。非疾病之謂。若反是。則胃之官能。在一等以下。即食物在五時後。不能消化淨盡。送諸腸內者。則已爲得病之證也。

昔所謂胃之攝生法極單純。不過食易消化之食物。減食物之量而已。今學問進步。胃之生理愈明。其養生法。亦漸以實驗的調查愈切。故不惟食軟食物與減食量二者爲已足。幷須試驗以上所述之二種官能。見其稍有害者則避之。稍有益者則勵行之。

胃之第一養生法。所必當遵守者。爲咀嚼。即嚙食物是也。是實爲最要之事。不可不十分注意而勵行之。

世界諸動物之胃。可分爲二。一爲筋胃。一爲腺胃。筋胃者。胃壁之筋肉甚發育。以其筋力器械的壓碎胃中食物。例如雞胃則屬之。食物雖不咀嚼。胃之筋力亦得破碎之。腺胃者。胃壁之筋不甚發育。但其壁中有腺。其所分泌液之化學作用。能碎食物。筋之作用。惟送其食物於腸內。人之胃爲腺胃。故人當食物送諸胃內以前。必經口中嚙碎之。是猶雞之以胃磨碎之也。

由此研究。知食物之咀嚼爲最要。況咀嚼不惟爲器械之作用。且口中所出之唾液。中含醱酵素。有消化食物中米麥等物之作用。故咀嚼愈足。則食物受器械的與化學的作用愈深。而大可補胃之力。又咀嚼之利益。能使胃液之分泌。因咀嚼而生反射的作用。咀嚼愈久。則胃液分泌愈多。可爲消化食物之豫備。待口腔降下食物。卽消化之。且胃弱之人。猶能因咀嚼之反射以速胃之分泌。以補胃液之不足。

食物而不細嚼者。皆幼時之習慣。凡性急者尤然。犯胃病之人。其每食一次。僅費時五分或七分。故速食者多罹胃病。

以余實驗。凡食物至十分咀嚼者。其食飯三椀。必須三十分時間。約每九分間。能嚙碎飯一椀。亦有至十分時者。故余以爲食飯二椀者。宜二十分時。三碗者宜三十分時。不可陷於速食之弊。初時若嚥時甚速。必食時與鐘錶相對。其後方可漸至熟練。二三週後。成爲習慣。則腹中自覺寬裕。雖欲速食。不可得矣。

一日三餐。雖覺多加咀嚼。其助胃之力無多。然計一生之利益。殆多至不可想像。此攝生法既不費用。且不須豫備。凡食時常可實行之。故余望世皆勵行之乃可。

次爲身體之運動。其有關於胃之養生固勿論。然亦有一定時期。非任何時均可運動者。食畢卽運動。則有害胃液之分泌。與胃之運動。若於適當之時間。爲適當之運動。則有助胃之官能。此就動物及人而試驗之。其理均同。凡食後立卽運動。本至五時消化者。預遲至五時半或六時。食後三時。可爲適當之運動。本至五時消化者。四時半卽消化已完。

如此。則欲食物消化之完美。必擇運動身體之適當時期。余夙謂小學校生徒多胃病之原因。皆在食後卽運動之故。通例小學校食後卽運動。其實不宜。食後卽運動者。有害胃之官能。

且兒童每喜早畢食事。出外遊玩。故有咀嚼不動之害。此害若積至幾年。則可貴之青年時代。將壞於胃病。故余謂學校運動時刻。以午前十時至十一時爲宜。十二時爲食物之時。須有三十分之豫備。其食後不可運動。得爲習字唱歌等日課。由是以後而始運動。乃有利於衛生。

要之食後不宜運動。雖謂徐徐步行十丈。或十五丈之道路。自覺無妨。然食事初畢。即運動者。在攝生法上言之究大謬也。

食事之時刻。既如前述。凡健康之胃。約五時間始於消化普通食物。故兩次食事相隔之間。須隔五時。然第五時即食者。計三次食事。是使胃連續動作十五時。必中隔三十分或一時間。以爲胃休息之地。而後爲次之動作。方合宜也。胃之運動。又爲器械的働作。故於長久休息之後。早晨働作較強。日中漸弱。至晚更弱。其働作遲鈍。故兩次食事相隔之時間。宜午後比午前較多。故以理想言之。朝食與晝食間。宜隔五時半。晝食與晚食間。宜隔六時。然世間在實際上食事之時刻。不與此理想時刻相符。午後時刻宜長者反比午前短。合理的時刻。約朝食七時。晝食十二時半。晚食六時半。初進寄宿舍時。多爲血色良善之學生。及其卒業則多身體瘦弱。顏色蒼白者。是雖爲過度用功之故。然食事時刻。與運動時刻。皆不適當而起胃病者。爲其主因也。故甚望寄宿舍之管理人。十分注意爲宜。

滋養物之問題。漸爲人人所注意。然不諳醫者與常人。凡最信爲滋養品之食物。即牛乳牛肉汁雞卵等。此等食品爲滋養物者。固勿論矣。然米麥。蘿蔔乾魚類。亦爲滋養物。豆類。豆腐飯藕等之滋養價。尤不讓於牛乳雞卵等。惟牛乳雞卵易消化。故胃弱者宜耳。然別非胃弱之病。醫者有恆勸病人食粥牛乳雞卵等。致漸弱胃之消化力。是大弊也。余並不欲排斥牛乳雞卵。然苟能消化之人。務望不專食是等食物。而用普通食物爲要。世間有減飯一椀。而換飲牛乳一合者。實則牛乳一合。不及飯一椀之滋養價甚多。故能消化之人。宜食飯與魚與菜蔬。至牛乳牛肉汁等。則代以茶與水卽可。或謂專食牛乳牛肉汁卽身體强壯。此大謬也。是等物惟喉頭乾燥時飲之無損耳。苟以爲飲牛乳二三合。卽可減去他之食物。則更不通之甚。胃之養生法。不外使胃强固而已。故人決不可造成薄弱之胃。且必有木石亦得消化之勢。方可稱爲養生。胃有習慣性。養其虛弱之習慣。則卽虛弱。不食三椀飯。食二椀而代以牛乳者。是不欲胃力之能食三碗也。身體之衰弱。可以立至。反之。多食米肉等者之習慣。可使前述一等以下之胃。漸導之至一等以上。是弱與强惟在習慣與鍛鍊而已。歐洲學者。恆謂胃宜保護。亦須練磨。然則既須不傷胃之本能。尤以養其虛弱習慣爲戒均。宜注意也。

余雖以己之專門所學。言之太過。有如賣瓜者之自道其瓜之甘者然。然胃在身體中爲最要之機關。譬諸一國。胃猶財政之機關也。故不可不十分冀其健全。又欲防身體他部機關之疾病。亦以胃之强壯爲第一。蓋胃强而身體之榮養盛。則他病可防禦不發也。

西哲謂健康之精神。宿於健康之身體。余謂精神之健康。卽在胃之健康也。

秋痢常識

吳蓮洲

入秋以來。患痢者甚多。其原因大抵外感秋凉時邪。內食生冷不潔之物而成。其病狀便下積垢。或紅或白。或紅白相間。凡紅白痢之無身熱不傷陰者易治。較難治者。爲疫痢噤口痢。今特分條述之。

疫痢者。在夏季已先感受暑溫之邪。鬱伏腸胃。至秋再襲秋凉。兼停食滯。互相觸發。初起卽有身熱。便行始溏泄。繼以下痢紅白。日十數囘。或數十囘。時時如廁。澼澼不暢。並有胸悶。泛噁。頭痛。腹痛等狀。此時宜用清邪化熱。則邪透達。熱度漸淡。不治痢而痢自減。若投以通法。使邪下陷。熱勢反重。痢亦增劇。治法更不善也。

噤口痢爲痢症中最重要者。一起而成甚少。大都由疫痢誤治。遷延日久。傷及陰津。或病中不愼飲食所釀變而致。其痢色或紅或白。或靑紫。或黃沫。無有一定。稍進飲食。卽嘔逆便痢。俗謂吃勿死的痢疾。並非患痢。宜與多食。不過能吃。是病何輕。不能吃。是病危險矣。

常常見患疫痢者。未明其理。且不就醫。而自用藥。瞎害尤烈。每以草蔴油大黃通之。九龍蓋鴉片止之。如熱稍高。更以寒凉之品。灌腸之法。致成糾纏。比比皆是。總之痢疾係傳染病之一種。在此秋凉天氣。我人宜注意寒暖。謹愼口腹。則痢雖盛行。何患其病哉。

（錄申報）

醫史叢話

上古醫與巫不分

陳邦賢

許愼說文曰。『醫治病工也。殹。惡姿也。醫之性然。得酒而使从酉。』王肯說。『一曰。醫。病聲。酒。所以治病也。』周禮有醫酒。古者巫彭初作醫。案酉酒並訓就也。人有病其聲殹。殹以藥石。就人血理治之。故謂之醫也。山海經海內西經『開明東有巫彭。巫抵。巫陽。巫履。巫凡。巫相。』郭注。皆神醫也。世本曰。『巫彭作醫。』太平御覽玉海引世本。並作巫咸誤。說文巫郭。巫咸初作巫。顯然二人。顧古者有疾則禱。巫醫並行。等諸方技。論語『南人有言曰。人而無恆。不可以作巫醫。』此可覘吾國上古時醫與巫之不分矣。

考巴比倫尼亞醫學記載。可爲當時迷信盛行之徵。彼謂惡魔能降災於吾人。天神則能治吾人。感受之疾病。巴比倫尼亞之醫書中。多爲藥方與符咒並用之怪色。僧侶常研究犧牲之肝色。以預測天神之思想。——解剖術之研究。蓋卽因此而鼓勵者也。又按古代諸邦之醫學。均爲希臘之醫學。而後世之醫學。莫不淵源於希臘。希臘之醫學。始於紀元前一千年。其第一期爲信仰神魔之時代。此時代之疾病。深信爲神魔之所爲。故治療之方法。不外祈禱。尊重醫聖亞斯僩。Asklepios 後目之爲神而祭之。此可覘西洋醫學於上古時醫與巫亦相混淆也。葢上古時民智未開。人民重祈禱。吾國南人信鬼。草木百藥。多產於南方。故今巫醫之術。猶盛行於江淮。史記云。『病有六不治。其六曰。信巫不信醫。』是知降神事鬼課諸虛。不若達脉處方徵諸實也。』近世扶乩求仙。記諸妖妄。皆能採藥。病者輒有所委制。妖妄其生。其害何可勝言。今衞生部首先禁止乩巫。殊爲切要之圖也。

醫學起源始於簡單之經驗

醫學一科。切於實用。要亦人類史中發達最早者。因有科學養母之稱。其言甚當。在埃及之醫術記載中。可以推知化學。解剖學。生理學。及植物學之起源。考埃及醫學。最古之醫家。名愛恩赫特普 Iemhetep (意爲平安而來者。) 約西元前四千五百年間人。據近年考察所得。亦於孟斐斯發見。西元前二千五百年前之外科手術圖。其圖見於某埃及王之大臣墓中。係雕刻於墓道入口處之門柱上者。當時病者頗感痛苦。按圖中文字。一人大呼『事畢。讓余去休。』又一人曰。『毋令傷我若是。』此可覘當時手術之簡略。吾人於埃及之醫學。取材最完善者。莫如亞拍斯 Ebers 紙草書。是書於人體各部之脈息。心臟與他器官之關係。及呼吸入肺(及心)之管道。略有敘述。又有病症表一。其大部爲搜輯耳。目。胃病及消除腫瘤。清滌穢濁等等之藥方。至於致疾醫疾法則。並無此種趨勢。惟精神病之醫法。似用許多符咒之術爲之。每一藥方。必含數藥。此與今日醫術相同者也。其認識之藥。共七百餘種。內有鷃粟。草麻油。黃連。草地紅花。玉簪花。及其他多種。普通藥料植物並重炭酸鈉。銻。及鉛與銅之鹽類。動物如獅。河馬。鱷魚。鵝。毒蛇。野羊等之脂肪。以相等分量。配成藥劑。服之可以壯膽。埃及之醫家。每因感於醫術之興趣。偏搜有機無機諸藥材。按亞拍斯紙草書所載。足證埃人已知甲蟲之出於卵。花蠅之出於蛆。蝦蟆之出於蝌蚪。又藥料之用。爲精密計。用極小之分量稱之。然於此時觀之。則甚簡略也、

埃及之精於保藏屍體法者。其保藏之術。在利用普通鹽。酒。香料。沒藥。玉桂等物之保藏性。並用布帛。塗以樹膠。以防腐敗作用之侵入。彼輩於施行防腐術時。亦頗明絕端乾燥之功用。其解剖學識。有得自去除臟腑之術者。而大部分得自其特有之去腦法也。

據西元前五世紀。某希臘史家言。巴比倫無醫家。後又有一希臘史家。(在西元前第一世紀)則謂巴比倫之大學。設備周至。以是今皆信該校之有醫科矣。按近年考查所得。曾發見一醫師。致亞西利亞王之書扎。時在西元前第七世紀。其書係交御醫長轉呈者。內敘王之友人。犯鼻管出血症。並述醫治之方。又報告一貧民病目。可有恢復希望。在同一年代中。尙有數函係述醫官朝見事。吾人且得復見一醫師之名伊盧班尼。IlucbAni 其人約在西元前二千七百年。居於巴比倫尼至之南部。然關於巴比倫尼亞醫學之記載。要以罕默拉皮 Hammurabi 時代爲最饒興趣。罕氏乃先祖亞伯拉罕之同時人也。按亞氏在位時所定之法典。卽知巴比倫尼

亞之外科醫師。確能醫治眼中之白翳。其法凡醫愈者。以二十枚銀『什克爾』Shekel（等於約瑟Jaseph賣身爲奴之半價。約合國幣十五六元）爲酬。如手術不精。因而喪身或失明者。當斷去醫師之兩手爲報。此可覘當時治病之用手術矣。

回溯吾國上古醫學之起原。剛鑑民有疾病。未知藥石。帝始味草木之滋。察其寒溫平熱之性。辨其君臣佐使之義。神而化之。遂作方書。以療民疾。而醫道立矣。復察水泉甘苦。令人知所趨避。由是民無夭扎之患。天下宜之。故號神農氏。』又『漢帝察五氣。立五運。洞性命。紀陰陽。咨于岐伯而作內經。後命俞跗。雷公。察明堂。究息脈。巫彭相君處方餌。而人得以盡年。』吾人於此可以知西洋醫學自古印重視手術。吾國醫學古時則頗重針灸。針灸。亦手術也。均起於簡單之經驗。神農之嘗百草。亦猶埃及古代藥品之認識。均爲人民之需要。切於當時之實用。而以簡單之經驗爲始也。

中外醫事年表（續前）

陳邦賢

民國十六年西歷一九二七年六月。指定吳淞國立第四中山大學醫學院院址。並委派顏福慶。樂文照。牛惠生。高鏡朗。爲接收委員。

七月。中山大學聘顏福慶博士爲醫學院院長。樂文照代之。

上海特別市市政會議。議決上海衛生局組織法。

十月。上海衛生局。公布管理醫師。醫士。藥師。藥劑士。助產女士。牙科。鑲牙等暫行章程。

民國十七年西歷一九二八年二月。天然痘盛行。

四月。江蘇大學。公布醫學院簡章。

九月。胡定安著中國衛生行政設施計畫出版。

十月國民政府令內政部。將衛生事宜。移交衛生部辦理。

山西臨城包頭發生鼠疫。又發生黃病疫。

滿洲疫勢漸衰。

長春店發生鼠疫。

浙金屬各縣發生大疫癘（惡性瘧疾）。
十一月。衛生部組織法經國民政府會議通過。
國民政府任命薛篤弼爲衛生部長。
京特別市舉行醫生登記。
上海特別市衛生局。舉行牙醫第二次登記。
晉省臨縣發生鼠疫。蔓延至陝北神北綏德等縣。
湘西洪江瘟疫盛行。
上海建築爪哇式廁所。
上海衛生局審查醫藥廣告。
十二月。衛生部訂定衛生行政系統。各省設衛生處。各縣設衛生局。
國民政府舉行衛生運動。
衛生部舉行衛生行政會議。
京都及各地厲行禁娼。
山西設臨時防疫處。
綏遠之薩拉齊奉天之長農等處。發生鼠疫。
中央大學醫學院檢驗瘋狗。

上海特別市組織中醫協會。

上海醫報公會成立。

楊元吉著胎產生理學出版。

惲鐵樵著傷寒輯按出版。

西歷一九二八年。十月。美國威斯康辛。大學醫科洛山及史帝文哈德發明治顛狂方法。

十一月。印度虎疫盛行。死約二千人。

民國十八年。西歷一九二九年。一月。政府擬設麻醉品管理局。

衞生部頒布醫師法。藥師法。

衞生部規定防疫人員撫卹條例。

助產教育委員會成立。

湖南省考設中醫。

河南省猩紅熱流行。

包頭肺鼠疫流行。

上海中國醫學院發生風潮。

褚民誼醫藥評論第一期刊行。

二月。衞生部派員出席東方衞生會議。

中央衛生委員會第一次會議。
衛生部開市衛生行政會議。
余巖著余氏醫述出版。
三月。衛生部頒布防疫獎懲條例。
頒布助產士考試規則八條。
中央衛生委員會議决廢止中醫。全國醫藥團體總聯會合會。推舉代表謝利恒等。赴京請願。此爲中西醫學爭執最烈之時期。
綏遠大疫。
陝北發生鼠疫。
江浙流行性腦脊髓膜炎流行甚劇。
中華痲瘋會舉行年會。
四月教育衛生部合開聯席會議解决學校衛生問題。
福州發生鼠疫。
汕市天花流行。
中華西醫公會成立。
梁心偏新藥大成出版。

五月。教育部規定中醫學制。令現有之中醫學校。一律改稱中醫傳習所。全國醫藥總局聯會復派代表赴部請願。

衛生部建築公共浴湯。

上海特別市衛生局舉行中醫第三屆登記。

又第二次考試牙醫。

西歷一九二九年一月。星加坡開國際衛生會議。

日本因受寒而病者。約七十萬人。

英國倫敦發見流行痒症。

二月。日本大坂流行痒症。

四月。英法流行痘疫。雅克圖防疫。

五月。巴黎開萬國航空醫藥會議。

日本大坂神戶流行鼠疫。

喀爾喀流行虎疫。染者多印度人。

希臘國會因痘疫延開。

山格夫人因節制生育問題。在紐約被捕。

美國萊克扶蘭療養院。X光室爆炸傷人。

病中吸食鴉片之危險

徐元讀

吾人於出診時。所遇罹病稍久之患者。什九牀頭皆有煙具陳例。詢其陳歷。則大半平日未嘗吸煙。不曰久病體弱。借此以補精力。即曰某名醫進言勸告。吸之以順氣提神。藉補藥力之不足。夫以鴉片至毒之物。健康者吸之。猶將日趨疲弱。乃以久病之軀。而進此毒物。豈非促其速死耶。嘗攷鴉片之性質。據科學方法之實驗。屬於麻醉劑。其性至毒。呻吟困苦之患者。以適量吸之。腦筋受其麻醉作用而鎮靜。一時忘却痛苦。故精神似覺一振。同時腸胃之運動。亦因其麻醉作用而工作鈍遲。久之則起消化不良。大便祕結等症。因之體內殘廢物質。不能充分排洩。每致引起自家中毒。發生種種不良影響。更以消化不良。新鮮營養吸收減少。滋養失其接濟。而生命危矣。是以深願病家。注意及此。毋以圖快一時。而蹈此危機也。

乳腺與乳汁

盧錚女士

乳汁爲由乳腺中分泌而出者。醫學家以婦人乳腺。比爲生殖器之一。一受刺激。子宮爲之促其收縮。故當妊娠時。乳腺膨脹。乳房緊張。乳汁或因以流出。乳與生殖器密接之關係。已彰彰如此。其重要可知矣。

在妊娠中所出之乳。名曰初乳。其狀如稀薄砂糖溶液。與眞正乳汁稍異。有於妊娠二三月後卽出者。胎兒若不幸而死。則乳汁之分泌量漸減。然通常妊娠期中。無論何時。可將乳汁絞出也。

初產後所出乳汁。與妊娠中之初乳同。俗呼爲新乳。常帶黃色。彼無經驗之婦人見之。輒生驚異。抑知其上所浮脂肪。實與牛乳無異。大凡婦人至分娩後之二日或四日。乳腺卽覺腫脹。乳房自然緊張。其中乳汁源源而出。若强張時則覺痛。時或以腕觸之。亦痛不可抑。緣此時乳汁之分泌量。依次增多。迨後漸呈白色。此卽所謂眞正之乳汁也。

乳汁受生兒吸飲之刺擊。則自流出。却如井水愈吸愈多。若生兒偶染疾病時。一時不吸。則乳房緊張而痛。或經二三日。則應分泌之乳汁。逆行而被吸收於體內。由是乳房漸弛。分泌頓止。職是之故。不得不覓他人乳兒。代爲繼續吸之。或用如吸角之機械。吸出乳汁。俾勿停止。待生兒愈後復吸也。

乳之分泌機能。自產後次第增加。至八閱月而特盛。過此以往。所出分量漸少。且甚稀薄。不足供生兒食用。故有經一年或二年。而使小兒斷乳者。但滿八月或一年以後。卽行斷乳。恐小兒初食各物。不易消化。必須於八九月後。每日間以牛乳或其他補助食物（以易消化者爲佳）。逐漸試服。經二三月之準備。至十二個月。則全行斷乳亦宜。

乳汁之分量如何。悉視乎乳腺發育之程度。乳汁十分發達者。乳腺自見其多。反之則自見其少。不寧唯是。尙有體格營養與未便說明之關係。存乎其中。此人人所易知。外此或因父母遺傳。而使乳量有增減。或以一人之身。左右乳分泌量不同。而使乳汁有多少。或因勞働過度。乳量減少。其正反對之人。身體安靜。營養充足。乳量自見增多。或因精神過於感動。而乳量爲減。良以人之處境不同。乳量不得不異。而尤以當疾病時。於乳汁大有關係。如發熱時乳之性質卽變。下痢時乳之分量必減。此皆無關於乳腺之發達者也。

婦人於產後六週間或八週間。子宮及其他各部。悉復於妊娠前之狀態。故至產褥既終。凡不授乳者。月經必如期而至。而在授乳時。月經當然不見。然亦有於產後四五個月間。月經偶至者。此時乳汁性質。特呈異狀。小兒飲之。多有消化不良之患。若使授乳由此中止。亦可不必也。

在哺乳期中。雖以月經不見爲原則。然卵巢中絕無不排卵者。可知婦人產後多時。月經一次不見。爲姙娠之實例。卽排卵之證據也。

婦人患結核病時。其病菌常存於乳汁中。傳之子孫。其害甚大。自此說一倡。醫家因發見。乳牛之患結核病者。其乳中確有病菌。育兒者咸用是戒懼。但人乳中有結核菌之存在。醫家尙未切實證明。且乳腺有似篩之作用。果乳腺不生變化。體中黴菌。皆爲所濾。不至貽禍。所慮者授乳之際。與母相接近。母之唾液等。或爲傳染之媒介。致生危險。至黴菌移行於乳汁之問題。似非今日之學問所能硏究也。

或云藥品有移行於乳汁中之實證。故當哺乳期中。其母必不可多服藥或久服藥。以影響於其子。現今有擴大瞳孔之藥名阿特羅平者。某婦人服之。其子飲其乳汁。瞳孔亦因而擴大。又美國婦人。常注射藥液。其子亦起瘧攣症。鑒於此等實例。故近來有則立新計畫者。謂一般嬰兒。可行越乳療治法。以治其先天的黴毒。卽取六百六號注射藥。注射於母體。而間接以治其子也。

其他飲食物中。或含酒精。爲量雖少。然常影響於乳汁。故多飲水者。乳汁必見稀薄。若普通食物。苟其母不多食。概與乳汁無關係也。(錄中華婦女界)

保護嬰兒目光要法

上海盲童學堂堂長　傅步蘭

我國四萬萬人民。其中瞽者約得百萬。然致瞽之緣因。大半於初生時不知看護法。以致貽累終身。誠可嘆也。步蘭有鑒於斯。特述此則。以警告之。嬰兒初生時。咸具完全雙目。决非生而瞽。爲父母者。應知如何看護之法。玆將緊要數則列後。

一　嬰兒初生於七日間。宜細察其目有疾與否。日日用細軟潔布淨水洗之。若見目中微露紅色。或眼水眼膿擁出不止。須速延醫診治。照方看護。或不便就醫。卽用簡便治法。先用淨水潔布。自內眼角順洗至外眼角。洗畢。再用白色潔布摺成小方形。以水濕之。覆於病眼之上。外用布裹好。若覺內布過熱。卽更他布。假左目有疾。愼防傳至右目。此疾乃嬰兒最險之症。耽延不治。必成盲人。因此疾而瞽者。約占三分之一。

二　戒兒童玩耍銅鐵銹壞剪刀器具及玻璃一切危險不潔之物。約十分之一。因此而瞽。假一目既傷。速就專門名醫診治。愼防延及他目。否則必成雙瞽。看護不可不愼。

三　嬰兒患痧痲痘花及紅痧熱症喉症等等。須留心察其所受之光。有礙目力與否。約十分之一。係患各症時所致。

四　兒童體質不壯。或體內已受先天之毒。尤須格外加意看護。以杜此毒延及目中。致傷內筋。宜時攜彼等在外受新鮮空氣及陽光之力。忌食不易消化之物。約十分之二因先天之毒而成瞽。

五　兒童目力既弱。燈光之下不宜過勞。致傷目力。否則有充足之光則可。

六　小兒多喜試戴他人之目鏡。爲父母者宜戒之。或因其目力不足。可使醫代配相宜之鏡。否則能傷目。不可不愼。

七　最宜注意孩童。初有目疾。急於就醫診視。勿因遷延。致生後悔。貽恨無窮。諒勿以予之言爲河漢也。

附教養盲童法

一　凡教養盲兒。必如有完全之目者相同。令其思想不致遲鈍。卽如手可摸。耳可聽。腦可思。爲父母者。宜竭心思務。使其有天然之活潑。

二　孩童既失目光之能力。常呆坐不思動。務使其行動遊戲等事。如完全之目者同。

三　盲童既不便視。又不可獨坐一隅。務令其動作自然。摸尋各物。以及戶牖等處。孰悉室中情形。與有目者相等。

四　自最幼時令其自行服役。卽如起臥梳洗收拾房屋檢點衣履吃喝等等。勿待他人服侍。務期養成有自立之志。然彼等較有目者。勢必遲鈍。而教者須耐心導之。庶可收效。

五 平時宜察其動靜舉止規則。勿使其放蕩不拘。卽如行立不端。起坐不正。舉止不合常度。種種不堪入目之弊病。教者務立時訓正。以期舉止合度。動靜適宜。否則終身難改矣。

六 出則領之同行。游則攜之同戲。否則留彼在家。必備玩耍之物。勿使獨坐。休閒生厭。

七 暇時卽訓彼日用各事。卽如長短遠近。令彼以尺量之。動用器具各物。示以別之。以練其手指知覺之靈敏也。

八 訓其助理家務。卽如灑掃修洗豢養縫紉織結絨線等事。彼等均可爲之。又可引起有甘于勤勞之志。

九 每見彼時。必以言語動之。或詢其可聞何聲否。亦聞何人語言否。此可練其耳之聰也。

十 凡聚談要事時。勿使彼旁聽。令其遠避。因彼等耳力之聰。記憶之牢。勝于常人。宜令避之爲善。

十一 忌在盲人前言論盲人痛苦事蹟。此等之人。聞之卽生痛苦之心。爲父母者宜體諒之。

十二 宜設法令彼等精于記憶之術。卽如述說一事。隔日令其道出。或擇古今名人事蹟。有關于品行道德者。時時講論一則。以鼓勵其心志。

十三 五官中旣有此大缺點。卽須最幼時（約六七歲）送入盲人學校肄業。以期早成自立。

十四 此前後兩篇。與育子女者。大有裨益于世。免嬰兒誤墮盲人之隊。卽或不幸失明。亦可早期自立。不致仰仗他人之鼻息也。

兒童微疾之自療　（良）

兒童疾病、不外傷飢食飽。冷熱不調。於是發熱便閉。胃不消化。嘔吐泄瀉等症。隨之而生。須知此等微疾。初不必延醫診治。祇須在病初起之時。注意節食。一切雜物。尤宜禁絕入口。然後酌量服以瀉鹽。俾通腸胃。而去積滯。兩三日後。自能霍然。我家兒童。偶患小疾。皆用此法治愈。蓋節食靜養。胃中空虛。可免食積。縱受風寒。亦無大患。但病愈之後。切弗驟增飲食。良以兒童胃弱。消化力薄。須擇清潔而易於消化之。食至半飢半飽爲度。油膩雜物。仍宜少進。惟此種節食治療法。祇宜用於輕微病症。其因身體損傷、或病勢沉重者。則必需醫生之診治。愼勿誤會。致有生命之危險。自貽伊戚也。

醫報叢鈔

人工流產之實驗談

北平安瀾醫院院長　吳習齋(日新)

目次

概論

人工流產術。除婦產科專家外。一般開業醫多忽視之。以其不常遭遇。且有帮助犯法之嫌也。殊不知此術之正當適用範圍至廣。所救助於婦女者至大。而在吾華習慣。對於婦女犯姦。裁制極重。私生子至不齒於人類。一般婦女不幸私孕。卽不啻宣告死刑。不死於慚恨抑鬱。卽死於父兄之威逼。及社會之壓迫。不死於此。亦必死於醫藥之雜投。巫婆之針圭。蓋彼以隨胎爲業之所巫婆僧尼。不啻劊手化身也。考彼輩所用之方法。極其殘忍暴虐。卽彼等所傳之墮胎藥。不外利用藥物之中毒作用。服用者不死必病。所謂飲酖止渴。其是之謂。能保安全無恙。十不得一也。故愚以爲與其秘密受禍。何如公開呼籲。與其寄生命於無知之僧道巫尼之手。不如求教於光明正大之醫生。愚又以爲法律上此項條文。最須攷察其動機。爲惡意的謀殺。抑善意的救助。彼無知之僧尼巫婆。專以墮胎爲業者。律以惡意的謀殺不爲過。而於吾儕醫生之施行流產術。或早產術其動機爲救助患婦之生命。斷乎不可以同日語也。友人某君作滑稽之論調曰。未成形之胎兒。與精細胞不過機體上有簡單複雜之別。倘以人工流產爲犯罪。則凡人手淫一次。所犧牲之精細胞。何止百萬。律以萬剮之刑殊不爲過。有斯理乎。一笑。根本救濟之法。則提倡戀愛自由優待私生兒。打破重男輕女之專制餘毒。則墮胎之風自然消弭無形矣。

適應症

人工流產術之適應症　有三

(一)全身病因姙娠之故。致病勢增惡。病機進行。倘不速爲排出胎兒。則母子均不能保全生命。例如心臟辨膜病。肺結核。腎臟炎。糖尿病患者是。

(二)異常姙娠。及因姙娠而來之續發症。捨人工流產外。殆無其他治法者。異常姙娠。例如急性羊水過多症。葡狀肉塊等是。因姙娠而續發之症。例如頑固之惡阻。及姙娠子宮後屈嵌頓症。姙娠子宮脫出。而整復無効者皆是。

(三)扁平骨盤眞結合線七。〇一八。五。全狹窄骨盤之七。五至九。〇公尺者。早期施人工流產術。則可保安全而維生命。就診於余之患者。最多之症。莫如第二之頑固性姙娠惡阻及全身病項下所述各症。余開業二年來。已遘此等病人七八名之多。而以子宮求治者甚少。蓋此等病婦常向婦產科專家求治也。

施術時期

施術期時。以何時爲最適宜乎。愚之經驗。以爲最佳時期爲三個月後四個月前。而甯早勿遲。蓋斯際患者所受之痛苦最輕微。而不幸之機會最少也。曾目睹某外籍醫。爲某妓者施一七個月之早產術。因胎盤剝離過早之故。致來劇甚之子宮出血。注射强心止血劑十餘種之多。胎兒墮草未一句鐘。其母亦隨之魂歸天上。此等不幸事件。雖不常有。然不可不知也。

術式撰擇之條件

術式雖多。然吾人不可不施以選擇。選擇之條件爲何。(一)要手續簡易。(二)要無危險。(三)效速而確。手續簡易則雖非專家亦易遂行。危險少則施者受者兩俱滿意。收效速而確。則患者所受之痛苦少。而治療之目的得早早達到。各術式略述如左。並加以批評。其間有適於早產而不適於流產者。有兩俱適宜者。下文俱爲說明。末附個人臨床實驗及施術心得。

術式　1　洗滌法

(一)洗滌法　吾人既經診定姙娠確徵後。徵求患者自身及家族之同意。並預告以大略之經過情形。俾不致心懷驚懼。令患婦取尾骶背位。仰臥手術床上。用膣鏡開張膣道露出膣之深部子宮頸。視察一過。診其有無疾病。一般防腐處置俱宜周密。自不待言。然後用四十度之溫殺菌水。(或食鹽水硼酸水)盛入灌注器。高約半寸至一公尺。以玻璃製之洗膣管洗滌。洗畢後。膣道內所抑留之殘液使患婦努責或以手壓迫。卽可排出。此因陰壓作用所致。每隔四鐘洗滌一次。此法稍有刺戟膣部之用。但喚起收縮之力極微。用爲流產術頗不適用。不過可爲他法之準備耳。

2 紗布塡塞法

(二)紗布(Gaze)塡塞法 膣壁及子宮頸管。先用弱度消毒藥液洗滌。以西門氏(Simon)子宮鏡顯露子宮膣部。後將長條之沃度仿謨紗布。强栓入膣道。並子宮頸管內。有於數小時發生陣痛者。但効力不確。且有傳染之慮。因子宮膣部。爲最富血管。且吸收力最爲强大之處。偶有毒質輸入。則將續發極不幸之合併症。再沃仿紗布之本身。能完全無毒否。殊不可必。且栓塞時間。歷十時以上。最易吸收排泄物而使之分解。故此法逾十二時以上無効。卽須重施栓塞。或改換他法。又於子宮外口未經擴大者。倘强施栓塞有損傷組織之慮。最爲傳染物質輸入之捷徑。愚曾遭一患者。在極嚴重的防腐情形之下。倘於翌日發生三十九度之熱。蓋於膣道講完全無菌。殆不可能。

漸次擴張法

(三)擴張器漸次擴張法 此法婦科醫。於診察子宮內面之際。常施此術。該術係用子宮擴張器或大小不同之消息子。以漸次擴張頸管。因圖簡單便利之故。愚喜代以膨脹子。此器能吸收水分而增大體積。因而刺戟子宮之興奮性。喚起子宮收縮。發生陣痛。此法頗確實。於前述之條件俱能符合。收効亦速。余於流產卽採此術。消毒須十分完全固不待言。此項膨脹子有昆布根製(Laminorin)有滋配羅木(Tupeloholz)及壓縮海棉(Pressschwamm)三種。以第二種爲最適用。擴張之程度頗大。又不若海棉之易損傷上皮粘膜。術式之準備同前。先洗滌外陰部及膣道全壁。再用過酸化水素擦拭子宮膣部及口唇。助手執保膣器壓扺膣道後壁。術者一手執銳鈎。以鈎出子宮膣部。緩緩牽引以向下方。他手用麥粒鉗子挾膨脹子以插入子宮口。其後端存於子宮外口。决不可用强力。若防膨脹之滑脫。當於膣部施以單純湯崩(Tamponade)通常數時後。卽發生陣痛。經過六至十二時。須交換。亦因該器易於吸收排泄物而起分解之故也。拔出時往往因組織絞扼。至生困難其時可稍稍推進。再行拔出。

禁忌症

患婦之罹有子宮周圍炎。卵巢炎。喇叭管炎。及喇叭管周圍炎。在所禁忌。固不待言。其子宮。患筋腫。或癌腫。已有分解之疑者。

又高度貧血患者。皆有招來不測危險者。戒之愼之。

4　急速擴張法

(四)急速擴張娩出法　適於六七個月以後之早產。一切準備同前。用黑加耳氏(Hagar)

氏之頸管擴張器。擴大頸管之後。迅施手術娩出胎兒。此法非產科專家不宜施行。且手續頗繁複。非本文所能罄。故不述。

5　克勞氏卜吉插入法

(五)克勞氏 (Kross) 早產卜吉插八法　外陰部及膣部十分消毒後。用西門氏壓抵膣壁。用銳鈎緩緩牽出子宮口脣。然後用已在千倍昇汞水浸漬數小時之早產卜吉。由頸管插入。不可用暴力。須慢慢插入子宮壁與卵膜之間。若發陣痛。俟其痛止。更向上插入。至子宮底而止。若欲避胎盤剝離。先宜決定其位置。其決定法。若胎盤附着於子宮後壁。則喇叭管及叡滯爲前壁壓迫。易於觸診以知之。反是而附着於前壁者。則因附屬器附着後壁。難以觸知。若卜吉誤觸胎盤。則感抵抗。且易於出血。由是可知其誤。更向他側插入。卜吉之外端用沃仿紗布固定於膣道內。外施十字帶十二至二十四時後。發生陣痛。卜吉自然排出。或於開口期之終拔去。卵膜雖穿破。通常無甚碍害。惟胎盤大部分剝離時。易來劇甚之出血。故須急爲拔去。於頸部及穹窿部施以栓塞以止血。再卜吉不宜放置十二時以上。逾時尙無陣痛。宜重復施行。

改良之加答帝兒插入法

此法極有効且甚速。但有剝離胎盤引起子宮大出血之危險。不熟諳之醫士。每懷憂懼之心。愚每應用以施早產。對於流產則施第三法。惟愚爲益加愼重免致危險起見。改金屬之卜吉。

而爲勒那教氏（Neraton）之加答帝兒。有利便之三。不致觸破卵膜致分娩遲延一也。不致剝離胎盤。致引出血二也。不致損傷組織。致招傳染之危三也。余殊願向同業推荐此法之完全無弊。久經多數醫師試行者也。

6　卵膜穿刺法

（六）卵膜穿刺法　適於六七個月以後之早產。民間婦女常有行之者。因彼輩消毒不完全。致招來生命之憂者不尠。吾人殊少用之。以刺破卵膜後。羊水早泄。分娩有遲延之慮故也。術式甚簡易。以麥粒鉗子牽出卵膜後。刺一小孔。即可。除因子宮脫出整復無効症外及已在子宮口睹卵膜外。余不常用。

7　波西氏擴張法

（七）波西氏（Bossi）擴張法　短時內可使分娩。惟多危險。不合吾儕選擇之條件。略而不述。

後療法

愚所施術之七人　其經過均甚佳良。娩出後均遵從產褥婦之嚴重的後療法。經過時間之遲速。人各不同。最速爲A婦。僅六小時已發生陣痛。二十小時即已娩出。其妊娠期爲一百零二日。最遲者爲L婦。施卜吉插入法六日後。始娩出。妊娠期爲六個月。普通自施術以迄落草期間。約爲三月。分娩經過。俱期待自然。惟於陣痛劇烈時。施以鹽野義精製之陣痛催進藥。「革布兒親」(Geburtin) 極有効力。其有心弱之徵者。則爲注射「地芰他民」(Digitamin) 極有佳良脈搏之効。惟受術之第六人。卽B婦因胎盤剝離過早之故。一時陷於劇出血。幸用子宮出血特効藥(Eustaptin) 之注射。始獲安全。此則余極喜向同業介紹者也。

臨床一例

玆爲節省篇幅計。僅述七例中之一例。以代表其餘。

C婦、廿一歲。小學教員。四個月之妊娠確徵。依本人志願(爲服務社會之故不願有兒女爲累)。囑爲施人工流產術。體格中等。榮養佳良。來院第一日。預爲檢查。心肺强健。尿無蛋白。體溫三六·五度。脈搏八〇至。呼吸十七至。惟患秘便。因服以下方。

Rp. Ol. Rici　15.0　一次服用

第二日先用微溫石鹹水使爲外陰部坐浴。使用毛刷爲洗淨陰毛各部。後使臥手術臺上。取尾骶背位。用三瓣子宮鏡。塗以佩利設林。緩緩送入膣道。助手二人。一執電燈。一則執濾器械之役。細察子宮膣部。以及膣壁俱呈健康紅色。惟子宮外口稍有白帶漏出。因用千倍利熟兒水一千瓦洗滌子宮膣部及膣道各處。既畢。用子宮擴張器。稍爲擴大子宮外口。用麥粒鉗子牽引子宮口唇外出。一手則取長條之沃仿紗布。已用蒸氣消毒者。稍稍栓入子宮外口。餘都則留置膣穹窿內(不令垂出膣外者。免其爲尿液所沾污也)。此法不但利用其刺戟子宮喚起興奮性。且有消毒子宮外口及療治白帶之益。患婦仍令照常起臥。惟令服稍流動之食品。

十小時後尚無陣痛。因交換栓塞一次。自帶已稍減少。第三日拔去沃仿紗布。改施橡皮加答帝兒。送入子宮內約七仙迷。並未觸破卵膜。以未出血也。是晚始發生陣痛。又交換此加答帝兒一次。改用「14」號者（特別大號）。陣痛發起後。自一分鐘之間歇爲半分鐘。漸減爲二十秒。患婦頗呈不安。因注射 Geburtin 一cc。第四日晨五時。愚爲察視則加答帝兒已脫出。因用溫食鹽水洗滌一次。則紫色發亮之卵膜已透露於子宮外口矣。六時卽已產出。出血約二百瓦。施以子宮收縮劑注射一次（卽 Eustaptin）胎兒約長十六公分。爲洗淨後保存制腐液內。患婦命安臥服滋養料豐富之流動食。陰部施丁字帶。三日後出院。

何謂神經衰弱

天德

神經衰弱。Neurasthenie 爲都市病之總代表。在近世物質文明猛進權智競爭極烈時。此病之蔓延亦日廣。其病象之暴露亦日甚。此病現症極多。輕重不一。但總稱之爲神經衰弱。其實與其稱之爲神經衰弱。不如稱之爲神經過敏。與其稱爲神經病。不如謂爲腦病。蓋此病之主因。原在腦灰白質也。按腦是一身之主。腦之於人身。猶日光之於地球。地上萬物之生活力。繫於日光。人身百體之生活力。亦繫於腦力。故人身康健與否。視腦質之豐富與否而定。腦之爲用。顯不大哉。

腦之形狀　腦在頭蓋骨的腔中。爲長圓形。軟如麵團。腦之外面有腦皮三層。腦分爲二部。

名大腦。小腦。大腦在前。小腦在後。皆以前邊至後邊之凹溝而分爲左右兩半球。腦之表面。甚不平坦。在大腦之表面。有緜蟲樣之凹凸皺紋。其凸者是名腦迴轉。其凹者名腦溝。小腦之表面。有片形之襞皺。互相平行。

腦之組織　如將腦剖開觀之。可見內爲白質。外爲灰白質。白質乃神經纖維所組成。而灰白質乃爲神經細胞所組成。大腦灰質。是一切智慧精神之源。

腦迴轉之作用　吾人之腦迴轉。以及腦溝之序列。大致相同。雖數有多少。然相差無幾。故可以一定之名稱呼之。並各迴轉各司一定工作。此乃由動物試驗及病人檢查而知。著名解剖學家伯勞氏。曾發明左邊第三個前頭迴轉。爲司言語肌肉運動。爲發言之中樞。若此處受病。病人卽不能言語。其餘如顱頂葉之中心迴轉。司四肢運動。更詳別上部爲司臂。下部司腿。此皆可以動物試驗之。若動物顱蓋骨鋸開。使腦露出。然後以電氣刺戟中心迴轉之上部或下部。則其臂或腿。勢必隨之伸縮。由是可知人四肢如癱瘓。皆因其原屬之中樞迴轉。受傷所致。可見四肢百體强弱之原。亦全在乎腦。由腦下延。則爲脊髓。脊髓在脊溝中。由後頭骨孔向外之延髓同腦相接連。有膜三層以裹之。由腦與脊髓分出支線。佈滿全身。此等支線。統名神經。

神經之分類　神經一物。猶如電線。能傳達刺戟消息之用。其由腦所分出者。爲十二對。名腦神經部。分佈於五官及心胃。由脊髓分出者。爲三十一對。名脊髓神經。皆分佈於上身與四肢。

神經之作用　神經作用。分有二種。一爲傳腦之命令與身體各部。一爲傳身體各部刺戟。與腦傳命令者。名運動神經。傳刺戟與腦者。名感覺神經。如人手誤被火燙。則手指被燙處之神經。傳此刺戟與腦。腦因之始知痛楚。而恐其再燙。急令運動神經傳此刺戟與臂膊肌肉。使其收縮。而手遂抽回。不致再燙。此等一感一應之運動。非常之快。傳痛之神經。由手至腦。名爲感覺神經。縮手之神經。由腦至手。名爲運動神經。感覺神經有病。則皮膚痲木。在醫學上稱爲不仁。運動神經壞。則一部肌肉痿廢。譬如手足不能自動。是稱爲不用。如果總機關之頭腦有病。則百病叢生。甚或癡狂。

腦弱之病原　腦弱往往是遺傳之病。但此所謂遺傳。並不必其祖先或父母也。患同樣之病症。只須上人精神方面有失常之處。卽能遺傳後人。使有腦弱之根。或者孕婦當懷孕時。偶有病痛及刺戟。損及胎兒。或孕婦身中缺乏建造原料。以及飲食營養不足。都足爲胎兒腦弱之根。先天腦弱之小兒。在幼年當不大顯。一經成人。略有過勞。或神精方面大受刺戟。卽便發作極重之神經衰弱症。甚至成精神病。永爲廢人。

遺傳腦弱。頗難作爲定論。大多數腦弱病人。俱係後天之病。都因傷腦過甚。及失於及時補腦之故。

一、傷腦過甚　勞心之人。終日用腦。不無有傷腦過甚之患。譬如投機商人。應試舉子。終年終日爲希望和失望兩種妄想所侵襲。其結果無不神經過敏。患極度之腦弱。在外國調查腦的病人。大率是商人政客學者律師之類。此皆用腦之人也。

一、失於及時補腦　亦有勞力之人。終年並不用腦。然亦有時患極重腦弱症。此皆因幼年未得充分營養。致腦質暗傷之故。貧苦之人。連養身之食料。還不能充足。安有餘力爲養腦之計乎。此所以窮士腦質。更如脆弱也。再加爲窮愁所困。腦病即因之而益劇矣。然也有許多極富之人。亦患腦弱。並且據醫家經驗。富人患腦弱者。反比窮人爲多。此其故。因爲人之腦力既須滋養。又須運用。太不用腦。腦力退化。亦能生腦弱之病。又凡富人雖營養豐足。但只滋養在身體方面。至於腦及神經方面。重要所在的滋養。反一概付之闕如。再加無益的尅削。如酒色徵逐之類。無形之中。將腦質斲傷。更無適當的肢體。運動生活力不強。所以富人反多腦弱病。此外有許多慢性病。如慢性胃病腸病。盲腸炎。痛經。牙痛。鼻痛。梅毒。慢性瘡疹等。都足爲腦弱之誘因。衛生之政不修。衛生之學不講。病疫時行。終年不絕。無論貧富。皆難免於戕損也。

腦弱之證象　神經過敏及精神頹墮。是腦弱兩大現象。所謂神經過敏者。即是不能稍受外來刺戟。稍受刺戟。便發腦病。諸病叢生。平時多憂多懼。怔忡不甯。所謂精神頹墮者。即是懶怠無力。不思工作。稍一用心。便覺頭痛眼花。百病齊發。平時情緒惡劣。只覺疲倦思臥。不能思索記憶。腦爲一身之主。腦弱則全身都病。所以腦病證象。非常之多。幾乎一切重病所見證象。皆可於腦弱病中見之。其中最討厭之證象。卽爲疑心病。凡患腦弱的人。常疑自己患有致死之病。如肺癆腎虧之類。終年心緒不開。怕鬼。怕暗室。怕人。怕登高過橋之類。卽安臥家中。也多無謂之憂懼。乘之形於夢寐。因有夢語夢魘。甚至夢中驚起。夢中行走等。此皆腦弱現象。此等現象。也有聽人說神說鬼或受驚嚇而起。在那腦筋未長足的小孩子。尤易有此現象。並且往往有因此惹成終身腦弱及精神不守之重病。所以講教育之家庭。應禁向小兒輩說神道鬼。令彼等自生幻象。卽是成人。也應嚴禁讀神怪小說。乃荒誕年聊之筆記。（如聊齋子不語夜雨秋燈閱微草堂筆記之類）輕者腦弱。感覺過敏。容易受驚。或性情煩燥。俗所謂肝腸太旺。又或多疑好問。善變寡斷。還有聞人說病。便覺自己也生此病。知病名愈多。患病也愈多。所以習醫之人。如患腦弱。必比平人病得利害。腦弱病根在腦。所以患腦弱之人。不能多用心。又苦健忘。稍用腦力。便苦頭漲。又有頭痛。也是最多之一證象。還有頭暈及發昏發瞀之類。也最爲常有腦弱之人所苦者。就是失眠。其實眞正完全失眠很少。不過神亢過甚。夢境太多。睡如不睡。遂有因每到臨睡便怕失眠。乃反致眞失眠者。此外患腦弱者。多覺心跳脈快。或心跳有休息。心口發悶。心頭作痛。或覺提火虛熱。或手足冰冷。或多出冷汗。以及腿痠手抖之類。（凡此諸症用阿特靈 Adalin 亞保心 Abasin 盧蜜拿等皆可治）

姙娠嘔吐之治療

天德

姙娠嘔吐。古醫書或稱之爲姙娠惡阻。蓋其輕者爲惡阻。其重者則爲嘔吐也。姙娠嘔吐。本生理現象。惟嘔吐不止。謂之姙娠劇吐。Hyperemesis gravidarum 是則爲病理現象也。

姙娠嘔吐。大率起於受孕之第一月。其時身體各部。除嘔吐外。無他變象。故原有胃病之人。頗易與胃病相混。惟姙娠嘔吐。多在清晨空腹時。與普通胃病證象。稍有別耳。

姙娠嘔吐時。口淡無味。不思飲食。或嗜味異常。每食必吐。食管發痙。惡心不止。吞酸。吐涎。有時兼有胃痛。

嘔吐甚者。流涎不止。口渴異常。甚重者。口中兼發異臭。舌乾脣裂。痛苦不堪。小便中往往含有少量蛋白質。若示中毒現象。脈弦而數。全身感衰弱無力。

姙娠劇吐脫力太甚。往往昏瞀。甚至於死。

普通姙娠嘔吐。多無庸醫治而自止。亦有止而復起者。但生理的居多數。病理的居少數。

婦人劇吐不止。不必盡因有喜之故。亦有確爲病發者。如腦部有病。如腦中生瘤。壓迫嘔吐中樞。如胃出門痙攣。如尿中毒等。皆能致劇吐。惟在醫者。參酌病情。而詳細辨別之。庶不致妄醫誤事。

向來姙娠嘔吐治法。極多相傳之效驗方。幾致汗牛充棟。其實卽就確然有效者論之。多半皆心理作用。或生理上作用。到時其嘔吐自止。殊不關藥物絲毫之力。故姙娠嘔吐。以不用藥爲最妙。惟遇姙娠劇吐。始須延醫療治。以免有誤。

所謂姙娠劇吐者。其嘔吐劇烈非常。無法可止。不但每食卽吐。卽在空心餓肚時。胃中絲毫無物。亦劇吐不休。至綠汁吐出。猶不肯止。以此點水不能下咽。因而虛弱尪脊。漸漸困頓非常。此等劇吐。往往因腸胃有病。或飲食不調。而忽然自止。或因感情衝動。或大受刺激。亦能驟然自止。或用迷信方法。如吃符水之類。或由他人傳授秘方等。因病者信仰之故。亦能忽然自止。此外惟望延至姙娠下半期。或能自止。否則非墮胎不能止吐也。其因劇嘔大吐。遂致脫力。因而致死者。不甚多見。然此等惡性致命之姙娠嘔吐。未嘗不有。病家醫家。皆宜注意。

孕婦嘔吐之病源。此等劇嘔之病源。或因胃病。（如胃炎及胃癰之類）或因腎病。（如慢性腎臟炎之類）其實皆屬少數。其大多數劇嘔之病原。仍在生殖器部分。如受孕之子宮倒折向後（如攣胎或胎水暴漲因而子宮膨脹之故或慢性子宮涎膜炎帶下不止或子宮頸生癰瘍之類）此等生殖器部分。受病以後。則其四周繁密之神經系。亦受刺激而病。因而牽動嘔吐之中樞神經。遂致劇吐不止。是謂感應嘔惡。

按最新之研究。知劇吐之重者。皆因中毒之故。其毒生於胎衣或卵巢之黃體輸入血中。或消化液中。遂生諸般病象。不但作惡劇吐。兼發黃疸及全身痙攣等。孕時娩時。以及初產後。

皆不斷有此種毒素發生。

此外又有一種理論。謂嘔吐原因。因起於胎孕自身。但或者亦因神經受姙娠牽動而起精神上失常之現象。此等神經性之嘔吐。每因厥症（虛思得厲）神經衰弱症等參雜其中。而益加劇烈。

最近學者。據實驗所得。謂因甲狀腺機能失調所致。又有謂因胃中酸鹼失節所致者。最有功力之治療。莫過去其血液中之化學物理的變化。但此事言之甚易。行之綦難。假使僅因甲狀腺機能太弱之故。則不妨給以甲狀腺製劑。法國醫人喜卵巢黃體製劑。亦殊有效驗。如因胃酸缺乏。則可用鹽酸。至於奴佛客因及阿那雖信二藥之麻力雖大。但僅可用之於胃涎膜興奮過度之時。有時用小量碘劑。止姙娠嘔吐極靈。其法以碘酒五滴。和入水二百個格蘭姆中。每服時取此水一匙。和淡水一大杯服飲之。每日三次。至有效驗。皮下或靜脈注射。宜用二十或五十 ccm 生理食鹽水。每有奇效。或以五成氯鈣溶液行靜脈注射。亦能止吐。客氏 Kirstein 用十成食鹽源液五 ccm 行靜脈注射。每日三次。亦往往止吐。其他諸醫。頗主張預服鐵劑及鈣劑。以預防劇吐發生。畢氏Bismann曾製一方。爲沉降炭酸鈣十克。燐酸鈣五克。乳酸鐵二克。混和之。製爲粉劑。每日三服。每服一刀尖。除此等藥物治療法外。亦有專用心理治療。及因信仰關係而收效者。故淺躁多慮之患者。用心理療法。收效最靈。往往因環境之偶變。劇吐卽自然而止。凡患劇吐之孕婦。其飲食質量。亦至有關係。其患輕者。其飲食可照常。重者宜限制進食。極重者宜完全廢除。口食但用導劑。將食料滴入腸內亦可。由皮下注射生理食鹽水以充其乏。然孕婦可以久饑無傷。亦可不必過慮也。妊娠第四月。其吐卽自止。因此時對於身中化學物理變化已習慣而相安也。但亦有延至分娩而始止者。不過其勢較劇。不致困人矣。

下痢與吸着劑

三昌

下痢實爲屢遇之疾患。自疫痢赤痢以至大腸加答兒。均爲吾等臨床家所周知者也。對于治療方法。亦屬大同小異。先服蓖麻子油等瀉劑。或行浣腸腹部溫罨法等。然後再用收歛劑。結果雖佳。然以余之數年以來經驗。使用收歛劑前。先給以吸着劑。結果更爲良好。例如腐敗性之下痢及醱酵性之下痢時。應用本法醫治。經過中得意外之良好結果。吸着劑種類例如血炭骨炭木炭Adosolbin白陶土等。均可應用。現今使用者。以活性炭粉阿陀斯或血炭爲多。白陶土已屬廢用之列。

普通使用量。每日阿陀斯爲一·五。血炭爲三·〇。小兒以年齡爲比例。適宜減輕其服量。然服量過多。亦屬無害。症候之重者。可增加其服量。尤以治赤痢時宜增其用量至兩三倍。更爲有效。

炭粉之服用時。用米粉紙包服。或加微溫後。和以糖漿等製成水劑亦可。小兒則製成糰子之形。使其服用。無不歡迎者也。

炭粉之應用。以兒科爲最廣。觀其大便內消化之程度。單獨應用。或配以Diastase, Lactstase, Biofermin, Dispesin, Pankreatin, 等消化酵素一種或兩種。例如

Ados	0.6
Diastase	0.3

以上作爲散劑。一日三回分服。(小兒)

幼兒營養障碍。而兼有浮腫之傾向者。則和以惟他命B。例如

Ados	0.6
Oryzanin	0.5
Dispesin	0.3

以上分作三包。一日分服。大便帶有臭氣者。或覺腹滿者。則配以Salol及薄荷腦等藥。例如

Ados	1.5
Solol	1.5
Ext. Strychui	0.03

以上作爲散劑。一日三回分服。(成人用)凡患赤痢時。余最好用吸着劑。其始概與硫酸鎂混合使用。其後觀察大便之性質。再行前記之方法可也。

稀鹽酸	〇・五—一・〇
硫酸鎂	一二・〇—二〇・〇
阿陀斯(或血炭末)	六・〇—一二・〇
糖漿	適宜
淨水	一〇〇・〇—一五〇・〇(成人用)

自然的修飾

餘茸

記得世俗上有兩句話道。「生來俏。只自俏。裝來俏。引人笑」。可見塗脂抹粉。從事於人工的修飾。那是非但不美觀。並見貼笑大方的。一個人的眞美在那裏。便是有雄壯的氣度。活潑的顏色。和清潔高尚的風範。這纔稱美。斷非綾羅綢緞。和雪花粉香水精。所能裝出來的。一定欲平日有一種修養。纔能達到有眞美的修飾。這種修飾是什麼。說出來却很普通。不過人們實行起來。一定有大大的效驗咧。

（甲）每日從事運動。（乙）早起吸清新空氣。

（丙）用冷水或溫水洗臉。（丁）戒除煙酒等嗜好。

人們能夠照以上所說的做。一定得着一種天然的美。方知人工的化妝品。實在是假而不眞咧。

日本石原保秀原本

漢藥神效方

原名皇漢名醫和漢藥處方

即將出版

武進沈乾一編譯

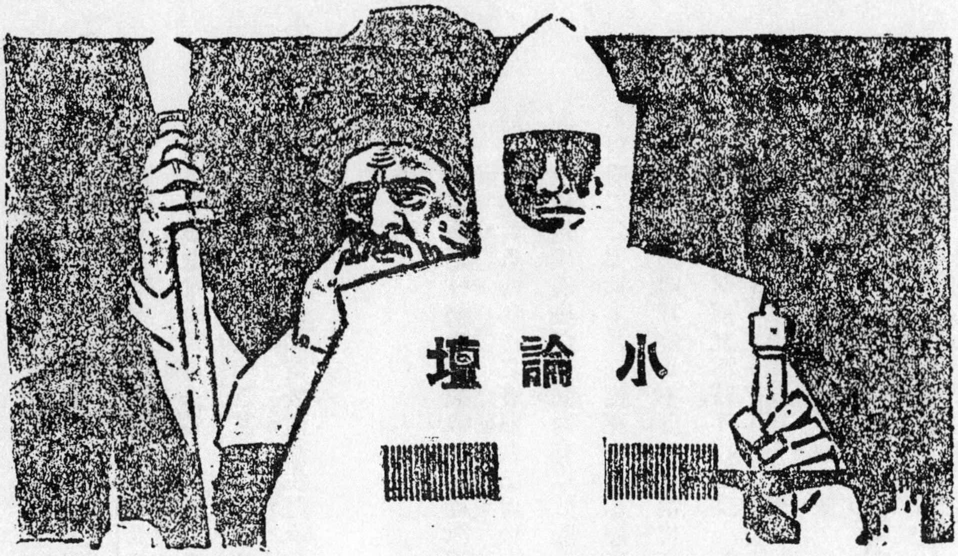

醫藥問答

沈仲圭

(問)戒鴉片方若用鴉片嗎啡等配製。則屬違禁品。必爲政府所不許。有不用違禁品。可以製成極有效力之戒烟藥否。

(答)戒煙之方甚多。而驗者甚少。且皆攙入煙灰。下列二方。既簡且效。請製服之。

(一)鮮松毛數斤。井水熬成流膏。每晨開水化服一二錢。

(二)生南瓜切厚片。曬乾嚼食。永無後患。(或將南瓜搗汁飲之。或蒸熟多食均可。)

(問)俗謂菜油浸白果。可治肺癆。不知確否。

(答)白果正名銀杏。人恆以之作食品。(或炒食或煮食)考其效用。除化痰止帶定喘之外。尤具殺虫之功。菜油爲油菜子所製。功用與白果同。夫肺癆原爲結核菌盤踞肺藏。生殖蕃息所致。今以殺虫之藥內服。使結核菌日漸減少。以至消滅。則癆疾霍然矣。但人之病癆。雖由於結核之侵入。而結核之得侵入而爲病者。實緣體質孱羸之故。故其治法。務須注意日光。空氣食養等項。不得但乞靈於藥石也。

(問)中醫謂牛乳性熱。飲之令人生火。故曾患咯血者。不可服也。西醫則謂牛乳多滋養料。且易消化。患肺疾者服之。極爲相宜。今有曾患咯血者。欲飲牛乳。未知宜否。

（答）牛乳一物。本草綱目云氣味甘微寒。陳藏器謂冷補下熱氣。日華諸家本草曰養心肺解熱毒。陶弘景張路玉皆謂補虛羸。孫思邈李時珍僉云益勞損。綜觀各說本品補虛治癆。（中醫所謂勞損。即西醫所謂肺結核。）中西相同。咯血者食之甚爲合宜。至於性熱生火語乏考證。豈堪輕信。

（問）林檎鉄酒何用。

（答）林檎鉄酒係用林檎與鉄製成。色褐而微黑。專功補血。對於貧血萎黃急性病後之衰弱。大出血後之衰弱。慢性下痢後之衰弱。瘧疾後之衰弱。均有卓效。服法飯後以溫開水對服二分七厘。本品乃鐵劑之一。凡屬鐵劑。不可久服。服至面色紅潤。即宜停止。不然徒害消化。毫無裨益。且起頭痛鬱悶等病。又服此酒時。不得飲茶。

（問）健康而容貌瘦削者。有無法使其肥胖。

（答）欲達肥胖之目的。必須履行下列各條。

（一）滋養之飲食。（二）充足之睡眠。（三）愉快之精神。（四）沐浴之習慣。然過度之肥胖。實非健康之徵。一。法取上等桂元肉。每日食二錢。分三次服。一月之後。自然轉瘦爲肥。

（問）習慣性之便閉。有無根本治療藥品。

（答）習慣性便祕。宜注重衛生。（如按時大便。多食蔬菜。勤加運動。及晨起飲冷開水一杯等。）方可治根。

施打防疫針之學理

無錫　王世偉

世上微生物。其數累千盈萬。日伺於吾人之側。然人類不因之皆病。此何故也。蓋人類皆有一種抗疫之本能。即所謂免疫力者是也。免疫力有先天後天之別。先天者於未出母胎前即有之。如下等動物無疹子猩紅熱肺癆等病。及人類不患豬霍亂等禽獸病症者。皆因其具有各別之先天免疫素也。後天免疫可分病後與人工兩種。如患天花之後。體中即生對於天花之免疫素。不再傳染天花。此即病後之免疫力也。人工免疫法。即取已死或甚衰弱之微生物。注入於動物體內。使其發生適應之免疫素。以與微生物相抗拒。因此種微生物屬已死或極衰弱者。不能大有作爲。不久即被身內所發生之免疫素殺敗。但所生之免疫素留存於體中。下次再有此等微生物侵入時。即能仍有殺滅之力。使遂能免是病此卽人工免疫法也。故當傳染病流行時。例如天花流行時。應卽請醫種痘。使人工免疫素而免天花之傳染。當今種痘之習已深入吾人腦海。因知其確能疫染天花也。霍亂一疾。甚於天花一日之間。能使病人形骸枯槁。奄然物化。每歲之間。死於是疫者以千百計。打疫苗而預防者。一邑無幾人。實則預防針之效。與種痘相同。死於非命者。能不悲乎。此時疫醫院之所以施行打免費時疫針也。

家庭處置傳染病實用法

上海特別市衛生局

傳染病是一種可以從別人傳到自己的病症。得這種病的原因。是因爲從已病的人身上傳染了病菌。傳染病最普通的路由。是病菌由手上帶進口裏。或鼻裏。或者是由飲食物帶到胃裏。喉痧。麻疹。猩紅熱。傷寒。霍亂。天花。流行性腦脊髓膜炎。鼠疫等。都是傳染病。

如其家裏發生了傳染病。不可不對於左邊的三樁事特別留心。

一　須看護病人。速請醫生。

二　須防止病菌再傳到未病的人身上去。

三　再進一步。須防止該病蔓延到家庭之外。免得害大衆。

要防止疾病的蔓延。必須要實行下列各事。

一　把已病的同未病的分開來

把病人安置在另一房間之內。並且最好要選一間太陽光能達到。而空氣流通的房間。這一間房間之內。除了看護病人的人。其餘一概不要進去。病人的房間內。最好不要去睏在裏頭。卽使不得不在同一房間內睡。必須另外備床鋪。可與病人同床。碗箸羹匙等物。宜認定一分。專備病人之用。用過一次。就要用開水洗一次。不要同病人共用。並且不可同未病的人所用的一同去洗滌。至於病人吃剩的東西。非但不可再吃。並且應當立刻丟去或燒去。

二　所有一切痰唾大小便等排泄物。應當消毒或燒去

痰唾鼻涕。應當用破布或紙張包起來。隨時燒去。大小便應當加漂白粉水。至少須泡上一小時才行。(請參攷第七條消毒藥品之製造法)消毒之後。再把牠埋入土中。或任糞夫運去。

三　病室應當每日消毒

從前我們以爲病人痊愈後。祗要一種有臭味的東西。將病室薰一薰。就汝算爲消毒。但是現在我們知道。是無用的。所以已經

停止使用。我們知道病人身體當中。每天放出毒質來。所以除了將他的分泌物及排泄物消毒之外。我們每天還要把病人四週的器具地板門窗。以及一切與病人接近的東西都要消毒（見後消毒藥品製造法）此外還要知道太陽及新鮮空氣。是極能幫助我們消毒的。所以屋裏應該使太陽光及新鮮空氣進來。至於與病人及看護病人的接觸過的衣服單被等物須先用開水或消毒水洗過。然後方可洗滌。

四　看護病人的人

看護病人的人。切切不去碰動不病的人的飲食物。不可去做煮飯燒菜等工作。不是萬不得已。切勿離開病。在未離開病室之先。應當將雙手用肥皂洗過。在病室之時。應穿一件能罩住全身的長衣服。這件衣服離開病室時。應即脫去。

五　家中未病的諸人

若是傳染病是白喉傷寒或天花。那末家裏的人都應當請醫生。說明情形。請他打預防針或種痘。並且應與病人隔離。

六　病痊愈後

將全宅大打掃一次。用肥皂水冲洗。須通空氣。放入太陽光。並用消毒藥品刷洗。對於病室。尤其要注意。病人所着的衣服等件。如

其不能入水的。應該放在太陽裏晒上二三天。至於可以洗的東西。好像衣服被單被褥帳子等物。都應該在開水裏煮過。然後再洗。病後應當洗一個澡。頭髮亦應當洗過。洗澡後將全身衣服全換過。開水泡洗過。纔可再穿。

七　消毒藥品製造法

(甲)漂白粉。一加侖清水內。放入四滿匙的漂白粉。等他溶化。即可使用。

用途　澆大小便或其他應消毒的東西。至少泡一小時。方有效力。

(乙)來索爾或其他類似藥品。一大面盆清水內。加來索爾一湯匙。

用途　刷洗器具。以及洗手後。將雙手置入此水泡一二分鐘時候。等等消毒之用。

妊娠中之衞生

譚秀雲

正常之妊娠。乃一種生理的狀況。而非疾病也。但各臟覺任此期內。起一種生理的變化而已。向不必服藥也。惟妊娠婦之日常。須加以注意。則可保姙婦體之健康。胎兒之發育佳良焉。姙娠　衛

牛首宜注意其營養。卽禁忌一切刺戟性食物如酸辣及酒類等。宜多見日光吸新鮮空氣宜常作適當運動。惟不可過度每夜宜早睡宜早起禁憤怒悲哀恐懼驚愕猜忌等。尤忌房事。身體衣服均宜清潔。大便宜每日一次。姙娠至第四月後宜以闊布緊絡肚腹以免下垂之苦姙娠在五月以感知胎動若無出血及發他種異狀無須憂慮但有黴毒等疾病者頗形危險苟平素無重篤之症狀。則以不勞精神不服藥品爲安全。

姙娠乃屬于生理的機能。故苟與攝生無害者宜不改其常慣。然妊娠中之極易惹起疾病故攝生法當十分牢守。

(一)食物。　當從平時之習慣而多攝取滋養物然亦不可一準平素之習慣。刺戟性及不消化之食料皆宜禁絕。濃厚之茶與咖啡及酒精飲料皆不宜用然日常所用者一旦廢絕則易致食慾之減退。故使適度用之亦可。

又於姙娠之初期。晨起發惡心嘔吐者。則于牀中攝取食物。半臥一二小時而後起立。爲適宜。如猶嘔吐不止。則當靜臥一二日。減少食量。至姙娠後半期則不宜飽食晚餐尤須擇易消化之物。且宜少量。其不易消化之物。而當禁絕之。

(二)利尿。　姙娠後半期。大部尿意頻數。往往排尿于不自禁。腹部覺漲。如此者。當先減少飲料及湯類。或用通小便之術。

(三)便通。　便通宜使調整。至姙娠後半期而便秘者往往成爲痔瘡。故有便秘之像者。使其適度之運動。食淡泊之野菜。易消化之流質。則通便可暢。而于空腹時飲清水。可許行適宜之運動。尤有奇效。不便秘若甚則行灌腸之法。

(四)衣服。　當應於季節而稍稍加溫。不可過冷。至於冬季。下腹陰部。及下肢尤宜使之溫暖。最須注要者。又凡壓迫胸腹部之衣服。於胎兒之成長。姙娠之呼吸血行等。均有所障礙。故甚屬非宜。

(五)運動。　姙娠中新鮮之空氣中散步一二時。尤能爽快精神增進消化。倘久居室中靜坐則有消化不良引起便秘之虞。但不能行劇烈之運動。及長時身體運動。則能誘起子宮充血。或胎位之變動。其最不幸者。則早產焉。故宜愼避之。此外坐脚踏車。舞蹈乘馬長途旅行及負重物等皆宜嚴禁者也

(六)身體之清潔。　清潔身體保護皮膚亦極爲重要。故常應於平時之習慣而時時沐浴。惟浴水不可過熱。過冷。但不能坐浴。腿浴等。亦能惹起流產。

外陰部至姙娠後半期。以分泌物之增高。而甚爲不潔。故每日以溫開水洗滌一二次爲宜。

乳房爲後日授乳之必要者。尤宜清潔。尙須注意其乳頭之形狀。使不礙於授乳。乳頭若陷凹。則設法治療之。

(七)精神感動。 劇烈之精神感動。多有妨礙於姙娠。故過度之快樂。或憂慮。皆爲不宜也。(中德月刊)

說嗜雅片之害

蔡禹門

今海內熱心家。有見於嗜雅片之足以弱身亡國。大聲疾呼。並設拒毒會。奔走海內外。以冀有所挽囘。查雅片味苦。價覶龍肝熊掌爲貴。而絕無美味之可口。何以拒毒聲中。而新染此嗜好者。且踵相接。大概染此者。半由於友朋酬酢。成癮於不知不覺之間。半由於緩解疾病之痛苦。遂至痛苦漸減。用量亦漸埤。駸尋委癮已成。而緩解疾病之痛苦。已無效力矣。其害之大。實不勝言。今就其易見者縷述之。身體勞動時。極易疲倦。憚於作事。荒廢事業。其害一。神經易於衰弱。睡眠不能暢適。神志昏迷。不能有所作爲。其害二。胃腸之運動遲緩。飲食排便。均不能照常。身體孱弱。其害三。血液之循環不暢。紅血球減少。皮膚呈蒼白色。不能爲活潑之運動。其害四。思慮日就狹隘。對於他人失同情之心。社會上遂少一義俠有爲之分子。其害五。嗜烟者腸壁運動非常麻痺。故大便常患秘結。設遇毒物。無力排除。及成下痢。腸部已潰破。不可收拾。極易戕其生命。其害六。凡此諸害。均成於不知不覺之間。若身體遇有疾病。早爲正當之治療。不爲苟偸目前之計。則決不至遺此終身之累。或詢既成癮。欲解除之。豈不極難。而且有痛苦乎。曰。從前之戒烟醫生。有斷其常癮之物。錮其室。鍵其門。視若囚徒。而當[illegible]人癮發之痛苦於不顧者。今則此種鹵莽醫法。已經絕跡。幷且一面用藥抵其癮。一面用藥治其病。如胃痛者。兼治其胃。下痢者。兼醫其腸。睡不成眠者。兼安其神。不出一二旬。可以使之心廣體胖。即極孱弱之人。亦並無所窒礙。願嗜此者。速行戒之。毋少遲疑。嗜此者可減少一人。國家之元氣。即可旺盛一分。而軍閥之驕橫。亦可制止一分。親愛之同胞。其速下決心。毋再受無謂之羈絆。而自失身體之自由也。拒毒拒毒。晨鐘[illegible]聲。止盈汝耳也。

診餘叢談

蔡禹門

(一)哺乳兒之斷乳期

小兒哺食母乳。萬不宜過長。因爲若是過於長久。如至一歲半或兩三歲。小兒往往不肯吃食飯食肴蔬。況且小兒一過週歲。體已長大。極用滋養料。不是僅僅乳汁中所含的物質所能供給。試看不明其理之人。以為多吃乳。終是好的。於是弄得小兒反日見瘠瘦。不肯吃物飯食。哺乳之人。亦反瘦弱多病。真是兩不得益。所以小兒哺乳日期。少則八個月十個月。多則滿一年。至多一年兩三月。再多即不相宜。又斷乳時與氣候極有關係。因為小兒胃力與大人不同。若在四月以後。天氣日漸炎熱的時候。驟行斷乳。使小兒的胃口驟然變更性質。就要容易發生消化不良等症。所以斷乳的時節。上半年宜在三月以前。下半年則在九月以後。夏秋季均不合宜。須避去的。

（二）小兒不宜食雜物

余嘗見蘇滬一帶的小孩。體多薄弱。正餐吃得極少。並且常易發生胃病或腹脹等。推究其原因。是在小兒每天之中。大人常常喜歡與以糖果。甚至幾乎刻不間斷。因是正餐之時。小兒不知飢餓。富於滋養的肴蔬飯食。反不肯多吃。不知道所吃的糖果。其中含有的滋養物質如蛋白質生活素等均缺乏。不能與正餐得比。所以弄得小兒體弱多病。不甚結實。有保證責任的人。不可不知。不可不改。余每見小學校近旁糖果店呢。冰凍擔呢。小吃商人多數羣集。學童在放課。紛紛購食。真是危險萬分。奉勸為父母祖父母的人。萬不可多與小兒以零錢。差使他購食不相宜的食物。有害身體。愛之反行害之。再我們的胃。他工作能力亦有一定限度。苟是所吃食物。一刻不停。他就刻刻工作不休。起初尚可勉強。到了疲乏的時候。胃力因為平時用得太過。即會發生大病。所以講衛生的。第一不可吃雜物。最多在朝午晚三餐以外。在下午稍吃一些輕鬆的點心。第二吃食要有一定的時候。使得我們的胃臟得着適宜的休息時間。方能在工作時。能顯出他十分的效能。

生殖器之衛生

K H

人生之本能有二。一曰保持個體。二曰遺傳子孫。遺傳子孫之官能曰生殖器。生殖器者。誠人體最緊要之機關也。極端言之。人間者。實生殖器之人間也。其餘一切事物。皆為生殖器之枝葉。無論聖凡賢愚。莫不出此。此與種族之強弱。社會之隆替。極有關係。苟無生殖。即無人類。即無世界矣。生殖機官之關係既如此其重要。故衛生之法。尤宜急講。惟吾國人多以此為諱。實大誤也。種族之弱。亦未始不由於此。今不揣簡陋。略舉其衛生之法於後。國人其注意焉。

（一）欲健全生殖器。須注意清潔。調養新鮮之血液。呼吸新鮮之空氣。使體內廢物不致積滯。而身體得日臻強壯。

(二)不可過用心思。致神經部生長加速。筋肉部不能耐苦。而起生殖器之種種病源。

(三)每日須做適當運動。否則男子下體。恐發育不完全。女子經期。恐罹子宮、卵核、血脹等病。

(四、飲食不足。則血液不旺。血液不旺。生殖器因之而弱。

(五)父母有癖。往往遺傳子女。貽害甚大。如飲酒過度。生子必好飲。而類癲。病體未復。生子必腦弱而多病。故酒後。病後。不宜同寢。

(六)行房之忌。尤當注意。近今生理學家摘示簡法如下。(一)朝起之前。(二)酣醉中。(三)食後兩時以內。(四)男女有病。(五)女子月經中。(六)極寒極熱及疲勞之時。(七)病後精神未復。(八)時際匆忙。(九)人受驚慌。(十)孕後。(十一)忿怒悲哀憂患恐懼時。(十二)服春藥以催情慾。

(七)手淫之害如下。(一)身體不發育。(二)腦髓虧乏。聽明減少。健忘。(三)耳鳴頭眩。目光漸短。(四)時有淫夢。害至遺精。(五)面白而瘦。口吐白痰。(六)或因愛惜精液。致精蟲死腐。釀成睪丸病。不能生子。(七)身弱易染風寒溫疫癆病等症。以致夭亡。(八)胃力減損。行步蹣跚。(九)男女生殖器俱易損傷。(十)斲喪過甚。精蟲弱小。他日生子必弱。

(八)月經不知調理。最爲婦女起病之端。宜靜臥。護衿被。忌行動避風寒，禁潮濕。先事小心。可以終身無恙。

(九)普通之妊娠病。乃自然之機能。不必服藥。惟平日衛生之法最爲緊要。飲食宜滋潤及易消化者。辛辣與酒均忌。多見日光吸清空氣。適度運動。宜早起晚睡。禁憤怒。悲哀恐懼驚愕等事。身體衣服。均宜清潔。此其大略也。

(十)產婦臨盆。臥房宜暗。靜心守候。不可驚擾。產後則愼重飲食。最好清淡魚肉，起居不時。屈伸無度。提挈重物。尤所切忌。保養精神。清潔身體。則乳汁不至稀薄。不至漏洩。如乳頭軟弱。可以淡鹽湯洗之。

(十一)清潔爲人生要素。而產後尤甚。向來有產褥熱一症。多係下部不潔所致。故宜用消毒油紙棉花等時拭身體。不可包以襤褸。

(十二)產室常宜掃除。並令交換空氣。不可直射日光。亦不可遮蔽日光。室內溫度。毋使屢變。臭氣之物。無用之品。撤之室外可也。

International Medical Journal

Vol.10 October 1929 No.4

中西醫學報

第十卷第四號目錄

士貴寶以脫

——為全球標準以脫——

以脫一物。常為最安全，最便利，最經濟之蒙藥。此世界人士所已明知者。

士貴寶醫士，在一八五二年發明用為蒙藥之以脫。其製造手續，與所用機械。至今仍用於士貴寶工廠中。雖努力為廣博之繼續研究，以期改良製品。曾未能有所新發明。士貴寶以脫，品質純一，使用安全。經濟不費。凡外科醫生及施麻醉手術者。均適用之。而其能使病者得有舒適平安之益。尤為餘事。凡此種種利益。七十五年以來，歷經試驗。絲毫不爽。

美國紐約

士貴寶父子化學公司

製造

創立於一八五八年

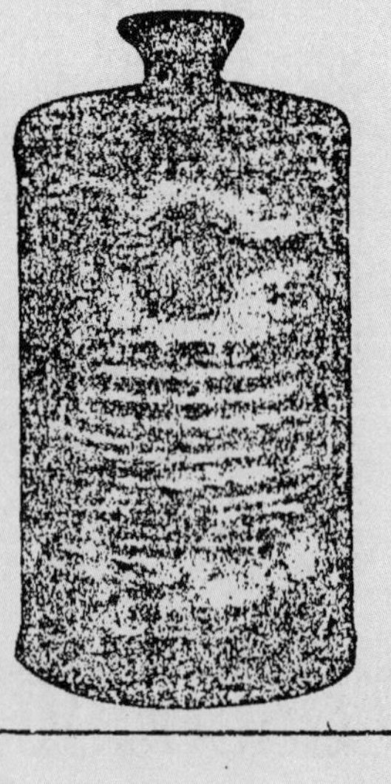

論壇

中西相通之一斑

沈仲圭

僕今歲供職路局文書旁午。日鮮暇晷。不爲各地醫學雜誌撰文者久矣。迺者抱病家居。身心頓覺安適。正白香山所謂「造物勞我以生。遇病稍閒。反生慶幸」也。同宗乾一先生不棄樗櫟。函索拙作。因檢民十六春與莊君淳正討論「胃腸之生理衛生中西相通」一稿。重加修正。以付之俾世人明瞭中醫學理並非完全不合科學也。

難經曰。胃之上口。名曰賁門。胃之下口。卽小腸之上口。名曰幽門。（此言解剖）靈樞五癃津液別篇曰。水穀入於胃。輸於腸胃。素問靈蘭秘典論曰。胃者。倉廩之官。五味出焉。小腸者。受盛之官。化物出焉。大腸者。傳道之官。變化出焉。又五臟別論曰。水穀入口。則胃實而腸虛。食下。則腸實而胃虛。靈樞營衛生會篇曰。水穀者。常并居於胃中。成糟粕而俱下於大腸。（以上言生理）綜觀各節語語扼要。胃腸之司消化。不已昭然若揭乎。且食物至大腸。所含養料已爲胃壁之血管。腸壁之乳糜管。吸收殆盡。僅餘糟粕。故素問敘具作用曰「變化」。曰「傳道」。言化糟粕爲糞便。傳至肛門而排出也。其造句之妙。尤覺辨析毫芒。靈樞營氣篇曰。營（血也）氣之道。納穀爲寶。穀入於胃。乃傳於肺。流溢於中。佈散於外。常營（疑爲行字之誤）無已。終而復始。此言血爲飲食所化。化成之後。吸入血管。運至大靜脈。而入肺。復由肺注心。散於全體。循環不息。又營衛生會篇曰。中焦亦并胃中。此所受氣（氣者血氣也）者。泌糟粕。蒸津液。化其精微。上注於肺脈。乃化而爲血。以奉生身。此條較前尤詳。其曰「上注肺脈乃化爲血」者。以養料輸入靜脈。靜脈之血。含有老廢物與炭養氣。必經肺臟之呼吸作用。成爲鮮血。方克彌組織之缺乏。古人如此叙述。蓋有深意存焉。惟胆汁溙液。皆入十二指腸。協助消化。此乃靈素所未及。無可諱也。

至攝生法。尤可中西印證。勸戒全書曰。喫食須細嚼緩嚥。以津液送之。然後精微散於脾。華色充好。粗快止。令糟粕塡腸胃耳。此與勿利查士之細嚼主義相同也。孫思邈曰。食畢當漱口數過。令人齒固。此與近世之齒牙清潔法相若也。內經曰。飲食自倍。腸胃乃傷。蘇子瞻曰。已飢方食。未飽先止。散步逍遙。務令腹空。此與干那路少食可長壽壽長得多食之說相契也。孫思邈曰。人之當食。須去煩惱。此與涉士比亞飯時吵鬧。胃口必倒二語相符也。王充曰。欲得長生。腸中常淸。欲得不死。腸中無滓。此與糞便積滯大腸。發生毒質。吸入血液。致成自毒之新說相類也。綜之中西醫理。頗多相同之點。不獨消化一事爲然。融會貫通。取長棄短。以蕲醫學之進步。斯可矣。

譯著

中樞神經與胃腸疾患

沈乾一譯

——醫學博士篠田義市述——

胃腸病之治療。卽在現今。亦過於傾向末梢性。視胃腸管有如試驗管。或視如與身體他部分全然不相關連。卽逢胃腸病時便投以消化劑。防腐劑。收斂劑瀉劑等是也。

自一八八九年。包勞氏就犬所行實驗。乃若開一新紀元。邇來對於胃腸。已不再單獨視之。而知其能由五管精神之刺戟而分泌或運動。此外復由種種實驗。而知胃腸由副交感神經及交感神經之兩神經所調節。副交感神經槪爲迷走神經。能促進胃腸之運動或緊張及分泌。交感神經卽名爲腹部交感神經部分。其作用則爲抑制。但視胃腸管部分言之。並非完全如此也。

食道及噴門。由迷走神經而收縮。由交感神經而擴張。胃由機能上可分爲三部。卽胃底。幽門前部。幽門是也。胃底幽門前部。由迷走神經而收縮。由交感神經而緩弛。幽門由交感神經而收縮。小腸及大腸之蠕動運動。由迷走神經而促進。由交感神經而抑制。直腸則受骨盤神經之支配。由此而促進種種運動。由交感神經而抑制。肛門括約筋由迷走神經而緩馳。由交感神經而收縮。（與膀胱括約筋同。故灌腸及自然大便時有尿流出。蓋由於此。

迷走神經及交感神經之支配胃腸。恰如索之馭馬。一方緊張時。則他方亦緊張。以常保平衡。但時亦有僅一方緊張者。惟在臨床上甚少見也。

祇迷走神經緊張之狀態。謂之「巴戈篤尼」祇交感神經緊張之狀態。謂之「𣪠巴鉄哥篤尼」兩方皆緊張。謂之「巴拉尼」或「狄司篤尼」(Dystonie)

臨床上所見胃之「巴戈篤尼」狀態。屢見之於胃部充滿。緊張壓迫感。胸嘈雜。吃逆等。用愛克司光線觀之。屢見牛角胃時或作砂時計胃。(其絞窄處不祇一處時有二三處者。)此種狀態可由亞篤魯濱(Atropine)而解除。故知係由迷走神經緊張。

「𣪠巴鐵哥篤尼」臨床上甚少見。此時胃減少膨脹感覺。若可無限制吃食。胃由其內容量容易擴大。用愛克司光觀之。多作鈎狀胃。但在臨床上。「巴戈篤尼」亦有作鈎狀胃者。

迷走及交感神經。腦脊髓中。有其中樞。近年知其中樞在脊髓延髓及其上之間腦。位於間腦之第三腦室周壁之灰白質中。此部分與線狀體「答拉姆斯」腦皮質有密接連絡。故自上數之。爲腦皮質間腦延髓脊髓及末梢之迷走神經交感神經(腹部)再末梢之胃腸管自身等。此等成爲一不可分離之系統。此系統中之任何部分一有障碍。胃腸之機能亦卽發障碍。故應將胃腸置於其系統之一部分而考究其病理及治療方可。胃腸之一切症狀。常可以此見解說明之也。今試就其主要者述之。

一　嘔吐　(1)由胃腸自身障碍而起之嘔吐。(加答兒。癌。寄生虫等所發者。)其機轉爲分布於胃腸之迷走神經中司知覺纖維。受其刺戟。末梢刺戟作求心性上行至延髓中樞。於此其刺戟再傳於交感神經核。由交感神經核再以遠心性經交感神經傳之於胃。始發生嘔吐所必要之胃運動。遠心性之刺戟概傳於交感神經。但亦有傳於迷走神經者。胃之嘔吐作用。可分爲四動作。卽(一)幽門之收縮閉鎖。(二)胃壁之緩馳。胃之蠕動運動停止。(三)幽門前部之收縮。(四)噴門之張開是也。此四動作。概由腹部交感神經之刺戟而起。並雜有一部分迷走神經之刺戟。實驗上切斷兩側腹部交感神經或注射脊髓兩側部。(Paravertebrale Iujektion) 使之痲痺。則不起嘔吐。(不發四動作) 胃內容物反迅速移向小腸。而腹壁橫隔膜則發生與嘔吐時相同運動。如此胃腸自身有刺戟。此刺戟傳於迷走神經之知覺纖維而上行。至延髓之知覺核。再將刺戟傳於交感神經之運動核。及迷走神經之運動核。由此再以遠心性傳於膜部交感神經及迷走神經。至胃腸。乃起嘔吐。此爲胃腸病所見許多嘔吐之反射路 (Refexbahn) 也。次嘔吐不僅由胃腸管自身之器質的或機能的原因而起。(2) 附近之胆囊病。腎石症。子宮病。腸閉塞等時所屢見之嘔吐。亦同由刺戟傳於迷走神經之知覺纖維。以求心性至延髓。由此處再以遠心性傳至末梢而起者。再觀臨床上之發嘔吐。

(3) 屢有起於腦病或腦損傷。此時之嘔吐。與前者異。因腦壓亢進。蓋第四腦室壓力增高。致第四腦室底之交感神經及迷走神經之運動核直接受刺戟而起。如傳染病之腦膜炎。腦腫瘍。腦振盪等所見嘔吐卽此。又尿毒症時。亦見此嘔吐。自原則言。腦及脊髓之限局疾患。不致起嘔吐。

(4) 其次脊髓病亦間有嘔吐者。見於海納各氏病或脊髓之橫斷性損傷。此因脊髓側角之交感神經核受刺戟而起。中部胸髓有病變時見之。

(5)再其次應舉出精神性或神經性嘔吐。見於神經質者。歇斯的里者。其他見於精神病者亦不少。由精神感動。想像不起嘔吐者。嗅及所忌之物。或目擊。或想像。即作嘔。此時引起嘔吐機轉係腦皮質之刺戟。經間腦之植物性神經中樞。更下行。將刺戟傳於延髓之交感神經及迷走神經而起。故於此時之嘔吐。與他種異其治法。用種種暗示。可以防止嘔吐。惟精神上影響。對於上述種種嘔吐。亦有影響。自不待言。由此嘔吐之一病的機能觀之。亦可見與胃腸之作用有關之中樞神經系。爲一、腦皮質。二、間腦。三、延髓。四、脊髓側核。及五、交感迷走兩神經之終末點。六、胃腸管自身狀態等。此等成爲一系統。無論何種嘔吐時。皆有多少關係。間腦有關係胃腸運動中樞。實驗上。由該部分之刺戟或損傷。可左右胃腸一部分之運動而知之。此間腦。延髓。脊髓植物性神經終末。及胃腸管自身所成之系統。並不限於嘔吐。一切胃腸機能。皆經此系統爲之。而與以影響者。則有精神。知覺刺戟。及血液成分之三者。至於此等植物性神經之反射。總括述之於後。

二　分泌　胃液分泌障碍。胃酸分泌過多及減退問題。

臨床上所言之此等病的現象。決非祇分泌其物有異狀所致。不可不先知也。幽門之運動性。於決定臨床上之酸度。有非常重要作用。故視幽門之作用如何。有雖分泌腺之作用正常。而臨床上檢查胃液有現出胃液分泌過多。減少。或無酸狀態者。在人體。與動物試驗。異可顯明。祇見分泌狀態方法。今日不復存在。包勞氏就犬所行實驗。不能將其成績。即應用於人體。蓋在人體胃之內容物常向十二指腸方向移動。或十二指腸內容物逆向胃移動。故不能將幽門之運動置之度外。而言胃液分泌狀態。此事於胃液分泌異常治療上。極其切要。對於胃酸過多或無酸症有時不單投鹼劑或鹽酸而已。足同時並須投以與分泌直接無關而能變化幽門運動藥物。因酸之分泌卽全然正常而因幽門之反射不完全。致腸液過剩有現出如無酸症者故也。次觀胃液分泌自身。亦有二種。一爲神經性分泌。二爲由食品種類之直接刺戟。前者由迷走神經而促進。由交感神經而抑制。包勞氏之上述實驗。卽擴大此方面見地者。分泌由亞篤洛賓而抑制。由卑洛加魯賓 (Pilocarpine) 而促進。所謂直接刺戟者。卽由營養素之種類。而胃腸管能自動發生與之相適應之分泌。如由「塞克列丁」之分泌。卽此。又蛋白多時。則鹽酸及百普辛(Pepsin) 之分泌。隨之而多。亦係直接刺戟現象。營養素直接入胃。則增進分泌。故吾人可將日常胃分泌液。分爲二過程。(Phase) 卽在食前感覺空腹。一就食桌卽開始分泌胃液者。係以迷走神經爲介之神經性分泌。進食後所起分泌。則蓋係由食品營養素之直接刺戟。一開始直接刺戟分泌後。卽截斷其神經關係。分泌亦多不受影響。故若欲抑制神經性分泌。可於食前十五至二十分間前。投以亞篤洛賓。痲痺迷走神經終末。則多可達目的。分泌機能之神經中樞徑路。與嘔吐徑路同。茲從略。

三　食慾與饑餓　Appetit und hungergefull

饑餓感或食慾減退。由何機能而起。中樞神經與之有何關係。試一述之。所謂饑餓感者。從前以爲係胃空虛則收縮。因而發此感覺。或以爲係由鹽酸分泌亢進而起。胃之空虛。爲能攝取食物之胃之第一狀態。自不待言。但非飢餓感或發生食慾之本態。胃卽充滿。亦有發饑餓感者。或胃卽空虛。亦有絕不覺饑餓者。例如幽門狹窄時。胃內容物雖停滯。而有愈感劇烈饑荒者。此時用滋養灌腸。或用營養素注入靜脉內。卽可去其饑餓感。又早晨起床時。胃雖空虛。但並不覺饑。須經片時。乃有食慾。又餐後二三小時。胃雖已空虛。但饑餓感則須餐後四五小時乃起。故胃之空虛。並非饑餓感之本態。但胃空虛時。飲以水。或食以不能吸收物質。例如「麗哥魯巴」等。亦能暫時止其饑餓感。糖尿病之起饑餓感時。常用此法。惟此法祇係暫時。並不能遏止眞饑餓感。經過種種研究。覺所謂眞饑餓者。似由血液內之成分。刺戟可稱爲饑餓中樞之植物性神經中樞而起者。而血液成分中。似乎置重其所謂分解性蛋白質者。血液中。有多量該蛋白質。此血液流於中樞時。則不起饑餓感。血液中減少該成分時。則成爲刺戟而起饑餓感。種種傳染病或「加歇基西」及發熱。食慾不振。不起饑餓感者。可以血液中含有多量此等分解性蛋白質故解釋之。例如胃癌時之食慾不振。並非因胃有癌性變化。胃之分泌及運動被障碍所致。乃因有癌身體成分。尤其蛋白質。盛行分解。血液中積蓄如是分解物。致食慾減退者耳。故欲增進食慾。投以健胃劑。或改變烹調法。亦自屬極重要。但單憑此法。殊不易有効。胃癌時。欲亢進食慾。非豫防身體成分分解不可。或講究除去血液中之分解物質方法方可。關於此等。尚有待乎將來之研究。「因如林」能增進食慾。起饑餓感。爲人所週知。此因「因如林」能使血糖降下 (Hypoglycamie) 其血液流經饑餓中樞而起饑餓與蛋白質爲同樣機轉。胃癌時有用此而一時奏効者。或云注射「因如林」所起饑餓感。除血糖降下外。並由肝臟之肝液素 (Glycogen) 含量狀態。成爲刺戟。傳至饑餓中樞。而起饑餓感云云。總之皆認爲有饑餓中樞。有起自中樞之刺戟。始能引起眞饑餓感。俗云飲「尼古丁」「古加因」則減退食慾。並非因此等物麻痺胃之知覺神經。乃因其吸收而痲痺饑餓中樞所致耳。饑餓中樞係在間腦第三腦室近處。恰近溫熱中樞（Warmecentrum）發熱時不起饑餓感者。似乎由此關係。發熱則缺食慾。解熱則復有食慾。蓋由此理。又因發熱而身體成分分解。其分解產物積蓄於血液。因而不起饑餓感。亦不能不與承認傳染病時之食慾不振。蓋由毒素痲痺饑餓中樞所致。與由毒素發熱同。此中樞感受刺戟時。其刺戟更刺戟延髓之迷走神經核。更以遠心性經迷走神經。增進胃之收縮及運動。卽引起隨饑餓感而起之胃腸動作。於此雖將饑餓與食慾混而爲一。但在生理上或心理上。兩者非必盡同。有如性慾與戀愛之關係。食慾中含有多量心理的作用。

四　便秘及下痢　概係胃腸之運動障碍。胃腸管之運動。如上所述。由迷走及交感兩神經而調節。此調節異常。卽起便秘及下痢。並不限定胃腸之蠕動運動增進。卽下痢。減退卽便秘。惟有調節之運動乃能使胃腸內容物適當排泄。除神經調節外。並由種種「霍魯蒙」（Hormon）而左右其運動。例如腦下垂體之「霍魯蒙」能使其運動旺盛而起下痢。腦下垂體分泌減少之脂肪生殖器異常症（Dystphia adiposogenitalis）則起便秘。甲狀腺之「霍魯蒙」則起下痢。又恰如巴塞陶氏病之易起下痢。副腎之副腎精（Adrenalin）有起便秘作用。故愛迪生氏病因副腎精分泌減少而起下痢。尙有種種毒物。例如「姆斯加林」族（「姆斯加林」「卑洛加魯濱」「菲素斯吉格民」「歇姚林」等）「亞篤洛賓」「尼古丁」「栢拉多恩那」鉛其他臨床上所用種種瀉劑。亦可算入引起下痢毒物之中。「姆施加林」族係使胃腸運動旺盛而起下痢者。「亞篤洛賓」莨菪越幾斯等。能痲痺迷走神經之過度緊張。去其緊張。因不通便。阿片之少量用於同樣時亦善能通便。此外種種解熱劑鎭靜劑等中。尙有雖不能視同普通瀉劑但其作用不祇解熱麻醉而已。並能介神經系而左右胃腸機能者不少。不可不注意也。

便秘自理論上言之。當然由於迷走神經或骨盤神經之促進作用減退或者反對由交感神經之緊張亢進而起。但事實却並不然。亦如下痢之並不限於副交感神經緊張亢進而後起者。然由此兩神經之緊張異常而運動調節作用異常。因而起下痢或便秘。常有慢性便秘而時時下痢。下痢一止。則再起頑固便秘者。卽示人以調節作用之不調和也。故胃腸管並未有器械的疾病。而發便秘或下痢。可視之爲一種神經症(Neurose)慢性便秘。卽此便秘分爲痙攣性及痲痺性便秘。痙攣性便秘者。卽因腸管緊張過度。反致不蠕動而起。此時之腸管尤其大腸管內。有時可由觸診而觸到糞塊。痲痺性便秘者。則與之相反。係由腸管痲痺緩弛。絕無蠕動而起。臨床上見之於傳染病。腹膜炎。腸閉塞等末期。蓋由毒物將腸管壁內之歐愛魯巴哈氏神經叢痲痺所致。惟此種甚爲罕見。所謂機能性便秘。亦並非卽可分爲痙攣性或痲痺性便秘二種。卽無痲痺與痙攣。亦可起便秘。是由於運動及緊張之調節異常而起。便秘及下痢。更往往受精神的瞬間之支配。所謂情緒性下痢(Emosions diarrhoe)者。卽起於感情變動恐怖驚愕時。又神經衰弱歇斯的里等。亦起便秘或下痢。憂鬱亦有起頑固便秘者。此等精神的瞬間之影響及胃腸管。蓋由後文所述之所謂精神植物性反射。(Psychs vegesatine Reflet)發自腦皮質之刺戟。傳於植物性神經系統中樞之間腦。更傳於下方延髓。然後經迷走或交感兩神經。而影響及胃腸之運動者也。次有下便障碍。糞堅硬停積於胃腸之壜壯部部分不能排泄者。或反而失禁。有於無意識中下便者。

此等係由大腸及肛門括約筋之機能障碍所致。又患 Colica mucasa 者。大腸並無炎衝。惟粘液分泌甚多。粘液塊混有空氣狀如發泡。屢起便意。但並不見便下。祗有粘液。此病之所謂華戈篤尼氏症狀。血液中增加嗜好「愛學仁」(Ealim)細胞。又對卑洛加魯賓反應顯著。爲人所知。此時不祗單注意食物。並用能作用於迷走神經之亞篤洛賓或莨菪等。皆能見効也

五　胃腸疼痛　此亦臨床上所最屢見症狀。與精神系有何關係。爲有興味問題。今試就胃之疼痛述其發生機轉。胃潰瘍時有顯著疼痛。爲周知之事實。對於此疼痛之起因。諸說不一。一般皆以爲胃有潰瘍。潰瘍面受胃內容物即食物或鹽酸之刺戟。故起疼痛。但事實却不如是簡單。例如即有大潰瘍。而在臨床上有絕無何等疼痛者。生前並未有何等疼痛。死後解剖。乃見有頗大潰瘍者不少。反之。有胃並未有潰瘍或擦過傷(Erosion)而有劇烈疼痛者。毋寧甚多。潰瘍自身。並非能起疼痛。以爲有潰瘍。其處知覺神經暴露。由知覺神經刺戟而起疼痛者。蓋視之如表面皮膚損傷時所起疼痛。此見解今日已不爲人所是認。所謂疼痛者。與腸管壁筋之緊張有密接關係。因痙攣而交感神經之知覺纖維受其壓迫。其刺戟經脊髓以求心性傳至中樞。而感疼痛者也。於疼痛時用愛克司光照射。觀察其運動。常可證明其胃壁之痙攣或收縮。尤以幽門前部之收縮。爲最易起胃痛原因。胃潰瘍時之疼痛。潰瘍之存在。潰瘍自身。固可成爲刺戟。但繼之而起之筋之收縮或痙攣。方爲疼痛之眞原因。胃痙攣時之疼痛亦然。有潰瘍而無疼痛者。可以未起筋之收縮痙攣解釋之。

又胃並未有何等損傷或潰瘍而發疼痛。亦可由此而得理解。胃因筋之收縮。胃內之神經感受壓迫而

發疼痛。但其神經究取如何徑路而後感覺疼痛。厥爲有興味問題。此神經爲交感神經之知覺神經。自胃腸出。經腹部神經節更經境界索而入脊髓神經節。恰與皮膚之知覺神經同先入脊髓神經節。經此處再經後角入脊髓側角自此更上行至視神經床。此徑路謂之「篤拉克都斯斯卑挪答拉密克斯」內臟之知覺。今日所知者。知其神經終於視神經床。皮膚之知覺在腦皮質各有其投影所。但內臟之知覺。則於腦皮質並無何等投影所。因此內臟疼痛果在何處。亦不能自知。卽通解剖學之醫士本身當腹部疼痛時。亦不能自覺爲何官臟也。發生疼痛機轉。既然如此。則發疼痛亦自有種種部位。消除胃內之引起胃壁筋收縮之原因外。直接除去胃筋收縮原因。亦爲除去疼痛之法。或將傳達疼痛之交感神經。用脊髓兩側部注射。使之痲痺亦可。或用痲醉劑將中樞卽視神經床之知覺中樞痲卑。亦可除去疼痛因內臟有發疼痛原因。同時裏面皮膚亦有感疼痛者。如胃潰瘍。或胃酸過多症時。脊中感覺疼痛。或盲腸炎。腹膜炎時。腹部皮膚知覺過敏。發生疼痛等。是其適例。有所謂 Head'sche Zone (歇篤氏疼痛帶)者。係內臟疼痛。而皮膚亦覺疼痛時。由其發疼痛之官臟而皮膚疼痛亦異其部位者。其疼痛部位。與脊髓節一致。有一定部位。是卽如上所述。當交感神經之知覺神經穿入脊髓時。經過脊髓神經節。而皮膚之知覺神經亦同穿入此脊髓神經節。故官臟所發之疼痛。乃覺宛若來自皮膚者然耳。次關聯疼痛。請一述胃潰瘍與神經系之關係。如上所述。有雖有胃潰瘍。而絕不覺疼痛者。亦有祇有小小潰瘍。而痛不可忍者。雖亦視潰瘍部位而異。但胃筋之收縮或痙攣。由個人而有難易。故疼痛之强弱。亦由此而分。有胃潰瘍而不覺疼痛者。卽由不起痙攣耳。易起痙攣者。其胃腸亦易發疼痛。單視胃潰瘍患者之疼痛。殊不能想像潰瘍之大小。毋寧考慮其人之體質而判斷其疼痛爲是胃壁之痙攣。如上所述。以「華戈篤尼」一者爲多。故診視胃潰瘍患者時。對於迷走神經之緊張如何。應加顧慮。減弱迷走神經之緊張。爲去疼痛之有力方法。柏魯格曼氏 (V. Bergmann) 對於胃潰瘍之原因。唱神經說。據言胃壁之筋纖維。過度收縮。則壓迫血管。因而胃壁之一部分起限局性貧血。其貧血部分易爲胃液所消化。而發生所謂圓形潰瘍 (Runde geschurer) 或消化性潰瘍 (Pepsitche geschwur) 云。據其說。胃壁易起痙攣體質。亦易起潰瘍云。一切胃潰瘍之發生。是否如柏魯格曼氏所唱之神經說。殊未明瞭。但易起痙攣之胃筋。亦易起胃潰瘍。一發生胃潰瘍。更易起疼痛。而潰瘍更易進行。則當爲人所認識者也。

如是。胃腸管之生理及病的現象。不但由末梢之自動。並受中樞神經之支配。故須將中樞神經。即此處所言植物性神經中樞。或生命神經中樞。與胃腸管。作爲一系統觀察之方可。而植物性神經中樞。不祗有胃腸管中樞。並其有他一切植物性機能中樞。概相密貼存在。而且此等植物性機能中樞相互間。互有關聯。患胃腸病者。試檢查其其他種種植物性機能。概可見有何等異狀。多兼有循環系統新陳代謝內分泌系統泌尿生殖器系筋緊張等之障碍者。又神經衰弱歇斯垤里其他强迫觀念症等之所謂精神神經症。皆與胃腸之機能障碍有密接關係。胃腸障碍。就中如慢性障碍。胃無力症 (Atonia gastrica) 胃腸下垂症。慢性分泌異常。慢性下痢。便秘。慢性加答兒。其他等一切。概皆於胃潰患以外部分。有機能障碍。而此等患者。概皆就診於所謂胃腸專門醫。但往就診於神經專門醫者。亦正不少。因此等患者。亦多有他神經症狀。例如頭痛。眩暈。不眠症。肩凝。腦充血。心神變調等故也。故治療此等患者時。祗治療胃腸障碍。殊難望治毋寧治愈其是等神經症。乃爲治愈胃腸疾患之要着。反而從神經醫之地位觀之。多數有各種神經症患者。其中不兼有胃腸障碍者甚稀。如是胃腸障碍與神經症有密切關係。關於此有種種說。因慢性胃腸機能障碍。因而再發神經症或神經衰弱自屬可有。但亦並不盡然。何則因有慢性胃腸障碍者。其體質早有異狀者不少故也。凡有所謂 Stiller 氏之 asihenische Hεbitus 者。多易見胃腸無力症。下垂症。其他胃腸障碍。凡有慢性胃腸障碍者。多見其體質早有素因。應自 Adler 氏之官臟低格論 (Organmiderwer tigkeit) 見地觀察之。所謂胃腸管之低格。當然並不只限於胃腸管而已。同時支配此之精神及植物性神經系。亦皆低格。今再論及植物性神經中樞。對於種種體內外刺戟。能起種種反應。從有機體全體之作用觀察之。有以此中樞爲介之種種反射作用。別之如次。

1. Psycho-vegetative Reflex.
2. Zeutral-vegetative R.
3. Sesitive-vegetative R.

(1) PsychevegetatiVe Reflex 曰精神植物性反射者。卽有種種精神作用—思想—觀念—情緒—意志作用等。影響及身體末梢之種種植物性機能時所憑藉之反射。精神界之刺戟。先影響於植物性神經(生命神經)之中樞。再經植物性神經之徑路。傳達刺戟於末梢各器官。精神現象。例如因哀傷而食不下咽。或食積於胃。害及胃之運動及分泌。或如憂鬱症之有頑固下痢。或情緒性下痢。神經性嘔吐。或其反對之人逢喜氣而胃腸機能旺盛。皆由此反射而致。自數百年前。早已知之。因有此精神植物性反射存在。學理上乃證實精神療法之可有効。而尤爲最重要。故近物質本位之醫學界。亦有精神療法抬頭。此種現象。除包勞氏之實驗外。對於人之實驗。有海耶氏（Heyer）用催眠術之暗示美食。而能左右胃液之分泌。（施催眠術而行胃液檢查者）又或言在如是催眠狀態。尙可由暗示而左右尿之分泌排泄之。由此可證精神與植物性中樞之有連絡。於此更有有興味之實驗。有種種藥物。尤其催眠劑中。有能遮斷此精神植物性反射者。或促進其通過者。在藥物治療上。爲有興味之新方面也。

（2）Zentral vegetative R. 曰中樞植物性反射者。卽血液成分之異常影響及植物性神經中樞之反射。血液中缺少養氣。或增加炭酸瓦斯。卽增加如伊洪。則刺戟呼吸中樞。增加呼吸數。卽此反射之最常例。而此種反射。不祇見於呼吸器系統。亦見於循環系—胃腸系等一切注射「因如林」血糖量低下。則此「血糖低下」作用於中樞。而起饑餓感。左右胃腸之運動及分泌亦其一也。此外如種種藥物或毒物之入血行中。作用於中樞。次發其機能於末梢器官。亦皆由此反射。無待將例歷舉。

（3）Sensitive vegetative R. 曰知覺植物性反射者。卽知覺神經例如溫熱寒冷疼痛觸覺等之刺戟。傳至中樞。再由中樞傳至末梢。而變化末梢機能之現象也。如腹部之濕布法或冷罨法。能左右胃腸之運動。亦可視爲由此反射。如是司胃腸機能之神經之中樞。常受精神作用。血液中成分。及以知覺神經爲介之刺戟等之影響。不可不知也。立脚於如此見地。而治療胃腸疾病。始可成立理論的療法。欲以藥物左右胃腸機能。用其能作用於胃腸管內食物之藥物。自屬必要。而更用其能作用於胃腸管壁。作用於末梢神經。或作用於脊髓—延髓—間腦。等中樞。或更作用於腦皮質等藥物。亦同必要。或者更利用

上述之三種反射療法雖爲間接。然亦爲必要。關係此等詳細。爲實地醫家最有興味之事。今不遑細述

本報歡迎投稿

▲本報以融合中西醫學。介紹衛生常識。彼此發揮思想。研究學術。而促進醫藥界之進步。及公共衛生建設之實現爲宗旨。如蒙諸君投稿。不勝歡迎。特訂簡章如左。

一　投寄之稿。或自撰。或翻譯。或介紹外國學說而附加意見。其文體不拘文言白話。均所歡迎。

二　投寄之稿。望繕寫清楚。

三　凡稿中有圖表等。務期明瞭清潔書於白素紙。以便直接付印。譯外國名詞須註明原字。

四　投寄譯稿。請將原文題目。原著者姓名。出版日期及地點。詳細敘明。

五　稿末請注明姓字住址。以便通信。至揭載時如何署名。聽投稿者自定。

六　投寄之稿。揭載與否。本報可以豫覆。原稿若預先聲明並附寄郵資者。可還原稿。

七　投寄之稿。俟揭載後。贈閱本報爲酬。

八　惠稿請寄上海梅白格路一百廿一號醫學書局中西醫學報編輯部收

業醫者診斷時適用之化學驗尿法

伯力士

據維拿醫科大學化學化驗部助手維廉醫士。曾編輯(一)驗尿方法一篇。頗適業醫者及中華小規模醫院之採用。茲將其實用上全段述之如下。以備業醫者之參攷焉。余將此篇披露。深仰學者反覆試習。或有補於世人。內容去繁就簡。業醫者既易於明瞭。又便於實驗。誠診斷上及臨床上唯一之善法。試行之即知此價值之可貴也。

尿之反應最易致謬者。即包括已分解為鹼性之尿與感化鹼性。致生鹼性反應者。又因多食菜蔬或病人患酸過多症。等致尿現有鹼性反應者。宜加以區別之。凡已分解之鹼性尿。因安毋尼亞醋酸所致。可以醮濕之列毛斯試驗紙試之變藍色。此色在空氣中乾燥消散。又以醮濕之試驗紙與熱尿蒸氣接觸時變藍色。

比重關係。凡比重量過少之尿。為診斷上最主要注意者。不但於收縮腎一症且於中毒性之腎臟或腎盂炎均能見之。(二)蛋白試驗法。維廉氏最贊成採用硫楊酸試驗法。(三)如用煑沸法時加醋酸過多。最易誤認。又醋酸與青酸鐵試驗法兩物分量不適時。易致錯誤。如用硝酸法。因中間之白輪雖尿中不含蛋白質。若患者食過巴爾撒謨劑。亦易招誤認。含有尿酸亦現此輪。不過在上部。非在接觸部耳。如在患者家中行試驗蛋白時。最好以湯匙盛尿少許。加以醋酸或食鹽少許。在洋燭燄上熱之。(四)此法簡單且為便宜也。

著者最注意於試驗蛋白沉澱時。祗用醋酸法爲良。此爲診斷尿含中性蛋白。含有他雜質時亦現此反應。其試驗法甚簡單。卽以蒸溜水將驗尿稀釋爲三倍。分裝試管兩枚內。其中一管加以醋酸十至二十滴。如屬陽性尿。則感酸性後。卽爲著明混濁狀。此試驗法全對愈後有關係。例如在腎臟病時。尿含蛋白但未見醋酸沈澱物時。則愈後險惡。如現有沈澱物時。則愈後良善也。如此在慢性腎炎中性蛋白缺如但蛋白尿甚著。所以宜記憶者。中性蛋白對於蛋白試驗時能現陰性。亦能呈陽性。例如用硫楊酸不過此物質所現不多。由此對於試驗實習上。或可以變通耳。

致於蛋白定量法。採用義斯柏爾氏舊法。雖不敢謂必確。但業醫者用之。似甚便宜。又可用撥蘭北篤力哥氏法。此法根據事實。爲濃硝酸與蛋白溶液接觸。爲二層。量爲百分之〇•〇〇三三。則在接觸部層中僅現著明之輪。以稀釋之含蛋白尿如法試驗之。所稀釋之度至現輪爲止。如是可以推測蛋白之含量。又採用指問法。卽利用煑沸法。煑蛋白溶液百分之〇•一或以上之含量生蔓延性不透明混濁之反應也。

又在一定例。可以採佛留氏阿拉沙連反應法。卽用尿一滴。放於載物硝子上。再以百分之一阿拉沙連液一滴。以覆蓋硝子使混和。以肉眼或放大鏡檢查之。如屬普通尿呈鮮紅色片沈澱。如含雜物由尿管上部來者。（腎或腎盂病）則呈黃紅色。內含精細薄翳。或全缺如。

尿含血液檢查法。以一刀尖量。Guiac resin 藥少許。溶化於數西西酒精中。與同量之尿及 Perhydrol（六）一滴混和。如尿含有血液（或膿液）則呈藍色反應。如先將尿加以煑沸。然後始行試驗時。則色彩上之反應祗表示內含有血液而已。

尿含糖檢查法維兒哈氏介紹用非林氏法。但尼蘭得氏試驗法不適於實用。因要長時間煑沸。强鹼性液且要注重驗尿完全不含蛋白。但用非林氏法不過尿含有多量蛋白時。則要預先用煑沸法及濾過法移去蛋白。在濃厚尿時。如尿不含糖。若用非林氏法試驗時。卽使不生著明沈澱。亦有多少還原現象發見。如遇此疑惑例時。可改用尼蘭德氏法比對云。

對尿含糖定量法。可探用醋酸試驗法。可用因漢氏嘗管或用溟士天氏寒暑表在室溫十二小時後。或孵卵箱內三小時後。發呈結果。祗有一事易招錯誤者。卽尿分解後發生之過酸化炭素。所以在試驗先前。應將尿煑沸或以酒石酸使尿先爲酸性。可以防之。如尿發酵後反應要再事檢查。如反應酸性者。試驗應反覆再施。(七)最完全者。卽根據糖之還原試驗法。此法之最適合者。卽賓尼的氏法。僅用藥一種。且能保存多日。卽以枸櫞酸曹達二百瓦。結晶炭酸曹達同量。及靑硫酸加里百二十五瓦。均在蒸溜水八百瓦中。加微溫溶化後過濾。更以硫酸銅十八瓦溶解於水百瓦中。加入第一混和液內攪拌。再加水放一皿內。使硫酸銅溶化淨盡。與此混和液混合。最後以百分五靑酸鐵加里五西西加入混和液內。合成千瓦。(各藥品除硫酸銅一物以外均可用普通法秤之。但要小心加入硫酸銅液內)臨實習試驗時。以此混合液二十五西西放置於磁盆內。以結晶炭酸曹達二十瓦。(或無水者十瓦)再加以浮石少許。全液在火焰上煑沸。此時以定量嘗或十西西容量試管加尿於液內。先快加。後至綠色漸就減退後。可以慢慢滴加。最終綠色消却。變爲白色沈澱液。所用之尿量。如用試尿二十五西西時。有的士篤魯士糖(八)約含〇〇・五瓦也。

尿含阿節當試驗法。利哥兒氏試法。係用硝酸曹達比沃度仿讀試法較優。尤以改良勞德拿氏法爲然。係用硫硫安毋尼亞一刀尖。與尿數西西更加以結晶硝酸曹達振盪加以安毋尼亞使爲鹼性。如尿內含有阿節當時則慢慢發呈紫紅色反應。

醋酸試驗法。維兒哈氏謂紫克氏試驗法爲業醫者向所未用。因有他物質能生同樣反應(九)此法以氯化鐵一二滴加入驗尿內。如尿爲陽性者卽呈紅色反應。

尿素試驗法。此法診斷肝臟疾病內出血等時用之。其法利用爾兒利芝氏試藥(十)熱之並不改變。普通尿受此試驗時乃呈赤色反應。

士利勝紫氏試驗法。尋出尿素能收佳果。但此法(十一)對於一般業醫者用之較爲難行耳。

尿中胆汁色素試驗法。維兒哈氏謂業醫者對此等試驗頗生厭繁。例如米林氏用硝酸法。祗於黃胆症臨床診斷時得獲優良結果。其餘諸法則非業醫者所能操作也。先以沃度丁幾以酒精十倍稀釋之。與尿入試驗管內作兩層。如爲陽性尿時。則兩層之中呈綠色輪。又如屬黃胆尿時。放入試驗管內振盪後。其泡沫現黃色。此亦試驗陽性尿之一助也。

印的甘試驗法。印的甘者。於普通化驗時常易忽去。但尿中含有病變之意義。其法甚簡單。卽以試驗管放尿半管。加以同量之與巴美亞氏試藥(十二)更加哥羅仿數西西。不必加以振盪。可將全量倒至第二試驗反覆數次。則哥羅仿與尿成層疊。如尿含有印的甘時。則尿變黑色。哥羅仿層因吸收此色素變呈藍色。尿含尿色素試驗法。此法甚易實行。卽將尿稀釋三倍。再加入千分之一過錳液加理尿數滴。如屬陽性尿時。則振盪後呈黃色反應。此時驗如在陽性結果時。病屬結核症尤以肺結核爲然。（傷寒症亦來之。）罕有在癌腫症來者。維斯氏對此試驗用酸試法。以鑑別結核症之愈後。瓦屬陽性反應者愈後必惡。且不適用結核素。

參考書籍及註解。（文中之號碼應參照下列號碼對照之。）

（一）一九二六年德報第十卷二六二至二六四頁。

（二）經驗上知如腎盂炎。常因其比重過低尿含小量蛋白及膿球等。以致誤診斷爲盲腸胃炎等症者。

（三）沙利酸硫質藥可採用固體的。或百分之二十水溶液。如用水溶液時。驗尿宜先使變爲酸性。由此接觸部可呈著明之輪。如含蛋白則於接觸部現白色輪。最宜放此藥一小片於驗尿上。乃尿含蛋白之多寡。則其白色翳狀之沈澱或混濁隨生強弱。又蛋白質物亦可利用此試藥爲試驗之。但要加熱溶化。（維士多氏診斷法一九二〇年二八五頁所載。）

（四）維士多氏所稱沙酸硫質藥。如係急用時。可放藥袋內而後用之。

（五）阿斯巴喜氏蛋白定量試藥處方爲比古連酸十瓦枸櫞酸二十瓦與蒸溜水千瓦混和卽成。

（六）如不用過酸化水素時。可改用阿選化松節油代之。（卽將乘松節油瓶口之時不蓋如是松節油吸收空中阿巽卽成。）此試驗法卽以新配之 Guiac 加爾酒。與同量之松節油混和後。使與驗尿作兩層。如尿爲陽性時。則於接觸部漸漸呈藍色輪。尿以酸性爲宜。如用依打化水時。則祗尿含血液時爲陽性。非指含膿也。如試藥配製後貯藏過久時。則宜作一稀釋血液作爲對照。

（七）其他易招錯誤點。卽用單簡管如研究家砂尼氏謂因哈氏改良此法頗利內科家之用（參觀診斷法學第二英文版六二四頁）

（八）如用實尼的氏試法對於定量法上用之亦妙。其配製法中以下述之法爲佳。用枸櫞酸曹達或加里一七三瓦。加熱溶化之。又用無水炭酸曹達百瓦。（用結晶者要二百瓦）（同加入於蒸溜水七百西西中。更以結晶硫酸銅一七·三瓦。水百瓦溶化之。此二尿放室溫冷却後。卽將第二尿倒入第一尿中。隨時攪拌。加以蒸溜水製成一千西西。（乃茵舌英醫報一九一七年二卷二四頁載）臨用時以試藥五西西與驗尿八至十滴在試管內混含卽透賁沸一二分時。如尿含有糖時。則在賁沸時呈赤黃。如重則呈綠色沈澱。但含糖量過小時則冷後呈同樣色彩反應。如並無含糖時。則生澄清或僅微混濁藍色而已。此法不特稱便且不致錯誤。爲還原法中之最善者。但要注意如保存此試藥。加以哥羅仿或科爾厤林等藥時。易招變還原結果。愼之。此句維士多氏書三〇五至〇六頁詳。

（九）最妙者用對照管兩枚。此乃砂尼氏六〇二頁所說。

（甲）如用賁沸尿時紅色反應甚弱，

（乙）尿以硫酸使爲酸性。更以依打加入振盪之。醋酸依打或以依打與稀氟化鐵液共振盪時。其水液層變紅色此色在二十四至四十八小時間能自然消退。

(十)據爾喜的撥蘭氏書（古林內科一九〇六年沙尼氏所括五八五頁中詳）稱試藥應按此法配製即以 Paradimethyl amidobenzoldeydhe 二十瓦在乳鉢內研和加入濃鹽酸百西西更多加酸至成爲五百西西然後以水配合至成一千西西以此試藥二滴加入試尿內呈褐色赤色用分光鏡檢之則在D與F間之橙黃線處見有光帶一度。

(十一)有一簡單法試尿之含尿素即用强安母尼亞使尿爲鹼性濾過後加氯化鉀百分十之酒精或水溶液數滴如尿含有尿素時則呈青綠色反光之觀。

(十二)此種試驗配法即以氯化鐵四瓦放入發烟濃鹽酸一千西西內即成。

此篇經哈濱醫專學校第一班醫科學生反覆試驗實習多次均感容的確之便利既不費事又無錯誤其臨床家能不爲之一讀乎。

血尿 Haematurie 之診斷及治療

劉雲青譯

血尿云者。指排尿之前後或同時出自尿道之血液狀態而言。必於尿中證明赤血球及白血球。設如尿雖帶血色。若不混有血球。不可謂爲血尿。而因其每爲他種疾病之徵候出現之故。若認血尿之時。必不可不明其原因。闡明其原因後。始得講適當之治療。今將其原因診斷及治療法。概述之於左。

一　原因

(一)急性傳染病及體質　於肺炎。傷寒。猩紅熱。痘瘡。氣管枝粘膜炎。壞血病。血友病。惡性貧血。白血病等。雖尿沉渣中有多少之差。然有認血球者。

(二)腎臟硬塞　因心臟內膜炎。靜脈內膜炎等而起腎臟硬塞時。則現血尿。有議論此硬塞。初爲貧血性或出血性者。若以理論的言之。恐初爲出血性。後成貧血性歟。

(三)於鬱血腎　因循環障碍之故。而起之鬱血。鬱血腎者爲循環障碍之結果。血液竄透毛細管壁而被排泄。

(四)原始蟲寄生　成血尿原因之原始蟲。爲住血絲狀蟲。Malaria Plasmodium 人血絲狀蟲等。尤於人血絲狀蟲之時。則起乳糜尿。

(五)服藥　Terpentin 油。鹽酸鉀。芫菁。石灰酸。昇汞之服用時。則起血尿。

(六)尿路之外傷　若尿路某處起外傷時。則起血尿。自不待論。最多原因者。爲器械之插入。刺戟藥之注入等。間有以腰部之外傷。致起血尿者

(七)尿路之腫瘍　血尿頑固持續者。其原因多由尿路之腫瘍。生於腎臟之腫瘍。內最普通者。爲 Grawits 氏腫瘍。及乳嘴腫。於膀胱多乳嘴腫。早晚變化爲惡性腫瘍。亦有由起初生惡性腫瘍者。自無俟論。極罕者於膀胱壁之靜脈瘤有成血尿之原因者。

(八)腎臟及膀胱之結核　腎臟炎內最屢次爲血尿之原因者。厥爲結核。於膀胱粘膜炎者。尿中混血球爲特徵

(九)腎臟炎　於急性之實質性及間質性腎臟炎。起血尿時。卽爲急性出血性腎臟炎。

(十)輸尿管狹窄　輸尿管狹窄者。乃爲炎症。外傷。結石。捻轉。屈曲等之結果而起。因之有惹起出血者。因輸尿管狹窄之出血。不論由患者方面言之。或由全體之徵候觀之。皆最爲重要。然多不被注意。是爲遺憾耳。

(十一)尿路結石　腎臟。輸尿管。膀胱。攝護腺。尿道等之結石。多爲血尿之原因。

(十二)膀胱粘膜炎　已如前述。急性膀胱粘膜炎。必起血尿。但或時爲極少量。有將尿沉渣以顯微鏡檢查。始證明血球之存在者。其他慢性膀胱粘膜炎。亦往往有起血尿者。

(十三)良性攝護腺肥大　於中年後。所起之良性攝護腺肥大症。以血尿及排尿障碍爲主徵候。

(十四)攝護腺癌腫　此時血尿因起於晚期。故見血尿。始將癌腫之存在。始加注意者。則不可也。

(十五)急性後尿炎　膀胱頸粘膜炎。精阜炎。於斯等時。則起所謂終末出血。而多以淋疾爲原因。

(十六)俄國淋（極重症急性前尿道淋）　於俄國淋之際。行頓挫療法而注入强藥液。因高度刺戟之故。有起疼痛及血尿者。

(十七)尿道狹窄　尿道狹窄而行 Bougie 療法。則屢屢起出血。

(十八)尿道下疳　生於尿道種種之潰瘍。爲出血之原因。

(十九)尿道及膀胱內之異常　除結石之時外。因由外方插入異物之故。而起出血。自不待論。

(二十)眞性血尿一名體質的血尿　此血尿原因不明。因無命名方法。故以是名之。而其徵候。則爲血尿及腎臟部之疼痛外。無所見。以如斯徵候不著明之故。亦名無徵候血尿。有時行過劇之身體運動後。未幾即起血尿。一側之腎臟有訴疼痛者。斯時診察觀之。血液反出自無疼痛一方之腎臟。以如斯疼痛。可名爲反射於疼痛（腎臟間反射）。此因偏側之腎臟已被侵犯。欲代償其官能之故。過度勞動之結果也。

(二十一)寒冷性血尿（發作性血色素尿症）　爲發作性呈尿黑色黑紅色之疾病。於尿中非爲血球。乃因其崩潰而遊離之血色素混和者。於寒冷曝露時則起之。不起於乾燥溫暖之環境。此疾病之病理。經多那式蘭式斯台內耳兩氏。闡明於患者之血清。證明溶血素以來。尚有未解決之點不少。

二　診斷及治療

血尿之原因。大體已如上述。然此外於種種之時。亦有起血尿者。茲不贅論。而血尿之徵候。因必須操於泌尿器專門家。故今述診斷及治療之際。主以泌尿科病而有興味視爲問題之血尿者述之。故就於因急性傳染病。腎臟硬塞。循環器病。原始蟲寄生等之血尿。可委於內科專門家。茲不論及。

尿路之腫瘍　膀胱腫瘍。有以突然起之血尿而始被診斷者。此血尿不伴疼痛。有時於其前因身體過勞爲誘因。患者排尿及排便後。雖見有糞尿混和血液者。然有不知其血液出自何處者。斯時必先行尿之檢查。若證明血液之存在。可立卽行膀胱鏡檢查。不可不明腫瘍之有無。其大小。形狀。位置等。若自臨床上之經驗言之。腫瘍多在膀胱底。卽三角部及輸尿管開口部。又初爲良性之乳嘴腫而發生。早晚變爲惡性腫瘍者多。腫瘍根部毫不起浸潤。或僅現最極度之浸潤。由莖而附着於膀胱內面。爲浮動性。然惡性腫瘍多爲無莖性。以廣基底附着於膀胱內面。表面雖不規則。然爲明劃。良性之乳嘴腫。有時於表面發生軟纖維狀物。有恰如海草之浮動者。

若發見腫瘍時。則用手術用膀胱鏡。例如楊格氏搔取用膀胱鏡 Cystoscopie rongeur (Young) 搔取腫瘍之一部分作標本。而行顯微鏡的檢查。則得確定腫瘍爲何物。然以此檢查法。不能知浸潤之廣狹。倘行恥骨上膀胱切開。則得確認腫瘍之性狀。位置。硬軟。基底部之浸潤如何。或將一部分摘出行組織檢查。更可進而行根本的手術。然若以膀胱鏡檢查。可得充分之檢查者。則不可濫行切開術。

治療　於膀胱腫瘍者。適用高周波電流 Radium Roentgen 線外科手術等。用高周波電流。卽 Diathermie 者。於 Catheter 插入用膀胱鏡之 Catheter 插入管。通以絕緣之金屬線。送入膀胱內。透過 lens 而視腫瘍。且視且將此金屬線之尖端。接近腫瘍。或插入於腫瘍實質內。以通電流。斯時腫瘍組織因電流之故。次第崩潰。成灰白色。白色。以至黑色。又自腫瘍發生小氣泡。此因充於膀胱內之水。因電流而被分解之結果也。以右方法數回反復爲之。漸漸破壞腫瘍。則無何等危險。可得除去腫瘍全部。於惡性腫瘍時。與右之方法。兼以 Radium 之細管。送入膀胱內。約一時間。觸於腫瘍。置之。有時自直腸側行 Radium 放射者。然恐有傷直腸粘膜之憂。Rontgen 放射亦可於此時應用。然其効果不確實。外科的手術。雖從腫瘍種類蔓延之程度。可行種種之方法。要之爲摘出膀胱。切除術。或輸尿管移植術之三者。當腫瘍切除之際。務用燒灼器。而不用刀刃爲宜。何則若用刀刃時。恐因血管開放。使惡性腫瘍之胚種混入血中。致有早發生轉移腫瘍之危險也。幸膀胱粘膜。具強大之抵抗力及旺盛之再生力。故於手術後。雖留微許之健康粘膜。亦得速卽再生。恢復充分之受容力。以至恢復官能者也。行輸尿管移植術。宜以如何方法。則爲術者隨意而定之問題。或有人將一方之輸尿管。移植於大腸S字狀部。以喚起腸用菌傳染於尿管腎盂腎臟等。於對此成立完全免疫性之時期。可將他側之輸尿管。使接近前者。而賞用移植於S狀部之方法。或者又以直腹肌之側方。移植於前腹壁或腰部之方法行之。

血尿若行 Diathermie 雖能速止。然要幾何之施術。則與腫瘍之大小有關係。於婦人因尿道短易擴張之故。膀胱腫瘍之治療。則爲容易。

腎臟及膀胱之結核　腎臟結核。殆每爲他部續發之結核。多以肺結核爲原病竈。初期之徵候。爲腎臟部之鈍痛。排尿頻數。排尿困難。膿尿血尿等。若侵及膀胱。則斯等徵候增惡。排尿時之疼痛。成極高度。欲確定其診斷者。雖不可不行結核菌檢查。然亦須用輸尿管 Catheter 各別採取左右腎臟之尿。以遠心器集其沉渣而檢查細核菌之有無。自不待論也。此際須注意者。務避恥垢菌與結核菌之混同。若依顯微鏡標本不證明結核菌之時。可將其沉渣接種於 Mormott 檢其發病否。更行腎臟官能試驗。明其左右何者之腎臟。起如何程度之官能障碍。倘行輸尿管描寫術。腎臟描寫術。則結石之有無。腎臟破壞之程度。位置之異常等。亦得知之。

治療　行如右之檢查。若一側腎臟被侵害。成爲官能的器質的無恢復希望之程度。證明他側之腎臟全健康。足有代償病側所失之官能之力時。則可摘出病側之腎臟。爲最適當之處置也。Tuberculin 固亦爲可用之方法。然只此而達治療之目的。則爲困難（非不可能）若膀胱被侵。其內容積甚減少之時。可行擴張法。但此方法因惹起劇烈疼痛之故。欲結果急者。則不可以溫五％硼酸水由 Catheter 或尿道送入。雖須加以壓力。然不可過大。

腎臟炎　腎臟炎中。操於泌尿器專門家者。爲腎盂腎臟。腎盂炎。腎水腫。腎周圍膿瘍等。下診斷者可行旣往症自他覺的症狀。尿之理化學的細菌學的所見。腎臟官能檢查 Roentger 檢查等。尤於欲行外科的治療者。將腎臟官能檢查。尿素試驗。血液窒素試驗。有行之必要。

治療　腎盂炎者。明其原因於細菌性傳染者。確定其原因菌。行接種素 Vaccine 療法（大腸菌傳染者多）尤爲自家接種素有効。又同時用殺菌劑行腎盂之洗滌。甚有効。例如用 Protargol 硝酸銀液。昇汞水等。此際須用輸尿管 Catheter 勿論矣。於注入洗滌液者。可不用注射器。而如胃洗滌時用漏斗。以液體之重量。使之流入流出。若用注射器。則因過度壓力之作用。有損傷腎組織。以喚起疼痛者。於腎圍膿瘍者。隨時發見。即行切開。不然則侵及腎臟。不僅將其破壞。且起敗血症。於腎水腫及輸尿管水腫者。因輸尿管之疏通被害時而起之故。若其原因。不能除去。可用外科的切除腎膿瘍者加以切開或行腎臟摘出術。

輸尿管狹窄　輸尿管之狹窄。捻轉。屈曲。結石等。以既往症臨床上所見發作性之放射痛。膿尿。血尿。輸尿管描寫法。輸尿管 Catheter 插入等。可下診斷。於輸尿管結石之時。論狹窄與結石。爲孰先起者。學者之意見。紛紛不同。若結石嵌入。則於其上下部。起結締纖之增殖。因而起狹窄。可得想像之。捻轉與屈曲者。因腎臟之移動而起。療法不可不先將腎臟復於正位。於輸尿管結石之際。若其大可通過膀胱輸尿管開口之程度。則於輸尿管內。注入局所麻醉劑。使結石以下之部分麻卑。或用輸尿管 Bougie 擴大之。以圖其排泄。要與結石鑑別者。爲淋巴腺之已石灰化者。靜脈結石等。此可由 Catheter 插置於輸尿管。行描寫術。得診斷之。

腎臟結石　以膿血液細菌等爲核而生者。至其可下確實之診斷時。則腎臟之組織。已起高度之損傷。腎砂（小腎結石）若嵌入輸尿管內。則喚起高度之疼痛。此際若確認腎臟部所起之疼痛。沿腰部向下方放射陰部。亦起疼痛者。則診斷益實也。腎石出於腎盂內時。則喚起高度之障碍。就中最著明徵候爲血尿。若已見之時。可行 Rontgen 檢查。臨必要時。切開行摘出術。又腎臟高度損傷時。不可不行腎臟摘出。

膀胱結石　其成立與腎結石時同。診斷行 Rontgen 檢查爲最適當。然因純粹之尿酸結石。以普通之

Rontgen、檢查法不生陰影之故。不可不將膀胱。以空氣使之充盈。膀胱結石之徵候。雖有種種。而尿線之中絕一事。乃必要之徵候也。其他如排尿頻數。排尿困難。血尿等雖亦可爲注意之徵候。然有時於膀胱底之凹陷部。嵌入結石。有毫不起排尿障碍者。或有時於膀胱憩室結石匿於其內者。膀胱結石之血尿。爲終末出血之事。乃固有的。此因膀胱粘膜向結石收縮之故也。有時結石在膀胱內自由浮動之故。排尿時壓迫尿道口而停止排尿。若變體位則又容易排尿者有之。此因結石作瓣狀而閉塞尿道之故。但高度之攝護腺肥大。膀胱三角部肥厚。膀胱頸下淋巴腺腫大等。亦有現同樣之徵候者。

尿道結石　乃因膀胱結石。流下嵌入而生。

攝護腺結石　雖爲甚罕有之病。然不可不思爲血尿之原因。

診察之方法。已同如右述。於膀胱結石之時。必行膀胱鏡檢查。以明結石之大小。形狀。性狀等。而立治療之方針。行碎石術或除石術者。雖一時看做非文明的方法。然患者依此術可顯然免去苦痛。是乃事實。但若非有充分經驗之術者。則往往有惹起危險者。又行此手術前。須將器械確審其有足能粉碎結石之堅實性方可。不然者。若怠此注意。則於膀胱內器械之嘴端有折斷者。倘遇此等。當行膀胱切開術自不論矣。

若結石嵌入憩室內。行膀胱切開除去結石後。不可不將憩室部外翻。切除粘膜。縫合新創面。以閉憩室。若結石小。最大徑不逾(cm)時。可用膀胱鏡得引出之。於攝護腺結石之時。宜行攝護腺摘出術。有時得只除去結石者。此時可由會陰行手術。尿道結石之時。由其嵌入之位置。而治療不同。若爲三角韌帶之後方。一旦使歸於膀胱內。可以膀胱鏡挾出。若尿道球部之結石。或行會陰切開。或用尿道鏡取出。若尿道懸垂部之結石。可待其次第下降而由尿道排出爲有利也

膀胱粘膜炎　成血尿之原因最多者。爲膀胱粘膜炎之事。已同前述。而其病原菌。以結核菌。大腸菌。葡萄狀球菌等最主要。之徵候爲排尿頻數。排尿困難。終末出血。溷濁尿。膿尿等。將尿沉渣以顯微鏡檢查之。則認有膿球。細菌。血球等。培養之則可更一層確知其細菌之性質。又若行膀胱鏡檢查。則可明其病變之廣袤。治療法若爲結核性以外者。可以尿殺菌劑之內服。膀胱洗滌。藥液注入等。比較易治愈。然若結核性者。因多同時與腎臟結核併發之故。不行腎臟摘出術。則不能根治也。若爲大腸菌性者。以自家接種素 Vaccine 有効。

良性攝護腺肥大症　多起在中年以後之疾病。其徵候先起尿路閉塞之症狀。次血尿。以尿意急劇而不能堪。尿淋瀝。躊躇排尿等事。而下診斷。夜間排尿頻數。尿線中絕。亦可爲參考之徵候。若於直腸觸診之。則得明其大小。形狀。硬度。周圍之狀態等。有時僅在面膀胱之方腫大。突出於膀胱內。有由直腸觸診不得診斷者。於斯際。若用膀胱鏡檢查。則一切之不明。皆得釋明矣。治療法依摘出法爲最合理。

攝護腺癌　攝護腺癌者。至末期始附診斷。是卽現出注目之症候以前。腺全體被侵。腺之被膜蒙變化故也。最初患者所訴之徵候。爲會陰部與直腸部之異常。排尿障碍。非如攝護腺肥大症初期之高度。血尿亦爲晚發之徵候。若病勢進行。妨及血行及淋巴流。則下肢起浮腫。轉移非晚期則不起。由直腸症察之。則攝護腺增大而硬。表面有平坦者。或有呈結節狀者。其硬度爲固有的。宛如觸於滑石之感。若腫瘍

大時則有時不能以器械插入膀胱內者。

在初期病變限局於被膜以內之時期若已得確定之診斷者則可將會陰部切開摘出攝護腺全體。Radium 療法由直腸應用或以尖針形之 Radium。由會陰刺入腺內然於病勢之進行者不可躊躇根本手術。

急性後部尿道炎　因急性後部尿道炎膀胱頸部被侵之時則起頸部膀胱炎其原因殆皆為淋疾此際血尿者因於膀胱頸部有急性炎症之事及排尿之末期膀胱收縮肌與攝護腺周圍肌肉壓迫精阜所致之故主徵候為急劇之尿意。排尿頻數。排尿困難。尿淋瀝等。必於前尿道之急性淋而續發

治療法命之安靜。無刺戟性之食餌。飲料限制。局處療法之中止。膀胱鎮靜劑之應用等

俄國淋疾　即非常高度之前尿道淋尿混血液易併發尿道周圍炎此非為淋菌惡性之故。乃尿道粘膜之抵抗弱也。有時因行頓挫療法之故有喚起此狀態者。

治療為安靜多取飲料及尿道局處療法之中止等。

尿道窄狹　尿道窄狹者。為血尿原因之普通者。尤於因行 Bougie 擴張法之結果。一時的多起出血。

尿道下疳　有時誤為狹窄或性急淋者。然其炎症僅限於有下疳之部分非如淋疾廣蔓延於尿道全體者。徵候雖訴尿道之狹窄尿道出血然排尿障礙則較輕度。

膀胱尿道之異物　誤由外方被插入時多例如 Catheter 破片之遺殘是也亦有婦人之色情亢進症者。欲滿足色慾之目的有插入異物者。於男子因手療法之故有招此結果者。依既往症尿道鏡檢查膀

胱鏡檢查易下診斷治療法務行摘出術。然依異物之形狀大小位置等之如何有經尿道可摘出者。或有要切開者。有時胃腸炎之炎症波及輸尿管及腎臟有起血尿者。要之血尿者雖爲一徵候而非獨立之疾病但每爲重篤徵候之故。不可不與以細心之注意闡明其原因而速講適當之治療法者也。

留美中國醫學生之榮譽

（國新）

▲發明麻黃藥劑▼——▲獲得美國獎金▼

紐約美國醫藥聯會。爲求醫藥上之進步。每年備有獎金甚矩。凡有志研究醫藥。而確有心得者。均可請求受此獎金之津貼。査歷來因得此款之補助。對於醫藥上。頗有所發明。而其發明之尤有價值者。爲留美約翰霍金斯醫科大學之中國學生陳君(K.K Chen)陳君將中國藥味中四千餘年來所常用之麻黃一味。加以科學之研究。經數十年之實驗。始斷定其爲確有療病之功。現各藥房所售之愛發德靈(Ephedren)即爲陳君所發明之劑。係由麻黃中提出者。而西醫開方。每喜用此藥味。因其效力。較他項西藥爲強也。按我國醫藥。固早有成效。第醫家皆默守成法。不加精求。致地位日降。良可慨焉。今後倘能人人有所發明。則無論中醫西醫。皆必樂用中藥。我國醫藥。不難占世界上之重要位置。杜塞漏巵。發揚國光。豈非善歟。

內科要典

內科學綱要

每部二元五角（再版）

丁福保編共二十八類曰傳染病篇曰血行器疾患曰鼻腔疾患曰喉頭疾患曰氣管枝疾患曰肺臟疾患曰腹疾患曰腎臟疾患曰副腎疾患曰膀胱疾患曰生殖器疾患曰血液疾患曰脾臟疾患曰運動器疾患曰新陳代謝疾患曰末梢神經疾患曰脊髓疾患曰延髓疾患曰腦髓疾患曰官能的神經疾患曰中毒篇所載之病都四百四十種其病名爲吾國所固有者則以吾國之舊病名條注而列於下（如以中消病注糖尿病以中風注腦出血等）爲古人所未知而於教會醫院中已譯有定名者則以舊譯名條注於下（如以胃生毒瘤注胃癌以傷風時症注流行性感冒等）設既有譯名復有古名則古名與譯名攟拾薈萃而咸列之（如實扶的里之下注舊譯作假白皮或白皮瘀或時疫白喉即爛喉痧古名脾風喉風馬痺風鎖喉風等）是書於各種疾病每詳列子目八項曰原因言疾病之眞源也曰潛伏期言病原隱伏於體內之日數也曰前驅期言發病以前之先兆也曰症候言患者之病狀也曰合併症言患者於本病之外兼患他種疾病也曰轉歸言疾病之輾轉進行歸於治愈或死亡或廢疾或畸形之預料也曰療法治病所用之藥品及手術之方法也曰類症言各種類似之病症直抉其異同之點下精確之斷語以斷定其病名也

漢譯臨床醫典

每部二元二角（五版）

丁福保編本編分爲三十三門一傳染病二血行器疾患三鼻腔疾患四喉頭疾患五氣管枝疾患六肺臟疾患七肋膜疾患八口腔疾患九食道疾患十胃疾患十一腸疾患十二肝臟疾患十三膵臟疾患十四腹膜疾患十五腎臟及副腎疾患十六膀胱疾患十七生殖器疾患十八血液疾患十九脾臟疾患二十運動器疾患二十一新陳代謝疾患二十二末梢神經疾患二十三脊髓疾患二十四腦髓疾患二十五官能的神經疾患二十六中毒篇二十七眼科二十八耳科二十九外科三十皮膚病三十一婦人科三十二產科三十三小兒科凡各藥之原因症候診斷豫後療法及處方皆提要鈎玄言簡而意賅診病時檢閱之最爲便利

醫學書局出版

赤痢治療譚

夏蒼霖

一　總說

赤痢之原因有二。一爲細菌（志賀菌）一爲滴蟲（Amoba）。多流行於溫帶及熱帶地方。而尤以近熱帶地方所發生者多爲（Amoba）性赤痢。於秋夏之交。每成大流行。其發生多爲感冒及暴飲暴食所誘起。尤以平時易起下痢者。傳染更速。

本症之主徵。爲裏急後重之下痢。腹鳴腹痛。左腸骨窩之壓痛與腫脹。及大便之性狀（含粘液血液或膿汁等）。惟細菌性者多爲急性經過。而（Amoba）性者則爲慢性。

本症早期行適當治療。多安然治愈。然荏苒不治。或藥石誤投。時日遷延。重者每以虛弱而致亡。尤以壞疽性及傷寒性者爲不良。小兒及老年之危險更甚。

二　赤痢之一般療法

赤痢之一般療法。可大別爲食餌療法。與藥劑療法二種。茲分述如下。

食餌療法

（一）初期與腸窒扶斯時同樣。即投以流動食物。以重湯六〇〇・〇牛乳二〇〇・〇—六〇〇・〇卵黃兩個（晝及夜）爲主食。（一日三回分與）其他應時投以適量之水。胎果汁，肉湯，餅湯，葛湯等。

下熱糞便中不見粘液時。可漸次進食餌。如腸窒扶斯時。然惟不需彼時之嚴重而已。然對于老年及衰弱者須十分注意。

凡食餌須溫暖爲緊要。

（二）飲料充分投與以粘液性飲料。番茶麥湯 Lindnade 砂水等爲宜。純良之汽水亦可飲用。

藥劑療法

（一）下劑

（a）蓖麻子油　二〇・〇—三〇・〇一次（大人）

隔日一回投與約三—四回

服用困難時。可加入赤酒，牛乳，咖啡，橙皮舍等混和服用。最近改良蓖麻子油輩出。全無油性氣味味臭均佳。雖婦孺亦易服。應用稱便。

（b）硫苦　一日量大人一二・〇—一五・〇

三回分服一週間連用

同　一二—二〇・〇　用法同上。均須投與多量之水

（c）甘汞　用法如下

（1）初甘汞後蓖麻油用法（嘔氣時用之）。

每一〇—一五分投甘汞〇・〇一五—〇・〇〇六。至全量達〇・〇六—〇・一後。每二一—

三時間投與蓖麻油二〇・〇―三〇・〇。

(2)急性症每日數次每次〇・〇五。數日間連用法。慢性症更少量連用法。其他。

(3)小兒赤痢熟久不退時最好以小量持續投與。

(二)吸着劑　吸着毒素而圖排出之目的用之。

(a)血炭劑　一日六〇・〇―一二〇・〇。包Oblat 分服或硫酸鎂液中爲振盪合劑服用。

(b)白陶土　用二〇・〇―一〇〇・〇加水三〇〇・〇―五〇〇・〇。空腸時一次頓服或浣腸。

(三)灌腸療法

術式

(a)患者左側臥骨盤部稍高下肢屈曲口開大安靜呼吸。將嘴管用 Ol Oliva 或 Ylycerin 塗布插入肛門內八・〇―一〇糎。他端繫Y字管。該管之兩枝與流入管及流出管連結。將 Srrigater 置三尺高地位。徐徐注入洗滌反覆洗滌。至排出液透明爲止。一回洗滌液量五〇〇・〇―一〇〇〇・〇。洗滌液溫度三十七度。回數一日一回。

(b)或y字管不用。用普通之浣腸法。注入四〇〇・〇―八〇〇・〇洗滌液後。將嘴管拔去。約十分間後提出。普通多用此物。

洗滌液

(a)生理食鹽水。糞便腐臭中毒症狀强時用之。

(b)單甯酸 〇・三—〇・五%。前記一二兩療法持續十日間，尚未達治癒之目的時用之。

(c)硝酸銀液 千倍液，持膿膿便時用之。先用溫湯洗腸。再用硝酸銀洗之。洗後再用食鹽水洗滌。

(d)蛋白銀液 〇・二—〇・五%。與前液同。

(e)重曹水 疫痢等中毒性狀强時用之。

(f)約特靈液 詳後。

(g)愛梅親液 詳後。

(h)Adrenalin液 血便時用之。五十萬—百萬倍鹽化 Adrenalin 液八〇〇・〇—一〇〇〇・〇，于攝氏四〇度。行高位浣腸。輕症一日一回，重症一日二回。注腸前內服千倍鹽化 Adrenalin 一・〇cc。能減腸蠕動而達鎭痛之効。本注腸施行後六—一二時間効力持續。

(四)收斂劑 粘液之排泄止。排出黃色液狀便之數日後，廢下劑而投以收斂劑，尤以 Atominose Bismotose, tannalin 等爲賞用。

腹部保溫。 乃緊要之事，尤以

(a)S字狀部貼以灰爐巴布，蒟蒻，溫濕布等。

(b)肛門部施巴布濕布等，裏急後重可緩解。

三 赤痢之對症療法

一裏結後重

(一)內服　燐酸可加因。

(二)坐藥　用可加因或阿片。

處方　鹽酸可加因

Cacao脂　二・〇

右爲坐藥一個

處方

鹽酸 Cocain　〇・〇二

Opii 末　〇・〇三

Scopoliae 越　〇・〇二

Cocain 脂　二・〇

右爲坐藥一個

(三)注腸　用下方

處方　稀薄葛湯　一五〇、〇—二〇〇・〇

阿片丁幾　一〇滴

右爲注腸料

(四)溫罨布　貼肛門部

二、腸出血　中止下劑投以阿片丁幾。S 字狀部貼冰囊。

(一)二日間絕食。其他與傷寒時全出血。

三、疝痛

(一)燐酸 Bodein之內服 Atwpin。

(二)硫酸 Atwdin 之皮下注射 (每次〇・〇〇〇五－〇・〇〇一) 一日二－三回。

(三)Opii 非疼痛劇甚時甯不用。

(四)鹽化 Adrenalin 之內服可試用。一回一%。一〇－二〇滴。

四、嘔吐

(一)沃度丁幾 一〇滴與茶或赤酒共用。

(二)鹽酸 Cocain 軟羔塗布。

五、肛門炎 Vaselin 之塗布。

六、脫肛 Corain 軟羔塗布。

七、其他對症療法 從略。解熱劑不必要。

四 赤痢之特殊療法

血清療法

志賀氏謂血清治療本病且行豫防注射奏効。輕症用多價血清一〇竓行皮下注射。中等病一〇cc每日二次 (午前午後)

注射　重症一〇cc。一日二回乃至三日間注射。

愛梅親療法

本療法對于阿米巴性 Amobendysenterie 有特効。

(一)鹽酸愛梅親 Emetin Hydrochloric 之注射。本劑對于急性症尤効。大多數回注射後症狀急速消散。此時 Amoba 之一部通常胞囊。對于 Emetin 抵抗力極大。故每有再發之虞。

(用法)

(a)每日一回〇・〇四(四%液一・〇cc)皮下或脈內注射。至赤痢症狀消失後二―三日間隔數日。再行一回注射。

(b)預防胞囊形成最初可及用大量。卽一日〇・〇六―〇・〇八(每朝二回分注)。

(c)如須數週使用時。常十日間使用後一週間休息。再十日間使用爲安全。

(d)如現相當中毒症狀時。須一時中止注射。通常全量達〇・八爲止。一・〇以上以不用爲宜。

玆將最近諸家使用本劑之方法意見摘錄如下。Jepps 氏漸次增加。謂最大注射量每日一格林一・五格林等于〇・一五。一回注射以十二日間爲限度。Uaceaeblba 氏謂 Emetin 療法于早期系統的行之。不可過少量。又急性症消失後不可直接中止。卽該氏一日用最大量〇・一五。五四日間每日注射或〇・一五。七日間注射實用。Connor 氏則先投以 Castorel。將腸內容排出。次投大量之 Bis muth Subnitric。止制下痢。其後用 Emetin 一回一格林。每日注射。全量達八十格林。該氏于數年間得驚奇之効果云。GaWston 氏謂 Emetin 注射局所疼痛。由于使用直前用一%石炭酸溶解肌肉注射可得避去云。Sell rdo & leva 氏實驗的 Amoba 赤痢應用 Emetin 直腸內注射得著明之効果。又直腸內注射用 Willmore 氏賞用 Emetin. Aether Ol oliv 混。用 Mansor 氏謂用 Emetin 二千倍水溶液注腸。刺戟疼痛劇烈。而効果不大云。靜脈內注射法應用不多。Petyetahis 氏一日〇・〇三瓦。漸次增加十日間注射最大量至〇・一瓦。總量爲〇・三五—〇・四五瓦。比皮下或肌肉內注射。副作用少而効果大云。但 Rensaude cain & Rachet 氏等謂靜脈內注射。數時間後每起惡心嘔吐或因蓄積作用。起脫力感。多發性神經炎。或血行器障碍等。

(二)沃度蒼鉛愛梅親之內服本劑通常出售者爲丸劑或粉劑。爲有効之內服劑。適于慢性型。含有一七—二三%之無水 Emetin 至腸中始分解發揮其固有之効力胞囊形成之預防劑也

(用法)

一日量十二瓦(一丸=〇・〇一五)三回食後分服。或單獨用。或與前劑注射併用。Jepps 氏用半盎斯流動 Paraffin 加本劑三・〇格林。(Yun) 更滴于二—三盎斯水中內服。又 Peme 氏用本劑一・〇格林裝入 Caqsel 內。就寢前服三個。防副作用起。見于服用前半時間投以十滴之阿片丁幾。每奏良効。Willmore 氏則主張本劑與 Eemetin 併用。

約特靈療法

Yatren 爲最近通行之治痢劑。一九二一年漢堡熱帶病研究所所推稱。爲無害之殺菌防腐劑。較沃度

仿更優約含三〇%之沃度。乃沃度 Oxy Hynalin snlqon 酸合劑。混合曹達。爲非可溶性無臭類甘味黃色之粉末。其作用雖爲沃度之遊離。然與普通沃度全異其趣。自 Muhlens 報告以來。Menk olpp silva Mello Kuenlp bach Sdupdenbanls等氏及日本之桂田平山諸氏。均報告有効純約特靈一〇五號末最爲通用。(Yatren purvis 105)

(一)急性阿米巴赤痢行內服。

一日量 {末 三、〇包 Oblat 一日三—六回分服
丸(一丸〇、二五) 一二丸 每日三回 每回四丸}

可與愛梅親療法併用。

(二)慢性阿米巴赤痢可行注腸法。

先用佡液注腸後。洗淨後再用二—四%約特靈液二〇〇、〇cc。注腸

但病灶存在上部時。用一、五—三%四〇〇、〇注入

上法先一週間內外(六—八日間)每日一回使施行。三—六日間休息。然後再連續三—八日。與前同樣行注腸。

六〇六療法

Montier 氏用 Nobarsenobenzol 〇、五瓦經口的每日投與或〇、三瓦溶解于六〇、〇cc之水行注腸。Franbor & futinel 用 Nobarsenobilon 與 Emetin 併用。即四日每〇、三瓦之注射。其間每日〇

·○○四－○、○六五之 Emetin 注射。第四回之 Nobarsenobilon 注射後。Emetin 中止。第四回每 Nobarsenoblon 注射及數十回。

其他療法

(一) Acetyxyoaminophenylarsenio Acid mardonx氏一日四格林。分二回。頑固者二月連續奏效。

(二) Nematol 一日量一·○cc可試用

(三) Pill sntuitysentericum 每食後二一三丸。四日間連續服用。

民間療法

(一)牛扁。爲古來民間之赤痢藥。主成分爲單甯酸沒食子酸及粘液質。尤以慢性症見効。通常用牛扁一○、○－三○、○煎水一○○、○。一日二－三次服用。

(二)石榴根皮。爲赤痢之民間藥。通常可用三○、○浸出服用。

(三)山楂拌紅糖。爲民間療法之一。用山楂研末混紅糖服用。

船療及治療

夏蒼霖

【一】

關于船暈之本態。醫學上迄今尙無定說。但從臨床上並經驗上觀察。耳科醫所說。或足以當之。卽船暈之原因。由于耳內迷路之不慣性連續刺戟所惹起。其他精神的及由他感官器而發之印象。例如光學的臭覺的及運動的印象。每足以助成船暈之成立。其他運動方向之不絕囘轉。卽因加速度或惰性而起內臟之牽引及因此而起內臟神經結節之刺戟。而惹起船暈。然考之科學的基礎。則未能充分完全。由上述之種種刺戟。前庭神經核之發生興奮。已無疑義。因其興奮之增强。遂及于近隣之聯合中樞而血管運動神經中樞。迷走神經中樞。嘔吐及呼吸中樞。乃生影響。

【二】

船暈症狀中之最著明者。厥維血管運動神經及胃之障礙。據勃龍斯氏之實驗。在航海中觀察正規症狀之船暈者。船暈之時。以侵及血管運動神經中樞領域爲主。最初頭部血液搖動。次著明移行于貧血症狀。動脈管由觸診上可觸得有時縮小或反擴張。脈搏每呈不規則且十分徐緩。此時之頭痛。多基因于腦貧血。依眼底檢查。可證明網膜血管之高度收縮狀態。血壓着明動搖。伴頭痛不快時。尤以惡心時。血壓每下降。

在船暈之極初期。卽在不快感意識前。胃運動障礙。已可證明。從克來伊之實驗可以明白。卽在幽門不絕閉鎖之狀態。底部長時間 Stonil 狀態時。賁門開張。症狀漸次進行。從後方發生蠕動。至發嘔吐。胃運動與胃液分泌障碍。均受着明影響。皮膚發冷汗。唾液分泌增加。同時發惡心噯氣。此時胃液多量分泌。胃壁內面充血且被以粘液。

呼吸中樞。因迷走神經之障碍。而呼吸徐緩。甚則無呼吸而呈代償的深呼吸。屢屢發現欠伸現象。

此船暈之現象。由循環器作用上說明。乃視迷走神經及交感神經中樞刺戟之强弱如何。此于此中樞之刺戟强。則血壓上昇。弱者下降。而船暈之時。强弱刺戟交互頻迫。血壓乃不絕搖動矣。又此等刺戟。又視中樞神經之狀態。而其結果又不一致。

【三】

船暈之發生。旣與神經系統之變易。有密切關係。故其根本的治療。不可不設法避去神經興奮之招徠。尤以航海中。保持正常生活。不障碍睡眠。減輕胃負担等。更爲必要。然因前神經核之刺戟。影響及于近旁之神經中樞。而惹起眩暈嘔吐。徵之實驗。迷路興奮。橫臥較起立之位置時爲强。故船暈患者。不可取橫臥位。上所云云。均關于預防及注意。藥劑應用。則如下述。

【四】

欲用藥劑。使前庭神經核及迷走神經交感神經中樞之興奮性完全減弱。乃爲至難之事。嘔吐中樞。通常在大腦皮質仰制之下。今若大腦皮質之抑制除去。嘔吐中樞直接開始活動。而起嘔吐。全身痲醉之初發生嘔吐。其理卽基于此。此生理的抑制以外。嘔吐中樞之興奮之低下。頗非易易也。
用一般鎭痛劑以減退中樞之興奮性。除去生理的緊張及不安感。每用臭素療法。惟客觀的現象。每無何等之影響。鎭靜劑每不能防止中樞性過興奮狀態。及前庭神經核刺戟之近旁波及。此時每因胃障礙。而生種種不快症狀。初起痙攣性幽門閉塞。次起胃後方蠕動。可用 Belladona 或 Hyoscin (Sopolamin) 以鈍麻迷走神經之末端。由迷走神經中樞及于胃而刺戟緩和 Belladona 起立比橫臥効果著少。其他對于分泌障碍有効。唾液及胃液分泌過多。可以抑制。故Belladona 巧於使用。悪心嘔吐。可以防制。重症船暈有類似虛脫症狀時。用興奮劑强心劑如酒精咖啡等。然此種興奮劑。恆不奏効。尤以 Caffein 神經質人。于正常狀態。已足以誘起胃腸症狀。船暈之時。例如重症虛脫時。難保無副作用發生 Alkohol 亦常伴胃障碍。故對船暈却有害。且兩者均有擴張血管之性質。反使症狀加悪。船暈之時。卽如前述恆發血壓之下降。故平常高血壓人于航海中比較的暈船爲少。
其他船暈之預防上。血管緊張度低下。最宜注意。如血管緊張減弱。則腦及中樞神經之血液。循環極不良。全身症狀更形增惡。
對此目的。最有効之藥劑。爲 Belladona 蓋能興奮血管運動神經中樞。上昇血壓。且能使已下降之血壓復歸正常。其他對于迷走神經緊張脈搏及呼吸徐緩。均有拮抗的作用。對于循環障碍有良好之影響。
Belladona 添加 Strychnin 時。比各單獨使用時効力更强。尤以 Giail Belladona 及 Strychnin 三藥混

用爲然。至于 Morphin 及 Nitrogly cerin 等。雖今尚有一部醫家用爲船暈藥。然此等藥劑。痲痺中樞神經系統。且使血壓著明下降。足使船暈之症狀增惡。亦無異于 Allkohal 及 Caffein 之應用也。

●看護婦座右箴

新光

病者欲求恢復健康。除服藥療治外。第一須使精神上愉快。惟病者爲病魔所窮。終日呻吟牀蓐。其痛苦有不堪言者。精神上果何能得愉快哉。蓋全賴看病人（看護）有深厚之慰藉也。故那丁額兒氏常與其友人語看病之祕訣。言詞頗爲懇切。可爲看護婦作座右箴。余故錄之如左。其言曰。

嗚呼我可愛之姊妹等。旭日曈曨東上朝。夙捧草花插病室。須慰安病床之人。草花無情又無意。香氣馥郁慰病心。嗚呼我可憐之姊妹等。須看病牀呻吟人。日歿星輝燈暗夕。身體枯槁熟眠時。咳嗽眼覺若呼汝。須近枕畔爲慰言。慰言一句勝十藥。頓忘苦悶速治期。

赤痢療法之商榷

武進屠友梅

素問述岐伯之論痢曰。身熱則死。寒則生。此卽今日小腸赤痢之謂。小腸赤痢。其熱度之高。殆與傷寒不能區別。故有傷寒狀赤痢之稱。Typhose Dysenterie 預後不良。此菌痢 Baalary Dysentery 之嚆矢也。隋巢氏病源有蠱蛀痢一種。謂痢血雜膿瘀黑有片。左傳釋蠱字之義曰皿蟲爲蠱。蠱蛀卽蟲蝕之謂。此虫痢 Amoebic Dysentery 之嚆矢也。菌痢與虫虫痢古人皆能見到。特語言不詳耳。

然而本國文「痢」之一字。順口讀去。似乎平淡。若閉目一思。大有意義。不但痢之眞相。可以明瞭。卽痢之療法。亦可悟出。古文無痢字。痢通作利。今文痢字從疒從利。利者何。通利之謂。吾人每日大便一次。固以通利爲原則也。利上加疒。則通利上發生障碍。換言之。卽不利之謂。醫者但須掃除其通利上之障碍。回復其通利上之原狀。則治痢之能事畢矣。

所以造成障碍之由來。其主因則爲生物。(細菌與原虫) 其副因則爲糞便。對於生物。固當盡力撲滅。對於糞便。尤當注意排除。如是而後掃除障碍之意義乃完成。今之醫士。一遇菌痢。卽注射 Dysentery Serum 一遇虫痢。卽注射 Emetinemm 對於主因。非常盡力。對於副因。頗不注意。下走蠢愚。未敢贊成。今提出下列之二問題。

一藏垢納汚問題。　菌痢在解剖學上所見炎症。多在結腸。大抵以下行結腸之彎曲處。S 狀部變化最多。由此而上。變化較少。至越鮑輿氏 Bauhin 瓣而侵入小腸者更少。結腸內糞便停積之處。細菌之發育尤盛。卽產生之毒素亦多。故下自S狀部起。上抵鮑興氏瓣止。爲赤痢菌最易侵襲之處。因大便在此停留少久也。虫痢除該虫自營巢穴於腸粘膜之組織下層而外。其餘大都繁植於糞便中。亦以結腸全部爲大本營。與菌痢不同而同。由此可見生物藉糞便爲逋逃之淵藪。糞便爲生物掩護之工具。卽使迎頭痛剿。豈易奏犂庭掃穴之功乎。

二裏急後重問題。　志賀氏 Shiga 謂「裏急後重。由下行結腸之S狀部。炎症亢進。因而發生燒灼之痛苦。有糞便及患部之分泌物。則患者努力排出之。」可見裏急後重。關於病灶者半。關於糞便者亦半。上文已詳言痢菌與痢虫皆與糞便有密接之關係。茲不贅。及凡痢症初起之人。其結腸內固有之糞便。未必自動排洩淨盡。而於鴉片成癮之人。素患便閉。積糞尤多。假如S狀部以上之糞便。爲腸之蠕動力擠迫下行。欲通過S狀部。該部炎症劇烈。不易通過。其後愈急、其後愈重。醫者不因勢利導。而惟高談痛剿。庸有濟乎。

故予以爲治痢之先決問題。固當切究其生物之種類。又當注意其糞便之流通。蓋多排除一分之糞便。卽多驅逐一分之生物。不獨藏垢納汚。可以免除。卽裏急後重。亦可緩解。吾國病理學家歧伯之言曰。通因通用。此言似涉寬泛。並非專對痢症而設。然痢症之澼澼不暢。似通非通。固適用歧伯之言也。且所謂通因通用之第一通字。卽投以瀉利之謂。又十九世紀之治痢。主張蓖麻油反覆使用。予本此旨。凡遇痢症初起之人。不問其菌痢或虫痢。先與以充分瀉利。輔以灌腸。而且繼續反覆用之。惟虫痢之服 Yatren 者。頗有瀉效。則瀉利藥可以少用。然後審查其原因之種類。施以相當之對付。如此不獨赤痢血清或鹽酸厄米丁。奏效愈速。而且收斂藥如次硝酸鉍等。亦可減少其服量與次數。由是觀之。吾國岐伯通因通用之學說。與夫十九世紀治痢反覆施用蓖麻油之老例。今日尚未可盡廢也。

不過治痢之主張充分瀉利。如用兵之利在速戰。當在患者發病開始。精神尚足支持時行之。若因循日久。衰弱已呈。此時如言瀉利。不特取病家之厭惡。而且亦無把握之可言。惟有束手而已。

內地病院。凡附設驗病所者。據其檢查赤痢之報告。大都虫痢。似未聞有云菌痢者。然照虫痢療治往往無效。試注射赤痢血清每有大效。此因赤痢細菌必經培養手續。而後可供鏡檢。不若阿米巴之檢查容易。如無培養細菌之設備。則凡菌痢或菌痢與虫痢合并者。無從證明。醫者當就症候之發見。行精密之考慮。似未可以一紙檢查書。認為鐵案。質諸高明。以為何如。

▲公共面巾之注意

雲台

凡患紅眼者。多由面巾傳染而得。故公共面巾不可以之揩抹眼角。若有眼糞。宜以洗淨之手指抹去之。若在外抹身。最妙索面盆自搓手巾。蓋茶役止以少許滾水澆於多數手巾。絞乾給客。雖熱氣騰騰。而並未搓洗也。又公共場所用手巾。亦宜代他人設想。每每有人就面巾擤鼻涕。使人見之惡心。留學生之為此者亦不少。此在家中亦屬不可。況茶館酒肆中。一日間顧客以千百計。侍役極忙。豈能如家中之用大盆水。從容以肥皂洗搓而後與他人用乎。可謂無常識又乏公德心者矣。又常見人吃西餐者用刀切麵包。不就碟內切之。而以檯布作砧板。故餐館之檯雖新者亦皆刀痕累累。亦由不代他人設想。且平日於惜物二字太未注意也。（按西人取食碟中麵包。但以手扯。不用刀切）又食麵包而切去四邊硬殼。亦為不良之習慣。麵包香味。全在硬殼之中。且經烤黃。為極助消化之物。若以其較難消化而去之則謬矣。

科學月刊

第一卷　第七期目錄

每册實價三角　全年二元八角國外三元五角
編輯者　科學月刊社
發行者　上海春潮書局
福寧路　振興里

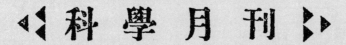

痢疾淺說

沈仲圭

（病原與症狀）本病原因。為植物性之赤痢菌。與動物性之阿米巴原蟲。竄入大腸。以致腸膜發炎紅腫。馴至腐爛成膿。而呈裏急後重。欲便不爽。腹部作痛。排泄少量之粘液或膠狀血液。一日十數次至數十次。其由赤痢菌所致者。除上述症狀外。並有高熱口渴頭痛煩躁胃閉嘔吐之象。劇者二三日即致不救。老幼患此。尤為棘手。所幸此種赤痢。臨床上尚不多見。否則人類生命之危險。殊堪驚駭也。由阿米巴原虫所致者。病勢雖無如是之凶。然經久不治。或治不得法。輒經年不已。延成慢性。體羸神疲。血薄面黃。若更不知調養。能將壯健之勇士。變成怯弱之病夫焉。

（療法及藥理）治療之法。初宜木香檳榔丸。攻逐腸中之原虫。原虫盡除。乃用血炭粉。護腸止痢。痢止元虛。又當强壯劑以調補之。

木香檳榔丸。載於衞生寶鑑。係木香、檳榔、枳殼、青皮、陳皮、蓬莪蒁、黃連各一兩。黃柏、香附、大黃各三兩。黑牽牛四兩。朴硝泡水為丸。此方不惟用大黃牽牛朴硝掃除原虫。並有檳榔（檳榔不但瀉氣且能殺虫）枳殼以調氣。氣調則後重除。莪蒁青皮以行血。血行則便膿愈。陳皮以健胃臟。二香（木香香附）以止腹痛。二黃（黃連黃柏）以消腸炎。面面周到之複方。固與單純之下劑有別也。民十二秋。余主筆政於上海大亞週報。偶以飲食不慎。為變形虫所侵襲。余一方斷食。一方吞服此丸。旋即霍然。客夏在新閘路福康路為裘吉生醫士代理診務。渠家傭婦之子。患痢甚重。因僻居鄉下。未能親來診察。請為擬方。余書木香檳榔丸與之。並囑病中只宜米仁湯以代茶。藕粉羹充飢。切勿濫食堅硬難化之物。亦數日而瘳。觀此二例。可見本方對於赤痢初起確有偉效。不僅理論圓滿而已

血炭粉係用動物之血焙製而成。有滅菌止血之功用。於瀉劑之後。殊勝於其他收歛劑萬萬也。

病後服强壯劑。所以彌氣血之消耗。促體力之恢復。其適用於本病者。一為兩儀膏方。用黨參健胃地黃補血。且屬流膏。吸收最易。一為山藥粥。以生山藥去皮切塊。和米煑成稀粥。或鹹或甜。各從所好。山藥富含蛋白質。為食補之上品。惟病後胃力薄弱。宜守少食多頓之訓耳

上所述者。概指阿米巴赤痢而言。若細菌性赤痢。莫妙於張仲景之白頭翁湯。（白頭翁三錢。秦皮三錢。黃柏一錢。黃連五分）以淸熱涼血也。

（攝生）俗謂「餓不煞傷寒。吃不煞痢疾」。一世人恪守此語。對於本病。素不忌口。肥醲生冷。健啖如常。不知傷寒痢疾。同為腸病。腸病則消化力微。食物難於吸收。徒為病菌之培養料耳。故斷食節飲。為本病最要之攝生。他如糞便之消毒。空氣之流通。衣被之淸潔。身心之安靜。（病人排便宜在牀上行之）為看護者。亦宜十分注意也。

徵文選錄

肺癆病淺說

馮湘汕

一、總說

肺癆Tuberculose Pulmon是最可怕的一種慢性傳染病。罹之者十死八九。中國患者較他國尤多。其病原菌為古弗氏所發見。為一種結核桿菌Bacteriam Tuberculosis。該菌混於患者之痰中。微細如短桿。由患者之痰吐於地上。乾燥後仍能生活。隨空中之塵埃而飛揚。人類由呼吸而入肺。該菌在肺內即呈其分裂增殖。患者即現肺癆初期之症狀。

本病患者青年人較老人為多。女子較多於男子。究屬何因。論者雖多。然不外以青年人之肺臟組織纖弱。之抗菌作用。老人之肺組織較強故耳。中國之女子少戶外運動。缺乏新鮮空氣。故患者較多於男子。其他家族同居有患肺癆者以及罹生殖器結核者之夫人交媾。戶外運動不足。營養不良。身心過勞。貧血之人。亦常為本病傳染之動機。

二、肺癆病肺臟內解剖的現象

肺癆病之肺臟內解剖的現象。在其初期多發於肺尖。(唯小兒則多發於肺底)結核菌先入肺內。先營多數之小病竈於毛細氣管支及呼吸胞內。漸生滲出物。遂成小結節。結節漸相抱合。且無血管。再由細菌之毒素作用。而成凝固性的壞疽。是即乾酪性的變性。乾酪之組織再經軟化而成空洞。空洞之內壁初呈襤褸形。漸而呈平滑之面。是時患者已陷於危險期。不可救治矣。

三、肺癆病的症狀與診斷

本病之症狀與診斷約分三期。

「一期肺癆」初現食慾不進。兼以貧血羸瘦。時罹感冒。常發咳嗽。咯痰。或覺輕度之胸痛。或平素健康之人。突以咯血。繼以咳嗽不止。咯痰。全身日漸衰弱。或以重篤之熱性傳染病而繼發。多頭痛。食慾缺乏。高熱。顏面潤紅等症。在初期診斷較重要者。體溫朝在三十六度五分。夕則昇騰至三十八度。痰中鏡檢有結核的桿。菌訢診多發於右側之肺尖。呈無響性小水泡音。打診稍有抵抗。呈輕度之鼓音。

「二期肺癆」患者貧血。羸瘦日甚。顏面蒼白。女子月經困難或不至。體温朝常低降平温以下。夕則上昇至三十九度。顏面潤紅。拂曉則盜汗。咳嗽頻數。咯痰多量。內含結核桿菌頗多。聽診有水泡音。打診有濁音。

「三期肺癆」患者全身症狀重篤。羸瘦已極。胸廓扁平而細長。肋間陷沒。皮膚菲薄。咳嗽劇甚。咯痰量益多。體温昇騰時至三十九度以上。頰部潤紅。盜汗頗甚。併發腸結核者。頻頻下痢。診斷打診肺尖部空洞。呈顯著之鼓音。聽診帶空甕性水泡音。

四 肺癆病的處置與治療

肺癆病患者之處置與治療。頗爲重要。治療處置適宜。則初期患者。即有全治之希望。在其重篤者。雖不期其全治。亦能延長患者之壽命。執是之故。肺癆病之處置與治療。爲臨床醫家頗可注意之一問題。

肺癆病患者。宜使其精神安靜。不可憂慮與煩惱。居室宜擇山之麓水之濱。吸新鮮的空氣。居室宜温暖。空氣宜流通。然須慎防感冒。飲食宜擇流動性而易消化之物。富有滋料者。如牛乳雞子肉羹汁等。

療法大別之爲理學的療法及藥物療法等。

（一）理學的療法。有日光療法。空氣療法。氣候療法。水治療法。電氣療法。運動療法。X光線療法等。

（二）藥物的療法。種類繁多。不外原因療法及對症療法。

（甲）原因療法。即一般殺結核菌之藥物。內服如 Kreosot, Guajacol, 等。以注射用之 Tuberculin Calci Chloral, 等。然絕對特效者。尚未發見。

（乙）對症療法。即視其發現之症狀。而用對症療法是也。即如咯痰咳嗽者。用 Op, morphin, Heroin, Senega, Aqua pruni armeni, Ipeca 等。發熱者用 Antipylin, Pilamidon Phenace'in, Chinine, Sod Sal'cylir, 等。盜汗者用 Pilulae Atropin, Acid Camphic, Adiphrin 等。不眠者用 Sulphonal, Adr'in, 等。咯咯者用 Secali Corunt 等製劑。

肺癆病淺說

葉善勳

總說

肺癆病便是肺結核。那是很危險而很可注意的毛病。蔓延全球。爲國民病的一種。占人類死亡數七分之一。在我國患的更多。死的更是不少。外國人多說我們爲東亞病夫。未始不基因于此呀。肺癆病的發生。爲結核菌的傳染。該菌存在的範圍很大。最可注意的。便是咯痰。若是有病的咯痰。隨時涕吐。乾燥後。隨空氣飛舞。散布各方。吾人呼吸的時候。乘機吸到肺裏。日久生殖蔓延。便是肺癆症狀。照各界的報告。肺癆病的死亡率。竟占全死亡數十分之六。你想可怕不可怕。

肺癆病怎樣傳染呢

肺癆病菌的侵入。有好多徑路。

1.空氣　含有病菌的痰。於吾人與癆病人相對談話時。每爲細小的唾味。飛散空中。在不知不覺的時候。吸入肺裏。所以和肺癆病人對面談話時。是很危險的。

2.食物　牛的癆病。可以傳到人身上。因此有癆病的牛肉和牠的乳汁。都吃不得的。

3.創傷　皮膚損傷。病毒便可侵入。從淋巴管浸于淋巴腺。所以我們醫治外科結核或解剖結核之患者。須十二分小心。才是。

4.接觸　癆病可以接觸傳染的。所以對于有癆病人的接吻交媾。是很容易傳染病毒的。

發生誘因

如有許多的體格。是容易發生癆病。或是有某種的疾病。更容易誘發癆病。像

1.體格衰弱。尤以顏面蒼白。頰部潮紅。頸長而細。胸廓狹小。皮膚柔軟等。所謂癆病質者。定易傳染。

2.青年的人。較老人易發。尤以十五至三十歲爲然。

3.重病　妊娠產褥。貧困憂愁。慢性酒精中毒等之身體的抵抗力減弱時。

4.光線不足。空氣不佳。起居飲食運動等之種種不適。

5.肺或肋膜有病。更容易誘者。

肺癆的症狀?

肺癆的症狀很多。就中最著明者像

1.咳嗽　呼吸器病那一定要咳嗽的。不過肺癆的咳稍有不同。（多爲乾咯）

2.咳痰　痰量看病而異。空洞時痰中多是乾酪之塊。血管破裂。便是血痰。

3.喀血　初期多痰中帶血二條二點。空洞時。多爲純血。顯微鏡上看起來。還含有彈力纖微和結核彈力纖微哩。

4.脈搏　多抗進。于勞動後更甚。大出血時則減弱。

5.熱　初期午後潮熱。末期爲消耗熱。

6.汗　夜間發汗。就是盜汗。

7.浮腫　尤以半期多見。

8.下痢　合併腸癆時有下痢。

9.減瘦　體軀日瘦。體重日減。

肺癆患者應守的衛生規則

肺癆醫治首重療養。所以保守衛生。最爲緊要。

1.空氣　空氣爲本病勁敵。足以撲滅病毒。所以住屋要空氣流動。隨時攝入新鮮空氣。怎樣生活。也還不及山居哩。

2.日光　日光可以殺菌。可以療疾。現今一般學者。頗多贊用日光療法的。尤對于癆病。更有好影響。

3.飲食　須新鮮定規。避去酒類及刺戟物。而要多吃含有維他命的食物。

4.起居　睡眠充分。須有定時。居處以山林空曠高潔爲宜。

5.運動　適度運動。可以調節心神。并得安眠。惟須擇不勞力者。並運動後不覺十分疲勞爲度。時間以食後三十分爲宜。

6.沐浴　身體須保持清潔。每星期行沐浴一二次。惟須醫生指示和適當的浴室才興。

7.休息　勿過勞。勿多走。空時安靜休息。以靜養精力。尤以房事更宜嚴禁。

8.衣服　衣服白色柔軟而寬舒。胸部不可壓迫。

9.喀痰　不可嚥下。不可亂吐。須吐于手巾或痰盂中。

10鎮靜　不可失眠。不可驚慌。即過出血。亦須鎮靜。

肺癆的預防

預防要點在撲滅病菌。防制蔓延。制止發育。斷絕生路。

預防如下：

1.處置咳痰　咳痰須吐在一定器具裏。或吐在紙上。被火焚化消毒。

2.遠離病人　不可與病人對坐談話以免病菌從痰沫媒介竄入肺中。

3.鑑定食品　注意牛乳之攝入。禁止有病毒食物之攝取。

4.注意體質　對于有肺癆質的人。格外要注重衛生習練體操，加意營養。使抵抗增進。

5.防制傳染　父母有癆病。子女須寄養別人。

9.注意遺傳　肺癆有由胎盤而遺傳于胎兒的所以有肺癆的不可結婚。

7.職業選擇　像石匠挑夫等每因職業關係有易起肺癆之來由。尤以體質不良者。職業選擇更不可忽。

8.醫治疾病　對于流感疲咳及其他肺病須早期醫治以增加對于肺癆之抵抗。

肺癆病的治療

肺癆病的療法。視其症候而異。大概可分為

1.安臥療法。

2.氣候療法。

3.榮養療法

4.精神療法。

5.放射療法。（日光與X光。）

6.外科療法。（人工氣胸術）

7.藥物療法。

a一般的藥劑療法。

b沃度仿脂肪體療法。

c蛋白體療法。

8.吸入療法。

9.特殊療法。

10對症療法。

述我所經驗的驗方

馮湘汕

僉風西。溽暑已收。診室宕小。鎮日奔忙。刀圭之暇。涉臘典籍。謹以經驗良方。拉雜書之。供獻於本誌讀者。下走無學。不善爲文。篇中之誤謬。閱者諒之。

一、白血病的小兒脾臟腫大一個良方。

該病可謂之地方病。多見於遼甯省之西南部。(營口。蓋平。田莊台。海城。復縣。莊河等。)小兒十二歲以下五個月以上罹之者十分之六七。其症狀初現消化不良。類發下痢。食慾減少。漸以貧血。顏面蒼白。全身羸瘦。腹壁堅硬。觸診脾臟腫大。重篤者延及腹之全部。由是日漸營養不良而死亡。

原該病之主要原因。現尚未能十分闡明。然不外脾臟腫大。白血球之增生機能亢進。營養不良而死。然如何致脾臟腫大之原因。殊不可解。是否細菌的關係。因未發見。未敢確定。但據一般舊醫命該病為血積(俗名餅子病)該血積之名殊屬謬誤。想係無科學知識之人。解剖已死之病兒。見已形腫大之脾臟。呈赤紫色如血餅。故誤名為血積耳。舊醫之藥物療法。未見特效。其針灸術稍效耳。近數年來。臨床上經驗所得一良方。甚有効果。連續服之。可期全治。

Rp Kali Jodat 0.2
Aqua Fowler 2gtt
Tinct Amara 1.0
Syrup Simpl 1.5

Aqua Dest 100.0
S. 3 mal Taglich.

此方照一週歲之患者分量。用時可按其年歲酌量加減之。

二麻剌利亞 Malaria 一個民間的療法。

麻剌利亞病在臨床上不算難治療的疾患。用 Cinine 等內服或用 Salvarsein, Cinisol 等注射。均可達治療之目的。然一般民間的療法。亦頗有種種。今擇其有興趣而有理學的療法一節。以供介紹。

白砒一錢。舊醫用之膏藥。剪成圓形。其大如掌。巫醫用之符一道。白砒敷於膏藥上。貼腰部第三至第五腰椎之間。巫者之符焚而服之。不數日後可全治矣。

此種療法。白砒為主藥。由毛細管吸入血中而呈其殺菌作用。膏藥劑形劑耳。不關重要。巫醫之符。精神療法耳。能使精神抗病。下等社會人最適用之。

三軟性下疳一種有効的軟膏

軟性下疳在今日為臨床上最多之疾患。治療之法頗多。然絕對特効者不甚多見。三共會社出售之 Erenacol, 敝人曾經臨床多數的患者實驗。成績非常佳良。希海內同人抽暇

醫報叢鈔

輓近「內分泌學」進步之概況與實際的應用

馮湘汕

第一章　總論

內分泌學者。即人體內部之各種重要腺體。分泌一定之液汁。直接輸送於血液中或淋巴系內。週流全身。為人生健康保持之要素。以該腺體之分泌作用於內部非若外分泌腺（唾液腺。汗腺。耳下腺。腸胃諸腺體。）分泌於體腔或體外。故總稱諸腺體曰內分泌腺，又以其分泌之機能。不借導管之力。直接血管。故又稱之曰無導管腺 Ductless Glands 研究此種學者。曰內分泌學。往昔醫學未闡明之時代。內分泌之功用。多不注意。雖有自家中之毒說。亦不過略述三五腺體。於人體健康上有關係。至於內分泌腺體之製劑。尤不多見。自二十世紀以來。人類之知識大進。醫學之發明。日進千里。內分泌腺於人體之關係。始相繼研究。如甲狀腺。腦下垂體。睪丸。卵巢。膵腺島。松菓體。胸腺。胎盤等是也。若內分泌腺體一旦發育障礙。其分泌機能亦必異常。或亢盛，或減退。均足以障礙人體之健康。孰是之故。由內分泌腺體障害而誘起之各種疾。勢不能不用腺體製劑以治療之。此種療法名之曰 Hormon 療法。

Hormon 者。係希臘語。即刺戟之義意。Starling 氏之命名。即內分泌腺所分泌液體之稱呼也。如甲狀腺所分泌之 Thyronin 副腎所分泌之 Adrenalin 等是也。

按現在已經闡明與人生有密切之關係者之腺體。已有十餘種。故此十餘種之製劑。均已出現。其在臨床上治療之價值。已有數種得美滿之成績。尚有數種。成績不佳者。吾儕同仁應速起研究。以期達美滿之地步而後已。

第二章　甲狀腺

甲狀腺 Thyroid 包擁氣特支之上部。區別左角右角及中葉三部。中葉為帶形。以連絡左右兩角。名此帶曰橋帶。又名腺橋。兩角介於氣管支及喉頭。腺橋則接於氣管之第三第四環狀軟骨。其構造則由於纖維膜及腺細胞而成纖維膜於腺質中而成網眼。腺細胞則存於網眼中。腺有腺動脈內有微血管甚多甲狀腺在成人約重華秤一兩。病時則有腫大至數斤者。

（一）甲狀腺之功用與其發生障碍時所誘起之各種疾患

甲狀腺所分泌之液汁。曰 Thyronin。於人體之發育有重大之關係。該液於血液中。能使全身之新陳代謝機能旺盛。結果窒素之排泄量增加。促進身體蛋白部分消耗。血液中之酸素增多。炭酸排泄之機能亦增進。斯故甲狀腺發育適當。則身體各部之發育亦旺盛。若甲狀腺之分泌機能一旦發生障碍。或亢盛。或減退。均足以為種病之素因。前者甲狀腺惡液汁。粘液浮腫。肥胖病。後者巴在獨氏病是也。

A　甲狀腺惡液質

甲狀腺惡液質疾患。由於甲狀腺分泌機能減退或閉止。或切除甲狀腺之全部而發現。其症狀即一般惡液質現象。以及精神衰弱。記憶力減退。全身無力。食思不進。患者日漸衰弱。至半年或一年後而死。

B　粘液浮腫

本病由於甲狀腺之變性。或其組織萎縮。分泌減少所致。則患者之新陳代謝機能減弱。脂肪易於沉著。本病多見於小兒。大人則婦女較男子為多。其經過頗緩徐。病狀則身體重大。運動緩慢。皮膚粗糙而增厚。面多紋痕。眉髮易於脫落。顏面變常。鼻翼高聳。唇厚口闊。眼瞼腫脹。舌亦肥厚。全身貧血。記憶力減退。頭常疼痛。體溫低下等症。本病往時 Hormon 療法未闡明之時代。豫後多不良。今者用其甲狀腺製劑。多得良効。

C　巴在獨氏病 Basedw'sche

排在獨氏病。亦稱眼球突出症。本病為千八百十六年 Parry 氏發所見。至一千八百四十年。為 Basedw 氏所記載。至一千八百五十八年。始名之曰巴在獨氏病。本病之原因。亦由於甲狀腺之機能異常。其分泌亢進。所致體內之新陳代謝機能旺盛。增加燃燒作用。本病又多發於女子。有一與六之比。其症狀以心悸亢進。眼珠突出。甲狀腺腫大。全身振顫為特徵。其他消化器亦起障碍。或食慾不進。或食思缺乏。吐瀉交代。精神過敏。宜起恐懼之心。全身振顫等症。其經過有急性及慢性。急性者豫後不良。慢性者數年後往往有良好之轉歸。

D　肥胖病

本病在往昔醫學未闡明之時代。其原因多謂食物之量過於身體所需。又或謂多食含有脂肪之物質。然終未得本病之眞理。自現在內分泌學倡明以來。始知本病亦由於甲狀腺之分泌機能發生障碍。分泌減少。新陳代謝之機能減弱。脂肪沉著所致。其症狀爲全身之脂肪發育失常。體軀肥大。胸部與胸廓增大。病漸增進。臍部與陰部陷沒。頤深。顏貌狀甚疲倦。兩頰垂下。眼瞼裂狹小。病狀更進則患者感倦怠及疲勞。易起心悸亢進。呼吸促迫。故不好運動。豫後不可輕視。常死於心筋衰弱。腦溢血症。

（二）甲狀腺製劑及其療法

如上所述。甲狀腺發生障礙。則現如上之各種疾患。在往昔之一般藥物的療法。多不奏効。自 Hormon 療法倡與以來。甲狀腺製劑大受歡迎。如甲狀腺之分泌機能減退。則可用甲狀腺製劑補助之。如甲狀腺全部壞死或剖出時。則本腺製劑之常久服用。可以保持生命。如甲狀腺之分泌機能亢進而起之中毒性 Basedw氏病。則用甲狀腺與血清製劑以治療之。

A　甲狀腺之各種製劑

（一）甲狀腺乾燥粉末 Pulve Gland Thyroid 係用新鮮全甲狀腺所製成。發明此劑者爲 Harestey 氏及 Murray 氏。初用甲狀腺之移殖法。近來用其內服。矣其用量○•二一○•三。1日三回。

（二）甲狀腺血清。係用新鮮之甲狀腺與動物之血清所製成者。如三共會社所售之 Thyleoidecotin 等是也。用巴在獨氏病有特效。多製裝於膠囊內。每回用其○•三一○•五。卽膠囊每回一個。一日三回服用。

（三）其他 Thyleoid 及 Thylatin 等劑。均係甲狀腺所製成。服用後新陳代謝之機能增進。尿中之窒素量增加。體重減少。由甲狀腺分泌機能減退所罹之各種疾患。如肥胖病。粘液水腫等症。均有効。用法可內服。可注射。

B　甲狀腺製劑之處方例

Rp. Thylatin　1—2

S. Injection Subcutan. 1—2 Spritze.

Rp. Thyleoid　0.3　Sacch Laci　1.0

Div. in Dos No. III. D. S. 3 mal Täglich

1 Pulve.

Rp. Tablet Thyleoid　3 T

S.3 mal Täglich. 1 Tablet.

以上之處方爲用於甲狀腺分泌機能減退或閉止時所罹 各種疾患。如甲狀腺惡液質粘液浮腫肥胖病等症用之有效。用之有效甲狀腺全部壞死或摘出時。則須終身服用。

第三章 副腎

副腎亦稱腎上腺。以其位於腎臟之上方。爲內分泌腺體之一。故曰腎上腺左右各一。爲扁平三角形黃褐色之小器官。其構造則由纖維膜皮質及髓質而成。其外層皮質之功用尚未明。其髓質爲多核之大細胞所構成。有多數之微血管並含有無定形之小細胞。由細胞內分泌一種要素。即 Adrenalin 是也。

Adrenalin 者爲人生健康保持之要素。發見者爲日本高峯讓吉醫學博士其功用於人體頗大於血液中週流全身以促進新陳代謝之機能旺盛。及一切菌素之抵抗。於皮膚色素之代謝尤關係重要。出於呼吸系。能脹大氣胞。及氣管支之狹窄。以助呼吸。於筋肉。能刺戟使其緊張。平滑筋更甚。故服用本品。則筋肉緊張。血管收縮血壓高昇心機強盛。如敷於傷處。則微血管收縮而現白色。故生殖器之發育筋肉之健全均於 Adrenalin 有重要之關係。若將副腎全部割出則死。

（一）副腎發生障礙時所罹之疾患

副腎於人體之關係如斯重大。其分泌機能必須適當。若副腎一旦發生障礙。其分泌機能亦必失常態。或亢進。或減退。均足以障礙人之健康。斯[illegible]其分泌亢進時。則成過度之發育。則性慾早期發達。生殖器發育早而健。如月經早來。乳房過大發育。精神過敏。肌肉強健而有力。血壓高髮毛密盛而粗。二眉常相連。女或出鬚。謂之性慾早發。其分泌機能若減退時。則發生阿地森氏病。

A 阿地森氏病 Addison's Disease

阿地森氏病者。其誘因頗繁。多發於結核。其他又起於貧血或罹純性萎縮等病。本病係一千八百五十五年英醫 Addison's 記載之疾病。故名本病。又多見於男子。解剖本病之屍體。買爾皮克氏網之下層。沉着褐色之色素顆粒。本病之症狀。以全身現青銅色爲特徵。粘膜亦起褐灰色。其他則體力衰弱。動作易起倦怠。脈弱而呼吸淺。時起嘔吐惡心。病勢增進。則起頑固之下痢。筋肉及關節疼痛振顫或麻痺。或陷於不眠或反呈嗜眠狀態。病勢更進則陷於人事不省。本病經過頗緩徐。然終不免於死。

本病之治療。雖有副腎製劑。Adrenalin, Suprarenin 治療之。多不奏效。

（二）副腎製劑對於臨床上之應用

(1)鹽化 Adrenalin 乃係製成之千倍溶液以供臨床上之應用。用法皮下注射。內服。外用均可。有收縮血管。緊張筋肉。強盛心臟諸作用。

(2)Suprarenin係德國製品與 Adrenalin 異名同類。其作用與 Adrenalin 同。以上兩種副腎製劑。對於臨床上治療之範圍。非常廣汎。略述如下。

甲、強心作用。　用本品後血管立即收縮。血壓高昇。則心臟必鼓動甚急。起強心作用。故本品應用於各種心臟衰弱之疾患。

乙、止血作用。　本品有收縮血管之作用。故無論內出血外出血。用之均可達止血之目的。

丙、筋肉緊張作用。　本品於筋肉刺戟力大。能使其緊張而於平滑筋之作用尤大。故對於氣管支喘息。皮下注射。則氣管擴張。呼吸容易。

本品於老者不可用。以其脈管硬化。有腦溢血之危險。糖尿病患者亦須禁忌。心臟炎者亦不用本劑爲佳。

第四章　膵腺島

膵臟爲葉狀之腺體。其分泌膵液。爲消化上不可缺少之一要素。而膵腺島位於膵臟內及導管之間。爲多數小細胞集合而成。在往昔之時。不知有膵腺島。發見者爲 Langelhans 氏。故解剖膵臟橫斷面。則呈凹凸不平之狀態。若海洋之波濤然。則膵腺重疊如島嶼。故有膵腺島之稱。以 Langelhans 氏所發見。故亦稱 Langelhans 氏島。該腺島之分泌液爲 Insulin 有減去血中糖量之作用。故膵腺島與糖尿病有密切之關係。

（一）膵腺島與糖尿病之關係

膵腺島所分泌之 Insulin 即能減去血液中之糖分。則膵腺島發生障礙分泌減少時。則必罹糖尿病。一八七七年。Lancerex 氏由屍體解剖的觀查。始知糖尿病患者之膵腺島起變化。及一八八一年。Banmel 氏解剖糖尿患者之屍體。則其膵臟亦起重大之變化。及一八九一年。Minkowski 氏摘出犬之膵臟全部。則犬患重篤之糖尿病。同年 Hedon 氏。行犬之膵臟一部分的剖出。則漸罹輕症之糖尿病。一八九四年。Sändmeyer 氏剔出犬之膵臟十分之一。則犬即患輕微之糖尿病。於是各大醫生均注意研究。及一九〇一年。Opie 氏及 Soholew 氏在臨床及解剖上之證明。糖尿病患者之膵腺島細胞。或萎縮。或呈硝子樣的變性。及一九〇三年。Sanerheck 氏。結紮家兔之脺輸出管。則兔罹重篤之糖尿病。近來脺腺島變化血液中之 Insulin 減少。爲糖尿病之原因。已爲世人所公認矣。

（二）脺腺島製劑 Insulin

因脺腺島變化 Insulin 減少而發之糖尿病。勢不能不用脺腺島以治療之。現在美國所製之 Insulin 卽脺腺島之有效成分。該劑遇酵酶卽生變化。故不宜內服。亦不適於灌腸。皮下注射爲佳。若行筋肉注射。以刺戟而疼痛。行靜脈注射亦可。其用量最宜小量。初用時約十個單位。至十五個單位。

Insulin 注射量稍大時。則患者起血糖過降之副作用。現飢餓倦怠。全身發汗。精神昏迷。視物模糊。脈搏微弱。而嗜眠。重者人事不省。最重者有發腦溢血者。緩解之法。須用葡萄糖溶液七〇•〇或一〇〇•〇行靜脈注射。或 Adrenalin 注射。則患者之精神恢復。

斯故井上氏。對於糖尿病患者。行 Insulin 療法時。防血糖之過降。發生對於昏睡或近昏睡患者。血糖測定不便時。卽以血清及尿檢査 Aceton 及糖。如確定糖尿病之昏睡時。卽用二〇•〇一三〇•〇單位之 Inulin 血管內注射。其後經過二時至三

時間。用其七〇•〇—八〇•〇瓦之葡萄糖溶液。注射血管內或皮下。此時意識恢復。症狀緩和云。

第五章 腦下垂體

腦下垂體 Hypophysin 爲內分泌腺之一。位於視神經床之前外方蝴蝶骨窩之內。故亦曰蝶鞍腺。Pituitary Body 腺分前後中三葉。色淡紅。有腺外膜以包括之。前葉爲多核性之大細胞所構成。內含微血管甚多。中葉爲白質及灰白質等互相錯綜而成。後葉則由腦外膜所構成。

（一）腦下垂體與人體之關係

A 前葉

腦下垂體之前葉。於人體之發育。有重大之關係。如骨骼之生長。生殖器之發育。以及性慾之發達。均此腺是賴。若該腺體發生變化。則其分泌物減退。其生殖器消瘦。性慾減退。無奮勇力。易於倦怠。婦女則經閉。若在未成人時。則停止發育。身體矮小。生殖器漸痿。若其分泌物亢進。則成異常發育。身體早期發達。若其分泌物異常亢進者。則成四肢肥大症。

甲 四肢肥大症

本病在臨床上。頗不多見。爲一八八六年。Pierre Marie 氏始

述之。多發於男子。其症狀爲手足及下顎之異常肥大爲特徵。其他鼻高聳。額骨突出。齒牙作不整狀。脊椎灣曲。鎖骨肥厚。患者漸覺頭痛。視力減弱。心臟衰弱。並發糖尿等症。本病經過十餘年後而死。

B 後葉

腦下垂體之後葉。分泌液汁。有刺戟平滑筋之作用。抑制炭化水素新陳代謝之機能。助生殖器之發育。女性更甚。故該腺之分泌增進時。則平滑筋緊張。血管收縮。血壓高昇。心臟強盛。乳汁增多，腸蠕動增進。新陳代謝旺盛。若其分泌減退時。則其炭化水素沉積。筋肉消瘦。脂肪加增。腰部更甚。

C 中葉

中葉對於人體之功用。尚未闡明。

（二）腦下垂體製劑

(1)腦下垂體乾燥粉末 Pulve Gland Hypophyson 係用腦下垂體全腺乾燥粉末。因腦下垂體分泌減少所罹之疾患而應用之。

(2)腦下垂體前葉乾燥粉末。本品係用腦下垂體前葉製造之乾燥粉末。應用於腦下垂體前葉分泌減退所罹之各種疾患。如月經閉止。生殖器發育障礙。身體矮小。癡呆低能兒挽回等用之有効。每回用其〇•三。一日用其〇•六—〇•九。盛於膠囊內服用。

(3)革布兒親 Geburtin。係獨野藥製藥廠。用牛之腦下垂體後葉中抽出有効成分。與 Pituitrin 及 Pituglandol, Hypophysin。均係異名同性。本品係用化學方法製成澄明無菌之注射液。皮下靜脈注射均適宜。用量每回〇•五—一•〇。

A 「革布兒親」在臨床上治療之範圍

「革布兒親」在臨床上之應用。非常廣汎。茲將其主要者略述於下。

(甲)催生作用。　「革布兒親」之注射。能促進子宮之陣痛。子宮收縮力頗大。爲助產之良劑。較之麥角。優勝多多矣。

(乙)助胎盤脫下。　用「革布兒親」注射。既能催生。又能助胎盤之易於脫下。且有止血之目的。可防子宮之大流血。

(丙)利尿作用。　因手術後而起之尿閉。可用「革布兒親」之注射。刺戟膀胱而起利尿作用，

(丁)其他作用。　其他對於手術後而起之心臟衰弱，有強心之作用。小手術後之小流血。有止血之効。再或婦女之月經閉止。或過多。均可用之。

第六章　卵巢

卵巢爲女性生殖發育之要具。橢圓形。與男子之睪丸相同位於子宮之旁約寸餘。由靭帶與子宮底相連。其色淡紅。其外爲柱狀細胞所構成之膜（皮質）以包括之。其內爲髓質有多數之細小血管。解剖卵巢之縱斷面而觀其內部。則於其皮質之內。有大小不等之二三十個小胞。曰蔣拉甫氏胞。其胞內臟有細胞。胞液及卵子。胞漸長大。約四週後。卽呈分裂狀態。分泌卵子。由剪綵之擁抱。入輸卵管。再入子宮。子宮之粘膜充血。血管破裂，卽月經是也。

（一）卵巢與女性發育之關係

如上所述。則卵巢爲主司行經之最要器官。於女性生殖之發育。有重大之關係。約略述之於下。

（甲）卵巢全質　卵巢卽爲女性生殖之要具。則該腺體發育必須適宜。若一旦發生變化。則必現一定之症狀。試以將小兒期兩側卵巢摘出。則阻礙將來婦人固有之特徵卽生殖器。骨骼失發育之機能。且其他各種分泌腺。同時亦發生影響云。若生殖器成熟以後之婦人。將其兩側卵巢剖出。則月經閉止。子宮萎縮。而現男性之狀態。聲音改變。及出鬚等。且多現中毒症狀。起發作性頭部充血。顏面潮紅。逆上。頭痛。暈眩。耳鳴。發汗。心悸亢進。便秘。下肢厥冷。脂肪增加？記憶力減退。精神憂鬱。色慾減退等症。由此一觀。卵巢於女性生殖之發育關係頗重要矣。

（乙）卵巢黃體　卵巢黃體爲卵巢內之蔣甫拉氏胞每期成熟分裂卵子時所發生之黃色小體。此黃體爲內分泌物之一種。其功用卽能使子宮起變化而破裂以行經。預備子宮之受孕。且爲在孕期時維持一般內分泌腺之要素。斯故該黃體分泌減退時。則月經減少。或閉止。全身倦怠。頭痛等症。若屈孕期黃體分泌不足時。則孕婦現惡阻之症狀。卽噁心。嘔吐。食慾不振等現象。若其分泌亢盛時。則現經期長久。經量過多。及月經痛症。

（丙）間質腺細胞　間質腺細胞與卵巢黃體有同一之功用。互相代償補充。以維持女性之發育。故月經之適宜。姙卵之機轉。姙卵發生毒素之溶解。腦下垂體機能之維持均有關係。

（二）卵巢之各種製劑及其治療

卵巢於女性生殖發育有如斯重要。於是因卵巢變化發生之各種疾患。勢不能不用卵巢製劑以治療之。略舉三五於下。

（甲）卵巢乾燥粉末　係用卵巢全腺之乾燥末粉。用於卵巢分泌機能障礙所發之疾病。每次服用其〇・一—〇・三一日三回服用。

(乙)卵巢Hormon製劑 「維氏達林」Visdario係鹽野義商店所發售。京都醫大醫學博士越智眞逸氏所發明。選用新鮮懷春期動物之卵巢。施化學方法而採集其Hormon作爲主體。其對於卵巢機能障礙所發之各種疾患。用之非常効驗。且促一般新陳代謝之機能旺盛。如子宮發育不全兼不妊娠。月經不調。月經閉止。原因不明之子宮出血。或卵巢變化而續發之諸種脫落症狀。(性慾減退。精神鬱憂。記憶力減退。不眠。頭痛。逆下。榮養不良。)及Rentogen Radium治療後之婦人科的諸般症狀等。

此外如Geneglandol, Genesthybutol等。均係卵巢之Hormon製劑。對於卵巢機能障礙所發生之疾患。用之有効。其用法皮下注射或子宮膣部均可。每回一・〇。

(丙)卵巢黃體製劑 係用卵巢黃體所製成。其製劑有卵巢黃體乾燥粉。流動卵巢黃體越幾斯。用於妊娠嘔吐。有特効。又用於月經閉止。月經減少。月經痛。不妊娠等症。卵巢黃體乾燥粉末。每日服其〇・三—〇・五。隔日或三日服用。流動卵巢黃體越幾斯。可供注射之用。行於皮下。每回用其〇・二。溶解於生理食鹽水中而用之。「路特益諾兒」Luteinol者。亦係卵巢黃體所製成之淡黃色透明之越幾斯也。係鹽野義商店所發明。用於妊娠嘔吐。奏卓効。其他對於卵巢機能不全而發之神精症狀。及便秘。子宮發育不全。無月經等。均應用之。每回三・〇—五・〇。注射於皮下。

第七章 睪丸

睪丸Tester又稱精腺。爲精虫製造之要具。橢圓形而左右各一。胎生之始。存於脊柱之兩側。其後漸次下降而達於陰囊內。外面有睪丸白膜以包被之。此白膜入睪丸之內部。恰如橘實之瓢。一一爲膜所包。將睪丸分作二三百個之小葉。各小葉中皆有精細管二三個。造爲睪丸精網。互相吻合。成爲數多之小管。至於睪丸後緣之上端。則纏縮而成副睪丸。細精管內面。有名爲精液細胞者。由此製造精液。

(一)睪丸之功用

睪丸之功用。其外分泌卽精液。其內分泌卽Spernin是也。輸入血中。爲人體發育及神經發達之要素。並爲主司男性生殖及性慾之發育。故摘出腺之全部。則現女性之狀態。脂肪增加。乳腺變大骨盤增大聲音及毛髮變女性之趨向。若在幼年時。該腺發生障礙則分泌機能減弱。神經之發育大受障礙。體軀不健。精神昏鬱乏記憶力而無發奮之思想。若睪丸之早期成熟。或亢進。則其性慾早開。精神活潑。筋肉發達而健。生殖器大而液毛及陰毛早生。若在少年時該分泌減退。則患神經衰弱陰痿等症。

（二）睪丸製劑及其治療

睪丸之內分泌與男性生殖發育之關係。與女性之卵巢相等。故其製劑治療之價值頗重要云。

（甲）睪丸乾燥粉末。　由睪丸之全質所製成之粉末。用於睪丸能障礙機所發生之神經衰弱早發性癡呆等。用量每一●○一二○●一日三回。

（乙）Spermin　係動物之睪丸及精液所製成。用於神經衰弱陰萎貧血腎臟病。均有特效。用法有內服及注射兩種。內服用其三十滴至六十滴。或於重曹水內而服之。一日數回。注射用一日一回。每回一筒皮下注射。

第八章　乳腺

乳腺位於乳房之內。爲分泌乳汁之器。係葡萄狀腺體所構成。該腺體爲脂肪組織所纏絡。腺有微導管相合數而成一大導管。導

管之膨大部謂之乳壜，爲貯乳之用。大導管開口於乳嘴。分泌於外者謂之乳汁。在內者卽內分泌也。

（一）乳腺之功及其治療。

乳腺分泌之功用雖未十分闡明。惟知其有抵抗卵巢之生卵。並有收縮子宮之機能。其製劑爲乾燥之粉末。應用於卵巢分泌機能亢進時所罹之月經過多。月經痛。月經不調等症。

第九章　胎盤

胎盤亦爲內分泌腺之一。本自無之。受孕後始漸長大。位於子宮之內壁。以母體血液之有効分輸送於胎兒。爲胎兒呼吸■器吸化器之用，其形圓而扁平。質如海綿。妊娠之終。大十六生的密達。厚三生的密達。重量約五百瓦。其外面卽爲附着子宮壁之面。有凹凸。走於深溝。縱橫之內面。卽爲附着臍帶之面。頗滑澤。有皮蓋之卽卵膜也。

（一）胎盤之功用

胎盤內分泌之功用。雖未過知。然不外如下之功用。

（甲）促進乳汁之分泌。　胎盤之分泌物。能刺戟乳腺。增進乳汁之分泌。故胎盤之分泌機能減弱時。則乳汁減少。

（乙）惡阻症狀之緩解　本分泌物。能抑止腦下垂體之作用。

以防子宮之早期收縮並中和胎兒新陳代謝所產之毒物最要者能緩解姙娠惡阻。

（二）胎盤製劑及其療法

（甲）胎盤乾燥實質　本品係用牛之胎盤磨碎溶解於脂肪中再用化學方法而製成之粉末盛於 Capsul 每個含有本品〇・三二五瓦每回用其一個一日三回。對於乳汁缺乏乳汁薄弱用本劑有特效。再如因腦垂體後葉分泌過多而發之月經痛或月經過多症均應用之。

第十章　胸　腺

胸腺位於前縱隔之前上方。存於三月內之嬰孩體中。此後漸漸消失。至成人僅留痕跡而已。矣為淋巴質及筋纖維所構成。有內多數之扁平細胞。該腺亦有內分泌之機能。

（一）胸腺之功用

胸腺為嬰孩時發育必需之要具。並能阻礙生殖器及功用之發育。故胸腺不消瘦。則嬰孩之性慾及生殖器不能發育。筋肉虛弱成兒樣之體格。若胸腺之機能旺盛。則小兒喜跳動。劇者有生命之危險。若腺之機能早期障礙或消失。則性慾早開生殖器早期發達。榮養不良云。

（二）胸腺製劑及其治療

（甲）乾燥胸腺粉末。係用胸腺全質乾燥而製成之粉末。用於孩童期之性慾過敏及其榮養不良。再如月經過多。與乳腺合劑而用之。此外如骨炎骨關節炎均應用之。每次〇・三－〇・四一日三回服用。

第十一章　松菓腺

松菓腺亦為內分泌腺之一。其形圓位於大腦之下。四疊體之側方。往昔多不知內分泌之功用。近來已經闡明松菓腺之分泌作用。能抑止人之筋肉及精神異常發育。然在生理範圍內之限制。雖然。試以松菓腺製劑投與身體及精神發育不全之低能兒。而反呈其促進發育之現象。斯故現在之分泌學如斯進步。仍不能闡明其理由云。

（一）松菓腺製劑及其療法

（甲）乾燥松菓腺錠　係用幼牛新鮮之松菓腺乾燥而製成無菌粉末再配合之賦形藥而製為錠劑。每錠中有〇・〇六五之含量。本品用於天賦之完全癡呆精神發育障礙之低能兒童及老年期精神早衰。能刺戟腦質精神強健。用量每回一錠。每日一二回食後服用。

第十二章　副甲狀腺

副甲狀腺爲極小之內分泌腺體。在甲狀腺之近傍。爲黃褐色。其機能雖未十分闡明。然該腺體變化。其分泌機能障礙時。或被外科手術之損傷。則起強直痙攣症及感覺障礙振顫疼痛等症。故外科手術時。嚴加注意。萬勿損毀該腺。其製劑有副甲狀腺之乾燥粉末。每回服用其〇•一—〇•三。一日三回。近來有副甲狀腺之移植法有効果。

第十三章　終結

概自二十世紀以來。人類之知識大進。科學之發明。日進千里。火星之通信事業成功。空中之移民問題解決。以及諸般利器之發明。在在均足以使人驚奇。夫醫爲科學之一。其進步亦頗迅速。諸多闡明。筆難勝述。惟現在內分泌腺已經各大醫家所公認於人體健康有重大之關係者。約如上十餘種。其製劑。在臨床上治療之價値頗奏効果。以故往昔因內分泌腺變化所罹之不治疾患。近來可以治療之。其進步之迅速。殊堪令人欣喜者也。

不佞不善爲文。兼以醫務小忙。以故執筆而中輟者屢矣。然鑒於內分泌學與實地醫家有堪注意之必要。故將內分泌學拉雜書之。且以參考之典籍不多。內容頗不完善。其中之誤謬。觸目皆是。望海內同仁。加以匡正。則不佞幸甚矣。(日新治療)

樟腦葡萄糖液對於肺結核之應用

醫學博士　山田基

有一種肺結核病人。熱度非常之高。夜間失眠。食慾不振。咳嗽強烈。祛痰困難。同時肺臟之理學的診斷上有浸潤及加答兒症狀。全身狀態不良。在這種時候。吾輩應行衞生營養方法。當然可以不消說得其他如應用各種方法及藥劑而行對症的治療。也屬緊要之事。此因無論如何總想與不良症狀下一決戰。不拘多少務使阻止病勢之進行。然而論其結果。不能達到奏効地步者。實在多得非常。在這種情形之時。如果可行人工氣胸療法。則有時頗得意外之良結果。然而試問吾輩診察的多數肺結核病人中。其得行人工氣胸療法的。究有多少呢。一經與肺結核病人互相比較對照起來。其數目之少。眞是可爲一驚。關於這一層。自有種種理由。第一國民之於肺結核太無理解。因之失去早期治療之機會。第二人工氣胸療法在我國還未普及。是以吾輩診察之肺結核病人。實在重症居多。難以施行人工氣胸療法。如是難行人工氣胸療法之重症肺結核病人。在吾輩只好先用對症治療。待到有適當時期。再行從長計較。而所謂對症治療。即不聽其自然進行。採用或種方法。來頓挫病勢。幷且不拘多少。漸漸的將全身狀態誘導到良好方面去。然後或者不無輕快之一線曙光。這恐大家都是這樣想的。

樟腦一藥。在治療上占有重要地位。這是不消說的。而吾輩之應用樟腦。其目的亦不僅限於1—2。即如對於肺結核肺炎等。亦早經應用。不過樟腦之應用方法。到如今大都以樟腦油而行皮下或筋肉注射。所以僅能自其注射局部。漸漸的吸收微量之樟腦。因之作用非常緩慢。對於呼吸及血行。難舉十分的治療効果。近來天然之樟腦水溶液。已有製造。而與天然樟腦同分異性化合體之水溶液。亦見發明。於是吾輩將此等水溶液。直接可以注射於靜脈內。故樟腦之吸收困難一層。現在已經不成問題。同時樟腦之所有効果。亦得迅速盡量發揮。

吾輩對於滲出性肺結核。如無其他方法可以施行時。大抵施行樟腦葡萄糖液之靜脈注射。以觀其經過。當時所用之樟腦液。或為加德明(Gadamin) 或為可拉明(Coramin) 或為海克賽通(Hexeton)或為加地所爾 (Cardiasol)。葡萄糖液則為5%者50—100C.C.。故兩者須分別注射。其後自大阪武田長兵衛商店發行樟腦樂地儂以來。於今專用此藥。其法即以樟腦樂地儂50—100C.C. 注射於靜脈。一星期中施行3—4次，達數十次而止。如是行之。其炎症症狀得漸次減去。且熱度下降。咳嗽及喀痰減少。食慾及睡眠轉良。盜汗停止。一般症狀亦漸趨良境者。殊屬不少。不過衛生營養療法及對症的療法因亦同時施行。故僅說樟腦樂地儂之作用。當然不可。還有一層。滲出性肺結核本來性質不良。所以都要得到如此良結果。自然也做不到。在這種情形之時。葡萄糖之應用。與其用5%之等張液。或反以用高張液為有利。不過對於這一層。須俟有相當經驗以後。當再有報告之機會。

樟腦葡萄糖液對於肺結核之効果。已如上述。而其所以能奏効之理由。茲再略述如下。按樟腦一藥。本能擴張肺臟血管。而肺臟血管之擴張。能使肺循環系統之血流旺盛。故於消炎作用上。自有極好影響。其間更加以葡萄糖之作用。則其對於呼吸及血行之治療効果。自無怪其益為顯著。因之余以為樟腦葡萄糖液對於肺炎。亦未始不能舉同樣之効果也。(診斷與治療)

再論對肺結核之樟腦葡萄糖液注射療法

醫學博士山田基著
薛成墫譯

自一八八九年。Fruno Alexander 對於晚期肺結核患者試行持久樟腦之注射以來。Huchard u. Faule-Miller, Muralt u. woller, Michel氏等亦相繼推賞。

數年來余對於進行性滲出性兩側肺結核之無策可施者。議不能袖手傍觀以待其斃。故亦行樟腦葡萄糖液之注射。然時而因此由進行性者換而爲靜止性。更由滲出性而增殖性而硬化性。所得結果竟有出乎意外者。故於診斷及治療雜誌第十四卷十一號曾報告之。

爾後余稍增樟腦之量。葡萄糖亦用其高張者(hypertnisch)。積一年之經驗。知其効果較等張 (isotonisch) 之葡萄糖液更爲顯著。

世人咸知用適量之樟腦可興奮大腦及延髓之作用。旺盛血行及呼吸之機能。同時血管中樞受其刺戟而收縮內臟之血管。血液之分佈以之變更。故此時皮膚之血管擴張。其結果遂致體溫下降。且此又有解毒之作用。

Kampher 之吸收緩徐而一旦被吸收之後卽變爲 Kamphoglukuronsäure 而失其毒性。近年續出之人工樟腦 (Coramin, Hexeton, Cardiasol) 與天然樟腦。其作用可視爲同一。以前使樟腦油之時代。以其疼痛太甚且形成浸潤。往往躊躇其反覆之注射。而近時此種水溶性之樟腦製出以來。注射幾無疼痛。患症既得忍耐。於吾輩臨床家之持久注射。亦利便良多矣。高張葡萄糖液之目的。一在補給榮養。同時又用以強心及解毒。而當注射樟腦之際。若同時注射高張葡萄糖液。則樟腦之作用更爲顯著。且肺結核所常有之低血壓脈數盜汗等亦得賴以除去。

余隨各個人之關係或用 Coramin, Hexeton, Gadamin等 20c.c. 與 25 %之葡萄糖液50－100c.c. 每日注射一回。二十回後則隔日注射一回。更二十回後則隔三日注射一回。此六十回爲一Ku.（一巡環）。其約停二個月。以觀察病人之病態。有必要時則再三反覆之。若用 Coramin 或1% Hexeton 則混和葡萄糖液注射靜脈內。若用 Gadamin則射注皮下。而另注射葡萄糖液於靜脈內。

施此注射療法不但肺胞之換氣良好。呼吸深而最亦大。且易於祛痰。減少咳嗽咯痰。增進食慾。減少倦怠。消失盜汗。脈搏之頻數亦得以除去。故注射後患者但覺爽快。絕無不快作用。發熱弛張甚強之肺結核患者亦減消炎症。減少肺及氣管之滲出物。高熱降下。體重亦增。時有一般症狀大爲佳良而至於可驚者。

此法無有不適者。余則當進行性。滲出性。開放之有熱肺結核患者。既不能行人工氣胸術而又別無良法之時用之。或以此注射療法與人工氣胸術一並用之。唯此乃唯一之手段。所以試用於此種進行性不良時肺結核之豫後可疑者也。故期其每每常得良好之結果，自不免失望。然處患者呻吟於絕望之境。而別無良策可籌之時。余實信此必須一試之法也。因此消除心臟及血管之衰弱寬解中毒症狀而余全身之體力一時頓爲增高者亦有之。

行此注射療法之時。非謂衛生營養療法卽可棄而不顧也。必始終立脚於衛生營養療法之根底上。以行此注射療法方可。

（同仁會醫學雜誌二卷九號）

霍亂預防法

上海特別市衛生局

霍亂的來源　霍亂發生在印度地方。印度在上古時候。霍亂已大流行。勢極猖獗。因爲印度的土人。不知道衛生。沐浴。洗滌。飲料。都在同一池沼裏取用。所以霍亂流行四時不絕。霍亂從印度傳播到別國。第一次在一八一七年。西面傳染到歐洲各邦東面傳到我國日本。病勢既甚猛烈。播散又極急速。死亡相從。勢同燎原。那時民智尙未發達。求神禳解。鬧得翻天覆地。但是病勢並不稍減。直到一八二三年疫勢方退。不料第二次在一八二六年發作。第三次在一八四七年發作。發作的時候。有接連傳播三四年的。有接連傳播七八年的。其後屢次發作。已成習慣。不過東西各國講求預防的方法。一天進步一天。所以現在差不多要滅跡了。不比我國人民還在朦朧未醒中。霍亂猖獗起來只有束手待斃。

霍亂的病菌　霍亂病菌爲一種逗點(,)的微生物。那就叫做霍亂菌。菌形頭大尾小。尾有鞭毛。形體很小。肉眼不能看見。必須用顯微鏡檢查。此種病菌。大概存於病人的吐瀉物裏。病菌傳到何處。霍亂就流行到何處。這種病菌蕃殖是非常急速的。一得了殖民起就一變二二變四四變八八變十六。十六變三十二。三十二變六十四。六十四變一百二十八。如此遞加。一分鐘不知要蕃殖多少。及到發病自然是很利害了。不過病菌的抵抗力很薄弱的。一遇陽光燒煮蒸氣消毒藥酸類。最易死亡。如遇了百分之一臭藥水。五分鐘就死了。遇了一萬倍的稀鹽酸。數秒鐘就死了。平常在水中的壽命較爲長久。大約有數星期至數月的。至於他的自然生活在陰溝中。約二三日卽死。在糞便中。約一二日卽死。惟病菌沾附在溫布上。壽命可增加二三十天。

霍亂的症狀　本病的症狀可分三期如下。一前驅下痢期。本病潛伏期約二日至六日。往往以下痢爲前驅。腸鳴口渴倦怠疲勞。手足冰冷食慾不進。下痢若持續三天。卽現霍亂發作症。二霍亂發作期。每日有一二十次下痢。同時並有劇烈的嘔吐。大便始呈胆汁色。繼成水樣。裏面含有無數病菌。病人因吐瀉過多。體內水分排泄太多。不能補足。而貌卽起變化。眼珠陷落面狹鼻尖皮膚乾燥。指尖螺紋發縐。再過一二日。卽達絕脈期。三絕脈期　因有病體內多量的水分消失。血液濃稠。血液循環發生障礙。若將動脈或靜脈切開。亦不見出血。此時期最爲危險。不數時卽歸死亡。

霍亂的傳染　霍亂的發生。大半因居處不潔。飲食物不愼。夜中貪涼腹部受凍。好在酒菜館中。暴飲暴食。其傳染的途徑。或因在

公共廁所。手上沾染了病菌的。或因攜取汚染病毒衣服器具。指上沾附着病毒的。由手上入到口內。遂發生霍亂。有時霍亂病菌由人身舟車鐵路飲食物衣服貨物等。竟可傳染到極遠的地方。有時霍亂病菌借蠅類蚊族的羽翼四肢。而散播各地。

霍亂通俗急救法　夏秋的時候。疾病最多。或患急性胃炎。則惡心嘔吐。或患急性腸炎。腸痛泄瀉。或患痢疾。或患傷寒。或患日射病。或患輕症霍亂。或患重症霍亂。病症既不相同。其法亦因此各異。我國社會普通人。平並常於醫學並未研究。於夏秋間發生諸病。居然敢下確實的斷語。卽無論何病。統稱爲發痧。於是醫藥雜投。意見百出。小病固屬無妨。一遇眞霍亂。醫治失時。遂致不救。茲將普通人民所信醫治諸法列下。

（甲）痧藥　痧藥有行氣通竅殺虫各性。每日作豫防用。服食數次亦佳。治眞霍亂無效。人丹性質。與痧藥大略相同。

（乙）紅靈丹　吸入鼻中。取其通竅。治尋常氣閉及日射病甚宜。治眞霍亂完全無效。臥龍丹。行軍散。等大略相同。

（丙）十滴水　急救霍亂甚有效。但其中有鴉片及樟腦。不可多服。常服重症霍亂服此無效。

（丁）樟腦白蘭地。　藥性大略與十滴水相同。惟藥中無鴉片。

（戊）刮痧。 有一種刺戟作用。對於輕霍亂或可有用。眞霍亂無效。

（己）挑痧。 最不可靠，最爲危險。且挑痧的人。既沒有學識也不明生理。一味亂挑。萬一被他刺傷緊要機關。是不死於痧。而死於挑痧的人了，

霍亂看護的方法 如遇霍亂病的，不論輕重，須要臥在床上。腹部用毛巾。醮熱水庵敷。毛巾稍冷。卽醮熱水再罨或用毛巾兩塊。輪流爲之更妙。欲使他停止嘔吐。口中可常含小塊冰片。或飲發泡水，用檸檬酸四分。開水少許。冲化再加溫水半碗。白糖適宜。服時加入小蘇打粉四分。乘發泡時服下。可以止嘔。如見病人體力疲乏。可使他食樟腦白蘭地少許。手足冰冷。可用熱水和芥末塗擦。輕症漸愈。而欲飲食。可給以流動性的食品，此外病人的吐瀉物，中每次須加入生石灰拌和。不可隨意傾棄。病人的衣服用具。須注意消毒。病人食剩的食品。不可混給他人。對於看護人自身的消毒。以兩手最爲緊要。必時時用消毒藥水洗滌。用火酒摩擦。

霍亂治療的方法 亂霍初起的時候。可服樟腦白蘭地。或十滴水二三十滴。每隔一點鐘服一次。倘發見第二層病情。吐瀉出來的東西。與米漿汁差不多，四肢厥冷。脈跳細數。皮膚慚變藍色。趕緊送到醫院。用精製食鹽八或九格蘭姆。溶化在蒸溜水一千克蘭姆中。在攝氏表一百度的温度中，加熱數十分鐘。候温降至攝氏寒暑四十度或三十八九度時，卽可注射於病人腹部。大腿。腋窩等地方。或注射在靜脈管中。鹽水注射。近日已經證明治霍亂頗有良效的，但是注射的法兒。沒有醫學智識的人。是不能自己試驗。故必須送到醫院。請醫生實行。倘沒有醫院可送。見病人泄瀉得利害。可預備熱水瓶數個。放置在他的手足兩部。再生炒熱的沙。裝入布袋內。罨在他的腰腹中間。內服些白蘭地酒。提他的精神。或用過錳酸鉀一分。溫水一斤。將過錳酸鉀溶化。成一種紫色的液體。隨時隨量服用。可能亂人體中霍亂的病毒。倘嘔吐不止。可含小塊冰屑。或冰水少許。或用消消酸留漠二厘。用開水少許服下。此藥鎭靜吐嘔的作用很強。每天可服三四次。如脚部抽筋。看護的人。可輕輕用手撫摩患處。或生開水調養芥末塗敷。病勢有轉機時。面色漸漸紅潤。然仍宜留意調護。及嚴消毒。其飲食尤須謹愼。口渴時。飲以少量之茶湯，覺腹餓時，可給之極稀之薄粥藕粉。或去油之雞湯牛肉湯等。忌吃油膩的物品。辛辣的物品，堅食不消化的物品。及野菜水菓等物品。

霍亂的預防法。 甲 驅蠅，蠅是最可惡的動物。凡坑廁汚穢地

方。蠅類羣集。專吸食那些齷齪東西因此他全身都帶着微生物。及飛在飯菜糕餅水菓的上面。微生物隨他身體。紛紛散播食物中。即下了病毒種子。一經到了人的腹內。即發生疾病。極爲危險。

乙　留心飲食物。　各種飯菜點心。倘不是新鮮透的切不可吃。隔夜的飯菜宿陳的糕餅糖食腐敗的魚肉。經蠅類飛集的一切物品。切不可食市上所售的涼粉冰淇淋冰湯梅冰凍荷蘭水。切開的西瓜。切不可吃。

丙　講求胃腸衛生。　每天的食物。須適可而止。不可貪吃多吃。菜館飯店中的飲食能不吃頂好。倘覺胃口呆滯腦腹脹悶。即應該停食。

丁　不宜貪涼。　霍亂發生時。大都在夏秋二季。故夜中睡眠。不可貪涼。

戊　隔離病人。　家中如有人患霍亂。趕緊送到醫院療治。一則醫治從速可以不誤事一則趁此與家庭康健的人。斷絕交通可免傳染。

己　戒多人聚集。　許多人聚在一處。爲傳播霍亂最好的機會。所以此病盛行時。凡戲館會場等熱鬧地方。務不必去走動。

庚　藥品預防。　霍亂病素的傳染均由飲食物不潔淨。微生物從口混入腸胃。乃發此亂。所以內服藥品。也略可預防此亂。重方有二。

第一方。稀鹽酸一兩。冷開水五十兩。調和貯藏在玻璃瓶中。每天遇食食物後的。用此水十餘滴在開水半杯中服下。可連服一兩個月。然後停服。

第二方精製樟腦十分。薄荷油二十分。火酒一百分。三物調和溶化每天飲食後用開水半杯沖服藥十點。

辛　注射預防。　近來東西各國所製的預防注射液用霍亂菌漿。效用頗好。將近暑期的時候。可請醫生注射。以爲先事預防。

（衛生週刊）

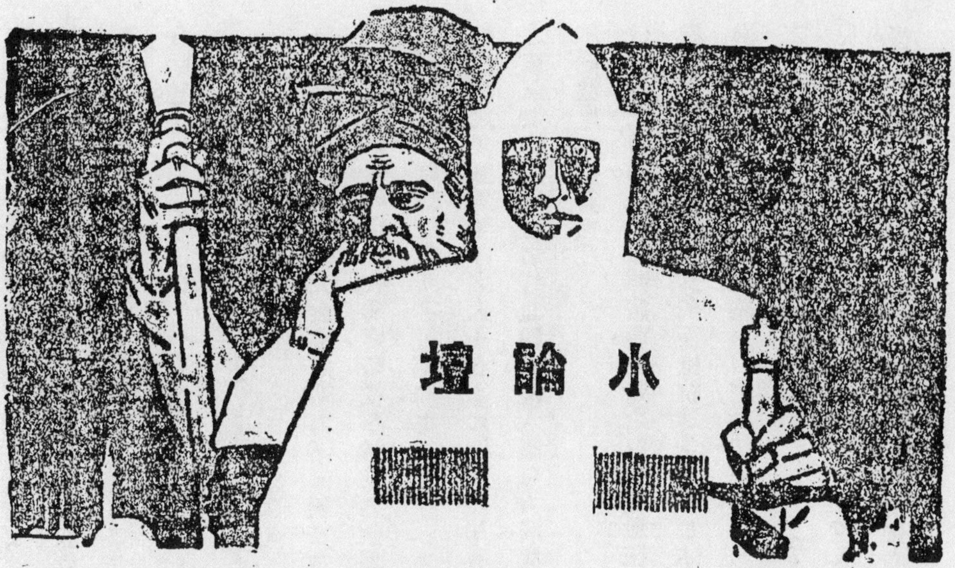

▲關於衛生上數的常識

鍾鳳

戶外空氣所含炭酸氣之量為百分之〇•三或〇•四。室內較多。愈多則為害愈甚。其量增至百分之二可以致死。故羣居不合衛生。

人體之水約占全體重量百分之六五。其用有二(一)運送養料及廢物(二)調節體溫。若水分不足。則感枯燥。過少則血液不易循環。終至死亡。

吾人體溫。普通為攝氏三七•五度。其不受周圍溫度而起變化者。以有調節機能之故。養化作用。能生體溫。汗液發洩。能減體溫。如熱至攝氏五〇度以上。則發汗之調節機能。失其能力。我人抵抗寒冷之力頗強。體溫若降至攝氏二〇度。加以適當療治。可望再生。二〇度以下。則希望至鮮。

呼吸數因年齡及靜動而異。在成人每分鐘約十二至十六或二十四次。四脈搏等於一呼吸。最健康者。其脈搏數每分鐘六十八次至七十二次。過多過少。均為心臟衰弱之徵。尿之排泄量。在成人每日約一千至一千五百立糎。女子約九百至一千九百立糎。但與攝取水分之多寡有關。幷有關於其他器官排泄水分之多少。如夏日汗量多。故尿量少。冬日反是。

人類之死於心病者最多。約占百分之十四。死於肺病者次之。約占百分之十一。則吾人對於心臟及肺臟之衛生。不可不加以注意。工作八小時。休息八小時。睡眠八小時。實為衛生之要道。

營養素應取之分量。因各人之年齡職業及男女性而不同。據華德氏所定之營養率。爲蛋白質一三八克。脂肪五六克。炭水化物五〇〇克。吾意夏日當加多炭水化物之量。而減少脂肪之量。多日反是。

▲關於兒童生理的常識

張雷聲

兒童之心臟小而血管大。血液之壓力不能適當。故兒童心臟跳動之壓力速率。特比成人爲速。苟從事於長久劇烈之運動。有礙心臟。此爲父母師長者所不可不知也。

紅血輪之多寡。與年齡之大小成正比例。其功用專主輸送外界之氫氣於體內。兒童之紅血輪少。輸入氫氣力弱。故兒童之血液不能濃厚。易患貧血症。

白血輪之功用。在於殺滅病菌。兒童之白血輪。殺菌力甚弱。故所有之白血輪。雖較成人爲多。而抵抗傳染病力。實不如成人也。

淋巴液助消化及抵抗傳染病力之功能。運動後最顯。故好動者之身體。常較不好動者爲強也。

兒童口液腺助消化之功能。不及成人。其腸亦較成人直而蠕動慢。故兒童之消化力甚弱。飲食物宜取易於消化者。

身體之大小。與肺量之大小。甚有關係。故於兒童睡時。當洞開窗戶。以通空氣。平時尤當命其練習呼吸運動。以擴張肺量。此種習慣。爲父母教師者。當養成之。

兒童筋肉之重量與質量。均不如成人。各部筋肉之發達。亦不一致。昔之塾師。往往不知兒童筋肉發達之歷程。及至兒童入學。即命讀書寫字。不知讀書寫字。爲細微筋肉之作用。兒童初入學時。此種筋肉尚未完全發達。即命其讀書寫字。有礙筋肉發達也。

智力之發達。以腦紋之多寡爲斷。人之腦紋。約在十四歲後始漸發達。故在十歲左右之兒童。爲父母教師者。不當授以複雜深奧之智識。

▲猩紅熱之預防及善後

衛生教育會

猩紅熱爲一種病菌所致。併發症雜。往往致命。幸而不死。每遺留他種疾病如腎。如心。中耳。兩肺。都能發炎。故多危險。此症百分之九十。爲十歲以下之小兒。三歲至六歲最易受傳染。成人則較少云。

病象。——猩紅熱來勢甚突。起始時爲發冷、嘔吐、頭痛、喉病、發熱。二十四點鐘後。胸頸始有紅疹。三日內全身都滿。宜早請醫生診治。遲恐有變。

傳染——是症非直接與病人接觸。不能傳染。如病人用過之被褥。衣服食具飲器用物。凡爲病人之涕唾排泄物所沾染者。皆能傳病。看護之人。染有病菌。亦可轉傳之第三人。

防衞——病人及看護人皆應隔離四至五星期。病房用物。皆應消毒看護人應穿外罩。病房門窗應用紗窗隔絕蠅蚋。

預防——是症可以預打猩紅熱血淸。如種痘防花然。以資預防。而免傳染。

治療——本會注重預防。深信平時之預防。強于臨時之治療。欲求治療。可就教名醫。

善後——凡患猩紅熱者。第一在送入隔離病院。否則亦須隔離其寓屋。凡病人用物。皆須消毒。看護之人。最好入病房時外罩白布之衣。出房時便可洗滌消毒。病人之排泄物。必須消滅。涕唾含菌最多。以故食具必先消毒。手巾必須焚毀。至於皮膚汗汁。並無大害。

病人愈後。凡衣服被褥之可洗滌者。洗滌之。否則焚毀之。病人用器。一律消毒。房間傢俱。均應洗滌。用肥皂礆水洗淨。便可消毒。牆壁亦應用石灰水刷過。或洗滌。舊法焚藥熏氣。並不十分得力。不如洗刷之切實也。洗淨消毒後。可開窗通風。並令陽光照晒。以求清潔。

萬一病人死亡。最好火化。否則亦須入棺埋葬。深入地中。可任其暴露。遺害無窮矣。

▲百日咳

孫祖烈

百日咳一名鷺鷥咳。最易發生於小孩。有傳染性。本病有一種奇異現象。即一度罹患後。日後便不再染。所謂免疫質是也。又本病如與痧疹一時並發。則頗爲危險。常有性命之虞。百日咳發生之始。大抵微發寒熱。鼻塞感冒。與傷風症狀甚爲相似。其後氣管內若癢若痛。氣促噴嚏。咳嗽發作。往往突然而來。喉頭常發出一種特別聲音。如帶笛聲。爲百日咳之特有症狀。是時患兒咳嗽不止。面部顏色靑紅。帶腫。頸靜脈怒張。涕泗交流。咳嗽吐痰。質粘而韌強。黃色。吐痰時常連食物吐出。畢竟得嘔爲良。若不得嘔。則痰出維艱。必覺別種困苦。閱半時乃至一時間。又發作如前狀。如此反覆發作。一日或數日。或數十回不等。本病常發肺炎等合併症。患兒受苦。難以言喻。大抵不可救藥。本症經過日月甚長。短則有兩三星期。長則有兩三個月。此百日咳之名詞所由來也。本病衞生法。除一方服藥外最好宜嚴避風寒。室內空氣須新鮮。溫度務保平均。健兒須嚴密隔離。以防傳染。咳嗽發作時。當扶起小孩使咯出粘痰。此爲家長者所宜留意也。至內服藥品。門外漢者恐試用易致僨事不贅言。

▲各種傳染病之潛伏期

錢模楷

每一傳染病俱由於一定不易之病原菌爲之作祟。然病菌入體。必須經若干時日。乃繁殖至相當程度。而病象始生焉。此若干時日。謂之潛伏期。在潛伏期中。人體之抵抗力。常與病菌作劇烈之奮鬬。勝則病却。敗則病生。故潛伏期實雙方決鬬之關鍵也。倘我人能認識此期。加意攝生。悉心調治。使抵抗力因之增高。病原菌無由繁殖。則病之消滅。指日可待。設或不能。其經過必爲之減輕不少矣。至各症潛伏期之久暫。因病菌種類之各異。繁殖遲速有不同。茲列舉各症潛伏期於後。

肺炎	五至四十八小時
軟性下疳	一至二日
丹毒	一至二日
黃熱症	一至三日
眞性霍亂	一至四日
流行性感冒	一至四日
白濁	二至三日
鼠疫	二至七日
白喉	二至七日
馬鼻疽	三至五日
赤痢	三至八日
猩紅熱	三至十一日
流行性腦膜炎	四至五日
脾脫疽	四至七日
流行性耳腺炎	四至二十五日
百日咳	五至六日
再歸熱	五至八日
瘧疾	六至二十一日
痲疹	八至十四日
天花	十至十四日
水痘	十三至十七日
傷寒	十四至二十一日

狂犬症　十四至六十日
梅毒　二十至二十五日
薔薇疹　十六至二十日
阿米白痢疾　二十一日至二十四日

▲傷風之預防法

楊　敖

人多以傷風為無甚緊要實則百病害人未有甚於傷風者也。疾病之最危險最普遍者莫癆病肺炎若。而傷風實為二者之厲階。蓋肺炎之菌常盤踞於喉鼻之間。癆病細菌更無往而不有。其所以不能為害者。賴有體內抵抗之力耳。傷風一起。體質遂弱。而細菌之猖獗益甚。癆病肺炎於此而起。其危險為何如耶。

人身皆有一定之溫度。（九十八度〇四分）增之則熱。減則之冷。熱則求涼。則冷求煖。此人之恆情也。納涼有道。或沐於溪水。或憩於林中。要皆俟得適宜之溫度而止。過甚則有害也。禦寒者反是。烘衣服以除濕氣。厚被褥以禦冷氣。此關於消極方面者。免飢餒。吸清氣。以加體溫。慎飲食。細咀嚼。以助消化。勤習運動。常食菓蔬。以通大便。此關於積極方面者也。由是觀之。欲免傷風。須注意左列八事。

（一）多吸清氣。　（二）慎擇飲食。
（三）疏通大便。　（四）練習運動。
（五）加減衣服（衣服當適體輕鬆乾潔者佳晨昏之時風雨之日務必加衣）。
（六）毋當風口。　（七）毋着濕氣。
（八）勿令體濕。

能注意上列八事。則體溫常有餘。而傷之風患庶免矣。

驗方一束

錢頌霞

▲疝氣散

黨參三錢　白朮三錢　茯苓五錢　吳茱萸一兩
烏藥三錢　木香三錢　小茴香三錢鹽水炒　當歸三錢
枸杞子五錢　川楝子淨三錢巴豆三粒同炒焦去巴豆
淡蓯蓉　查炭　橘核晒研　荔枝核晒乾生研

共研細末。絲瓜絡煎膿汁泛丸。一日三次。每次三錢。食後。

▲黑虎散

疔腫背疽無名腫毒極痛者敷之即散

露蜂房炙末　雄黃　硫黃

右三味各研細末和勻調醋不止敷塗即痛退痛止。

▲紅寶丹　治瘰癧潰瘍發背癰疽潰後不斂均可滲用

紅昇藥陳者佳　黃昇藥陳者佳　血竭

右藥各一兩研和每一兩加梅片一錢收貯備用

◉治蜂刺之新藥（錄申報）

稽覲

天生萬物。無一非藥。即無一不可以治病。如飯能充飢。藥也。茶能解渴。亦藥也。推而至於牛溲馬勃。敗鼓之皮。兼收並蓄。俱是藥籠中物。特患乎人之不經試驗而無由發明之耳。余家畜一貓。善捕蜂。一日爲蜂所刺。面部浮腫。如盌口大。家人急以雄黃調水塗之。毛際盡濕。並不著肉。恐無所効。後忽見其時向屋頂。或上或下。覓瓦花以食。一次而腫止。再次而腫消。三次而完全平復。奇矣哉。夫貓病則食草。亦習見之事。顧何以獨食瓦花。瓦花爲瓦縫中間一種植物。當夏則盛。其入藥與否。惜未讀本草。卒無所知。然既有所見。亦姑記之。以備將來之試驗也。越數日。適鄰有兒童。自放學歸。在園中嬉戲。手爲蜂刺。痛哭不止。余即告之以故。急取瓦花一枝。搗爛以塗其患處。約炊時許。漸亦漸消而愈，則信乎瓦花之所以爲藥。而可以治蜂毒者也。不敢自秘。特以告今之研究醫學者。